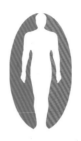

实用人体解剖图谱

Atlas of
Practical Human Anatomy

四肢分册

Four Limbs Volume

主编

陈金宝

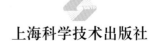

上海科学技术出版社

图书在版编目（CIP）数据

实用人体解剖图谱·四肢分册 / 陈金宝主编 . —上海：
上海科学技术出版社，2015.5
ISBN 978−7−5478−2503−7

Ⅰ. ①实…　Ⅱ. ①陈…　Ⅲ. ①四肢－人体解剖学－图
谱　Ⅳ. ① R322−64

中国版本图书馆 CIP 数据核字（2014）第 304291 号

实用人体解剖图谱
四肢分册

主编　陈金宝

上海世纪出版股份有限公司
上 海 科 学 技 术 出 版 社　出版

（上海钦州南路 71 号　邮政编码 200235）

上海世纪出版股份有限公司发行中心发行
200001　上海福建中路 193 号　www.ewen.co
浙江新华印刷技术有限公司印刷
开本 889×1194　1/16　印张 38.25　插页 4
字数 700 千字
2015 年 5 月第 1 版　2015 年 5 月第 1 次印刷
ISBN 978−7−5478−2503−7/R · 849
定价：368.00 元

主编简介

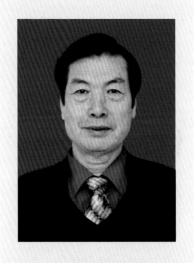

陈金宝

1944 年生，山东单县人，1963 年考入中国医科大学医疗系学习，1969 年毕业。1994 年晋升为教授，2000 年获得国务院特殊津贴。一直在中国医科大学从事医学图像制作和医学图像处理的研究及资源库建设等工作。

发表论文及出版

在国家级杂志发表的论文、编写出版的教材及专著共 140 余篇（部）。其中主编专著《医学摄影》1 部，副主编《断面解剖与 MRI CT ECT 对照图谱》1 部，策划并参加主编的医学彩色图谱《人体解剖学彩色图谱》《组织胚胎学彩色图谱》《寄生虫学彩色图谱》《病理解剖学彩色图谱》《实验诊断学彩色图谱》5 部，策划并参加总主编系列教材 54 种。

承担课题

国家"九五"重点攻关课题"人体解剖学课件""组织胚胎学课件"2 项，国家新世纪网络建设工程课题"人体解剖学网络课程""组织胚胎学网络课程"2 项，教育部重大研究课题子课题 1 项，"药理学"国家级优秀网络课程 1 项，辽宁省科委课题 1 项，辽宁省教育厅课题 1 项。

获得奖励

卫生部奖 6 项，教育部奖 1 项，美国医学电教学会（HESCA）奖 1 项。

辽宁省科技进步一等奖"现代医学教育资源库"1 项，辽宁省优秀教学成果一等奖 1 项，辽宁省优秀教学成果二等奖 2 项，辽宁省优秀教学成果三等奖 1 项，辽宁省优秀课件一等奖 1 项，沈阳市科技进步三等奖 1 项。

曾任职务

中国医科大学教育技术中心主任，网络教育学院常务副院长。卫生部继续医学教育和乡村医生教育的视听教育专家，中华医学会教育技术分会委员、常务委员、副主任委员、主任委员、名誉主任委员，教育部高等医药院校现代教育技术与计算机教学指导委员会委员，中国电化教育协会理事、医学委员会主任委员，辽宁省高等院校电化教育研究会副理事长等职。

编委名单

主　编

陈金宝

副主编

齐亚力　段坤昌　孙桂媛　傅　强
季雪芳　刘　强　周艳芬　马　黎

影像主审

王振宇

编　委

按姓氏笔画排序

马　黎　王　顺　王　洋　王岩峰
白希壮　朱小兵　刘　强　刘自力
齐亚力　孙桂媛　李　亮　杨　雄
陈金宝　邵　博　季雪芳　周艳芬
段坤昌　傅　强　富长海　黎　宪

标本制作

按姓氏笔画排序

王　顺　王　洋　朱小兵　刘自力
邵　博　段坤昌　富长海　黎　宪

前言

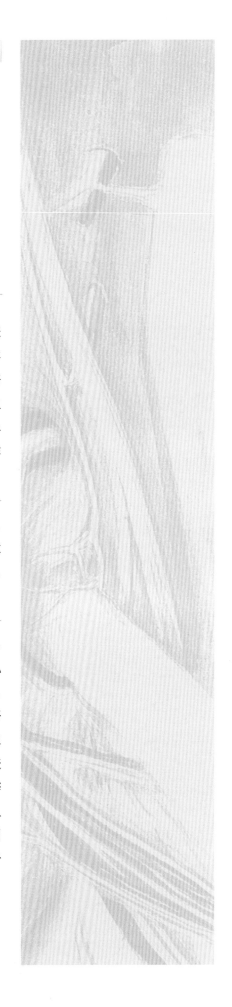

《实用人体解剖图谱》结合临床的实际需要，按照人体的部位进行分册，即头颈分册、躯干内脏分册和四肢分册。为了让读者对人体的结构建立一个立体的概念，我们还设立了概论与断面分册。该图谱主要供普通外科、骨科、心外科、胸外科、泌尿外科、神经外科、血管外科、整形美容外科、乳腺外科、肝脏外科、妇产科、眼科、耳鼻喉科、口腔科、影像科及运动医学等专业的临床医师使用。解剖工作者和医学生也可在教学和科学研究中参考。

该图谱为了充分体现实用性原则，采取了系统解剖、局部解剖、表面解剖、影像解剖和运动解剖相结合，以及正常与变异相结合、大体标本与显微镜切片相结合的方法，充分展示人体的正常结构。此外，在该图谱还包括了有关胚胎学的部分内容。

系统解剖部分重点展示骨骼、肌肉、血管和神经的有关内容。局部解剖部分按照内容的需要，进行逐层解剖，用高分辨率数码相机拍摄，用图像处理技术对拍摄的图像进行加工处理，充分显示浅组织、筋膜、肌肉、骨骼、血管、神经的相互位置关系。断面解剖部分是将人体进行水平、矢状和冠状断层，用高分辨率数码相机拍摄，用图像处理技术对拍摄的图像进行修整，对标本在固定过程中的萎缩部分进行适当处理，使图像更加真实。近年影像技术发展很快，设备的分辨率越来越高，我们应用了超声波、X线、CT、ECT和MRI图像，从不同侧面展示人体的正常结构。表面解剖部分根据内容的要求，采用不同的姿势，充分显示人体的结构，用高分辨率数码相机拍摄后进行加工处理，从而获得高质量的图像。

在本套图谱的编绘过程中，参阅了国内外出版的相关图谱和专著。在此，对出版社和作者表示衷心的感谢。

本套图谱在编绘过程中得到了中国医科大学有关领导，网络教育学院、基础医学院有关教研室，以及临床学院有关科室和专家的大力支持，在此一并表示感谢。

由于作者的水平有限，本套图谱难免存在不当之处或错误，敬请学界专家和读者给予批评指正。

陈金宝

2014 年 10 月

目录

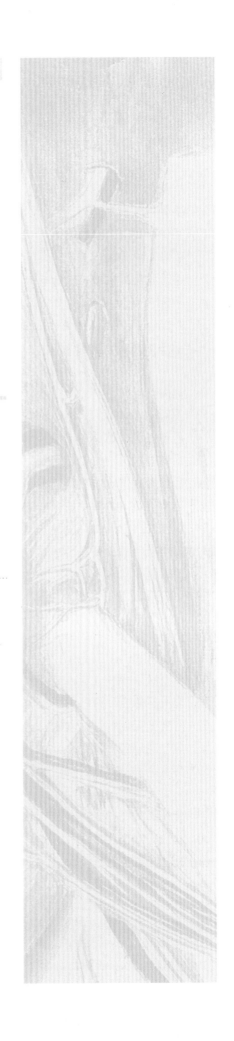

第一篇 上 肢

第一章 系统解剖

体表 /3
1. 上肢体表 /3
2. 上肢分区 /4
3. 腋部体表 /5
4. 腋部分区 /5
5. 上肢张力线 /6

骨骼 /7
6. 上肢骨 /7
7. 锁骨 /8
8. 锁骨肌肉附着部位 /8
9. 锁骨X线像（后前位）/9
10. 肩胛骨（前面观）/10
11. 肩胛骨肌肉附着部位（前面观）/11
12. 肩胛骨（后面观）/12
13. 肩胛骨肌肉附着部位（后面观）/13
14. 肩胛骨X线像（侧位）/14
15. 肩胛骨X线像（前后位）/15
16. 肱骨 /16
17. 肱骨肌肉附着部位 /17
18. 肱骨X线像（前后位）/18
19. 肱骨X线像（侧位）/19
20. 桡骨和尺骨（前面观）/20
21. 桡骨和尺骨肌肉附着部位（前面观）/21

22. 桡骨和尺骨（后面观）/ 22
23. 桡骨和尺骨肌肉附着部位（后面观）/ 23
24. 桡骨和尺骨 X 线像（前后位）/ 24
25. 桡骨和尺骨 X 线像（侧位）/ 25
26. 手骨（掌面观）/ 26
27. 手骨肌肉附着部位（掌面观）/ 27
28. 手骨（背面观）/ 28
29. 手骨肌肉附着部位（背面观）/ 29
30. 手部 X 线像（前后位观）/ 30
31. 手部 X 线像（屈曲侧位）/ 31
32. 手部 X 线像（扇形侧位）/ 32

肌肉 / 33
33. 上肢肌 / 33
34. 肩臂部肌（前面观 1）/ 34
35. 肩臂部肌（前面观 2）/ 35
36. 肩臂部肌（后面观 1）/ 36
37. 肩臂部肌（后面观 2）/ 37
38. 肩臂部肌（后面观 3）/ 38
39. 前臂肌（前面观 1）/ 39
40. 前臂肌（前面观 2）/ 40

41. 前臂肌（前面观 3）/ 41
42. 前臂肌（后面观 1）/ 42
43. 前臂肌（后面观 2）/ 43
44. 前臂肌（后面观 3）/ 44
45. 手部肌肉（背侧面）/ 45
46. 手部肌肉（掌侧面 1）/ 46
47. 手部肌肉（掌侧面 2）/ 47
48. 手部肌肉（掌侧面 3）/ 48
49. 手部肌肉（掌侧面 4）/ 49
50. 手部肌肉（掌侧面 5）/ 50

血管 / 52
51. 上肢动脉 / 52
52. 上肢静脉 / 53

淋巴 / 54
53. 上肢淋巴管和淋巴结 / 54

神经 / 55
54. 上肢神经 / 55
55. 上肢皮肤的神经节段分布 / 57

第二章 肩部

肩上区 / 58
56. 肩上区体表 / 58
57. 肩上区局部解剖 1 / 59
58. 肩上区局部解剖 2 / 60
59. 肩上区局部解剖 3 / 61

锁骨区 / 62
60. 锁骨区体表 / 62
61. 锁骨区局部解剖 1 / 63
62. 锁骨区局部解剖 2 / 64
63. 锁骨区局部解剖 3 / 65
64. 锁骨区局部解剖 4 / 66

65. 锁骨区局部解剖 5 / 67
66. 臂丛的组成和分支 / 68
67. 臂丛的主要变异 / 69

肩前区 / 70
68. 肩前区体表 / 70
69. 肩前区和腋区局部解剖 1 / 71
70. 肩前区和腋区局部解剖 2 / 72
71. 肩前区和腋区局部解剖 3 / 73
72. 肩前区和腋区局部解剖 4 / 74
73. 肩前区和腋区局部解剖 5 / 75

肩后区 / 76

74. 肩后区体表 / 76
75. 肩后区和肩胛区局部解剖 1 / 77
76. 肩后区和肩胛区局部解剖 2 / 78

肩关节 / 79

77. 肩关节韧带（前面观 1） / 79
78. 肩关节韧带（前面观 2） / 80
79. 肩关节韧带（后面观） / 81
80. 肩关节滑液囊（前面观） / 82
81. 肩关节（前面观） / 83
82. 肩关节腔（前面观） / 84
83. 肩关节（冠状断面） / 85
84. 肩关节神经血管（前面观） / 86
85. 肩关节周围血管和神经（前面观） / 87
86. 肩关节周围血管和神经（后面观） / 88
87. 肩关节周围滑液囊 / 89
88. 肩关节面（外侧面） / 90
89. 锁骨下动脉数字减影血管造影 / 91
90. 腋动脉的分支类型 / 92
91. 肩部骨骼的神经节段分布和周围神经供给（前面观） / 93
92. 肩部骨骼的神经节段分布和周围神经供给（后面观） / 94

肩部影像 / 95

93. 肩部 X 线像（前后位） / 95
94. 肩部 X 线像（轴位） / 96
95. 肩部磁共振成像（轴位 1） / 97
96. 肩部磁共振成像（轴位 2） / 97
97. 肩部磁共振成像（轴位 3） / 98
98. 肩部磁共振成像（轴位 4） / 98
99. 肩部磁共振成像（轴位 5） / 99
100. 肩部磁共振成像（轴位 6） / 99
101. 肩部磁共振成像（轴位 7） / 100
102. 肩部磁共振成像（轴位 8） / 100
103. 肩部磁共振成像（冠状位 1） / 101

104. 肩部磁共振成像（冠状位 2） / 101
105. 肩部磁共振成像（冠状位 3） / 102
106. 肩部磁共振成像（冠状位 4） / 102
107. 肩部磁共振成像（冠状位 5） / 103
108. 肩部磁共振成像（冠状位 6） / 103
109. 肩部磁共振成像（冠状位 7） / 104
110. 肩部磁共振成像（冠状位 8） / 104
111. 肩部磁共振成像（冠状位 9） / 105
112. 肩部磁共振成像（冠状位 10） / 105
113. 肩关节镜图像 1 / 106
114. 肩关节镜图像 2 / 106
115. 肩关节镜图像 3 / 107
116. 肩关节镜图像 4 / 107

肩部的运动 / 108

117. 肩胛骨的运动 / 108
118. 胸锁关节的运动范围 / 109
119. 肩带的上提和下降 / 110
120. 肩带的前移和后移 / 111
121. 肩带的上旋和下旋 / 112
122. 臂的外展和内收 / 113
123. 臂的前屈和后伸 / 114
124. 臂的水平屈曲和伸展 / 115
125. 臂的内收和外旋 / 116

肩部表面解剖 / 117

126. 肩部表面解剖 1 / 117
127. 肩部表面解剖 2 / 117
128. 肩部表面解剖 3 / 118
129. 肩部表面解剖 4 / 118
130. 肩部表面解剖 5 / 119
131. 肩部表面解剖 6 / 119
132. 肩部表面解剖 7 / 120
133. 肩部表面解剖 8 / 121
134. 肩部表面解剖 9 / 121
135. 肩部表面解剖 10 / 122
136. 肩部表面解剖 11 / 122

第三章 臂部

臂前区 / 123
137. 臂前区体表 / 123
138. 臂前区局部解剖 1 / 124
139. 头静脉于肩部的分型 / 125
140. 臂前区局部解剖 2 / 126
141. 臂前区局部解剖 3 / 127
142. 肱骨的神经节段分布和周围神经供给 / 128
143. 臂部动脉干的变异 / 129
144. 肱动脉的分支类型 / 130

臂后区 / 131
145. 臂后区体表 / 131
146. 臂后区局部解剖 1 / 132
147. 臂后区局部解剖 2 / 133
148. 臂后区局部解剖 3 / 134

臂外侧面 / 135
149. 臂外侧面体表 / 135
150. 臂外侧面局部解剖 1 / 136
151. 臂外侧面局部解剖 2 / 137

臂部表面解剖 / 138
152. 臂部表面解剖 1 / 138
153. 臂部表面解剖 2 / 138
154. 臂部表面解剖 3 / 139
155. 臂部表面解剖 4 / 139
156. 臂部表面解剖 5 / 140
157. 臂部表面解剖 6 / 140
158. 臂部表面解剖 7 / 140
159. 臂部表面解剖 8 / 141
160. 臂部表面解剖 9 / 141
161. 臂部表面解剖 10 / 141

第四章 肘部

肘前区 / 142
162. 肘前区体表 / 142
163. 肘前区局部解剖 1 / 143
164. 肘浅静脉分型 / 144
165. 肘前区局部解剖 2 / 145
166. 肘前区局部解剖 3 / 146
167. 肘前区局部解剖 4 / 147
168. 肘前区局部解剖 5 / 148
169. 肘部动脉数字减影血管造影 / 149
170. 肘前区局部解剖 6 / 150

肘后区 / 151
171. 肘后区体表 / 151
172. 肘后区局部解剖 1 / 152

173. 肘后区局部解剖 2 / 153
174. 肘后区局部解剖 3 / 154
175. 肘后区局部解剖 4 / 155
176. 肘后区局部解剖 5 / 156
177. 肘后区局部解剖 6 / 157

肘外侧面 / 158
178. 肘外侧面体表 / 158
179. 肘外侧面局部解剖 1 / 159
180. 肘外侧面局部解剖 2 / 160
181. 肘外侧面局部解剖 3 / 161
182. 肘外侧面局部解剖 4 / 162
183. 肘外侧面局部解剖 5 / 163
184. 肘外侧面局部解剖 6 / 164

肘内侧面 / 165

185. 肘内侧面体表 / 165

186. 肘内侧面局部解剖 1 / 166

187. 肘内侧面局部解剖 2 / 167

188. 肘内侧面局部解剖 3 / 168

肘关节 / 169

189. 肘关节（前面观 1）/ 169

190. 肘关节（前面观 2）/ 170

191. 肘关节（后面观 1）/ 171

192. 肘关节（后面观 2）/ 172

193. 肘关节（后面观 3）/ 173

194. 肘关节（内侧面观）/ 174

195. 肘关节（外侧面观）/ 175

196. 肘关节（囊切开）/ 176

197. 肘关节（矢状断面）/ 177

肘部影像 / 178

198. 肘部 X 线像（前后位）/ 178

199. 肘部 X 线像（侧位）/ 179

200. 肘部磁共振成像（轴位 1）/ 180

201. 肘部磁共振成像（轴位 2）/ 180

202. 肘部磁共振成像（轴位 3）/ 181

203. 肘部磁共振成像（轴位 4）/ 181

204. 肘部磁共振成像（轴位 5）/ 182

205. 肘部磁共振成像（轴位 6）/ 182

206. 肘部磁共振成像（轴位 7）/ 183

207. 肘部磁共振成像（轴位 8）/ 183

208. 肘部磁共振成像（轴位 9）/ 184

209. 肘部磁共振成像（轴位 10）/ 184

210. 肘部磁共振成像（轴位 11）/ 185

211. 肘部磁共振成像（轴位 12）/ 185

212. 肘部磁共振成像（冠状位 1）/ 186

213. 肘部磁共振成像（冠状位 2）/ 186

214. 肘部磁共振成像（冠状位 3）/ 187

215. 肘部磁共振成像（冠状位 4）/ 187

216. 肘部磁共振成像（冠状位 5）/ 188

217. 肘部磁共振成像（冠状位 6）/ 188

218. 肘部磁共振成像（冠状位 7）/ 189

219. 肘部磁共振成像（冠状位 8）/ 189

220. 肘部磁共振成像（冠状位 9）/ 190

221. 肘部磁共振成像（冠状位 10）/ 190

222. 肘部磁共振成像（冠状位 11）/ 191

223. 肘部磁共振成像（冠状位 12）/ 191

224. 肘部磁共振成像（矢状位 1）/ 192

225. 肘部磁共振成像（矢状位 2）/ 192

226. 肘部磁共振成像（矢状位 3）/ 193

227. 肘部磁共振成像（矢状位 4）/ 193

228. 肘部磁共振成像（矢状位 5）/ 194

229. 肘部磁共振成像（矢状位 6）/ 194

230. 肘部磁共振成像（矢状位 7）/ 195

231. 肘部磁共振成像（矢状位 8）/ 195

232. 肘部磁共振成像（矢状位 9）/ 196

233. 肘部磁共振成像（矢状位 10）/ 196

234. 肘部磁共振成像（矢状位 11）/ 197

235. 肘部磁共振成像（矢状位 12）/ 197

236. 肘部磁共振成像（矢状位 13）/ 198

237. 肘部磁共振成像（矢状位 14）/ 198

238. 肘部磁共振成像（矢状位 15）/ 199

239. 肘部磁共振成像（矢状位 16）/ 199

240. 肘关节镜图像 1 / 200

241. 肘关节镜图像 2 / 200

肘部运动 / 201

242. 肘的屈曲和伸展 / 201

肘部表面解剖 / 202

243. 肘部表面解剖 1 / 202

244. 肘部表面解剖 2 / 202

245. 肘部表面解剖 3 / 202

246. 肘部表面解剖 4 / 203

247. 肘部表面解剖 5 / 203

248. 肘部表面解剖 6 / 203

249. 肘部表面解剖 7 / 204

250. 肘部表面解剖 8 / 204

251. 肘部表面解剖 9 / 204

252. 肘部表面解剖 10 / 205
253. 肘部表面解剖 11 / 205
254. 肘部表面解剖 12 / 206
255. 肘部表面解剖 13 / 206

第五章 前臂部

▪▪▪▪▪ 前臂前区 / 207
256. 前臂前区体表 / 207
257. 前臂前区局部解剖 1 / 208
258. 前臂前区局部解剖 2 / 209
259. 前臂前区局部解剖 3 / 210
260. 前臂前区局部解剖 4 / 211
261. 前臂前区局部解剖 5 / 212
262. 前臂骨的神经节段分布和周围神经供给 / 213

▪▪▪▪▪ 前臂后区 / 214
263. 前臂后区体表 / 214
264. 前臂后区局部解剖 1 / 215
265. 前臂后区局部解剖 2 / 216
266. 前臂后区局部解剖 3 / 217
267. 前臂后区局部解剖 4 / 218
268. 前臂后区局部解剖 5 / 219

▪▪▪▪▪ 前臂外侧区 / 220
269. 前臂外侧面体表 / 220
270. 前臂外侧面局部解剖 1 / 221
271. 前臂外侧面局部解剖 2 / 222
272. 前臂外侧面局部解剖 3 / 223

▪▪▪▪▪ 前臂内侧面 / 224
273. 前臂内侧面体表 / 224
274. 前臂内侧面局部解剖 1 / 225
275. 前臂内侧面局部解剖 2 / 226

276. 前臂动脉干的变异 / 227

▪▪▪▪▪ 前臂运动 / 228
277. 前臂的旋前和旋后 / 228

▪▪▪▪▪ 前臂表面解剖 / 229
278. 前臂表面解剖 1 / 229
279. 前臂表面解剖 2 / 229
280. 前臂表面解剖 3 / 230
281. 前臂表面解剖 4 / 230
282. 前臂表面解剖 5 / 231
283. 前臂表面解剖 6 / 231
284. 前臂表面解剖 7 / 231
285. 前臂表面解剖 8 / 232
286. 前臂表面解剖 9 / 232
287. 前臂表面解剖 10 / 232
288. 前臂表面解剖 11 / 233
289. 前臂表面解剖 12 / 233
290. 前臂表面解剖 13 / 234
291. 前臂表面解剖 14 / 234
292. 前臂表面解剖 15 / 234
293. 前臂表面解剖 16 / 235
294. 前臂表面解剖 17 / 235
295. 前臂表面解剖 18 / 235
296. 前臂表面解剖 19 / 236
297. 前臂表面解剖 20 / 236
298. 前臂表面解剖 21 / 236

第六章 腕手部

▪▪▪▪▪ 手掌面 / 237
299. 手掌面体表 / 237
300. 手掌面局部解剖 1 / 238
301. 手掌面局部解剖 2 / 239

302. 手掌面局部解剖 3 / 240

303. 手掌面局部解剖 4 / 241

304. 手掌面局部解剖 5 / 242

305. 筋膜间隙和腱滑液鞘 / 243

306. 手指的韧带 / 244

307. 手的结构 / 245

308. 手腱滑液鞘及分型（掌面）/ 246

309. 手骨的神经节段分布和周围神经供给 / 247

手背面 / 248

310. 手背侧面体表 / 248

311. 手背面局部解剖 1 / 249

312. 手背浅静脉的主要分型 / 250

313. 手背面局部解剖 2 / 251

314. 手背面局部解剖 3 / 252

315. 手背面局部解剖 4 / 253

腕关节 / 254

316. 腕关节韧带（背面观）/ 254

317. 腕关节韧带（掌面观 1）/ 255

318. 腕关节韧带（掌面观 2）/ 256

319. 腕关节韧带局部解剖（背面观）/ 257

320. 腕关节韧带局部解剖（掌面观）/ 258

321. 腕关节冠状切面（背面观）/ 259

322. 手部动脉数字减影血管造影 / 260

323. 掌深弓的类型 / 261

324. 掌深弓的分支 1 / 262

325. 掌深弓的分支 2 / 263

腕部影像 / 264

326. 腕部 X 线像（前后位）/ 264

327. 腕部 X 线像（斜位）/ 265

328. 腕部磁共振成像（轴位 1）/ 266

329. 腕部磁共振成像（轴位 2）/ 266

330. 腕部磁共振成像（轴位 3）/ 267

331. 腕部磁共振成像（轴位 4）/ 267

332. 腕部磁共振成像（轴位 5）/ 268

333. 腕部磁共振成像（轴位 6）/ 268

334. 腕部磁共振成像（轴位 7）/ 269

335. 腕部磁共振成像（轴位 8）/ 269

336. 腕部磁共振成像（轴位 9）/ 270

337. 腕部磁共振成像（轴位 10）/ 270

338. 腕部磁共振成像（轴位 11）/ 271

339. 腕部磁共振成像（轴位 12）/ 271

340. 腕部磁共振成像（轴位 13）/ 272

341. 腕部磁共振成像（冠状位 1）/ 273

342. 腕部磁共振成像（冠状位 2）/ 273

343. 腕部磁共振成像（冠状位 3）/ 274

344. 腕部磁共振成像（冠状位 4）/ 274

345. 腕部磁共振成像（冠状位 5）/ 275

346. 腕部磁共振成像（冠状位 6）/ 275

347. 腕部磁共振成像（冠状位 7）/ 276

348. 腕部磁共振成像（冠状位 8）/ 276

349. 腕部磁共振成像（冠状位 9）/ 277

350. 腕关节镜图像 1 / 278

351. 腕关节镜图像 2 / 278

腕手部运动 / 279

352. 腕的掌屈和背伸 / 279

353. 腕的外展和内收 / 280

354. 掌指关节的运动 / 281

355. 拇指的内收和伸展 / 282

腕手部表面解剖 / 283

356. 腕手部表面解剖 1 / 283

357. 腕手部表面解剖 2 / 283

358. 腕手部表面解剖 3 / 283

359. 腕手部表面解剖 4 / 284

360. 腕手部表面解剖 5 / 284

361. 腕手部表面解剖 6 / 285

362. 腕手部表面解剖 7 / 285

363. 腕手部表面解剖 8 / 285

364. 腕手部表面解剖 9 / 286

365. 腕手部表面解剖 10 / 286

366. 腕手部表面解剖 11 / 287

367. 腕手部表面解剖 12 / 287

第二篇　下　肢

第一章　系统解剖

▪▪▪▪ 体表 / 291

368. 下肢的体表 / 291

369. 下肢的分区 / 292

370. 下肢的张力线 / 293

▪▪▪▪ 骨骼 / 294

371. 下肢骨 / 294

372. 右髋骨 / 295

373. 髋骨肌肉附着部位 / 296

374. 股骨 / 297

375. 股骨肌肉附着部位 / 298

376. 股骨 X 线像（前后位）/ 299

377. 胫、腓骨（前面观）/ 300

378. 胫、腓骨（后面观）/ 301

379. 胫、腓骨肌肉附着部位（前面观）/ 302

380. 胫、腓骨肌肉附着部位（后面观）/ 303

381. 胫骨和腓骨间膜 / 304

382. 胫、腓骨 X 线像（前后位）/ 305

383. 胫、腓骨 X 线像（侧位）/ 306

384. 髌骨 / 307

385. 髌骨 X 线像（侧位）/ 308

386. 足骨（背面观）/ 309

387. 足骨（跖面观）/ 310

388. 足骨肌肉附着部位（背面观）/ 311

389. 足骨肌肉附着部位（跖面观）/ 312

390. 足部 X 线像（前后位）/ 313

391. 足部 X 线像（侧位）/ 314

392. 跟骨 / 315

393. 距骨（下面观）/ 315

394. 跟骨 X 线像 / 316

▪▪▪▪ 肌肉 / 317

395. 下肢肌（前面观）/ 317

396. 下肢肌（侧面观）/ 318

397. 髋前区肌肉 1 / 319

398. 髋前区肌肉 2 / 320

399. 髋前区肌肉 3 / 321

400. 髋前区肌肉 4 / 322

401. 髋部骨骼肌肉附着部位（前面观）/ 323

402. 臀区肌肉 1 / 324

403. 臀区肌肉 2 / 325

404. 臀区肌肉 3 / 326

405. 臀区肌肉 4 / 327

406. 臀区肌肉 5 / 328

407. 臀部骨骼肌肉附着部位（后面观）/ 329

408. 髋内侧面肌肉 / 330

409. 股前区肌肉 1 / 331

410. 股前区肌肉 2 / 332

411. 股前区肌肉 3 / 333

412. 股前区肌肉 4 / 334

413. 股后区肌肉 1 / 335

414. 股后区肌肉 2 / 336

415. 股后区肌肉 3 / 337

416. 股后区肌肉 4 / 338

417. 股后区肌肉 5 / 339

418. 股外侧面肌肉 / 340

419. 股内侧面肌肉 / 341

420. 小腿前区肌肉 1 / 342

421. 小腿前区肌肉 2 / 343

422. 小腿前区肌肉 3 / 344

423. 小腿后区肌肉 1 / 345

424. 小腿后区肌肉 2 / 346
425. 小腿后区肌肉 3 / 347
426. 小腿外侧面肌肉 / 348
427. 足背区肌肉 1 / 349
428. 足背区肌肉 2 / 350
429. 足底区肌肉 1 / 351
430. 足底区肌肉 2 / 352
431. 足底区肌肉 3 / 353
432. 足底区肌肉 4 / 354
433. 足底区肌肉 5 / 355
434. 足外侧面肌肉 / 356

■■■■ 血管 / 359
435. 下肢的动脉 / 359

436. 大、小隐静脉属支 / 360
437. 大隐静脉干类型 / 361
438. 小隐静脉终端变异 / 362

■■■■ 淋巴 / 363
439. 下肢的淋巴 / 363
440. 下肢的淋巴（后面观）/ 364

■■■■ 神经 / 365
441. 下肢的神经 / 365
442. 下肢皮肤脊神经节段分布 / 367

第二章 髋部

■■■■ 髋前区 / 368
443. 髋前区体表 / 368
444. 髋前区局部解剖 1 / 369
445. 髋前区局部解剖 2 / 370
446. 髋前区局部解剖 3 / 371
447. 髋前区局部解剖 4 / 372
448. 髋前区局部解剖 5 / 373
449. 髋前区局部解剖 6 / 374
450. 股静脉属支类型 / 375
451. 髋部动脉分布 / 376
452. 股动脉数字减影血管造影 / 377
453. 股深动脉分支类型 / 378
454. 髋部骨骼神经节段和周围神经供给 / 379

■■■■ 闭孔区 / 380
455. 闭孔区体表 / 380
456. 闭孔区局部解剖 1 / 381
457. 闭孔区局部解剖 2 / 382
458. 闭孔区局部解剖 3 / 383
459. 闭孔区局部解剖 4 / 384

460. 闭孔区局部解剖 5 / 385
461. 闭孔区局部解剖 6 / 386

■■■■ 臀区 / 387
462. 臀区体表 / 387
463. 臀区局部解剖 1 / 388
464. 臀区局部解剖 2 / 389
465. 臀区局部解剖 3 / 390

■■■■ 髋外侧面 / 391
466. 髋外侧面体表 / 391
467. 髋外侧面局部解剖 1 / 392
468. 髋外侧面局部解剖 2 / 393
469. 髋外侧面局部解剖 3 / 394
470. 髋外侧面局部解剖 4 / 395
471. 髋外侧面局部解剖 5 / 396

■■■■ 髋关节 / 397
472. 髋关节（内面观）/ 397
473. 髋关节囊（前面观）/ 398

■■■■■ **髋部影像** / 399
474. 髋关节 X 线像（前后位）/ 399
475. 髋部磁共振成像（轴位 1）/ 400
476. 髋部磁共振成像（轴位 2）/ 400
477. 髋部磁共振成像（轴位 3）/ 401
478. 髋部磁共振成像（轴位 4）/ 401
479. 髋部磁共振成像（轴位 5）/ 402
480. 髋部磁共振成像（轴位 6）/ 402
481. 髋部磁共振成像（轴位 7）/ 403
482. 髋部磁共振成像（轴位 8）/ 403
483. 髋部磁共振成像（轴位 9）/ 404
484. 髋部磁共振成像（轴位 10）/ 404
485. 髋部磁共振成像（轴位 11）/ 405
486. 髋部磁共振成像（轴位 12）/ 405
487. 髋部磁共振成像（冠状位 1）/ 406
488. 髋部磁共振成像（冠状位 2）/ 406
489. 髋部磁共振成像（冠状位 3）/ 407
490. 髋部磁共振成像（冠状位 4）/ 407
491. 髋部磁共振成像（冠状位 5）/ 408
492. 髋部磁共振成像（冠状位 6）/ 408
493. 髋部磁共振成像（冠状位 7）/ 409
494. 髋部磁共振成像（冠状位 8）/ 409
495. 髋部磁共振成像（冠状位 9）/ 410
496. 髋部磁共振成像（冠状位 10）/ 410
497. 髋部磁共振成像（冠状位 11）/ 411

498. 髋部磁共振成像（冠状位 12）/ 411
499. 髋部磁共振成像（矢状位 1）/ 412
500. 髋部磁共振成像（矢状位 2）/ 412
501. 髋部磁共振成像（矢状位 3）/ 413
502. 髋部磁共振成像（矢状位 4）/ 413
503. 髋部磁共振成像（矢状位 5）/ 414
504. 髋部磁共振成像（矢状位 6）/ 414
505. 髋部磁共振成像（矢状位 7）/ 415
506. 髋部磁共振成像（矢状位 8）/ 415
507. 髋部磁共振成像（矢状位 9）/ 416
508. 髋部磁共振成像（矢状位 10）/ 416
509. 髋部磁共振成像（矢状位 11）/ 417
510. 髋部磁共振成像（矢状位 12）/ 417
511. 髋关节镜像 1 / 418
512. 髋关节镜像 2 / 418

■■■■■ **髋部运动** / 419
513. 髋的外展和内收 / 419
514. 髋的屈曲和伸展 / 420
515. 髋的内旋和外旋 / 421

■■■■■ **髋部表面解剖** / 422
516. 髋部表面解剖 1 / 422
517. 髋部表面解剖 2 / 422
518. 髋部表面解剖 3 / 422

第三章 股部

■■■■■ **股前区** / 423
519. 股前区体表 / 423
520. 股前区局部解剖 1 / 424
521. 股前区局部解剖 2 / 425
522. 股前区局部解剖 3 / 426
523. 股前区局部解剖 4 / 427
524. 股前区局部解剖 5 / 428
525. 股骨的节段神经支配和周围神经供给 / 429

■■■■■ **股后区** / 430
526. 股后区体表 / 430
527. 股后区局部解剖 1 / 431
528. 股后区局部解剖 2 / 432
529. 股后区局部解剖 3 / 433
530. 股后区局部解剖 4 / 434

■■■■■ **股外侧面** / 435
531. 股外侧面体表 / 435

532. 股外侧面局部解剖 1 / 436

533. 股外侧面局部解剖 2 / 437

534. 股外侧面局部解剖 3 / 438

535. 股外侧面局部解剖 4 / 439

■■■■ 股内侧面 / 440

536. 股内侧面体表 / 440

537. 股内侧面局部解剖 1 / 441

538. 股内侧面局部解剖 2 / 442

539. 股内侧面局部解剖 3 / 443

540. 股内侧面局部解剖 4 / 444

541. 股内侧面局部解剖 5 / 445

第四章 膝部

■■■■ 膝前区 / 446

542. 膝前区体表 / 446

543. 膝前区局部解剖 1 / 447

544. 膝前区局部解剖 2 / 448

■■■■ 膝后区 / 449

545. 膝后区体表 / 449

546. 膝后区局部解剖 1 / 450

547. 膝后区局部解剖 2 / 451

548. 膝后区局部解剖 3 / 452

549. 膝后区局部解剖 4 / 453

550. 膝后区局部解剖 5 / 454

551. 膝后区局部解剖 6 / 455

552. 膝部动脉造影（前后位）/ 456

553. 腘动脉分支类型 / 457

554. 膝部动脉分布 / 458

■■■■ 膝外侧面 / 459

555. 膝外侧面体表 / 459

556. 膝外侧面局部解剖 1 / 460

557. 膝外侧面局部解剖 2 / 461

558. 膝外侧面局部解剖 3 / 462

559. 膝外侧面局部解剖 4 / 463

■■■■ 膝内侧面 / 464

560. 膝内侧面体表 / 464

561. 膝内侧面局部解剖 1 / 465

562. 膝内侧面局部解剖 2 / 466

563. 膝内侧面局部解剖 3 / 467

■■■■ 膝关节 / 468

564. 膝关节囊和韧带（前面观）/ 468

565. 膝关节囊和韧带（后面观）/ 469

566. 膝关节交叉韧带（前面观）/ 470

567. 膝关节交叉韧带（后面观）/ 471

568. 膝关节半月板 / 472

569. 膝关节韧带（外侧面观）/ 473

570. 膝关节韧带（内侧面观）/ 474

571. 膝关节腔 / 475

■■■■ 膝部影像 / 476

572. 膝关节 X 线像（前后位）/ 476

573. 膝关节 X 线像（侧位）/ 477

574. 膝部磁共振成像（轴位 1）/ 478

575. 膝部磁共振成像（轴位 2）/ 478

576. 膝部磁共振成像（轴位 3）/ 479

577. 膝部磁共振成像（轴位 4）/ 479

578. 膝部磁共振成像（轴位 5）/ 480

579. 膝部磁共振成像（轴位 6）/ 480

580. 膝部磁共振成像（轴位 7）/ 481

581. 膝部磁共振成像（轴位 8）/ 481

582. 膝部磁共振成像（轴位 9）/ 482

583. 膝部磁共振成像（轴位 10）/ 482

584. 膝部磁共振成像（轴位 11）/ 483

585. 膝部磁共振成像（轴位 12）/ 483
586. 膝部磁共振成像（冠状位 1）/ 484
587. 膝部磁共振成像（冠状位 2）/ 484
588. 膝部磁共振成像（冠状位 3）/ 485
589. 膝部磁共振成像（冠状位 4）/ 485
590. 膝部磁共振成像（冠状位 5）/ 486
591. 膝部磁共振成像（冠状位 6）/ 486
592. 膝部磁共振成像（冠状位 7）/ 487
593. 膝部磁共振成像（冠状位 8）/ 487
594. 膝部磁共振成像（冠状位 9）/ 488
595. 膝部磁共振成像（冠状位 10）/ 488
596. 膝部磁共振成像（冠状位 11）/ 489
597. 膝部磁共振成像（冠状位 12）/ 489
598. 膝部磁共振成像（冠状位 13）/ 490
599. 膝部磁共振成像（冠状位 14）/ 490
600. 膝部磁共振成像（冠状位 15）/ 491
601. 膝部磁共振成像（冠状位 16）/ 491
602. 膝部磁共振成像（矢状位 1）/ 492
603. 膝部磁共振成像（矢状位 2）/ 492
604. 膝部磁共振成像（矢状位 3）/ 493
605. 膝部磁共振成像（矢状位 4）/ 493
606. 膝部磁共振成像（矢状位 5）/ 494
607. 膝部磁共振成像（矢状位 6）/ 494
608. 膝部磁共振成像（矢状位 7）/ 495
609. 膝部磁共振成像（矢状位 8）/ 495
610. 膝部磁共振成像（矢状位 9）/ 496
611. 膝部磁共振成像（矢状位 10）/ 496

612. 膝部磁共振成像（矢状位 11）/ 497
613. 膝部磁共振成像（矢状位 12）/ 497
614. 膝部磁共振成像（矢状位 13）/ 498
615. 膝部磁共振成像（矢状位 14）/ 498
616. 膝部磁共振成像（矢状位 15）/ 499
617. 膝部磁共振成像（矢状位 16）/ 499
618. 膝部磁共振成像（矢状位 17）/ 500
619. 膝部磁共振成像（矢状位 18）/ 500
620. 膝部磁共振成像（矢状位 19）/ 501
621. 膝部磁共振成像（矢状位 20）/ 501
622. 膝关节镜像 1 / 502
623. 膝关节镜像 2 / 502
624. 膝关节镜像 3 / 502

膝部运动 / 503
625. 膝的屈曲和伸展 / 503
626. 下蹲和起立时膝周围肌肉的活动 / 504
627. 膝的内旋和外旋 / 505

膝部表面解剖 / 506
628. 膝部表面解剖 1 / 506
629. 膝部表面解剖 2 / 506
630. 膝部表面解剖 3 / 507
631. 膝部表面解剖 4 / 507
632. 膝部表面解剖 5 / 508
633. 膝部表面解剖 6 / 508
634. 膝部表面解剖 7 / 508

第五章 小腿部

小腿前区 / 509
635. 小腿前区体表 / 509
636. 小腿前区局部解剖 1 / 510
637. 小腿前区局部解剖 2 / 511
638. 小腿前区局部解剖 3 / 512
639. 小腿前区局部解剖 4 / 513
640. 小腿前区局部解剖 5 / 514
641. 胫腓骨的节段神经支配和周围神经供给 / 515

小腿后区 / 516
642. 小腿后区体表 / 516
643. 小腿后区局部解剖 1 / 517
644. 小腿后区局部解剖 2 / 518
645. 小腿后区局部解剖 3 / 519
646. 小腿后区局部解剖 4 / 520
647. 小腿后区局部解剖 5 / 521

第六章 足部

■■■■ 足背部 / 522

648. 足背区体表 / 522

649. 足背区局部解剖 1 / 523

650. 足背区局部解剖 2 / 524

651. 足背区局部解剖 3 / 525

652. 足动脉造影 / 526

653. 足背动脉类型 / 527

654. 足背腱滑膜鞘 / 528

■■■■ 足底部 / 529

655. 足底区体表 / 529

656. 足底区局部解剖 1 / 530

657. 足底区局部解剖 2 / 531

658. 足底区局部解剖 3 / 532

659. 足底区局部解剖 4 / 533

660. 足底区局部解剖 5 / 534

■■■■ 足内侧面 / 535

661. 足内侧面体表 / 535

662. 足内侧面局部解剖 1 / 536

663. 足内侧面局部解剖 2 / 537

664. 足内侧面局部解剖 3 / 538

■■■■ 足外侧面 / 539

665. 足外侧面体表 / 539

666. 足外侧面局部解剖 1 / 540

667. 足外侧面局部解剖 2 / 541

668. 足动脉造影 / 542

669. 足骨的节段神经支配和周围神经供给 / 543

■■■■ 踝关节 / 544

670. 足的关节和韧带（背面）/ 544

671. 足的关节和韧带（内侧面）/ 545

672. 足的关节和韧带（外侧面）/ 546

673. 足的关节和韧带（后面观）/ 547

674. 足腱滑膜鞘（内侧面）/ 548

675. 足腱滑膜鞘（外侧面）/ 549

■■■■ 踝部影像 / 550

676. 踝关节 X 线像（前后位）/ 550

677. 踝关节 X 线像（侧位）/ 551

678. 踝部磁共振成像（轴位 1）/ 552

679. 踝部磁共振成像（轴位 2）/ 552

680. 踝部磁共振成像（轴位 3）/ 553

681. 踝部磁共振成像（轴位 4）/ 553

682. 踝部磁共振成像（轴位 5）/ 554

683. 踝部磁共振成像（轴位 6）/ 554

684. 踝部磁共振成像（轴位 7）/ 555

685. 踝部磁共振成像（轴位 8）/ 555

686. 踝部磁共振成像（轴位 9）/ 556

687. 踝部磁共振成像（轴位 10）/ 556

688. 踝部磁共振成像（轴位 11）/ 557

689. 踝部磁共振成像（轴位 12）/ 557

690. 踝部磁共振成像（轴位 13）/ 558

691. 踝部磁共振成像（轴位 14）/ 558

692. 踝部磁共振成像（轴位 15）/ 559

693. 踝部磁共振成像（轴位 16）/ 559

694. 踝部磁共振成像（轴位 17）/ 560

695. 踝部磁共振成像（轴位 18）/ 560

696. 踝部磁共振成像（冠状位 1）/ 561

697. 踝部磁共振成像（冠状位 2）/ 561

698. 踝部磁共振成像（冠状位 3）/ 562

699. 踝部磁共振成像（冠状位 4）/ 562

700. 踝部磁共振成像（冠状位 5）/ 563

701. 踝部磁共振成像（冠状位 6）/ 563

702. 踝部磁共振成像（冠状位 7）/ 564

703. 踝部磁共振成像（冠状位 8）/ 564

704. 踝部磁共振成像（冠状位 9）/ 565

705. 踝部磁共振成像（冠状位 10）/ 565

706. 踝部磁共振成像（冠状位 11）/ 566

707. 踝部磁共振成像（冠状位 12）/ 566
708. 踝部磁共振成像（冠状位 13）/ 567
709. 踝部磁共振成像（冠状位 14）/ 567
710. 踝部磁共振成像（冠状位 15）/ 568
711. 踝部磁共振成像（冠状位 16）/ 568
712. 踝部磁共振成像（冠状位 17）/ 569
713. 踝部磁共振成像（冠状位 18）/ 569
714. 踝部磁共振成像（矢状位 1）/ 570
715. 踝部磁共振成像（矢状位 2）/ 570
716. 踝部磁共振成像（矢状位 3）/ 571
717. 踝部磁共振成像（矢状位 4）/ 571
718. 踝部磁共振成像（矢状位 5）/ 572
719. 踝部磁共振成像（矢状位 6）/ 572
720. 踝部磁共振成像（矢状位 7）/ 573
721. 踝部磁共振成像（矢状位 8）/ 573
722. 踝部磁共振成像（矢状位 9）/ 574
723. 踝部磁共振成像（矢状位 10）/ 574
724. 踝部磁共振成像（矢状位 11）/ 575
725. 踝部磁共振成像（矢状位 12）/ 575
726. 踝部磁共振成像（矢状位 13）/ 576
727. 踝部磁共振成像（矢状位 14）/ 576
728. 踝部磁共振成像（矢状位 15）/ 577
729. 踝部磁共振成像（矢状位 16）/ 577

730. 踝关节镜像 1 / 578
731. 踝关节镜像 2 / 578
732. 踝关节镜像 3 / 579
733. 踝关节镜像 4 / 579

■■■■■ 足部运动 / 580
734. 足的内收和外展 / 580
735. 足的内翻和外翻 1 / 580
736. 足的内翻和外翻 2 / 581
737. 掌趾关节的运动 / 582
738. 近侧趾间关节的运动 / 583
739. 远侧趾间关节的运动 / 583
740. 踇趾、跖趾关节的运动 1 / 584
741. 踇趾、趾间关节的运动 2 / 584
742. 踝的背屈肌和跖屈肌 / 585

■■■■■ 足部表面解剖 586
743. 足部表面解剖 1 / 586
744. 足部表面解剖 2 / 586
745. 足部表面解剖 3 / 586
746. 足部表面解剖 4 / 587
747. 足部表面解剖 5 / 587
748. 足部表面解剖 6 / 587

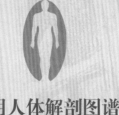

实用人体解剖图谱
四肢分册

第一篇
上 肢

第一章

系统解剖

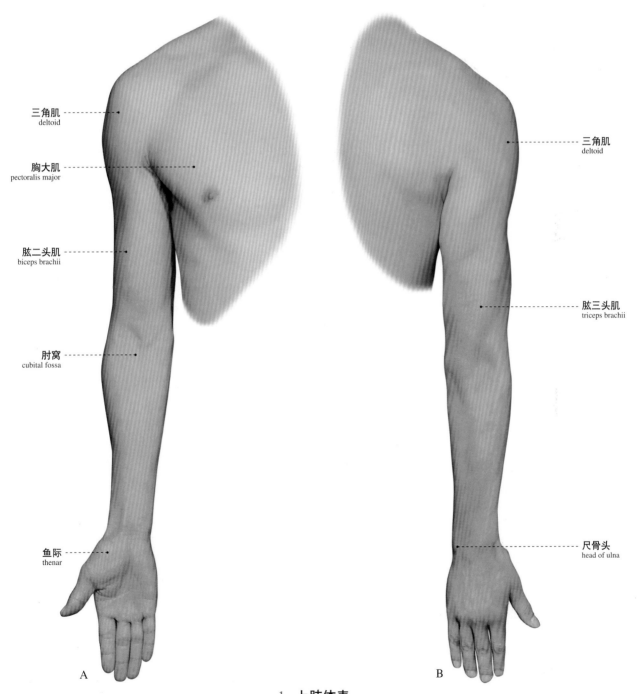

三角肌
deltoid

胸大肌
pectoralis major

肱二头肌
biceps brachii

肘窝
cubital fossa

鱼际
thenar

三角肌
deltoid

肱三头肌
triceps brachii

尺骨头
head of ulna

A

B

1. 上肢体表
Surface of the upper limb

A. 前面观；*B.* 后面观

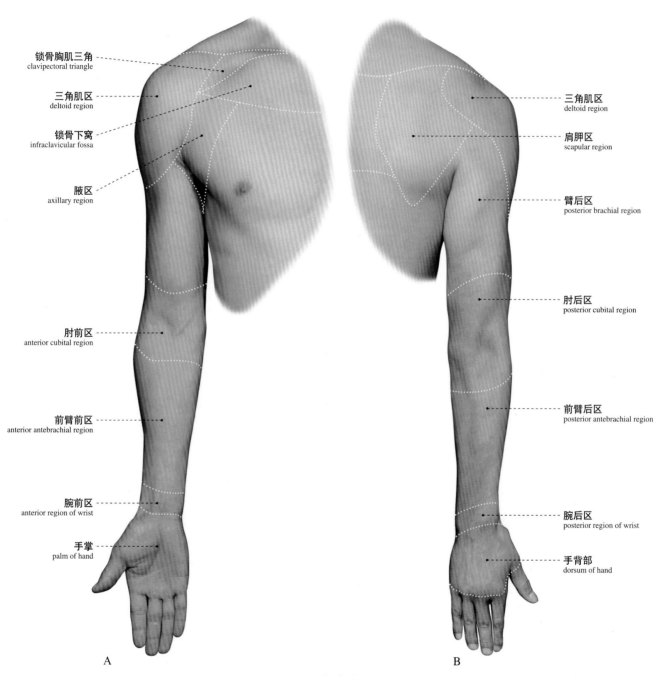

锁骨胸肌三角
clavipectoral triangle

三角肌区
deltoid region

锁骨下窝
infraclavicular fossa

腋区
axillary region

肘前区
anterior cubital region

前臂前区
anterior antebrachial region

腕前区
anterior region of wrist

手掌
palm of hand

三角肌区
deltoid region

肩胛区
scapular region

臂后区
posterior brachial region

肘后区
posterior cubital region

前臂后区
posterior antebrachial region

腕后区
posterior region of wrist

手背部
dorsum of hand

A

B

2. 上肢分区
Regions of the upper limb
A. 前面观；B. 后面观

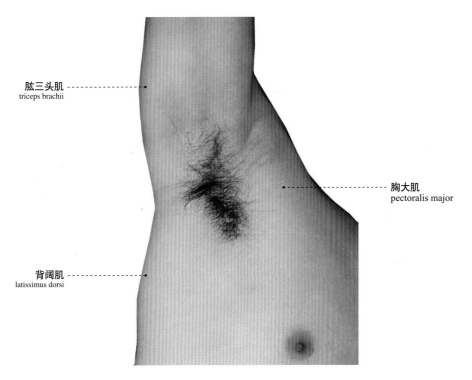

肱三头肌
triceps brachii

胸大肌
pectoralis major

背阔肌
latissimus dorsi

3. 腋部体表
Axilla surface

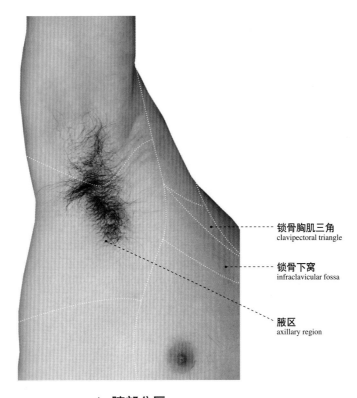

锁骨胸肌三角
clavipectoral triangle

锁骨下窝
infraclavicular fossa

腋区
axillary region

4. 腋部分区
Regions of the axilla

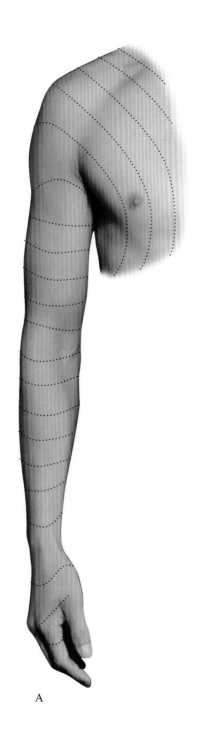

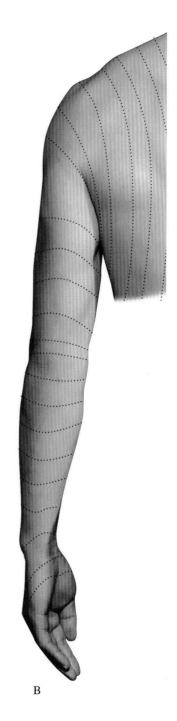

A   B

5. 上肢张力线
Tension lines of the upper limb

A. 前面观；B. 后面观

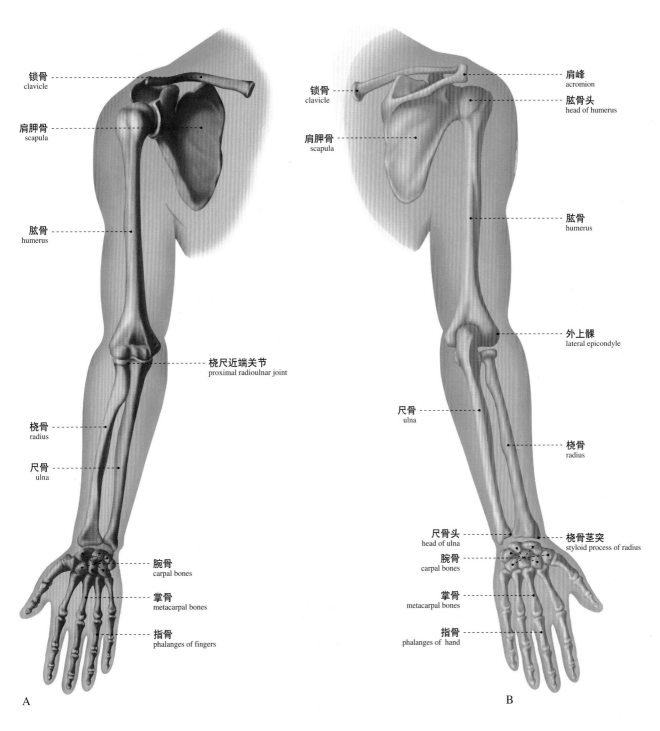

锁骨
clavicle

肩胛骨
scapula

肱骨
humerus

桡尺近端关节
proximal radioulnar joint

桡骨
radius

尺骨
ulna

腕骨
carpal bones

掌骨
metacarpal bones

指骨
phalanges of fingers

A

锁骨
clavicle

肩胛骨
scapula

尺骨
ulna

尺骨头
head of ulna

腕骨
carpal bones

掌骨
metacarpal bones

指骨
phalanges of hand

肩峰
acromion

肱骨头
head of humerus

肱骨
humerus

外上髁
lateral epicondyle

桡骨
radius

桡骨茎突
styloid process of radius

B

6. 上肢骨

Bones of the upper limb

A. 前面观；B. 后面观

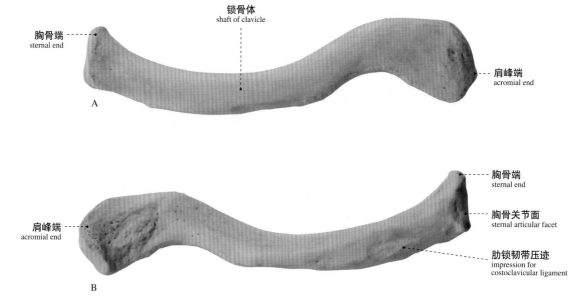

锁骨体
shaft of clavicle

胸骨端
sternal end

肩峰端
acromial end

A

胸骨端
sternal end

胸骨关节面
sternal articular facet

肋锁韧带压迹
impression for
costoclavicular ligament

肩峰端
acromial end

B

7. 锁骨
Clavicle

A. 上面观；B. 下面观

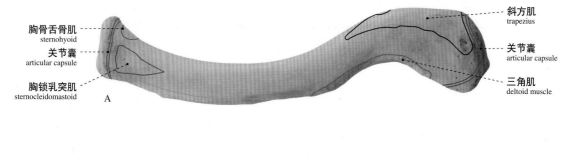

斜方肌
trapezius

关节囊
articular capsule

三角肌
deltoid muscle

胸骨舌骨肌
sternohyoid

关节囊
articular capsule

胸锁乳突肌
sternocleidomastoid

A

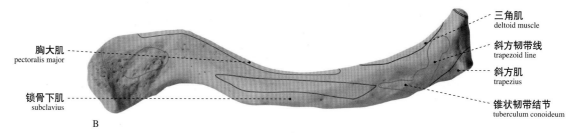

三角肌
deltoid muscle

斜方韧带线
trapezoid line

斜方肌
trapezius

锥状韧带结节
tuberculum conoideum

胸大肌
pectoralis major

锁骨下肌
subclavius

B

8. 锁骨肌肉附着部位
Muscles attachment sites of the clavicular

A. 上面观；B. 下面观

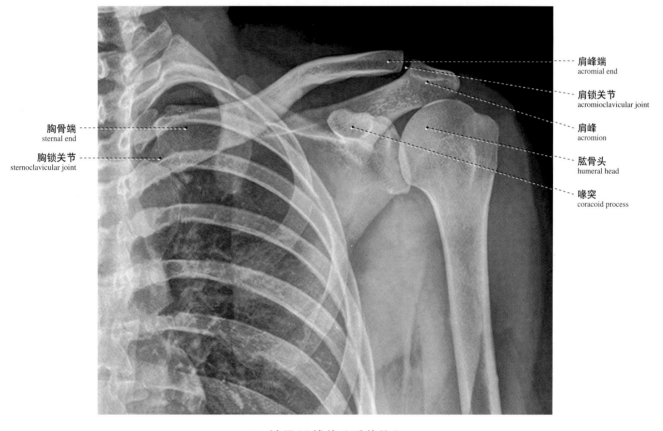

胸骨端
sternal end

胸锁关节
sternoclavicular joint

肩峰端
acromial end

肩锁关节
acromioclavicular joint

肩峰
acromion

肱骨头
humeral head

喙突
coracoid process

9. 锁骨 X 线像（后前位）
Radiograph of the clavicle (anteroposterior aspect)

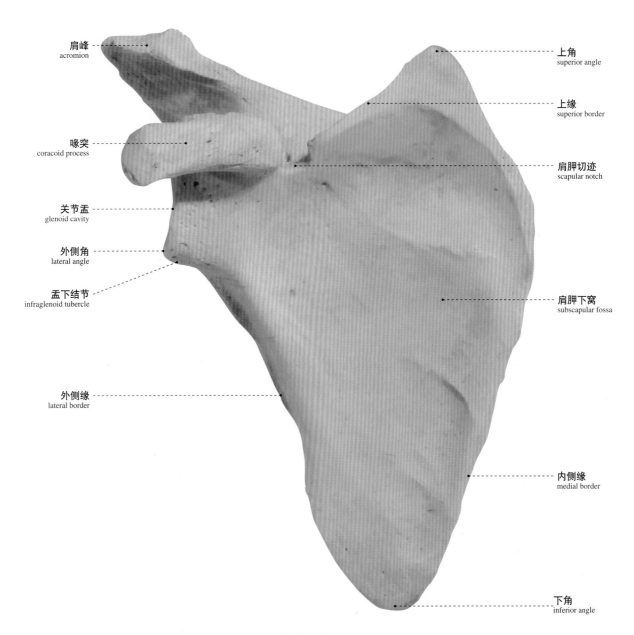

肩峰
acromion

喙突
coracoid process

关节盂
glenoid cavity

外侧角
lateral angle

盂下结节
infraglenoid tubercle

外侧缘
lateral border

上角
superior angle

上缘
superior border

肩胛切迹
scapular notch

肩胛下窝
subscapular fossa

内侧缘
medial border

下角
inferior angle

10. 肩胛骨（前面观）
Scapula (anterior aspect)

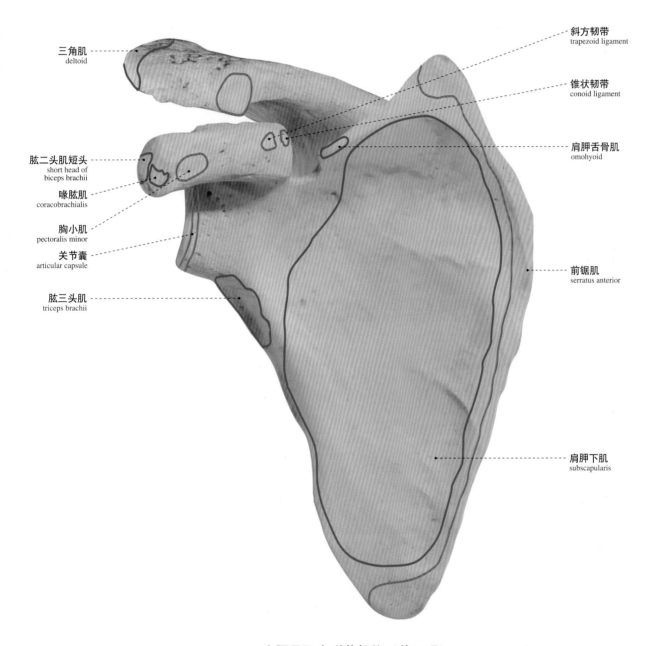

三角肌
deltoid

斜方韧带
trapezoid ligament

锥状韧带
conoid ligament

肩胛舌骨肌
omohyoid

肱二头肌短头
short head of
biceps brachii

喙肱肌
coracobrachialis

胸小肌
pectoralis minor

关节囊
articular capsule

前锯肌
serratus anterior

肱三头肌
triceps brachii

肩胛下肌
subscapularis

11. 肩胛骨肌肉附着部位（前面观）
Muscles attachment sites of the scapular (anterior aspect)

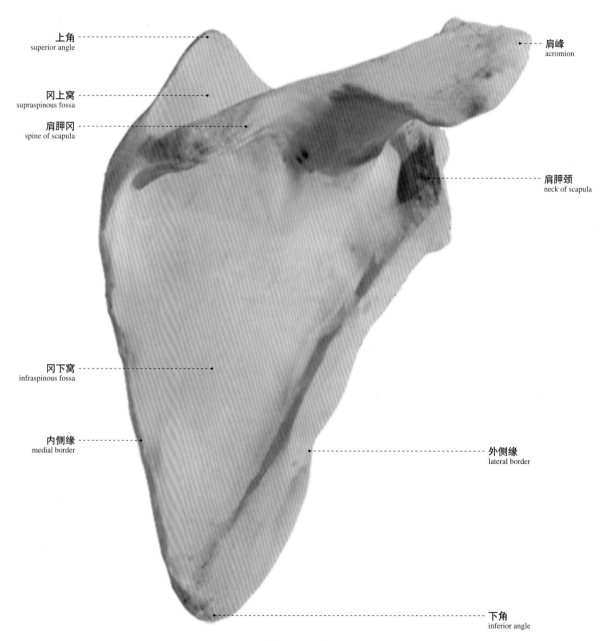

上角
superior angle

肩峰
acromion

冈上窝
supraspinous fossa

肩胛冈
spine of scapula

肩胛颈
neck of scapula

冈下窝
infraspinous fossa

内侧缘
medial border

外侧缘
lateral border

下角
inferior angle

12. 肩胛骨（后面观）
Scapula (posterior aspect)

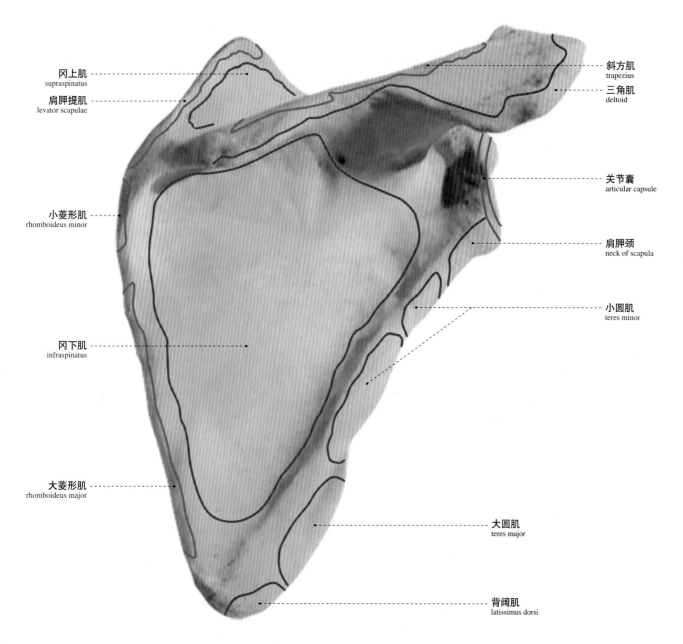

冈上肌
supraspinatus

肩胛提肌
levator scapulae

小菱形肌
rhomboideus minor

冈下肌
infraspinatus

大菱形肌
rhomboideus major

斜方肌
trapezius

三角肌
deltoid

关节囊
articular capsule

肩胛颈
neck of scapula

小圆肌
teres minor

大圆肌
teres major

背阔肌
latissimus dorsi

13. 肩胛骨肌肉附着部位（后面观）
Muscles attachment sites of the scapular (posterior aspect)

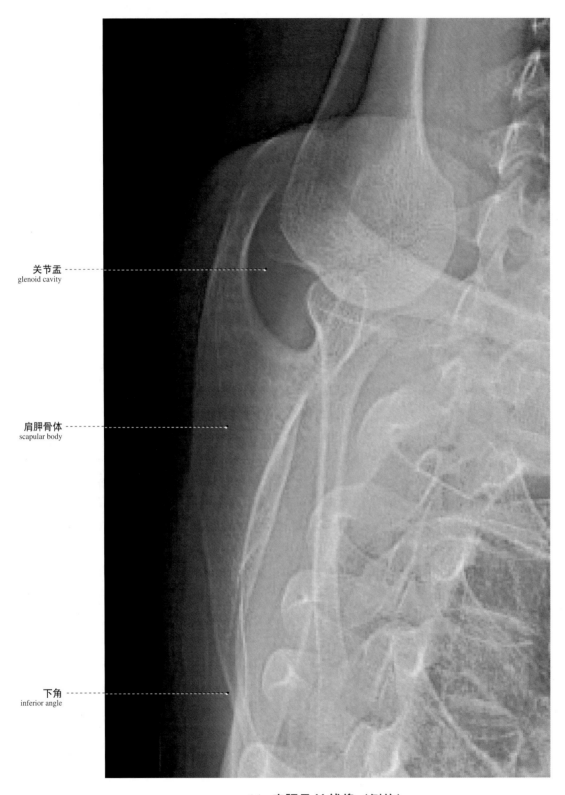

关节盂
glenoid cavity

肩胛骨体
scapular body

下角
inferior angle

14. 肩胛骨 X 线像（侧位）
Radiograph of the scapula (lateral view)

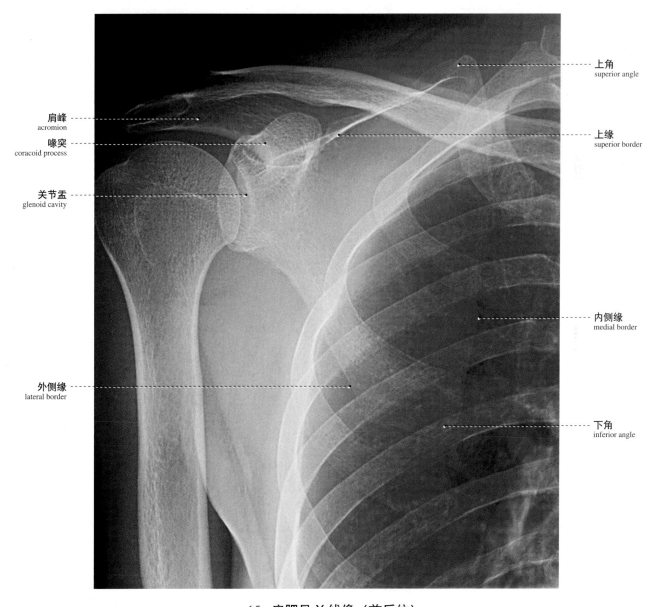

肩峰
acromion

喙突
coracoid process

关节盂
glenoid cavity

外侧缘
lateral border

上角
superior angle

上缘
superior border

内侧缘
medial border

下角
inferior angle

15. 肩胛骨 X 线像（前后位）
Radiograph of the scapula (anteroposterior view)

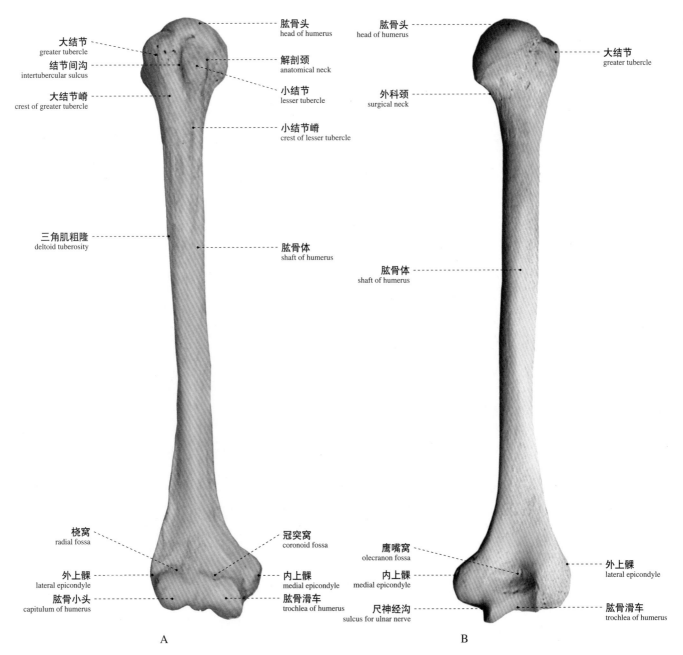

大结节
greater tubercle

结节间沟
intertubercular sulcus

大结节嵴
crest of greater tubercle

三角肌粗隆
deltoid tuberosity

肱骨头
head of humerus

解剖颈
anatomical neck

小结节
lesser tubercle

小结节嵴
crest of lesser tubercle

肱骨体
shaft of humerus

肱骨头
head of humerus

大结节
greater tubercle

外科颈
surgical neck

肱骨体
shaft of humerus

桡窝
radial fossa

外上髁
lateral epicondyle

肱骨小头
capitulum of humerus

冠突窝
coronoid fossa

内上髁
medial epicondyle

肱骨滑车
trochlea of humerus

鹰嘴窝
olecranon fossa

内上髁
medial epicondyle

尺神经沟
sulcus for ulnar nerve

外上髁
lateral epicondyle

肱骨滑车
trochlea of humerus

A

B

16. 肱骨

Humerus

A. 前面观；B. 后面观

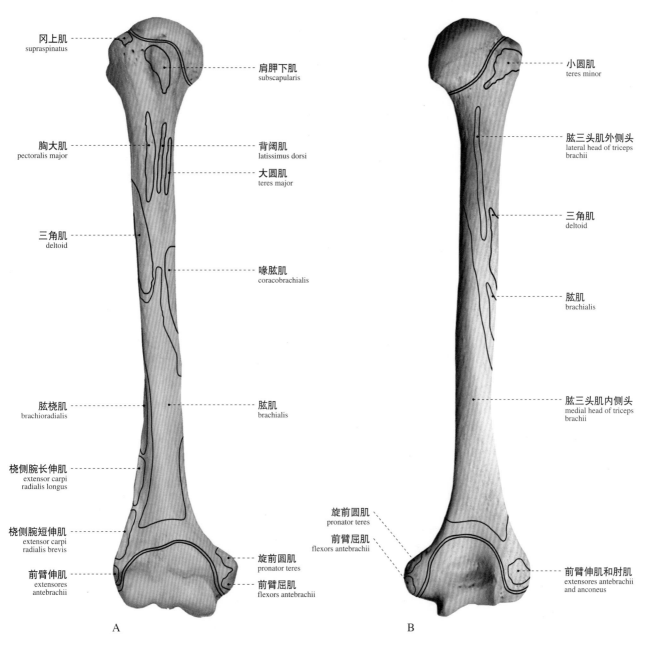

冈上肌
supraspinatus

肩胛下肌
subscapularis

胸大肌
pectoralis major

背阔肌
latissimus dorsi

大圆肌
teres major

三角肌
deltoid

喙肱肌
coracobrachialis

肱桡肌
brachioradialis

肱肌
brachialis

桡侧腕长伸肌
extensor carpi
radialis longus

桡侧腕短伸肌
extensor carpi
radialis brevis

前臂伸肌
extensores
antebrachii

旋前圆肌
pronator teres

前臂屈肌
flexors antebrachii

小圆肌
teres minor

肱三头肌外侧头
lateral head of triceps
brachii

三角肌
deltoid

肱肌
brachialis

肱三头肌内侧头
medial head of triceps
brachii

旋前圆肌
pronator teres

前臂屈肌
flexors antebrachii

前臂伸肌和肘肌
extensores antebrachii
and anconeus

A

B

17. 肱骨肌肉附着部位

Muscles attachment sites of the humeral

A. 前面观；B. 后面观

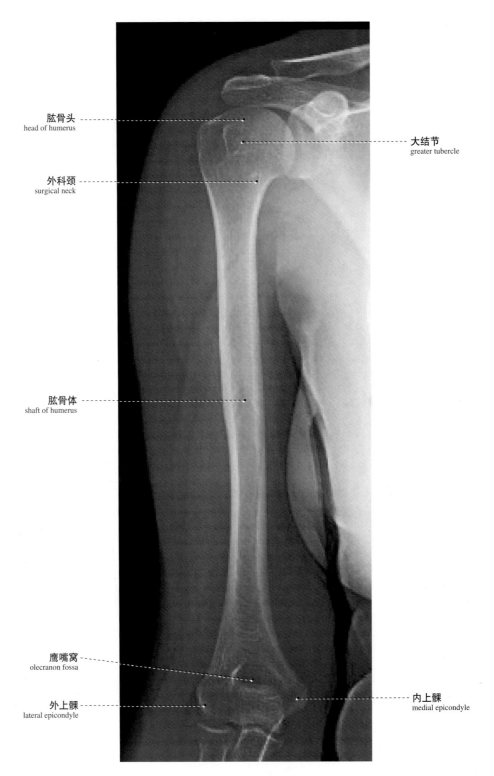

肱骨头
head of humerus

大结节
greater tubercle

外科颈
surgical neck

肱骨体
shaft of humerus

鹰嘴窝
olecranon fossa

内上髁
medial epicondyle

外上髁
lateral epicondyle

18. 肱骨 X 线像（前后位）
Radiograph of the humerus (anteroposterior view)

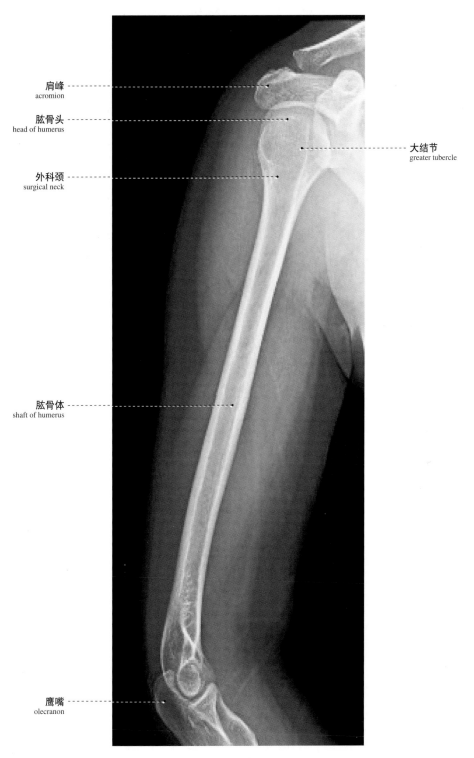

肩峰
acromion

肱骨头
head of humerus

外科颈
surgical neck

大结节
greater tubercle

肱骨体
shaft of humerus

鹰嘴
olecranon

19. 肱骨 X 线像（侧位）
Radiograph of the humerus (lateral view)

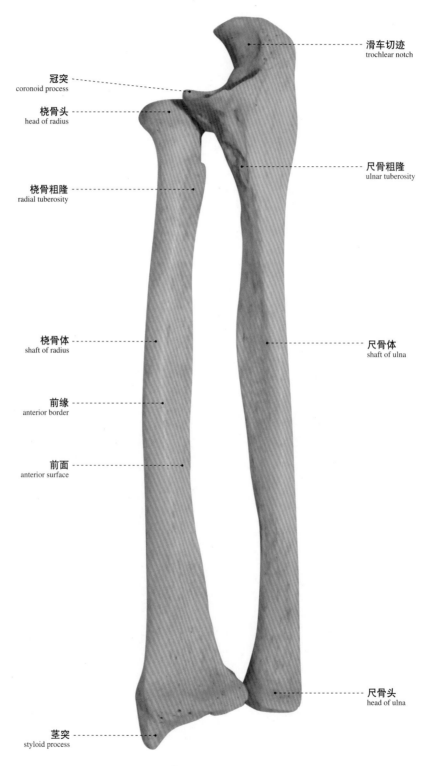

冠突
coronoid process

桡骨头
head of radius

桡骨粗隆
radial tuberosity

桡骨体
shaft of radius

前缘
anterior border

前面
anterior surface

茎突
styloid process

滑车切迹
trochlear notch

尺骨粗隆
ulnar tuberosity

尺骨体
shaft of ulna

尺骨头
head of ulna

20. 桡骨和尺骨（前面观）
Radius and the ulna (anterior aspect)

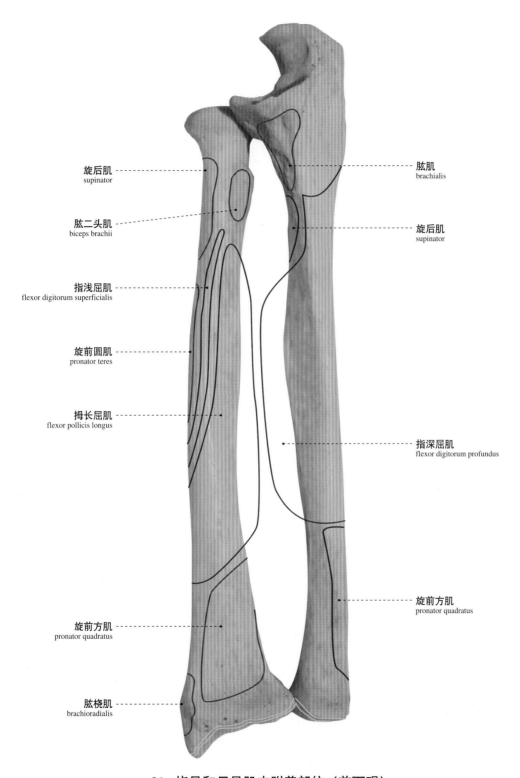

旋后肌
supinator

肱二头肌
biceps brachii

指浅屈肌
flexor digitorum superficialis

旋前圆肌
pronator teres

拇长屈肌
flexor pollicis longus

旋前方肌
pronator quadratus

肱桡肌
brachioradialis

肱肌
brachialis

旋后肌
supinator

指深屈肌
flexor digitorum profundus

旋前方肌
pronator quadratus

21. 桡骨和尺骨肌肉附着部位（前面观）
Muscles attachment sites of the radius and ulna (anterior aspect)

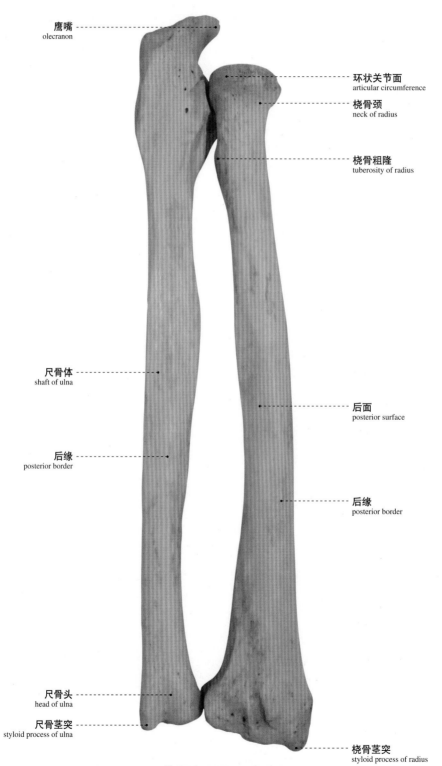

鹰嘴
olecranon

环状关节面
articular circumference

桡骨颈
neck of radius

桡骨粗隆
tuberosity of radius

尺骨体
shaft of ulna

后面
posterior surface

后缘
posterior border

后缘
posterior border

尺骨头
head of ulna

尺骨茎突
styloid process of ulna

桡骨茎突
styloid process of radius

22. 桡骨和尺骨（后面观）

Radius and the ulna (posterior aspect)

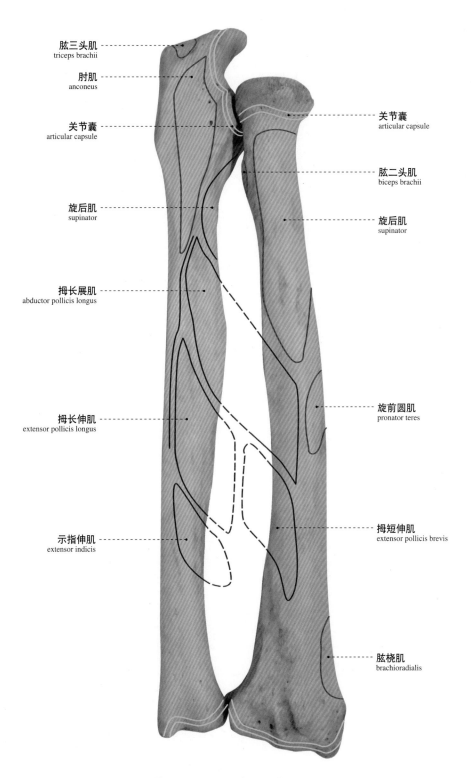

肱三头肌
triceps brachii

肘肌
anconeus

关节囊
articular capsule

旋后肌
supinator

拇长展肌
abductor pollicis longus

拇长伸肌
extensor pollicis longus

示指伸肌
extensor indicis

关节囊
articular capsule

肱二头肌
biceps brachii

旋后肌
supinator

旋前圆肌
pronator teres

拇短伸肌
extensor pollicis brevis

肱桡肌
brachioradialis

23. 桡骨和尺骨肌肉附着部位（后面观）
Muscles attachment sites of the radius and ulna (posterior aspect)

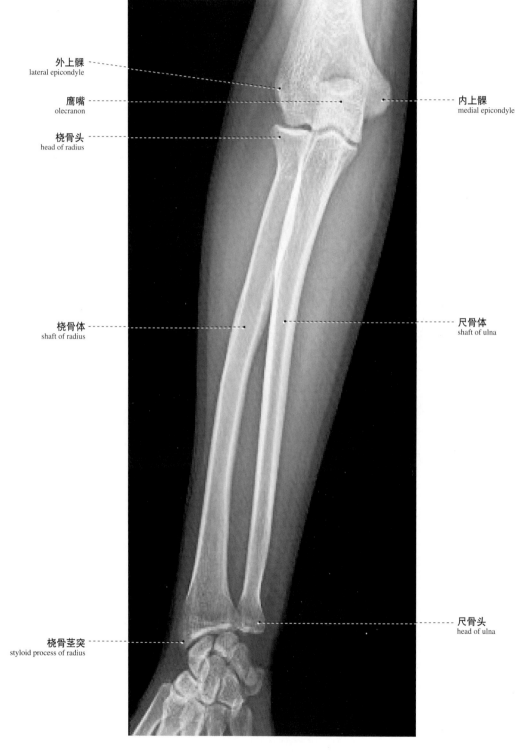

外上髁
lateral epicondyle

鹰嘴
olecranon

桡骨头
head of radius

桡骨体
shaft of radius

桡骨茎突
styloid process of radius

内上髁
medial epicondyle

尺骨体
shaft of ulna

尺骨头
head of ulna

24. 桡骨和尺骨 X 线像（前后位）
Radiograph of the radius and the ulna (anteroposterior view)

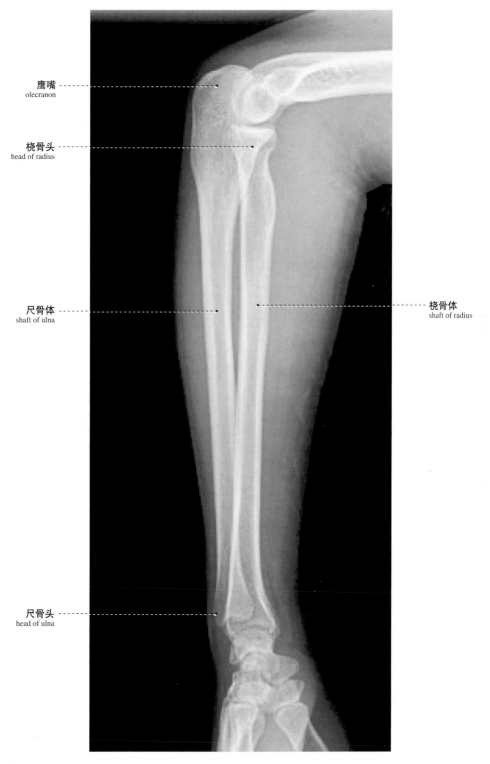

鹰嘴
olecranon

桡骨头
head of radius

尺骨体
shaft of ulna

桡骨体
shaft of radius

尺骨头
head of ulna

25. 桡骨和尺骨 X 线像（侧位）
Radiograph of the radius and the ulna (lateral view)

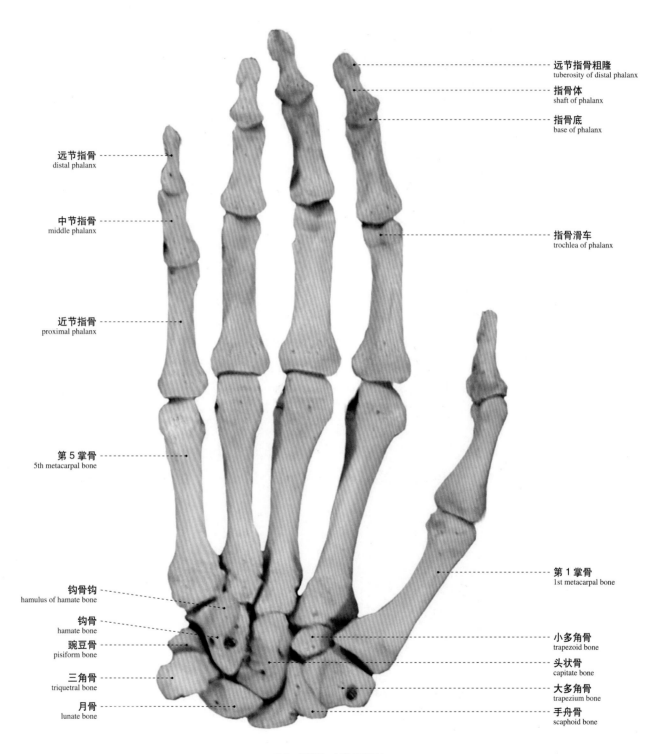

远节指骨粗隆
tuberosity of distal phalanx

指骨体
shaft of phalanx

指骨底
base of phalanx

远节指骨
distal phalanx

中节指骨
middle phalanx

指骨滑车
trochlea of phalanx

近节指骨
proximal phalanx

第 5 掌骨
5th metacarpal bone

第 1 掌骨
1st metacarpal bone

钩骨钩
hamulus of hamate bone

钩骨
hamate bone

豌豆骨
pisiform bone

三角骨
triquetral bone

月骨
lunate bone

小多角骨
trapezoid bone

头状骨
capitate bone

大多角骨
trapezium bone

手舟骨
scaphoid bone

26. 手骨（掌面观）
Bones of the hand (palmar aspect)

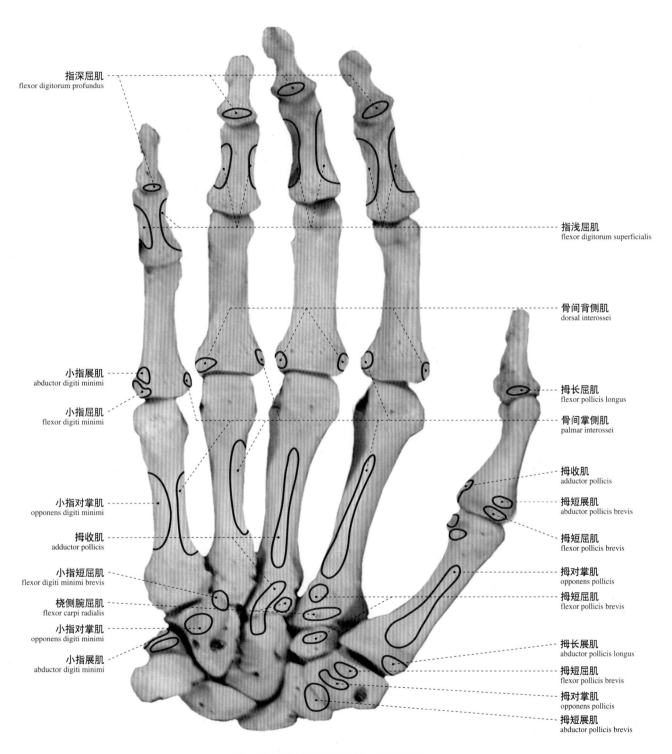

指深屈肌
flexor digitorum profundus

指浅屈肌
flexor digitorum superficialis

骨间背侧肌
dorsal interossei

小指展肌
abductor digiti minimi

拇长屈肌
flexor pollicis longus

小指屈肌
flexor digiti minimi

骨间掌侧肌
palmar interossei

拇收肌
adductor pollicis

拇短展肌
abductor pollicis brevis

小指对掌肌
opponens digiti minimi

拇短屈肌
flexor pollicis brevis

拇收肌
adductor pollicis

小指短屈肌
flexor digiti minimi brevis

拇对掌肌
opponens pollicis

桡侧腕屈肌
flexor carpi radialis

拇短屈肌
flexor pollicis brevis

小指对掌肌
opponens digiti minimi

拇长展肌
abductor pollicis longus

小指展肌
abductor digiti minimi

拇短屈肌
flexor pollicis brevis

拇对掌肌
opponens pollicis

拇短展肌
abductor pollicis brevis

27. 手骨肌肉附着部位（掌面观）
Muscles attachment sites of the bones of the hand (palmar aspect)

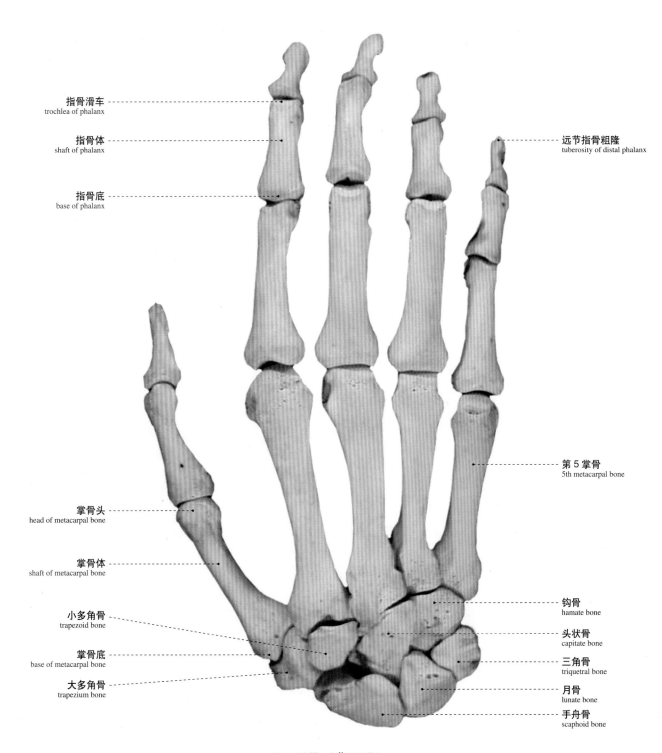

指骨滑车
trochlea of phalanx

指骨体
shaft of phalanx

指骨底
base of phalanx

远节指骨粗隆
tuberosity of distal phalanx

第 5 掌骨
5th metacarpal bone

掌骨头
head of metacarpal bone

掌骨体
shaft of metacarpal bone

小多角骨
trapezoid bone

掌骨底
base of metacarpal bone

大多角骨
trapezium bone

钩骨
hamate bone

头状骨
capitate bone

三角骨
triquetral bone

月骨
lunate bone

手舟骨
scaphoid bone

28. 手骨（背面观）
Bones of the hand (dorsal aspect)

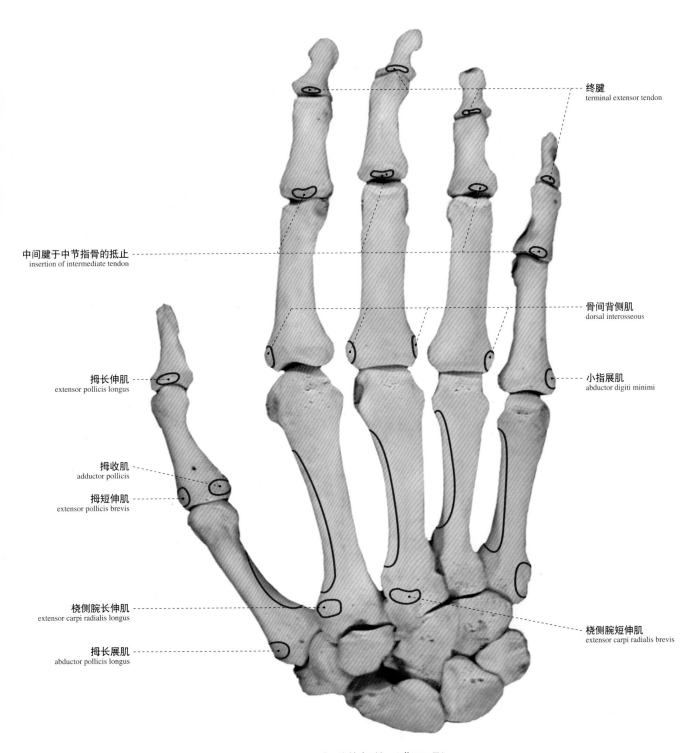

终腱
terminal extensor tendon

中间腱于中节指骨的抵止
insertion of intermediate tendon

骨间背侧肌
dorsal interosseous

拇长伸肌
extensor pollicis longus

小指展肌
abductor digiti minimi

拇收肌
adductor pollicis

拇短伸肌
extensor pollicis brevis

桡侧腕长伸肌
extensor carpi radialis longus

桡侧腕短伸肌
extensor carpi radialis brevis

拇长展肌
abductor pollicis longus

29. 手骨肌肉附着部位（背面观）
Muscles attachment sites of the bones of the hand (dorsal aspect)

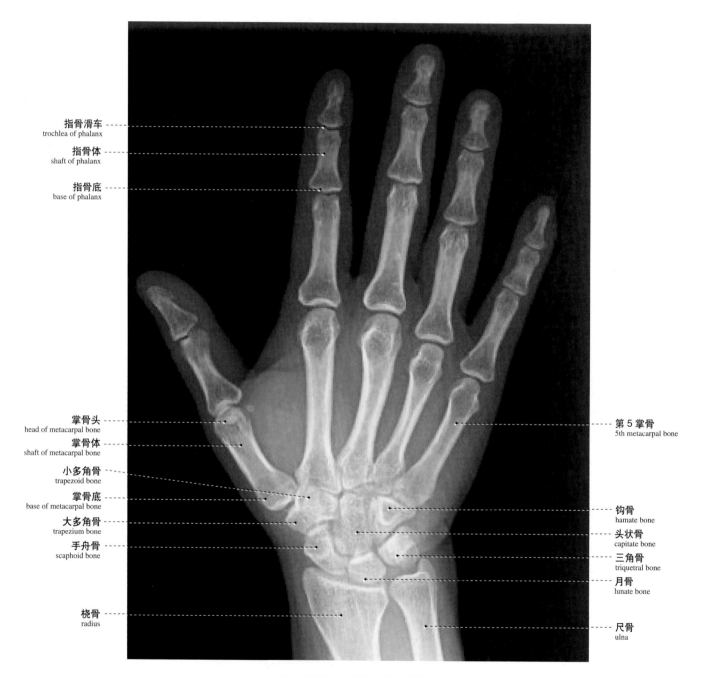

指骨滑车
trochlea of phalanx

指骨体
shaft of phalanx

指骨底
base of phalanx

掌骨头
head of metacarpal bone

掌骨体
shaft of metacarpal bone

小多角骨
trapezoid bone

掌骨底
base of metacarpal bone

大多角骨
trapezium bone

手舟骨
scaphoid bone

桡骨
radius

第 5 掌骨
5th metacarpal bone

钩骨
hamate bone

头状骨
capitate bone

三角骨
triquetral bone

月骨
lunate bone

尺骨
ulna

30. 手部 X 线像（前后位）
Radiograph of the hand (anteroposterior view)

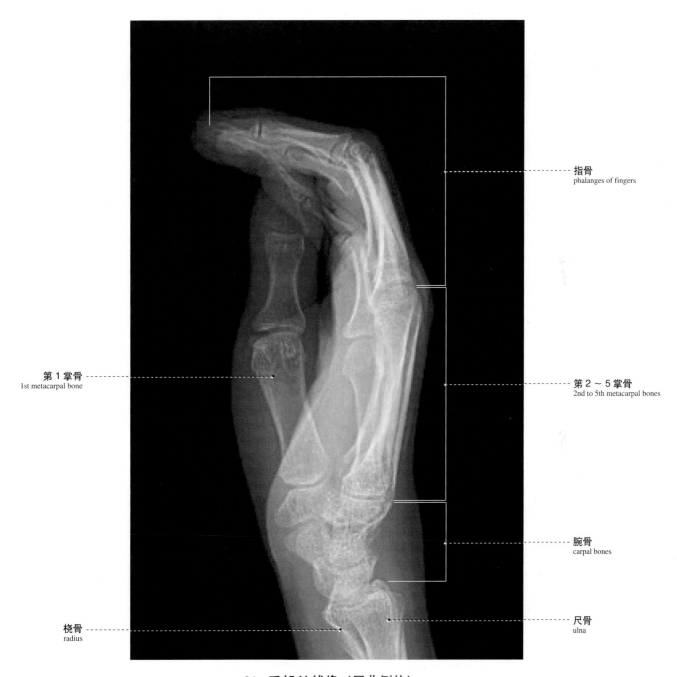

第 1 掌骨
1st metacarpal bone

桡骨
radius

指骨
phalanges of fingers

第 2 ～ 5 掌骨
2nd to 5th metacarpal bones

腕骨
carpal bones

尺骨
ulna

31. 手部 X 线像（屈曲侧位）
Radiograph of the hand (flexion lateral view)

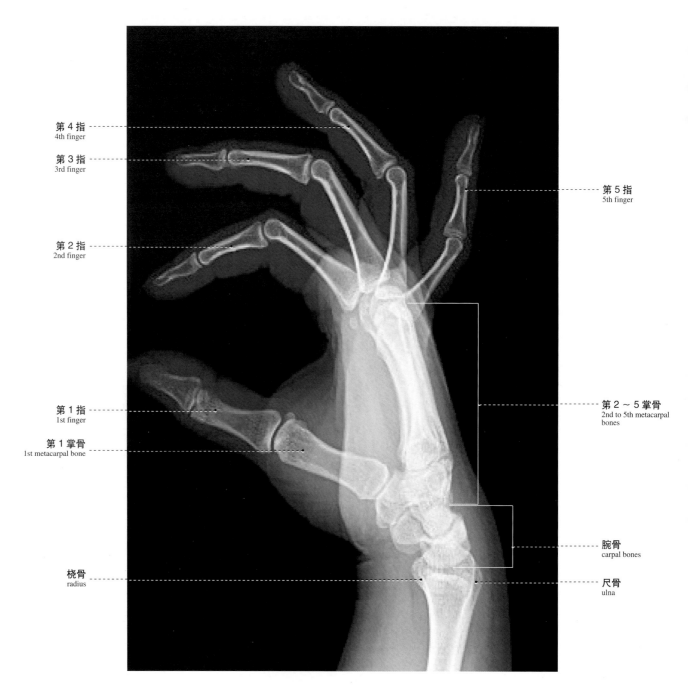

第 4 指
4th finger

第 3 指
3rd finger

第 5 指
5th finger

第 2 指
2nd finger

第 1 指
1st finger

第 1 掌骨
1st metacarpal bone

第 2 ~ 5 掌骨
2nd to 5th metacarpal bones

腕骨
carpal bones

桡骨
radius

尺骨
ulna

32. 手部 X 线像（扇形侧位）

Radiograph of the hand (fan-shaped lateral view)

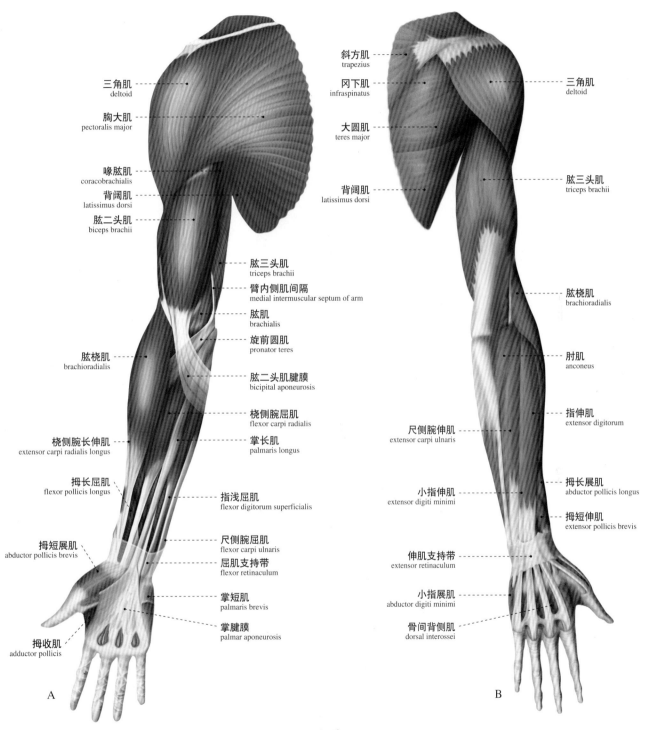

三角肌
deltoid

胸大肌
pectoralis major

喙肱肌
coracobrachialis

背阔肌
latissimus dorsi

肱二头肌
biceps brachii

肱桡肌
brachioradialis

桡侧腕长伸肌
extensor carpi radialis longus

拇长屈肌
flexor pollicis longus

拇短展肌
abductor pollicis brevis

拇收肌
adductor pollicis

肱三头肌
triceps brachii

臂内侧肌间隔
medial intermuscular septum of arm

肱肌
brachialis

旋前圆肌
pronator teres

肱二头肌腱膜
bicipital aponeurosis

桡侧腕屈肌
flexor carpi radialis

掌长肌
palmaris longus

指浅屈肌
flexor digitorum superficialis

尺侧腕屈肌
flexor carpi ulnaris

屈肌支持带
flexor retinaculum

掌短肌
palmaris brevis

掌腱膜
palmar aponeurosis

斜方肌
trapezius

冈下肌
infraspinatus

大圆肌
teres major

背阔肌
latissimus dorsi

三角肌
deltoid

肱三头肌
triceps brachii

肱桡肌
brachioradialis

肘肌
anconeus

指伸肌
extensor digitorum

尺侧腕伸肌
extensor carpi ulnaris

小指伸肌
extensor digiti minimi

拇长展肌
abductor pollicis longus

拇短伸肌
extensor pollicis brevis

伸肌支持带
extensor retinaculum

小指展肌
abductor digiti minimi

骨间背侧肌
dorsal interossei

A

B

33. 上肢肌
Muscles of the upper limb
A. 前面观；B. 后面观

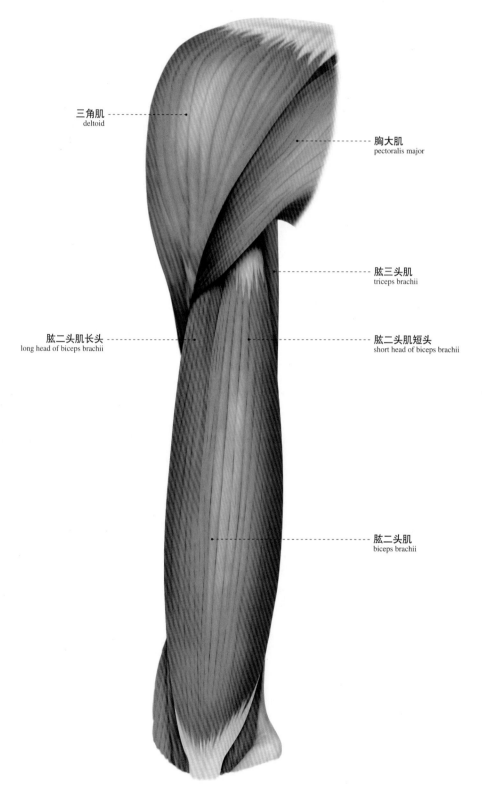

三角肌
deltoid

胸大肌
pectoralis major

肱三头肌
triceps brachii

肱二头肌长头
long head of biceps brachii

肱二头肌短头
short head of biceps brachii

肱二头肌
biceps brachii

34. 肩臂部肌（前面观 1）

Muscles of the shoulder and the arm (anterior aspect 1)

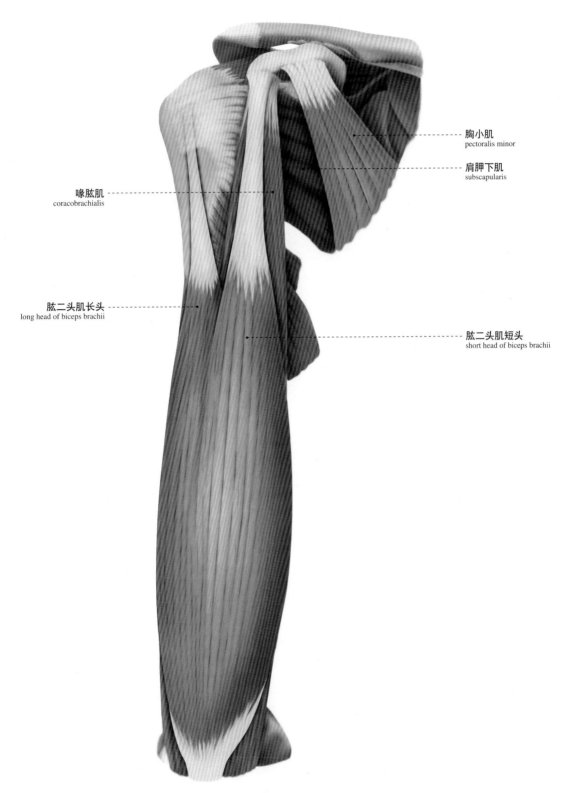

胸小肌
pectoralis minor

肩胛下肌
subscapularis

喙肱肌
coracobrachialis

肱二头肌长头
long head of biceps brachii

肱二头肌短头
short head of biceps brachii

35. 肩臂部肌（前面观 2）

Muscles of the shoulder and the arm (anterior aspect 2)

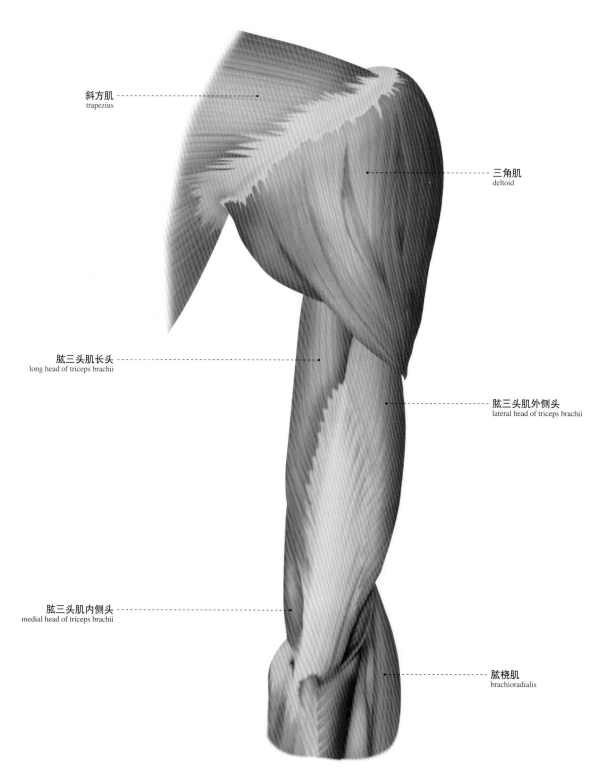

斜方肌
trapezius

三角肌
deltoid

肱三头肌长头
long head of triceps brachii

肱三头肌外侧头
lateral head of triceps brachii

肱三头肌内侧头
medial head of triceps brachii

肱桡肌
brachioradialis

36. 肩臂部肌（后面观 1）
Muscles of the shoulder and the arm (posterior aspect 1)

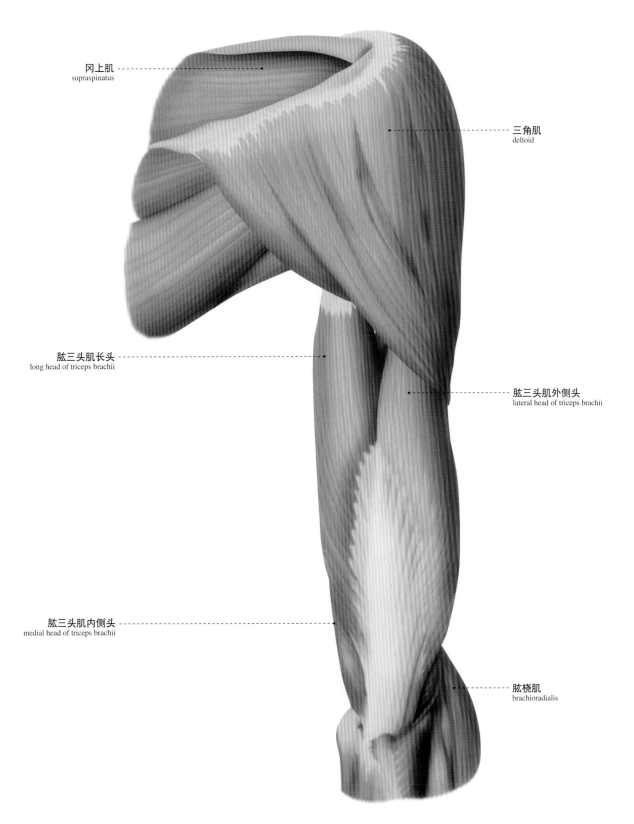

冈上肌
supraspinatus

三角肌
deltoid

肱三头肌长头
long head of triceps brachii

肱三头肌外侧头
lateral head of triceps brachii

肱三头肌内侧头
medial head of triceps brachii

肱桡肌
brachioradialis

37. 肩臂部肌（后面观 2）
Muscles of the shoulder and the arm (posterior aspect 2)

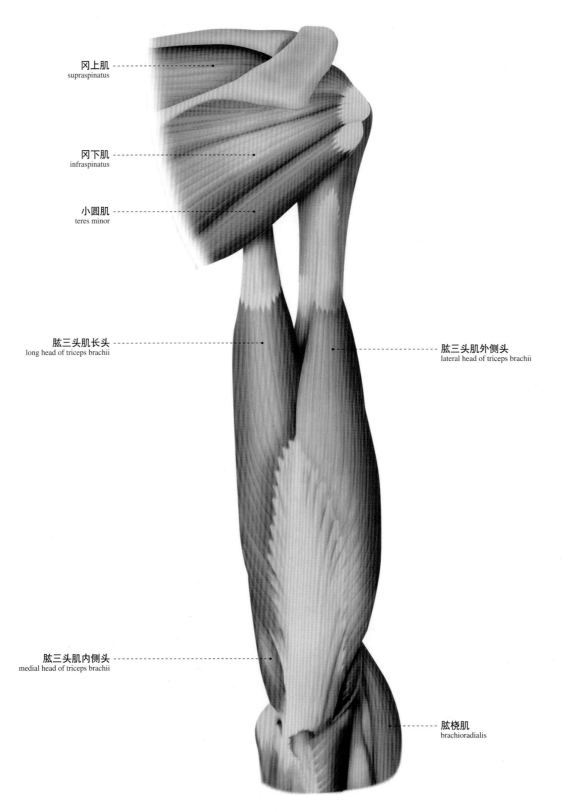

冈上肌
supraspinatus

冈下肌
infraspinatus

小圆肌
teres minor

肱三头肌长头
long head of triceps brachii

肱三头肌外侧头
lateral head of triceps brachii

肱三头肌内侧头
medial head of triceps brachii

肱桡肌
brachioradialis

38. 肩臂部肌（后面观 3）

Muscles of the shoulder and the arm (posterior aspect 3)

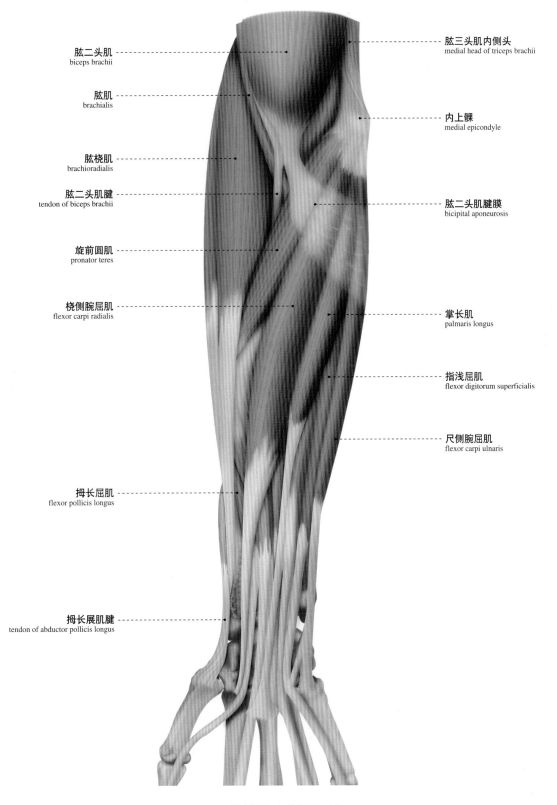

肱二头肌
biceps brachii

肱肌
brachialis

肱桡肌
brachioradialis

肱二头肌腱
tendon of biceps brachii

旋前圆肌
pronator teres

桡侧腕屈肌
flexor carpi radialis

拇长屈肌
flexor pollicis longus

拇长展肌腱
tendon of abductor pollicis longus

肱三头肌内侧头
medial head of triceps brachii

内上髁
medial epicondyle

肱二头肌腱膜
bicipital aponeurosis

掌长肌
palmaris longus

指浅屈肌
flexor digitorum superficialis

尺侧腕屈肌
flexor carpi ulnaris

39. 前臂肌（前面观 1）
Forearm muscles (anterior aspect 1)

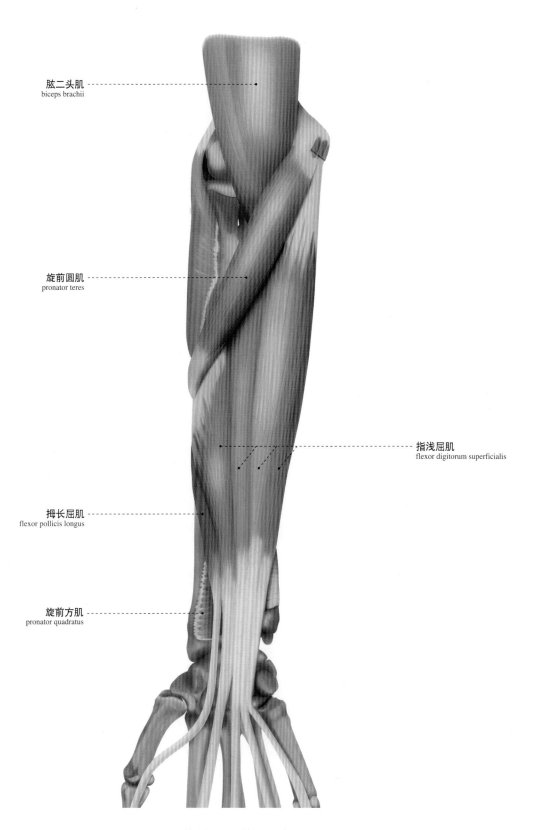

肱二头肌
biceps brachii

旋前圆肌
pronator teres

指浅屈肌
flexor digitorum superficialis

拇长屈肌
flexor pollicis longus

旋前方肌
pronator quadratus

40. 前臂肌（前面观2）
Forearm muscles (anterior aspect 2)

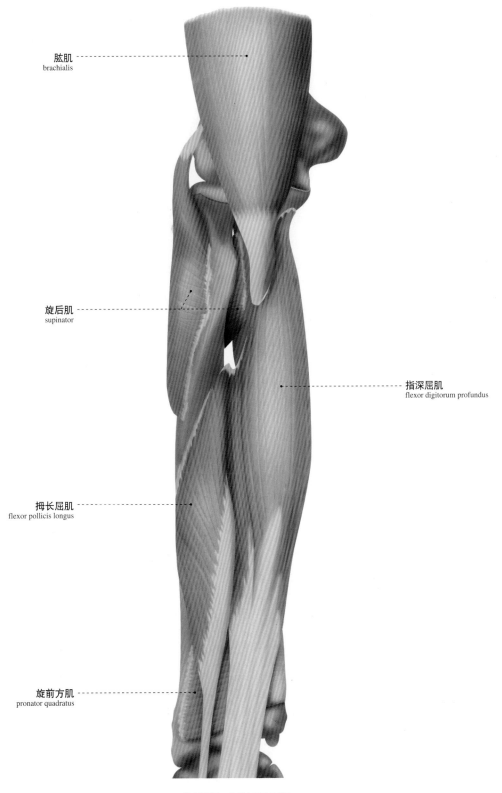

肱肌
brachialis

旋后肌
supinator

指深屈肌
flexor digitorum profundus

拇长屈肌
flexor pollicis longus

旋前方肌
pronator quadratus

41. 前臂肌（前面观 3）
Forearm muscles (anterior aspect 3)

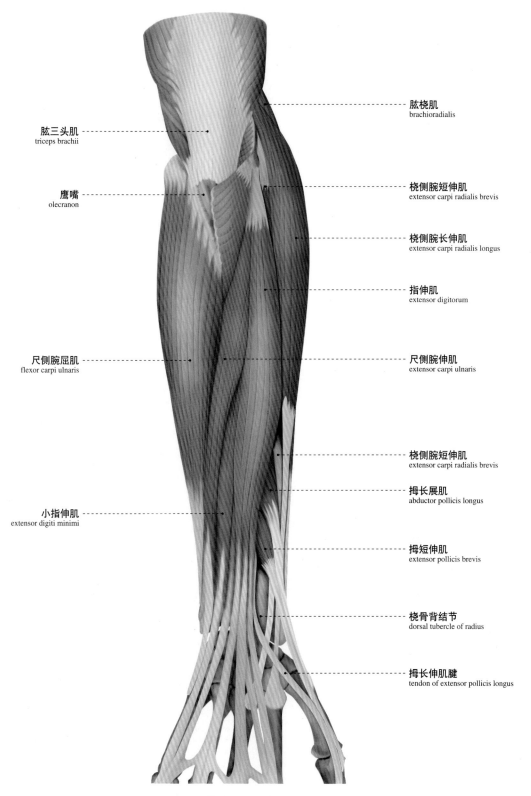

肱三头肌
triceps brachii

鹰嘴
olecranon

尺侧腕屈肌
flexor carpi ulnaris

小指伸肌
extensor digiti minimi

肱桡肌
brachioradialis

桡侧腕短伸肌
extensor carpi radialis brevis

桡侧腕长伸肌
extensor carpi radialis longus

指伸肌
extensor digitorum

尺侧腕伸肌
extensor carpi ulnaris

桡侧腕短伸肌
extensor carpi radialis brevis

拇长展肌
abductor pollicis longus

拇短伸肌
extensor pollicis brevis

桡骨背结节
dorsal tubercle of radius

拇长伸肌腱
tendon of extensor pollicis longus

42. 前臂肌（后面观 1）
Forearm muscles (posterior aspect 1)

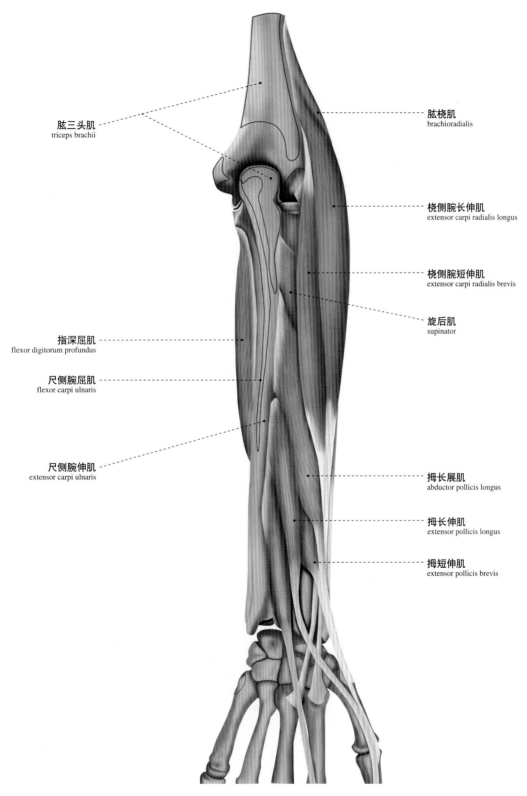

肱三头肌
triceps brachii

肱桡肌
brachioradialis

桡侧腕长伸肌
extensor carpi radialis longus

桡侧腕短伸肌
extensor carpi radialis brevis

旋后肌
supinator

指深屈肌
flexor digitorum profundus

尺侧腕屈肌
flexor carpi ulnaris

尺侧腕伸肌
extensor carpi ulnaris

拇长展肌
abductor pollicis longus

拇长伸肌
extensor pollicis longus

拇短伸肌
extensor pollicis brevis

43. 前臂肌（后面观 2）

Forearm muscles (posterior aspect 2)

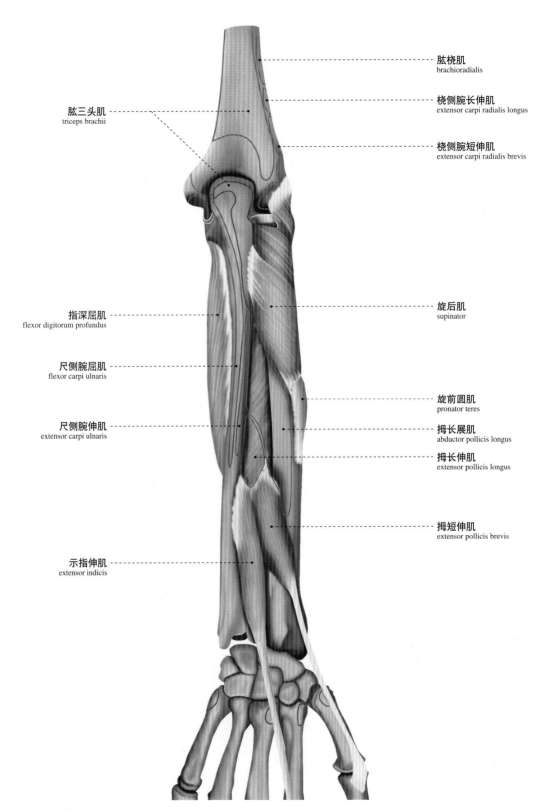

肱桡肌
brachioradialis

桡侧腕长伸肌
extensor carpi radialis longus

桡侧腕短伸肌
extensor carpi radialis brevis

肱三头肌
triceps brachii

旋后肌
supinator

指深屈肌
flexor digitorum profundus

尺侧腕屈肌
flexor carpi ulnaris

旋前圆肌
pronator teres

尺侧腕伸肌
extensor carpi ulnaris

拇长展肌
abductor pollicis longus

拇长伸肌
extensor pollicis longus

拇短伸肌
extensor pollicis brevis

示指伸肌
extensor indicis

44. 前臂肌（后面观 3）

Forearm muscles (posterior aspect 3)

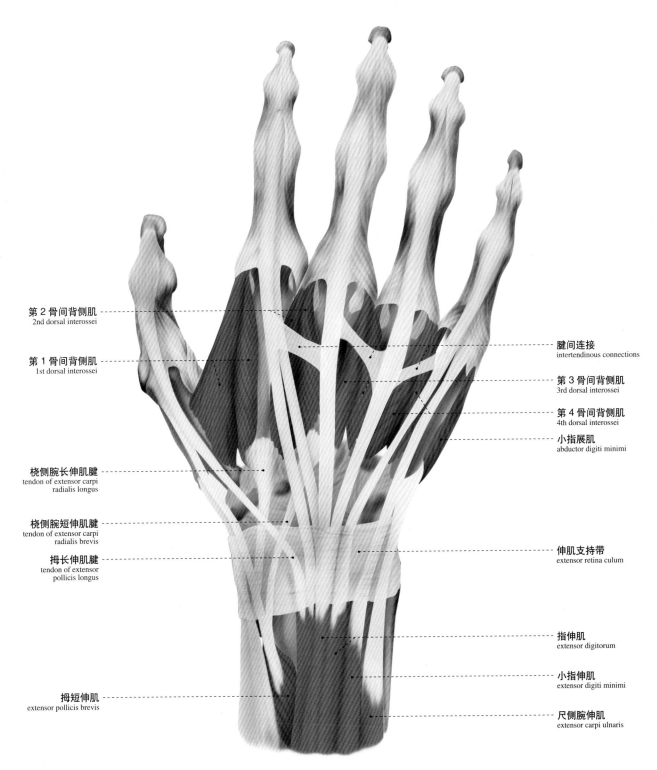

第 2 骨间背侧肌
2nd dorsal interossei

第 1 骨间背侧肌
1st dorsal interossei

桡侧腕长伸肌腱
tendon of extensor carpi
radialis longus

桡侧腕短伸肌腱
tendon of extensor carpi
radialis brevis

拇长伸肌腱
tendon of extensor
pollicis longus

拇短伸肌
extensor pollicis brevis

腱间连接
intertendinous connections

第 3 骨间背侧肌
3rd dorsal interossei

第 4 骨间背侧肌
4th dorsal interossei

小指展肌
abductor digiti minimi

伸肌支持带
extensor retina culum

指伸肌
extensor digitorum

小指伸肌
extensor digiti minimi

尺侧腕伸肌
extensor carpi ulnaris

45. 手部肌肉（背侧面）
Muscles of the hand (dorsal aspect)

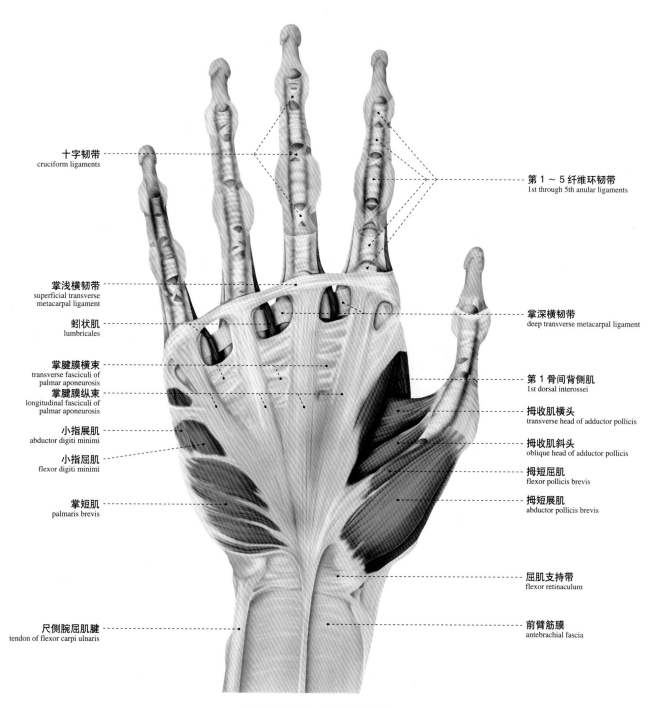

十字韧带
cruciform ligaments

掌浅横韧带
superficial transverse
metacarpal ligament

蚓状肌
lumbricales

掌腱膜横束
transverse fasciculi of
palmar aponeurosis

掌腱膜纵束
longitudinal fasciculi of
palmar aponeurosis

小指展肌
abductor digiti minimi

小指屈肌
flexor digiti minimi

掌短肌
palmaris brevis

尺侧腕屈肌腱
tendon of flexor carpi ulnaris

第 1 ~ 5 纤维环韧带
1st through 5th anular ligaments

掌深横韧带
deep transverse metacarpal ligament

第 1 骨间背侧肌
1st dorsal interossei

拇收肌横头
transverse head of adductor pollicis

拇收肌斜头
oblique head of adductor pollicis

拇短屈肌
flexor pollicis brevis

拇短展肌
abductor pollicis brevis

屈肌支持带
flexor retinaculum

前臂筋膜
antebrachial fascia

46. 手部肌肉（掌侧面 1）
Muscles of the hand (palmar aspect 1)

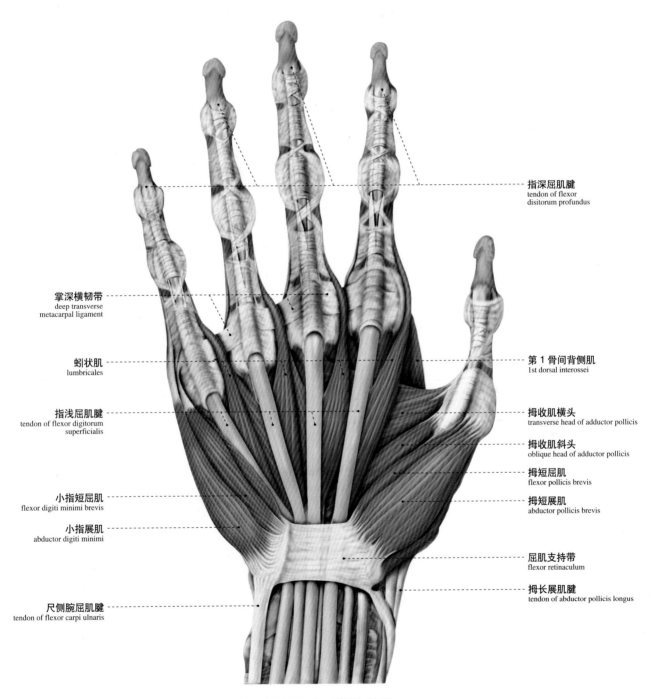

指深屈肌腱
tendon of flexor
disitorum profundus

掌深横韧带
deep transverse
metacarpal ligament

蚓状肌
lumbricales

指浅屈肌腱
tendon of flexor digitorum
superficialis

小指短屈肌
flexor digiti minimi brevis

小指展肌
abductor digiti minimi

尺侧腕屈肌腱
tendon of flexor carpi ulnaris

第 1 骨间背侧肌
1st dorsal interossei

拇收肌横头
transverse head of adductor pollicis

拇收肌斜头
oblique head of adductor pollicis

拇短屈肌
flexor pollicis brevis

拇短展肌
abductor pollicis brevis

屈肌支持带
flexor retinaculum

拇长展肌腱
tendon of abductor pollicis longus

47. 手部肌肉（掌侧面 2）
Muscles of the hand (palmar aspect 2)

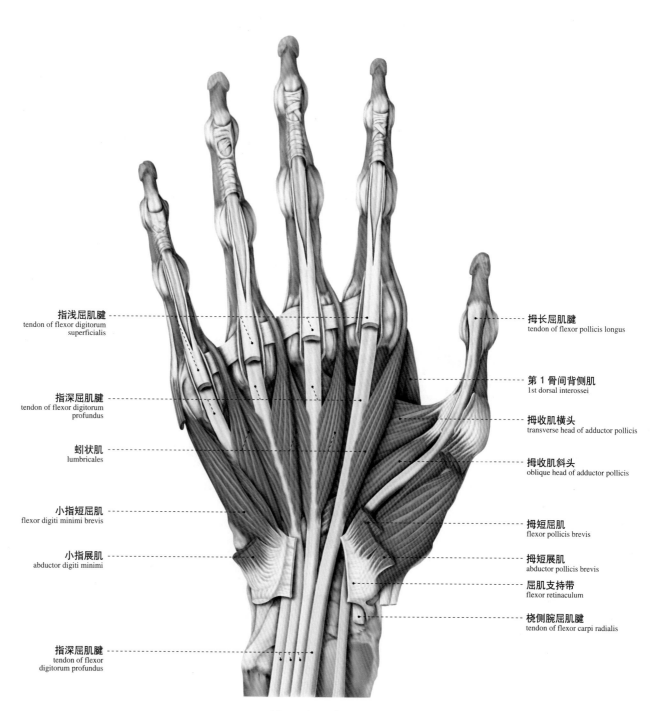

指浅屈肌腱
tendon of flexor digitorum superficialis

指深屈肌腱
tendon of flexor digitorum profundus

蚓状肌
lumbricales

小指短屈肌
flexor digiti minimi brevis

小指展肌
abductor digiti minimi

指深屈肌腱
tendon of flexor digitorum profundus

拇长屈肌腱
tendon of flexor pollicis longus

第 1 骨间背侧肌
1st dorsal interossei

拇收肌横头
transverse head of adductor pollicis

拇收肌斜头
oblique head of adductor pollicis

拇短屈肌
flexor pollicis brevis

拇短展肌
abductor pollicis brevis

屈肌支持带
flexor retinaculum

桡侧腕屈肌腱
tendon of flexor carpi radialis

48. 手部肌肉（掌侧面 3）
Muscles of the hand (palmar aspect 3)

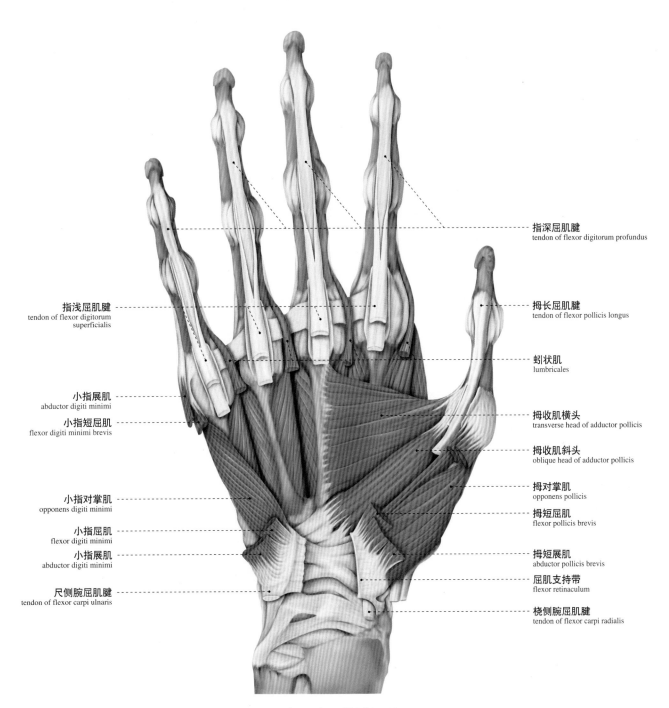

指深屈肌腱
tendon of flexor digitorum profundus

指浅屈肌腱
tendon of flexor digitorum
superficialis

拇长屈肌腱
tendon of flexor pollicis longus

蚓状肌
lumbricales

小指展肌
abductor digiti minimi

小指短屈肌
flexor digiti minimi brevis

拇收肌横头
transverse head of adductor pollicis

拇收肌斜头
oblique head of adductor pollicis

小指对掌肌
opponens digiti minimi

拇对掌肌
opponens pollicis

小指屈肌
flexor digiti minimi

拇短屈肌
flexor pollicis brevis

小指展肌
abductor digiti minimi

拇短展肌
abductor pollicis brevis

尺侧腕屈肌腱
tendon of flexor carpi ulnaris

屈肌支持带
flexor retinaculum

桡侧腕屈肌腱
tendon of flexor carpi radialis

49. 手部肌肉（掌侧面 4）
Muscles of the hand (palmar aspect 4)

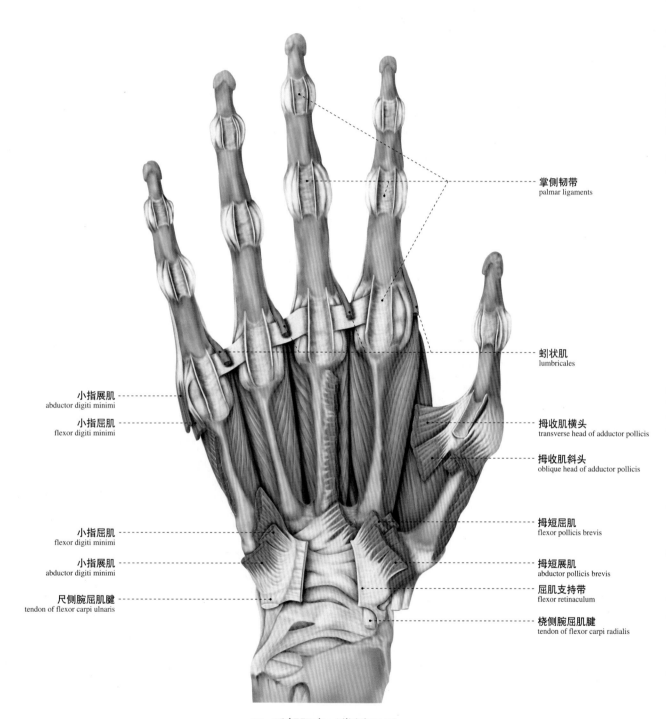

掌侧韧带
palmar ligaments

蚓状肌
lumbricales

小指展肌
abductor digiti minimi

小指屈肌
flexor digiti minimi

拇收肌横头
transverse head of adductor pollicis

拇收肌斜头
oblique head of adductor pollicis

小指屈肌
flexor digiti minimi

拇短屈肌
flexor pollicis brevis

小指展肌
abductor digiti minimi

拇短展肌
abductor pollicis brevis

尺侧腕屈肌腱
tendon of flexor carpi ulnaris

屈肌支持带
flexor retinaculum

桡侧腕屈肌腱
tendon of flexor carpi radialis

50. 手部肌肉（掌侧面 5）
Muscles of the hand (palmar aspect 5)

上肢肌肉

	肌 名	起 点	止 点	主要作用	神经支配
背浅肌	斜方肌	上项线、枕外隆凸、项韧带、胸椎棘突等	锁骨肩峰端、肩峰及肩胛冈	提、降肩或拉肩胛骨向后；肩胛骨固定时，两侧肌收缩可使头后仰	副神经
	背阔肌	下6个胸椎及全部腰椎棘突、骶中间嵴等	肱骨小结节嵴	内收、内旋和后伸肱骨，也可上提躯干	胸背神经
	肩胛提肌	上4个颈椎横突	肩胛骨上角	上提肩胛骨或使颈屈向同侧	肩胛背神经
	菱形肌	下位颈椎及上位胸椎棘突	肩胛骨内侧缘	拉肩胛骨向内上	肩胛背神经
胸肌 · 胸上肢肌	胸大肌	锁骨内半、胸骨及上6～7肋软骨	肱骨大结节嵴	内收、内旋肱骨或提肋助吸气	胸外侧神经
	胸小肌	第3～5肋骨前端	肩胛骨喙突	拉肩胛向前下或提肋助吸气	胸内侧神经
	锁骨下肌	第1肋胸骨端上面	锁骨肩峰端下	拉锁骨向下内，增强胸锁关节	锁骨下神经
	前锯肌	第1～9肋骨	肩胛骨内侧缘	拉肩胛骨向前，提肋助吸气	胸长神经
肩肌	三角肌	锁骨外1/3、肩峰及肩胛冈	肱骨三角肌粗隆	使臂外展、前屈和后伸	腋神经
	冈上肌	冈上窝	大结节上压迹	使臂外展	肩胛上神经
	冈下肌	冈下窝	大结节中压迹	使臂外旋	肩胛上神经
	小圆肌	肩胛骨外侧缘	大结节下压迹	使臂外旋	腋神经
	大圆肌	肩胛下角背面	肱骨小结节嵴	使臂内收、内旋	肩胛下神经
	肩胛下肌	肩胛骨肋面	肱骨小结节	使臂内收、内旋	肩胛下神经
臂肌 · 前群	肱二头肌	长头：盂上结节 短头：喙突	桡骨粗隆	屈臂和前臂，并使前臂旋后	肌皮神经
	喙肱肌	喙突	肱骨中部前内面	使臂内收、前屈	肌皮神经
	肱肌	肱骨下半前面	尺骨粗隆	屈前臂	肌皮神经
臂肌 · 后群	肱三头肌	长头：盂下结节 内侧头：桡神经沟以下骨面 外侧头：桡神经沟以上骨面	尺骨鹰嘴	伸前臂	桡神经
	肘肌	肱骨外上髁	鹰嘴外侧面	伸前臂，紧张肘关节	桡神经
前臂肌前群 · 浅层	肱桡肌	肱骨外缘下部、臂外侧肌间隔	桡骨茎突	屈肘并使前臂旋前	桡神经
	旋前圆肌	肱头：内上髁 尺头：尺骨冠突	桡骨中部前内面	同上	正中神经
	桡侧腕屈肌	肱骨内上髁、前臂筋膜	第2、3掌骨底掌面	屈腕，使前臂旋前	正中神经
	掌长肌	同上	掌腱膜	紧张掌腱膜	正中神经
	指浅屈肌	肱尺头：内上髁、尺骨冠突 桡头：桡骨前面	第2～5指中节指骨底	屈腕，使手内收	正中神经
	尺侧腕屈肌	肱头：内上髁 尺头：鹰嘴和尺骨后缘上2/3	豌豆骨、钩骨及第5掌骨底	屈腕，使手内收	尺神经
前臂肌前群 · 深层	拇长屈肌	桡骨中部前面，前臂骨间膜	拇指远指骨	屈拇指	正中神经
	指深屈肌	尺骨前面上2/3前臂骨间膜	第2～5指远节指骨底	屈指，屈腕	正中神经 尺神经
	旋前方肌	尺骨前面下1/4	桡骨前面下1/4	使前臂旋前	正中神经

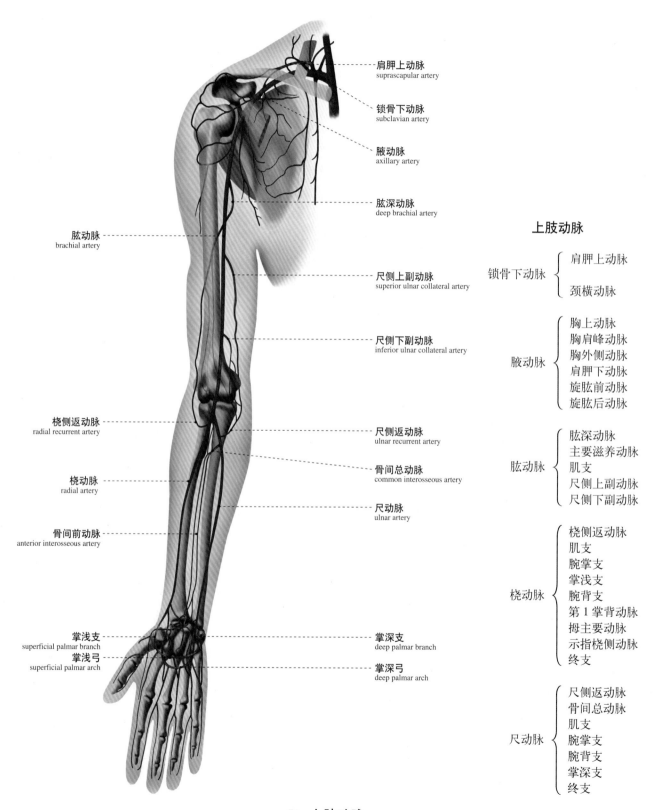

肩胛上动脉
suprascapular artery

锁骨下动脉
subclavian artery

腋动脉
axillary artery

肱深动脉
deep brachial artery

肱动脉
brachial artery

尺侧上副动脉
superior ulnar collateral artery

尺侧下副动脉
inferior ulnar collateral artery

桡侧返动脉
radial recurrent artery

尺侧返动脉
ulnar recurrent artery

骨间总动脉
common interosseous artery

桡动脉
radial artery

尺动脉
ulnar artery

骨间前动脉
anterior interosseous artery

掌浅支
superficial palmar branch

掌浅弓
superficial palmar arch

掌深支
deep palmar branch

掌深弓
deep palmar arch

上肢动脉

锁骨下动脉 { 肩胛上动脉 / 颈横动脉

腋动脉 { 胸上动脉 / 胸肩峰动脉 / 胸外侧动脉 / 肩胛下动脉 / 旋肱前动脉 / 旋肱后动脉

肱动脉 { 肱深动脉 / 主要滋养动脉 / 肌支 / 尺侧上副动脉 / 尺侧下副动脉

桡动脉 { 桡侧返动脉 / 肌支 / 腕掌支 / 掌浅支 / 腕背支 / 第1掌背动脉 / 拇主要动脉 / 示指桡侧动脉 / 终支

尺动脉 { 尺侧返动脉 / 骨间总动脉 / 肌支 / 腕掌支 / 腕背支 / 掌深支 / 终支

51. 上肢动脉
Arteries of the upper limb

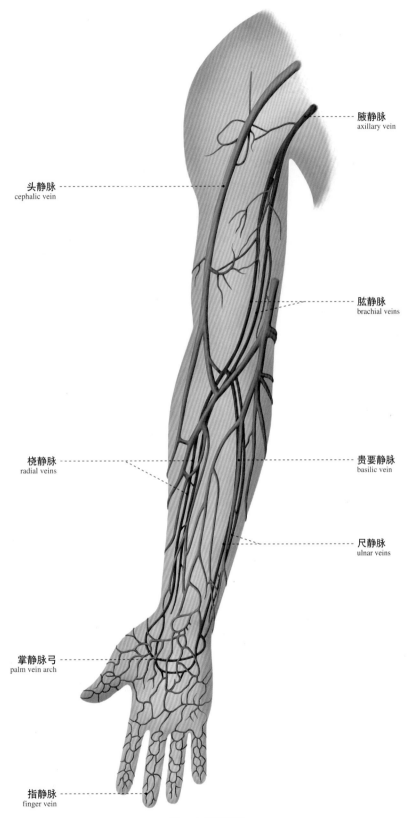

腋静脉
axillary vein

头静脉
cephalic vein

肱静脉
brachial veins

桡静脉
radial veins

贵要静脉
basilic vein

尺静脉
ulnar veins

掌静脉弓
palm vein arch

指静脉
finger vein

52. 上肢静脉
Veins of the upper limb

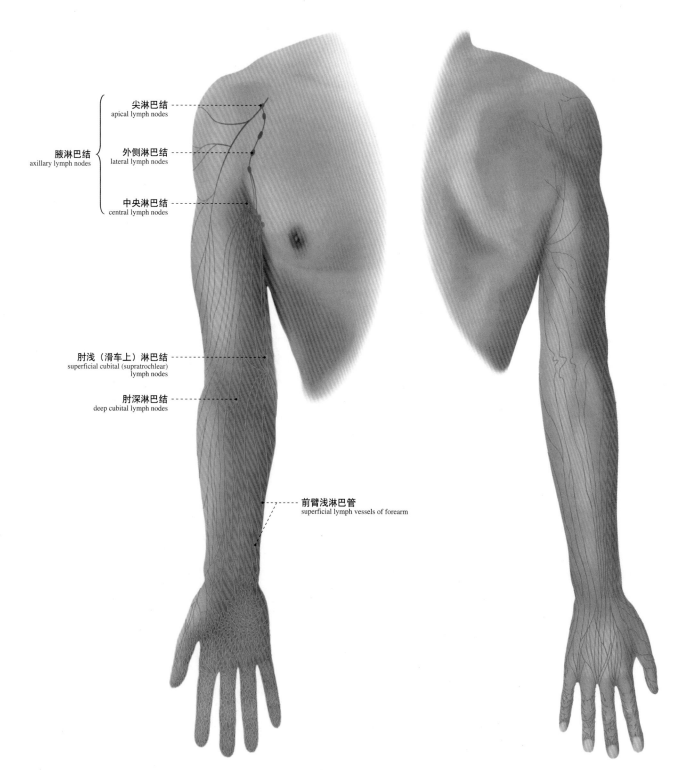

尖淋巴结
apical lymph nodes

腋淋巴结
axillary lymph nodes

外侧淋巴结
lateral lymph nodes

中央淋巴结
central lymph nodes

肘浅（滑车上）淋巴结
superficial cubital (supratrochlear)
lymph nodes

肘深淋巴结
deep cubital lymph nodes

前臂浅淋巴管
superficial lymph vessels of forearm

53. 上肢淋巴管和淋巴结
Lymph vessels and lymph nodes of the upper limb

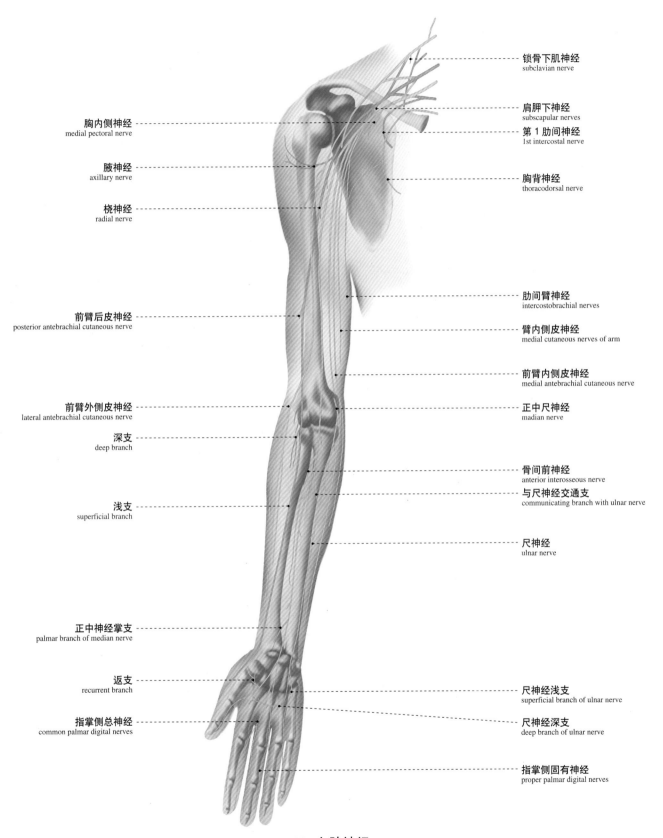

胸内侧神经
medial pectoral nerve

腋神经
axillary nerve

桡神经
radial nerve

前臂后皮神经
posterior antebrachial cutaneous nerve

前臂外侧皮神经
lateral antebrachial cutaneous nerve

深支
deep branch

浅支
superficial branch

正中神经掌支
palmar branch of median nerve

返支
recurrent branch

指掌侧总神经
common palmar digital nerves

锁骨下肌神经
subclavian nerve

肩胛下神经
subscapular nerves

第 1 肋间神经
1st intercostal nerve

胸背神经
thoracodorsal nerve

肋间臂神经
intercostobrachial nerves

臂内侧皮神经
medial cutaneous nerves of arm

前臂内侧皮神经
medial antebrachial cutaneous nerve

正中尺神经
madian nerve

骨间前神经
anterior interosseous nerve

与尺神经交通支
communicating branch with ulnar nerve

尺神经
ulnar nerve

尺神经浅支
superficial branch of ulnar nerve

尺神经深支
deep branch of ulnar nerve

指掌侧固有神经
proper palmar digital nerves

54. 上肢神经
Nerves of the upper limb

颈丛（C1～C4前支）分布上肢的部分
　　皮支
　　　　颈横神经（C2、C3）：支配颈前面皮肤
　　　　锁骨上神经（C3、C4）：支配锁骨区和肩部皮肤
　　肌支
　　　　胸锁乳突肌支（C2、C3）
　　　　斜方肌支（C3、C4）
　　　　中斜角肌支（C3、C4）
　　　　前斜角肌支（C4）
　　　　肩胛提肌支（C2、C3）
　　　　与舌下神经的交通支（颈襻）（C2、C3）：支配肩胛舌骨肌
臂丛（C5～C8、T1前支）
　　肩胛背神经（C3～C5）：支配菱形肌和肩胛提肌
　　胸长神经（C5～C7）：支配前锯肌
　　锁骨下肌神经（C5）：支配锁骨下肌
　　肩胛上神经（C5、C6）：支配冈上、下肌
　　胸外侧神经（C5～T1）：支配胸大肌
　　胸内侧神经（C5～T1）：支配胸大、小肌
　　胸背神经（C6～C8）：支配背阔肌
　　上肩胛下神经（C5、C6）：支配肩胛下肌上部
　　下肩胛下神经（C5、C6）：支配肩胛下肌下部和大圆肌
　　臂内侧皮神经（C8～T1）：支配臂内侧面皮肤
　　前臂内侧皮神经（C8～T1）：支配前臂内侧面皮肤
　　肌皮神经（C5～C7）
　　　　肌支：支配喙肱肌、肱肌、肱二头肌
　　　　皮支：前臂外侧皮神经（C5、C6），支配前臂外侧面皮肤
　　正中神经（C6～T1）
　　　　肌支：旋前圆肌支、桡侧腕屈肌支、掌长肌支、指浅屈肌支
　　　　骨间前神经：拇长屈肌支、指深屈肌支、旋前方肌与尺神经的交通支
　　　　掌支：支配手掌面部分皮肤
　　　　指掌侧总神经：第1、2、3指掌侧总神经末端各分成2支指掌侧固有神经；第1指掌侧总神经另发一返支，支
　　　　　　　　　　　配鱼际肌；第1、2指掌侧总神经各发一蚓状肌支，支配第1、2蚓状肌
　　　　指掌侧固有神经：支配桡侧3个半指掌面皮肤，另发背支支配远侧一节半指背面的皮肤和指甲
　　尺神经（C7～T1）
　　　　肘关节支
　　　　肌支：尺侧腕屈肌支、指深屈肌支
　　　　掌皮支：支配手掌部分皮肤
　　　　手背支：末端分成指背神经
　　　　浅支：指掌侧总神经、指掌侧固有神经、掌短肌支
　　　　深支：支配小鱼际肌，第3、4蚓状肌，全部骨间肌，拇收肌和拇短屈肌深头，另发腕关节支支配腕关节
　　桡神经（C6～T1）
　　　　肌支：肱三头肌长头支、外侧头支、内侧头支、肱肌支、肱桡肌支、桡侧腕长伸肌支
　　　　臂后皮神经
　　　　臂外侧下皮神经
　　　　前臂后皮神经
　　　　肘关节支
　　　　深支：桡侧腕短伸肌支、旋后肌支，并延续于骨间后神经
　　　　骨间后神经：指伸肌支、小指伸肌支、尺侧腕伸肌支、拇长伸肌支、示指伸肌支、拇长展肌支、拇短伸肌支
　　　　浅支：指背神经
　　腋神经（C5、C6）
　　　　肌支：三角肌支、小圆支
　　　　臂外侧上皮神经

**上
肢
神
经**

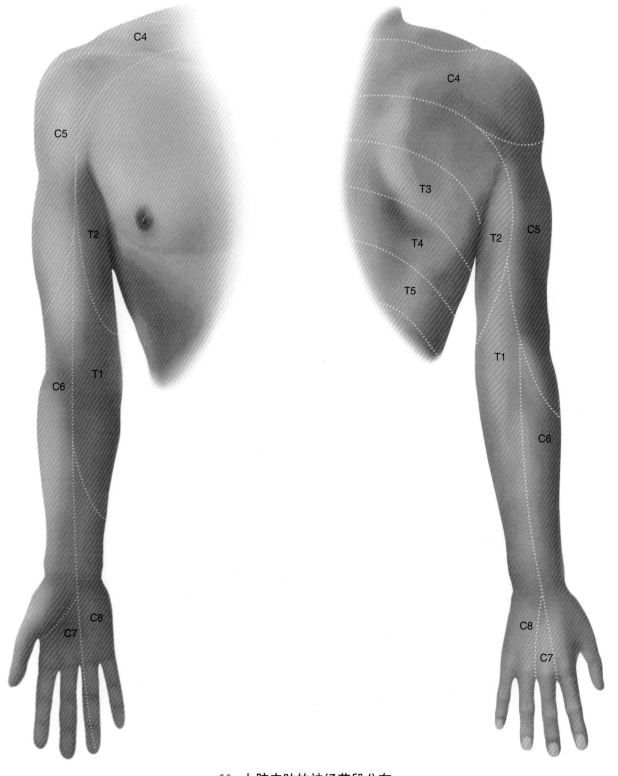

55. 上肢皮肤的神经节段分布

Segmental distribution of the spinal nerves to the skin of the upper limb

第二章

肩 部

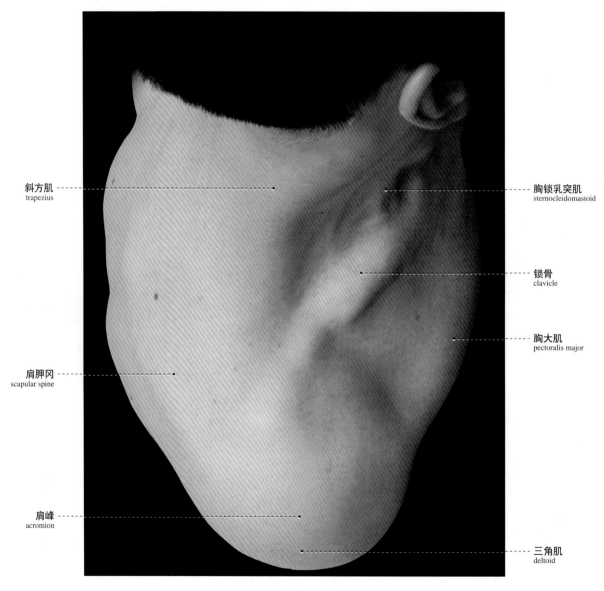

斜方肌
trapezius

肩胛冈
scapular spine

肩峰
acromion

胸锁乳突肌
sternocleidomastoid

锁骨
clavicle

胸大肌
pectoralis major

三角肌
deltoid

56. 肩上区体表
Surface of superior region of the shoulder

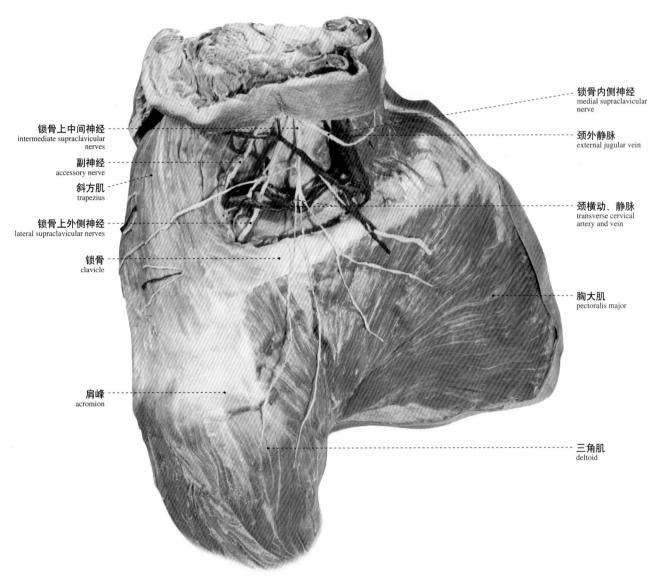

锁骨上中间神经
intermediate supraclavicular
nerves

副神经
accessory nerve

斜方肌
trapezius

锁骨上外侧神经
lateral supraclavicular nerves

锁骨
clavicle

肩峰
acromion

锁骨内侧神经
medial supraclavicular
nerve

颈外静脉
external jugular vein

颈横动、静脉
transverse cervical
artery and vein

胸大肌
pectoralis major

三角肌
deltoid

57. 肩上区局部解剖 1

Topography of superior region of the shoulder 1

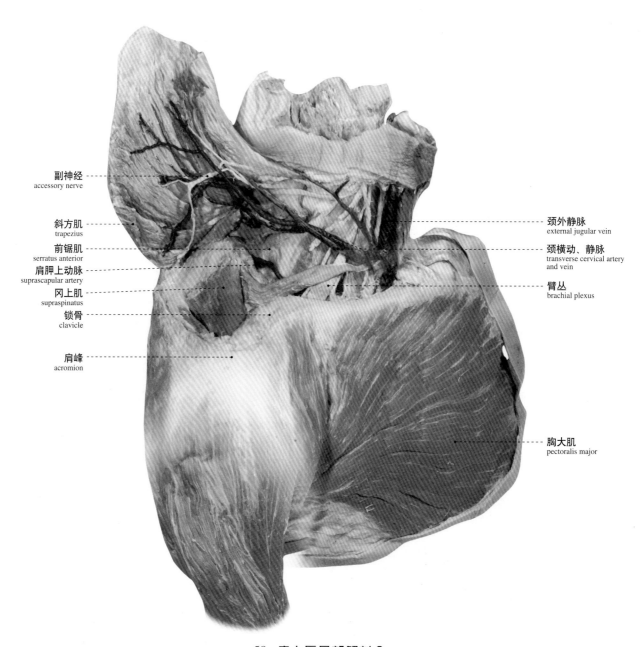

副神经
accessory nerve

斜方肌
trapezius

前锯肌
serratus anterior

肩胛上动脉
suprascapular artery

冈上肌
supraspinatus

锁骨
clavicle

肩峰
acromion

颈外静脉
external jugular vein

颈横动、静脉
transverse cervical artery and vein

臂丛
brachial plexus

胸大肌
pectoralis major

58. 肩上区局部解剖 2
Topography of superior region of the shoulder 2

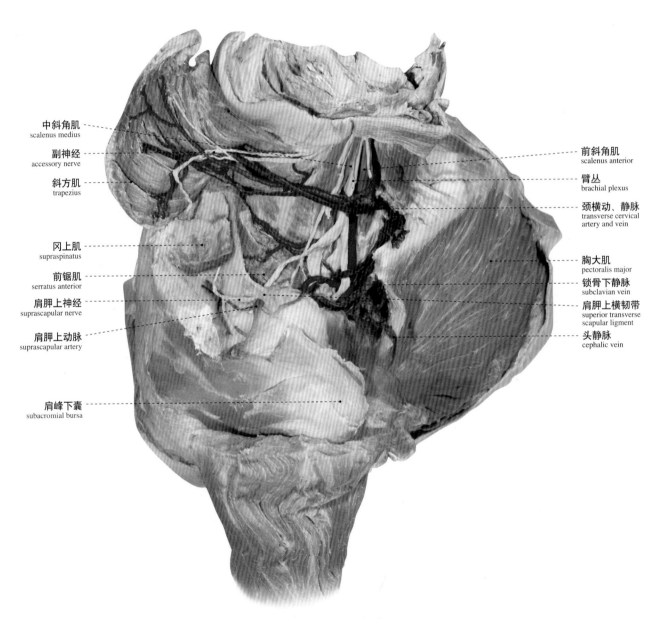

中斜角肌
scalenus medius

副神经
accessory nerve

斜方肌
trapezius

冈上肌
supraspinatus

前锯肌
serratus anterior

肩胛上神经
suprascapular nerve

肩胛上动脉
suprascapular artery

肩峰下囊
subacromial bursa

前斜角肌
scalenus anterior

臂丛
brachial plexus

颈横动、静脉
transverse cervical
artery and vein

胸大肌
pectoralis major

锁骨下静脉
subclavian vein

肩胛上横韧带
superior transverse
scapular ligment

头静脉
cephalic vein

59. 肩上区局部解剖 3
Topography of superior region of the shoulder 3

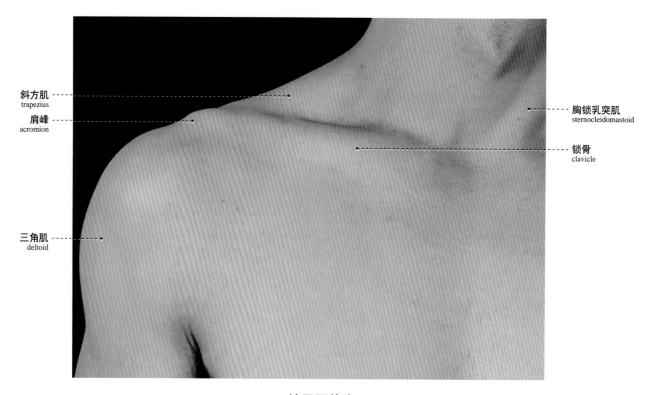

斜方肌
trapezius

肩峰
acromion

三角肌
deltoid

胸锁乳突肌
sternocleidomastoid

锁骨
clavicle

60. 锁骨区体表
Surface of the clavicular region

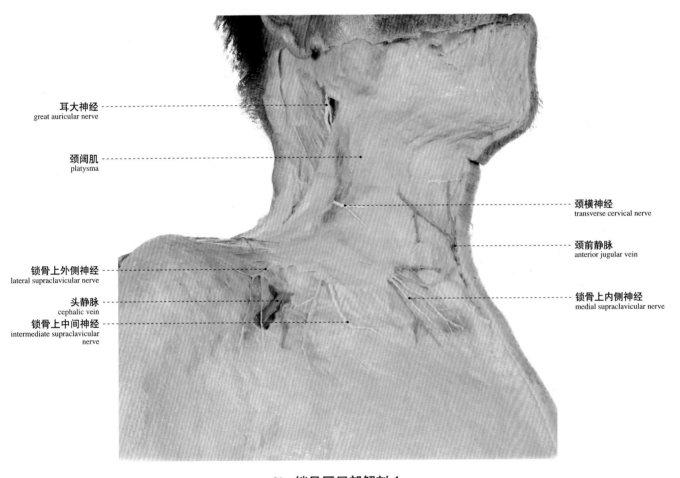

耳大神经
great auricular nerve

颈阔肌
platysma

颈横神经
transverse cervical nerve

颈前静脉
anterior jugular vein

锁骨上外侧神经
lateral supraclavicular nerve

锁骨上内侧神经
medial supraclavicular nerve

头静脉
cephalic vein

锁骨上中间神经
intermediate supraclavicular
nerve

61. 锁骨区局部解剖 1
Topography of the clavicular region 1

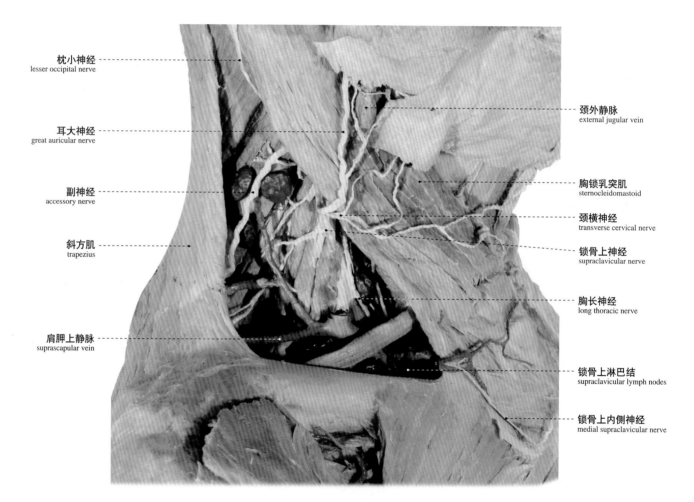

枕小神经
lesser occipital nerve

耳大神经
great auricular nerve

副神经
accessory nerve

斜方肌
trapezius

肩胛上静脉
suprascapular vein

颈外静脉
external jugular vein

胸锁乳突肌
sternocleidomastoid

颈横神经
transverse cervical nerve

锁骨上神经
supraclavicular nerve

胸长神经
long thoracic nerve

锁骨上淋巴结
supraclavicular lymph nodes

锁骨上内侧神经
medial supraclavicular nerve

62. 锁骨区局部解剖 2
Topography of the clavicular region 2

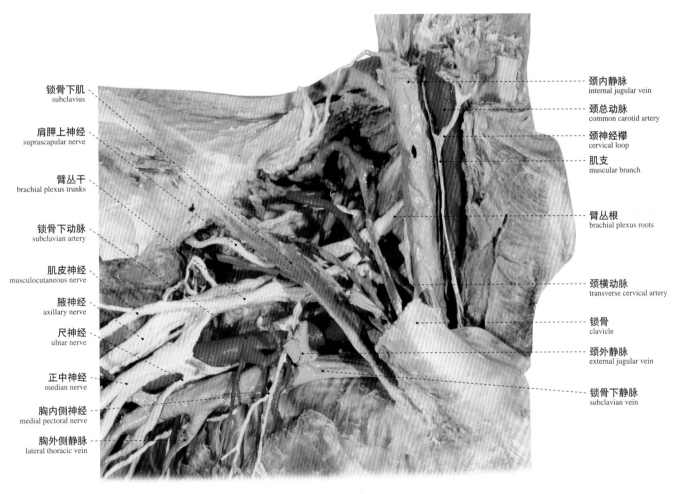

锁骨下肌
subclavius

肩胛上神经
suprascapular nerve

臂丛干
brachial plexus trunks

锁骨下动脉
subclavian artery

肌皮神经
musculocutaneous nerve

腋神经
axillary nerve

尺神经
ulnar nerve

正中神经
median nerve

胸内侧神经
medial pectoral nerve

胸外侧静脉
lateral thoracic vein

颈内静脉
internal jugular vein

颈总动脉
common carotid artery

颈神经襻
cervical loop

肌支
muscular branch

臂丛根
brachial plexus roots

颈横动脉
transverse cervical artery

锁骨
clavicle

颈外静脉
external jugular vein

锁骨下静脉
subclavian vein

63. 锁骨区局部解剖 3
Topography of the clavicular region 3

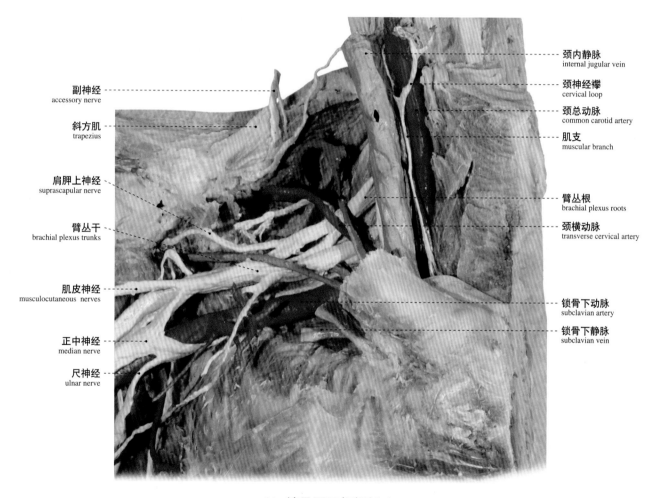

副神经
accessory nerve

斜方肌
trapezius

肩胛上神经
suprascapular nerve

臂丛干
brachial plexus trunks

肌皮神经
musculocutaneous nerves

正中神经
median nerve

尺神经
ulnar nerve

颈内静脉
internal jugular vein

颈神经襻
cervical loop

颈总动脉
common carotid artery

肌支
muscular branch

臂丛根
brachial plexus roots

颈横动脉
transverse cervical artery

锁骨下动脉
subclavian artery

锁骨下静脉
subclavian vein

64. 锁骨区局部解剖 4
Topography of the clavicular region 4

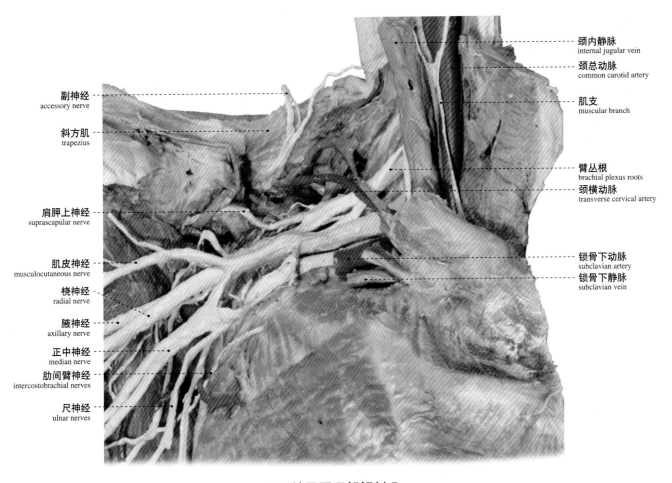

颈内静脉
internal jugular vein

颈总动脉
common carotid artery

肌支
muscular branch

臂丛根
brachial plexus roots

颈横动脉
transverse cervical artery

锁骨下动脉
subclavian artery

锁骨下静脉
subclavian vein

副神经
accessory nerve

斜方肌
trapezius

肩胛上神经
suprascapular nerve

肌皮神经
musculocutaneous nerve

桡神经
radial nerve

腋神经
axillary nerve

正中神经
median nerve

肋间臂神经
intercostobrachial nerves

尺神经
ulnar nerves

65. 锁骨区局部解剖 5
Topography of the clavicular region 5

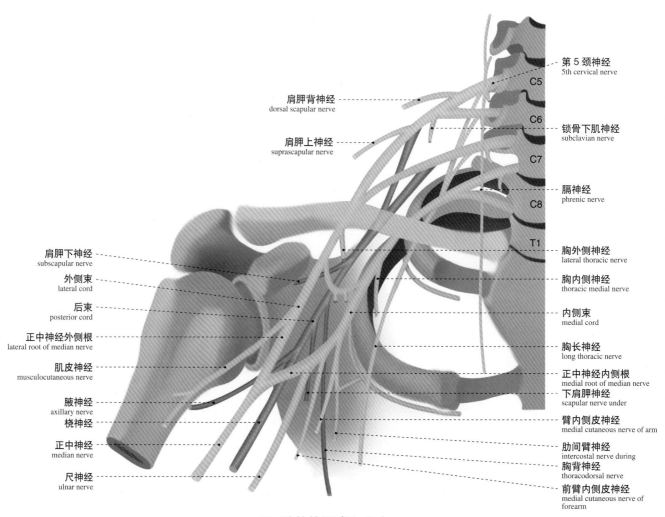

第 5 颈神经
5th cervical nerve

C5

肩胛背神经
dorsal scapular nerve

C6

锁骨下肌神经
subclavian nerve

肩胛上神经
suprascapular nerve

C7

膈神经
phrenic nerve

C8

肩胛下神经
subscapular nerve

T1

胸外侧神经
lateral thoracic nerve

外侧束
lateral cord

胸内侧神经
thoracic medial nerve

后束
posterior cord

内侧束
medial cord

正中神经外侧根
lateral root of median nerve

胸长神经
long thoracic nerve

肌皮神经
musculocutaneous nerve

正中神经内侧根
medial root of median nerve

腋神经
axillary nerve

下肩胛神经
scapular nerve under

桡神经
radial nerve

臂内侧皮神经
medial cutaneous nerve of arm

正中神经
median nerve

肋间臂神经
intercostal nerve during

尺神经
ulnar nerve

胸背神经
thoracodorsal nerve

前臂内侧皮神经
medial cutaneous nerve of forearm

66. 臂丛的组成和分支

Constitution and branches of the brachial plexus

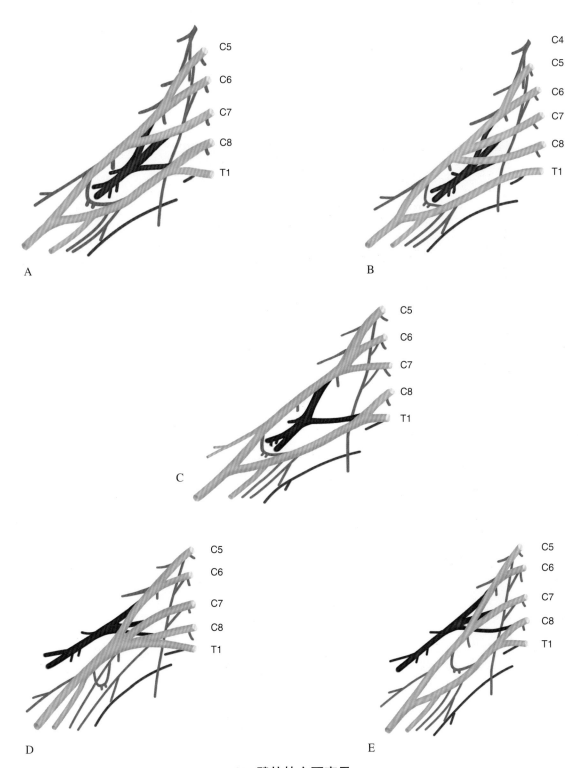

67. 臂丛的主要变异

Principle variations of the brachial plexus

A. 根异位: C5、C6 居前斜角肌前方; B. 根变异: 前置型, 有 C4 参加。干变异: 四干型; C. 干变异: 双干型, C5 ~ C7 成上干, C8、T1 成下干; D. 股、束变异: 二束型, 内外侧束合成前束, 三后股合成后束; E. 束异位: 后束向外移位

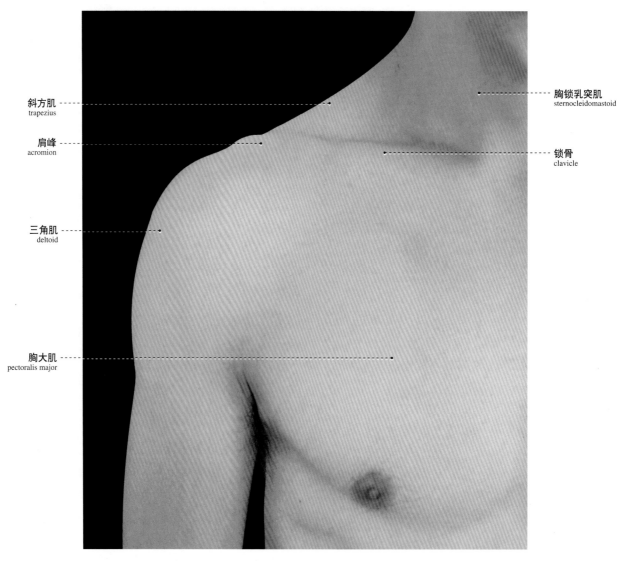

斜方肌
trapezius

肩峰
acromion

三角肌
deltoid

胸大肌
pectoralis major

胸锁乳突肌
sternocleidomastoid

锁骨
clavicle

68. 肩前区体表
Surface of the anterior region of the shoulder

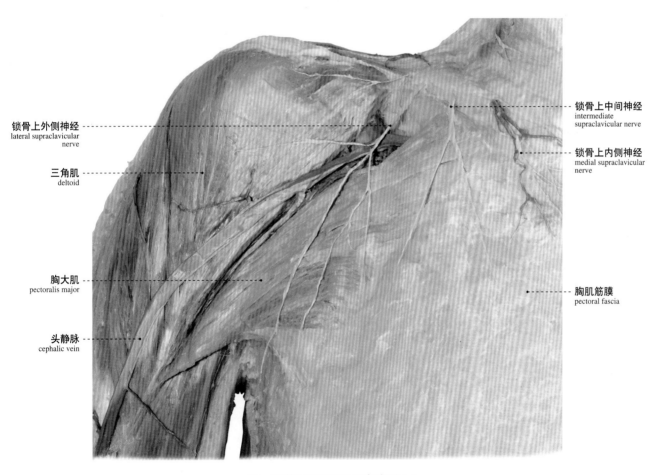

锁骨上外侧神经
lateral supraclavicular
nerve

三角肌
deltoid

胸大肌
pectoralis major

头静脉
cephalic vein

锁骨上中间神经
intermediate
supraclavicular nerve

锁骨上内侧神经
medial supraclavicular
nerve

胸肌筋膜
pectoral fascia

69. 肩前区和腋区局部解剖 1
Topography of anterior region of the shoulder and the axillary region 1

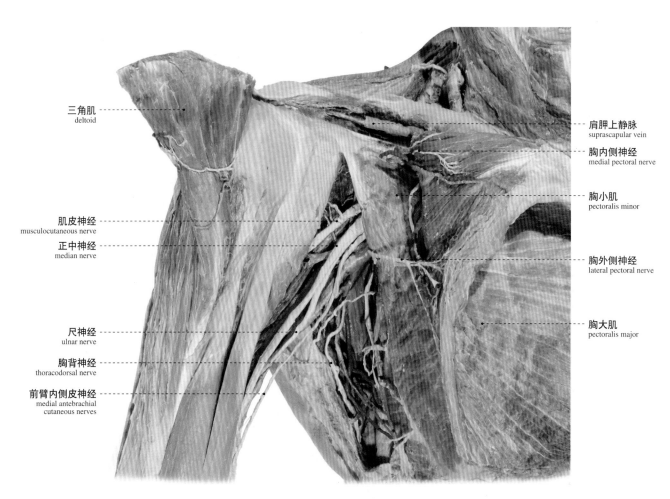

三角肌
deltoid

肌皮神经
musculocutaneous nerve

正中神经
median nerve

尺神经
ulnar nerve

胸背神经
thoracodorsal nerve

前臂内侧皮神经
medial antebrachial
cutaneous nerves

肩胛上静脉
suprascapular vein

胸内侧神经
medial pectoral nerve

胸小肌
pectoralis minor

胸外侧神经
lateral pectoral nerve

胸大肌
pectoralis major

70. 肩前区和腋区局部解剖 2

Topography of anterior region of the shoulder and the axillary region 2

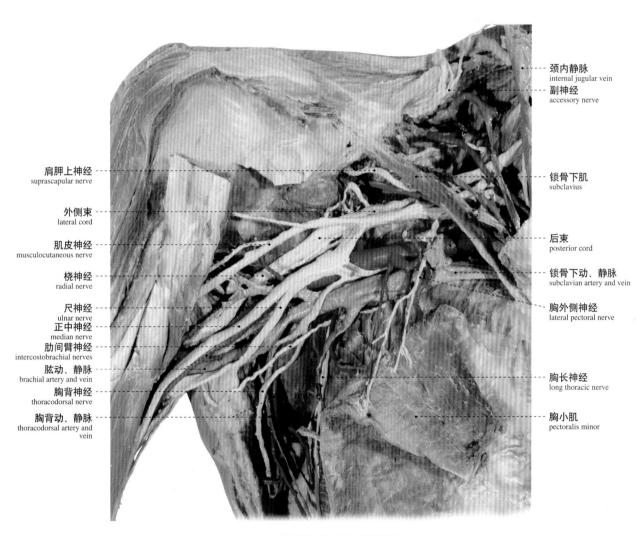

肩胛上神经
suprascapular nerve

外侧束
lateral cord

肌皮神经
musculocutaneous nerve

桡神经
radial nerve

尺神经
ulnar nerve

正中神经
median nerve

肋间臂神经
intercostobrachial nerves

肱动、静脉
brachial artery and vein

胸背神经
thoracodorsal nerve

胸背动、静脉
thoracodorsal artery and vein

颈内静脉
internal jugular vein

副神经
accessory nerve

锁骨下肌
subclavius

后束
posterior cord

锁骨下动、静脉
subclavian artery and vein

胸外侧神经
lateral pectoral nerve

胸长神经
long thoracic nerve

胸小肌
pectoralis minor

71. 肩前区和腋区局部解剖 3
Topography of anterior region of the shoulder and the axillary region 3

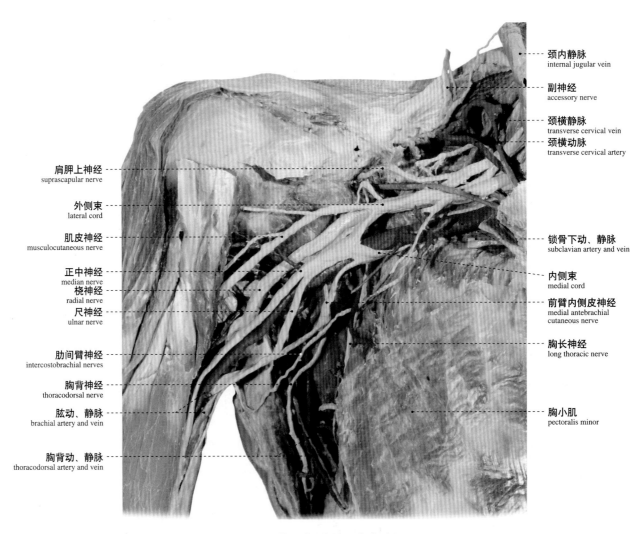

肩胛上神经
suprascapular nerve

外侧束
lateral cord

肌皮神经
musculocutaneous nerve

正中神经
median nerve
桡神经
radial nerve
尺神经
ulnar nerve

肋间臂神经
intercostobrachial nerves

胸背神经
thoracodorsal nerve

肱动、静脉
brachial artery and vein

胸背动、静脉
thoracodorsal artery and vein

颈内静脉
internal jugular vein

副神经
accessory nerve

颈横静脉
transverse cervical vein
颈横动脉
transverse cervical artery

锁骨下动、静脉
subclavian artery and vein

内侧束
medial cord

前臂内侧皮神经
medial antebrachial cutaneous nerve

胸长神经
long thoracic nerve

胸小肌
pectoralis minor

72. 肩前区和腋区局部解剖 4
Topography of anterior region of the shoulder and the axillary region 4

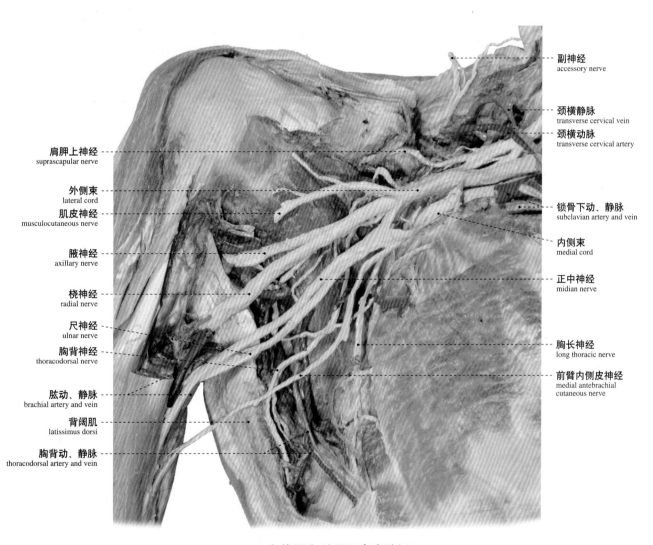

肩胛上神经
suprascapular nerve

外侧束
lateral cord

肌皮神经
musculocutaneous nerve

腋神经
axillary nerve

桡神经
radial nerve

尺神经
ulnar nerve

胸背神经
thoracodorsal nerve

肱动、静脉
brachial artery and vein

背阔肌
latissimus dorsi

胸背动、静脉
thoracodorsal artery and vein

副神经
accessory nerve

颈横静脉
transverse cervical vein

颈横动脉
transverse cervical artery

锁骨下动、静脉
subclavian artery and vein

内侧束
medial cord

正中神经
midian nerve

胸长神经
long thoracic nerve

前臂内侧皮神经
medial antebrachial
cutaneous nerve

73. 肩前区和腋区局部解剖 5

Topography of anterior region of the shoulder and the axillary region 5

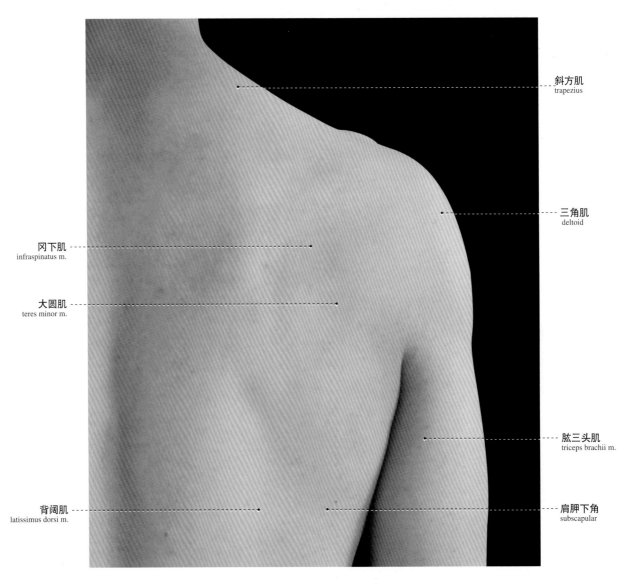

斜方肌
trapezius

三角肌
deltoid

冈下肌
infraspinatus m.

大圆肌
teres minor m.

肱三头肌
triceps brachii m.

背阔肌
latissimus dorsi m.

肩胛下角
subscapular

74. 肩后区体表
Surface of the posterior region of the shoulder

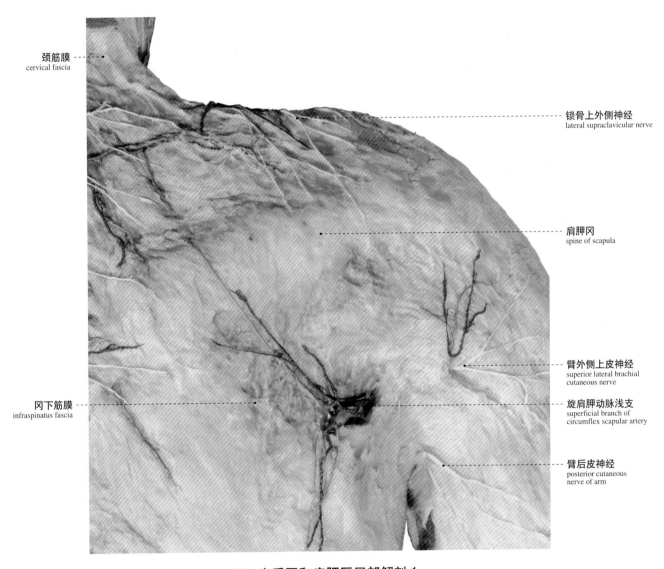

颈筋膜
cervical fascia

锁骨上外侧神经
lateral supraclavicular nerve

肩胛冈
spine of scapula

臂外侧上皮神经
superior lateral brachial cutaneous nerve

旋肩胛动脉浅支
superficial branch of circumflex scapular artery

冈下筋膜
infraspinatus fascia

臂后皮神经
posterior cutaneous nerve of arm

75. 肩后区和肩胛区局部解剖 1
Topography of posterior region of the shoulder and the scapular region 1

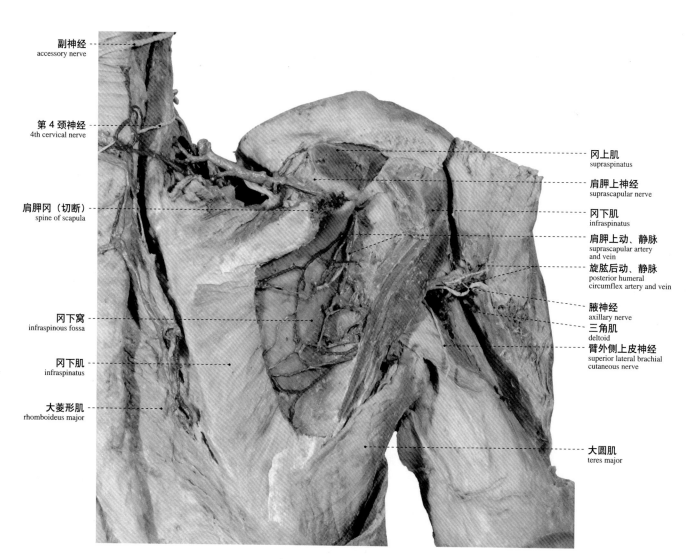

副神经
accessory nerve

第 4 颈神经
4th cervical nerve

肩胛冈（切断）
spine of scapula

冈下窝
infraspinous fossa

冈下肌
infraspinatus

大菱形肌
rhomboideus major

冈上肌
supraspinatus

肩胛上神经
suprascapular nerve

冈下肌
infraspinatus

肩胛上动、静脉
suprascapular artery
and vein

旋肱后动、静脉
posterior humeral
circumflex artery and vein

腋神经
axillary nerve

三角肌
deltoid

臂外侧上皮神经
superior lateral brachial
cutaneous nerve

大圆肌
teres major

76. 肩后区和肩胛区局部解剖 2
Topography of posterior region of the shoulder and the scapular region 2

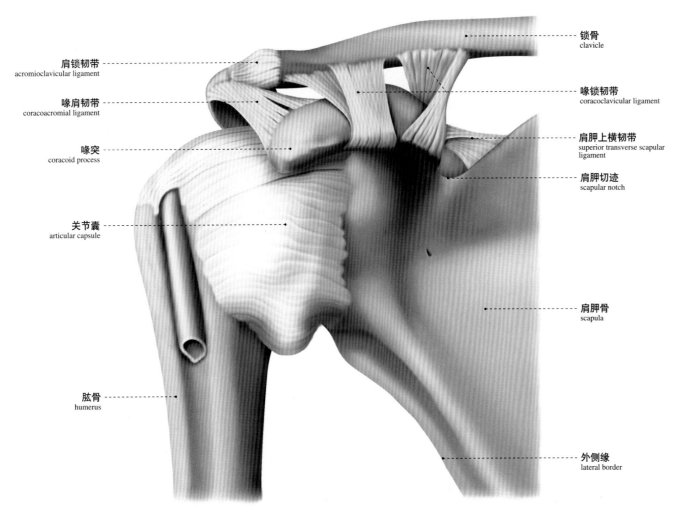

肩锁韧带
acromioclavicular ligament

喙肩韧带
coracoacromial ligament

喙突
coracoid process

关节囊
articular capsule

肱骨
humerus

锁骨
clavicle

喙锁韧带
coracoclavicular ligament

肩胛上横韧带
superior transverse scapular ligament

肩胛切迹
scapular notch

肩胛骨
scapula

外侧缘
lateral border

77. 肩关节韧带（前面观 1）

Ligaments of the shoulder joint (anterior aspect 1)

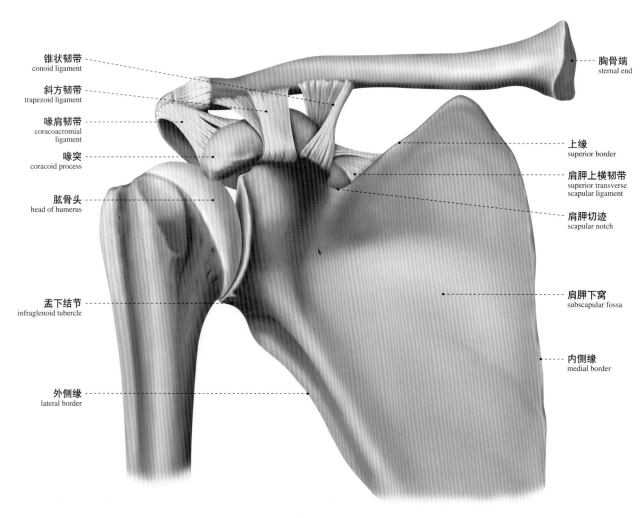

锥状韧带
conoid ligament

斜方韧带
trapezoid ligament

喙肩韧带
coracoacromial ligament

喙突
coracoid process

肱骨头
head of humerus

盂下结节
infraglenoid tubercle

外侧缘
lateral border

胸骨端
sternal end

上缘
superior border

肩胛上横韧带
superior transverse scapular ligament

肩胛切迹
scapular notch

肩胛下窝
subscapular fossa

内侧缘
medial border

78. 肩关节韧带（前面观 2）

Ligaments of the shoulder joint (anterior aspect 2)

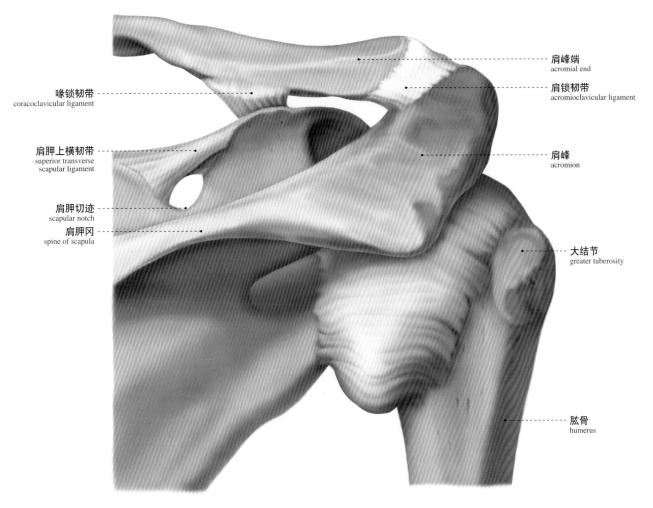

喙锁韧带
coracoclavicular ligament

肩胛上横韧带
superior transverse
scapular ligament

肩胛切迹
scapular notch

肩胛冈
spine of scapula

肩峰端
acromial end

肩锁韧带
acromioclavicular ligament

肩峰
acromion

大结节
greater tuberosity

肱骨
humerus

79. 肩关节韧带（后面观）
Ligaments of the shoulder joint (posterior aspect)

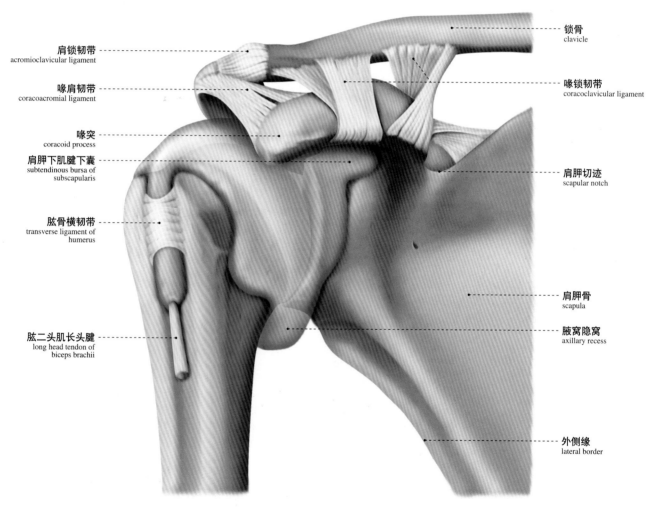

肩锁韧带
acromioclavicular ligament

喙肩韧带
coracoacromial ligament

喙突
coracoid process

肩胛下肌腱下囊
subtendinous bursa of
subscapularis

肱骨横韧带
transverse ligament of
humerus

肱二头肌长头腱
long head tendon of
biceps brachii

锁骨
clavicle

喙锁韧带
coracoclavicular ligament

肩胛切迹
scapular notch

肩胛骨
scapula

腋窝隐窝
axillary recess

外侧缘
lateral border

80. 肩关节滑液囊（前面观）
Bursa synovialis of the shoulder joint (anterior aspect)

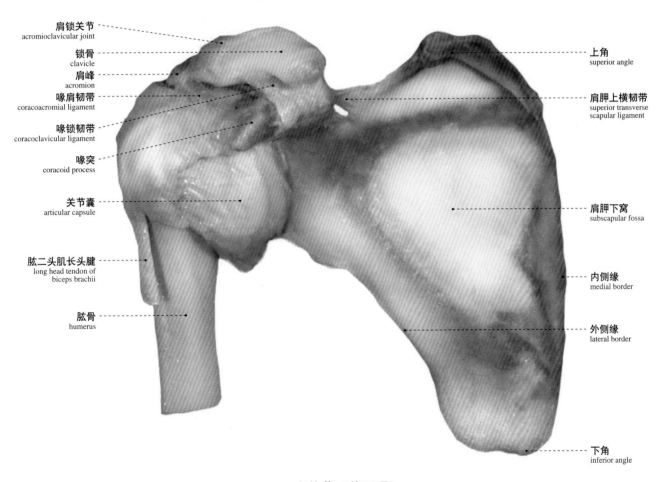

肩锁关节
acromioclavicular joint

锁骨
clavicle

肩峰
acromion

喙肩韧带
coracoacromial ligament

喙锁韧带
coracoclavicular ligament

喙突
coracoid process

关节囊
articular capsule

肱二头肌长头腱
long head tendon of
biceps brachii

肱骨
humerus

上角
superior angle

肩胛上横韧带
superior transverse
scapular ligament

肩胛下窝
subscapular fossa

内侧缘
medial border

外侧缘
lateral border

下角
inferior angle

81. 肩关节（前面观）
Shoulder joint (anterior aspect)

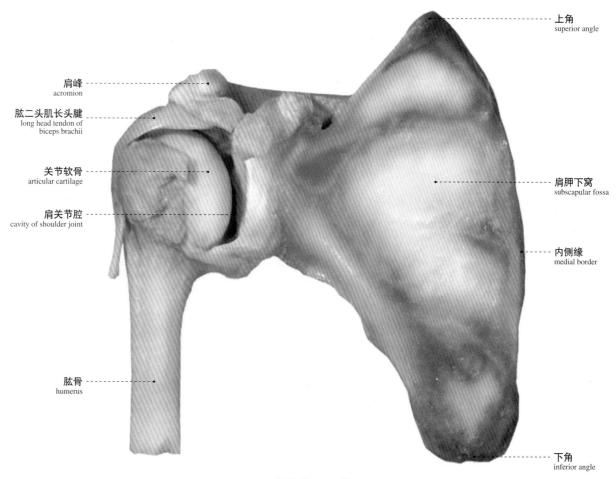

上角
superior angle

肩峰
acromion

肱二头肌长头腱
long head tendon of
biceps brachii

关节软骨
articular cartilage

肩关节腔
cavity of shoulder joint

肩胛下窝
subscapular fossa

内侧缘
medial border

肱骨
humerus

下角
inferior angle

82. 肩关节腔（前面观）
Cavity of the shoulder joint (anterior aspect)

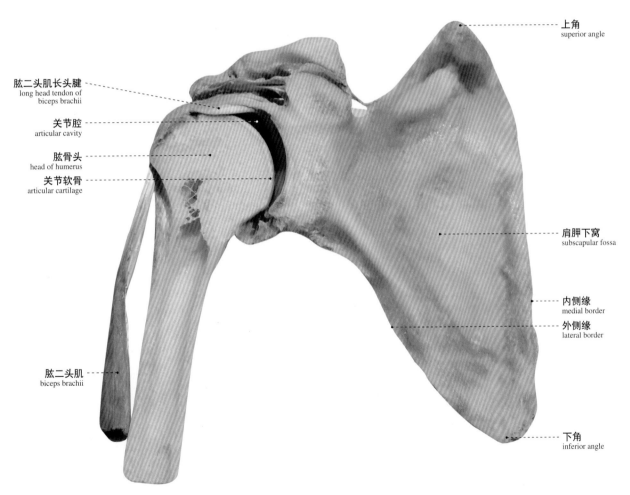

肱二头肌长头腱
long head tendon of biceps brachii

关节腔
articular cavity

肱骨头
head of humerus

关节软骨
articular cartilage

肱二头肌
biceps brachii

上角
superior angle

肩胛下窝
subscapular fossa

内侧缘
medial border

外侧缘
lateral border

下角
inferior angle

83. 肩关节（冠状断面）
Shoulder joint (coronal section)

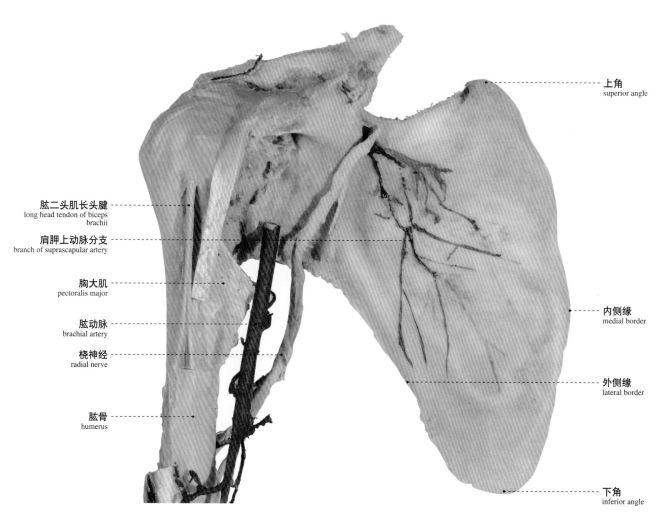

肱二头肌长头腱
long head tendon of biceps brachii

肩胛上动脉分支
branch of suprascapular artery

胸大肌
pectoralis major

肱动脉
brachial artery

桡神经
radial nerve

肱骨
humerus

上角
superior angle

内侧缘
medial border

外侧缘
lateral border

下角
inferior angle

84. 肩关节神经血管（前面观）
Nerves and the blood vessels of the shoulder joint (anterior aspect)

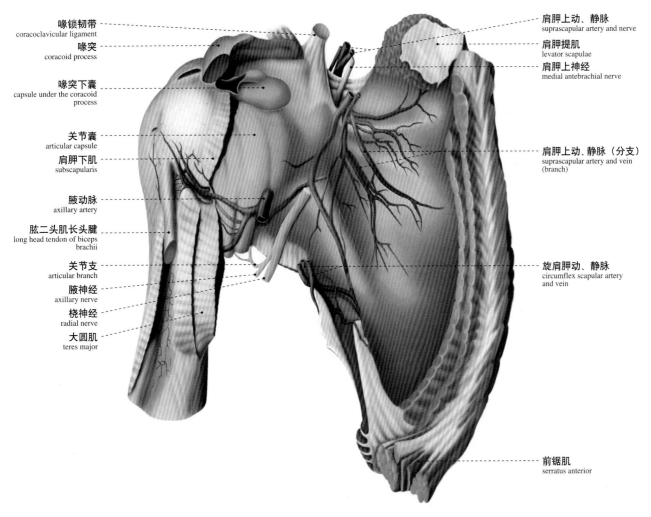

喙锁韧带
coracoclavicular ligament

喙突
coracoid process

喙突下囊
capsule under the coracoid process

关节囊
articular capsule

肩胛下肌
subscapularis

腋动脉
axillary artery

肱二头肌长头腱
long head tendon of biceps brachii

关节支
articular branch

腋神经
axillary nerve

桡神经
radial nerve

大圆肌
teres major

肩胛上动、静脉
suprascapular artery and nerve

肩胛提肌
levator scapulae

肩胛上神经
medial antebrachial nerve

肩胛上动、静脉（分支）
suprascapular artery and vein (branch)

旋肩胛动、静脉
circumflex scapular artery and vein

前锯肌
serratus anterior

85. 肩关节周围血管和神经（前面观）
Blood vessels and nerves around the shoulder joint (anterior aspect)

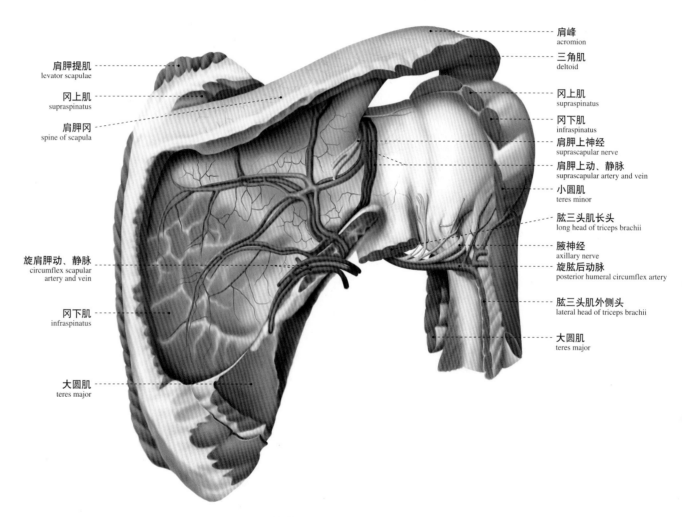

肩胛提肌
levator scapulae

冈上肌
supraspinatus

肩胛冈
spine of scapula

旋肩胛动、静脉
circumflex scapular
artery and vein

冈下肌
infraspinatus

大圆肌
teres major

肩峰
acromion

三角肌
deltoid

冈上肌
supraspinatus

冈下肌
infraspinatus

肩胛上神经
suprascapular nerve

肩胛上动、静脉
suprascapular artery and vein

小圆肌
teres minor

肱三头肌长头
long head of triceps brachii

腋神经
axillary nerve

旋肱后动脉
posterior humeral circumflex artery

肱三头肌外侧头
lateral head of triceps brachii

大圆肌
teres major

86. 肩关节周围血管和神经（后面观）
Blood vessels and nerves around the shoulder joint (posterior aspect)

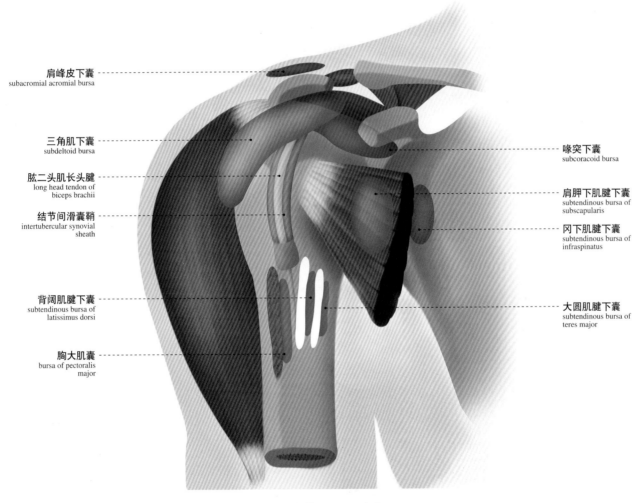

肩峰皮下囊
subacromial acromial bursa

三角肌下囊
subdeltoid bursa

肱二头肌长头腱
long head tendon of
biceps brachii

结节间滑囊鞘
intertubercular synovial
sheath

背阔肌腱下囊
subtendinous bursa of
latissimus dorsi

胸大肌囊
bursa of pectoralis
major

喙突下囊
subcoracoid bursa

肩胛下肌腱下囊
subtendinous bursa of
subscapularis

冈下肌腱下囊
subtendinous bursa of
infraspinatus

大圆肌腱下囊
subtendinous bursa of
teres major

87. 肩关节周围滑液囊
Bursae synovialis around of the shoulder joint

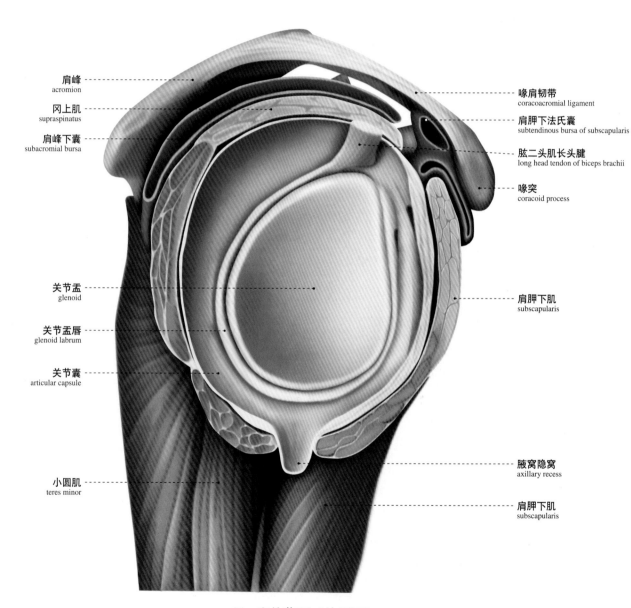

肩峰
acromion

冈上肌
supraspinatus

肩峰下囊
subacromial bursa

关节盂
glenoid

关节盂唇
glenoid labrum

关节囊
articular capsule

小圆肌
teres minor

喙肩韧带
coracoacromial ligament

肩胛下法氏囊
subtendinous bursa of subscapularis

肱二头肌长头腱
long head tendon of biceps brachii

喙突
coracoid process

肩胛下肌
subscapularis

腋窝隐窝
axillary recess

肩胛下肌
subscapularis

88. 肩关节面（外侧面）
Articular surface of the shoulder joint (lateral aspect)

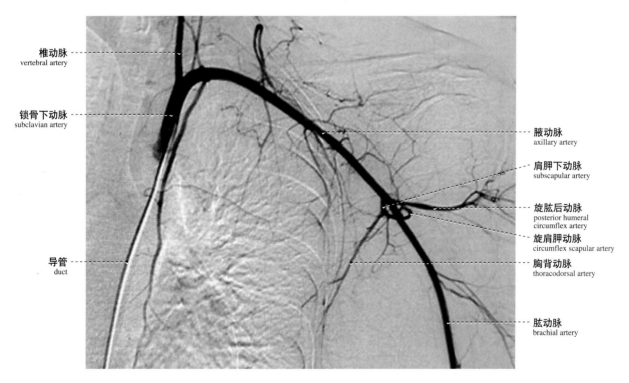

椎动脉
vertebral artery

锁骨下动脉
subclavian artery

导管
duct

腋动脉
axillary artery

肩胛下动脉
subscapular artery

旋肱后动脉
posterior humeral
circumflex artery

旋肩胛动脉
circumflex scapular artery

胸背动脉
thoracodorsal artery

肱动脉
brachial artery

89. 锁骨下动脉数字减影血管造影
DSA of the subclavian artery

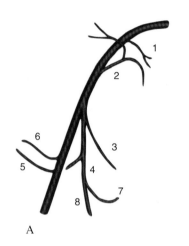

A

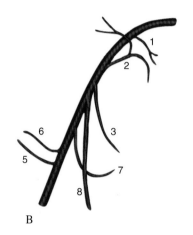

B

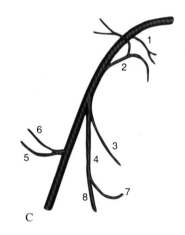

C

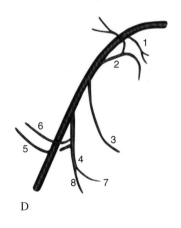

D

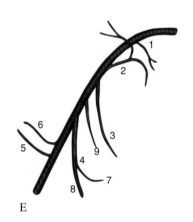

E

1. 胸上动脉
   superior thoracic artery

2. 胸肩峰动脉
   thoracoacromial artery

3. 胸外侧动脉
   lateral thoracic artery

4. 肩胛下动脉
   subscapular artery

5. 旋肱后动脉
   posterior circumflex humeral artery

6. 旋肱前动脉
   anterior circumflex humeral artery

7. 旋肩胛动脉
   cirumflex scapular artery

8. 胸背动脉
   thoracodorsal artery

9. 上肩胛下动脉
   superior subscapular artery

90. 腋动脉的分支类型
Forms of the branches of the axillary artery

A. 胸外侧动脉、肩胛下动脉、旋肱后动脉共干；B. 胸背动脉和旋肩胛动脉单独起始，无肩胛下动脉；C. 胸外侧动脉与肩胛下动脉共干，旋肱前、后动脉共干；D. 肩胛下动脉和旋肱前、后动脉共干；E. 存在上肩胛下动脉

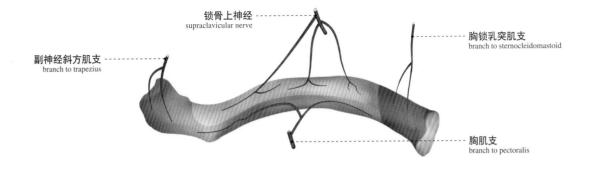

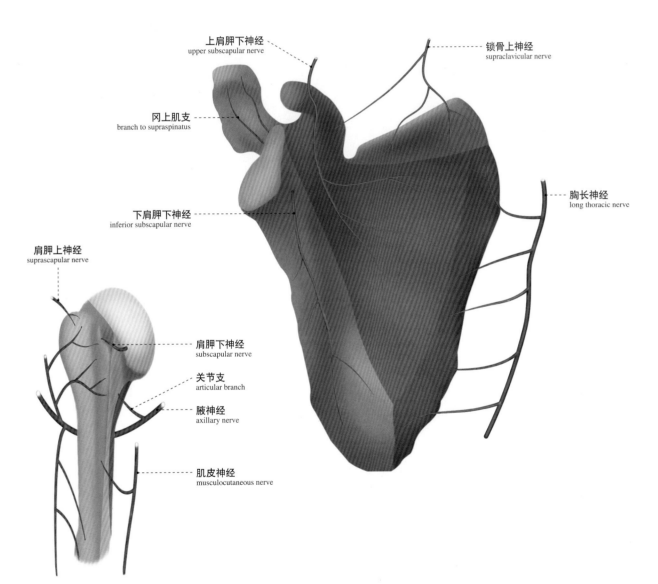

锁骨上神经
supraclavicular nerve

副神经斜方肌支
branch to trapezius

胸锁乳突肌支
branch to sternocleidomastoid

胸肌支
branch to pectoralis

上肩胛下神经
upper subscapular nerve

冈上肌支
branch to supraspinatus

下肩胛下神经
inferior subscapular nerve

肩胛上神经
suprascapular nerve

肩胛下神经
subscapular nerve

关节支
articular branch

腋神经
axillary nerve

肌皮神经
musculocutaneous nerve

锁骨上神经
supraclavicular nerve

胸长神经
long thoracic nerve

91. 肩部骨骼的神经节段分布和周围神经供给（前面观）

Segmental nerve distribution and peripheral nerve supply of the bones of the shoulder (anterior aspect)

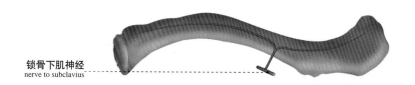

锁骨下肌神经
nerve to subclavius

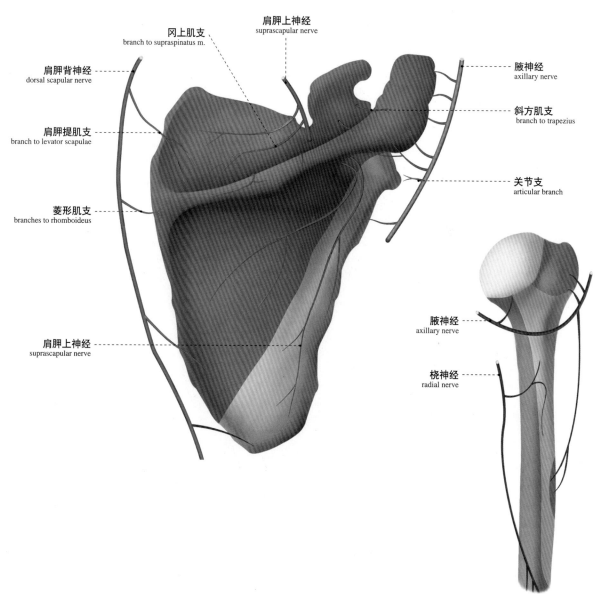

冈上肌支
branch to supraspinatus m.

肩胛上神经
suprascapular nerve

肩胛背神经
dorsal scapular nerve

腋神经
axillary nerve

肩胛提肌支
branch to levator scapulae

斜方肌支
branch to trapezius

关节支
articular branch

菱形肌支
branches to rhomboideus

肩胛上神经
suprascapular nerve

腋神经
axillary nerve

桡神经
radial nerve

92. 肩部骨骼的神经节段分布和周围神经供给（后面观）

Segmental nerve distribution and peripheral nerve supply of the bones of the shoulder (posterior aspect)

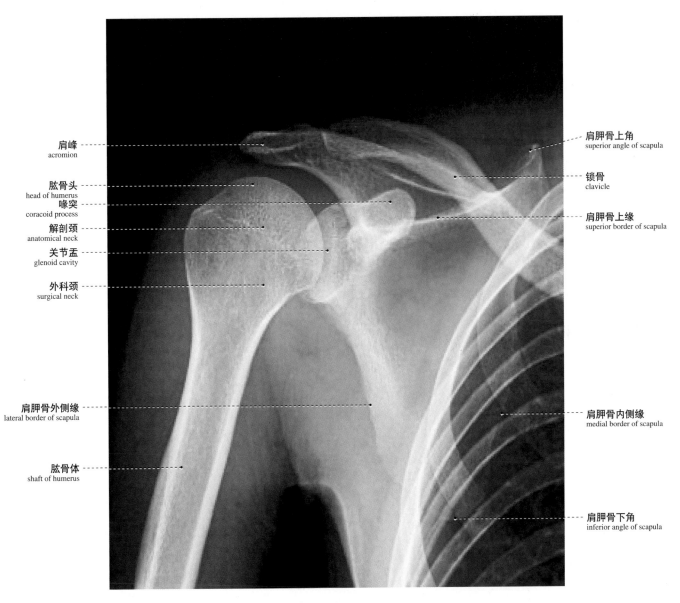

肩峰
acromion

肱骨头
head of humerus

喙突
coracoid process

解剖颈
anatomical neck

关节盂
glenoid cavity

外科颈
surgical neck

肩胛骨外侧缘
lateral border of scapula

肱骨体
shaft of humerus

肩胛骨上角
superior angle of scapula

锁骨
clavicle

肩胛骨上缘
superior border of scapula

肩胛骨内侧缘
medial border of scapula

肩胛骨下角
inferior angle of scapula

93. 肩部 X 线像（前后位）
Radiograph of the shoulder (anteroposterior view)

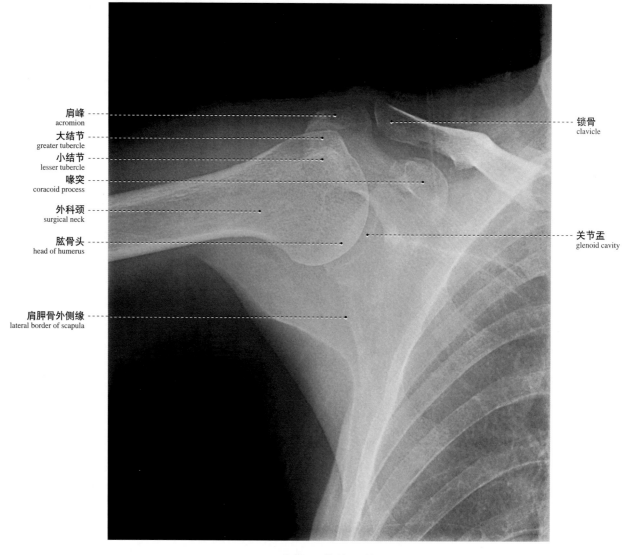

肩峰
acromion

大结节
greater tubercle

小结节
lesser tubercle

喙突
coracoid process

外科颈
surgical neck

肱骨头
head of humerus

肩胛骨外侧缘
lateral border of scapula

锁骨
clavicle

关节盂
glenoid cavity

94. 肩部 X 线像（轴位）
Radiograph of the shoulder (axial view)

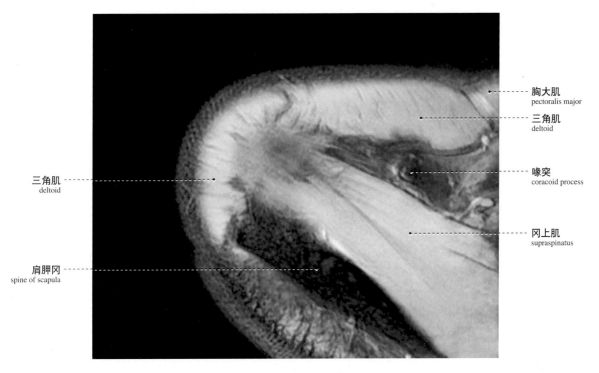

三角肌
deltoid

肩胛冈
spine of scapula

胸大肌
pectoralis major

三角肌
deltoid

喙突
coracoid process

冈上肌
supraspinatus

95. 肩部磁共振成像（轴位 1）
MRI of the shoulder (axial view 1)

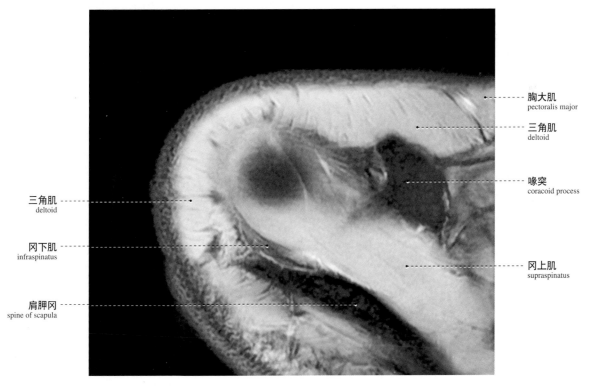

三角肌
deltoid

冈下肌
infraspinatus

肩胛冈
spine of scapula

胸大肌
pectoralis major

三角肌
deltoid

喙突
coracoid process

冈上肌
supraspinatus

96. 肩部磁共振成像（轴位 2）
MRI of the shoulder (axial view 2)

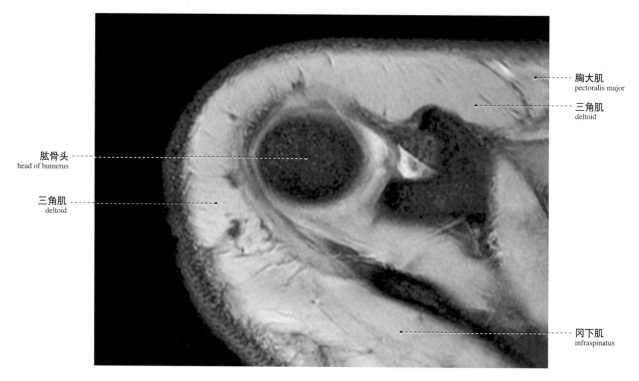

胸大肌
pectoralis major

三角肌
deltoid

肱骨头
head of humerus

三角肌
deltoid

冈下肌
infraspinatus

97. 肩部磁共振成像（轴位 3）
MRI of the shoulder (axial view 3)

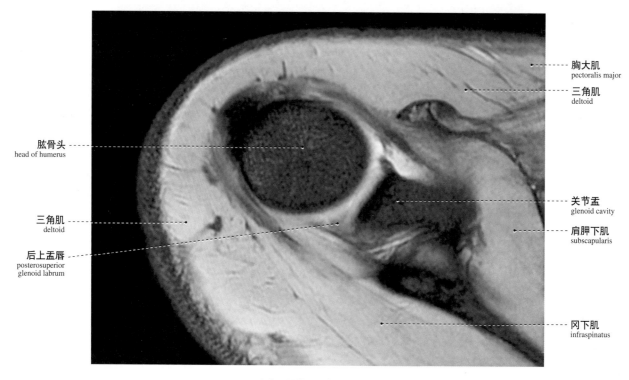

胸大肌
pectoralis major

三角肌
deltoid

肱骨头
head of humerus

关节盂
glenoid cavity

三角肌
deltoid

肩胛下肌
subscapularis

后上盂唇
posterosuperior
glenoid labrum

冈下肌
infraspinatus

98. 肩部磁共振成像（轴位 4）
MRI of the shoulder (axial view 4)

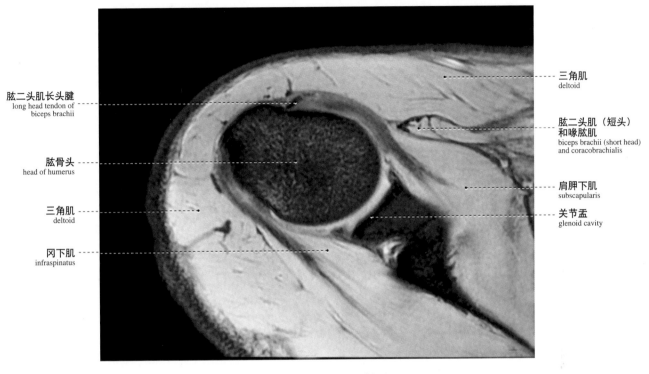

肱二头肌长头腱
long head tendon of
biceps brachii

肱骨头
head of humerus

三角肌
deltoid

冈下肌
infraspinatus

三角肌
deltoid

肱二头肌（短头）
和喙肱肌
biceps brachii (short head)
and coracobrachialis

肩胛下肌
subscapularis

关节盂
glenoid cavity

99. 肩部磁共振成像（轴位 5）

MRI of the shoulder (axial view 5)

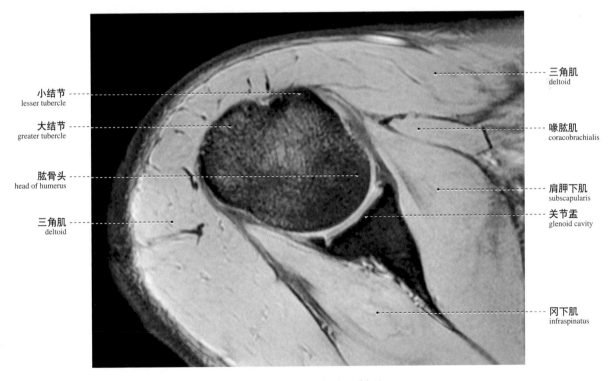

小结节
lesser tubercle

大结节
greater tubercle

肱骨头
head of humerus

三角肌
deltoid

三角肌
deltoid

喙肱肌
coracobrachialis

肩胛下肌
subscapularis

关节盂
glenoid cavity

冈下肌
infraspinatus

100. 肩部磁共振成像（轴位 6）

MRI of the shoulder (axial view 6)

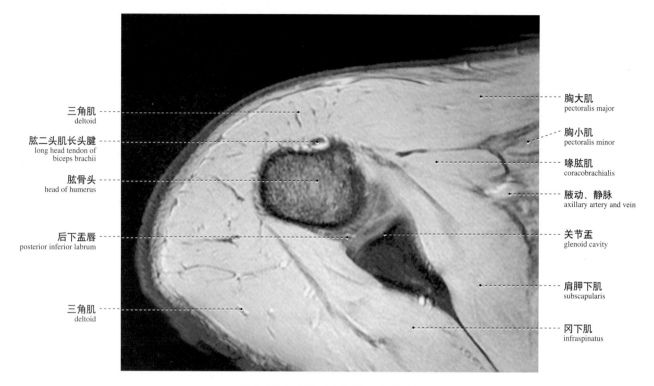

三角肌
deltoid

肱二头肌长头腱
long head tendon of
biceps brachii

肱骨头
head of humerus

后下盂唇
posterior inferior labrum

三角肌
deltoid

胸大肌
pectoralis major

胸小肌
pectoralis minor

喙肱肌
coracobrachialis

腋动、静脉
axillary artery and vein

关节盂
glenoid cavity

肩胛下肌
subscapularis

冈下肌
infraspinatus

101. 肩部磁共振成像（轴位 7）
MRI of the shoulder (axial view 7)

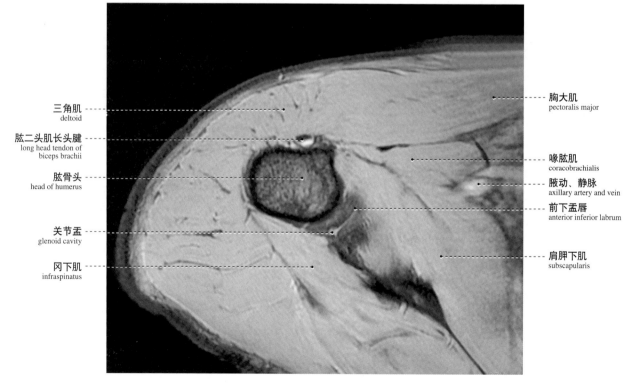

三角肌
deltoid

肱二头肌长头腱
long head tendon of
biceps brachii

肱骨头
head of humerus

关节盂
glenoid cavity

冈下肌
infraspinatus

胸大肌
pectoralis major

喙肱肌
coracobrachialis

腋动、静脉
axillary artery and vein

前下盂唇
anterior inferior labrum

肩胛下肌
subscapularis

102. 肩部磁共振成像（轴位 8）
MRI of the shoulder (axial view 8)

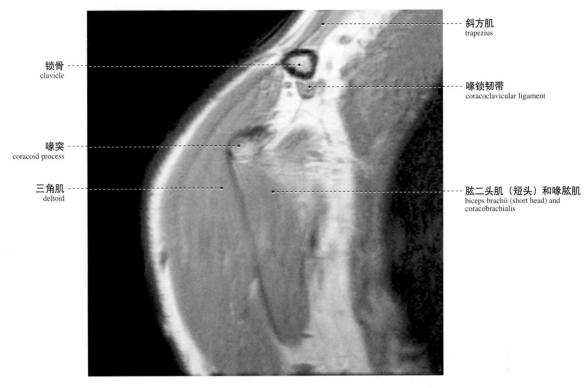

斜方肌
trapezius

锁骨
clavicle

喙锁韧带
coracoclavicular ligament

喙突
coracoid process

三角肌
deltoid

肱二头肌（短头）和喙肱肌
biceps brachii (short head) and coracobrachialis

103. 肩部磁共振成像（冠状位 1）
MRI of the shoulder (coronal view 1)

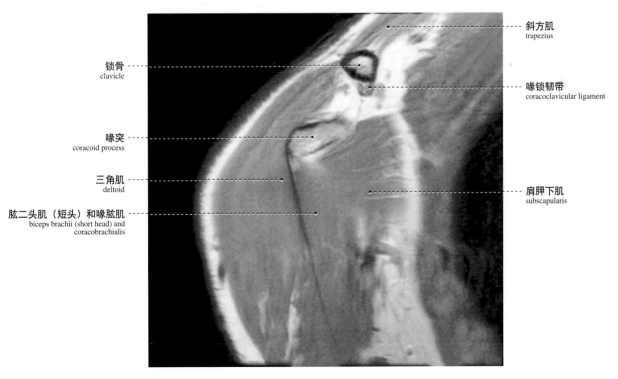

斜方肌
trapezius

锁骨
clavicle

喙锁韧带
coracoclavicular ligament

喙突
coracoid process

三角肌
deltoid

肩胛下肌
subscapularis

肱二头肌（短头）和喙肱肌
biceps brachii (short head) and coracobrachialis

104. 肩部磁共振成像（冠状位 2）
MRI of the shoulder (coronal view 2)

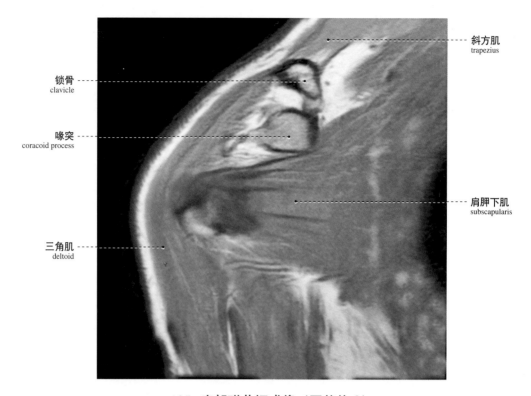

105. 肩部磁共振成像（冠状位 3）

MRI of the shoulder (coronal view 3)

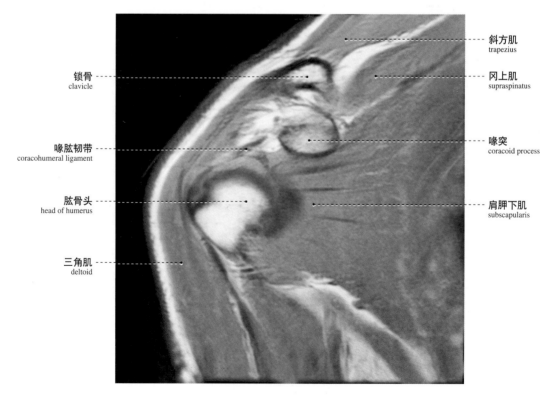

106. 肩部磁共振成像（冠状位 4）

MRI of the shoulder (coronal view 4)

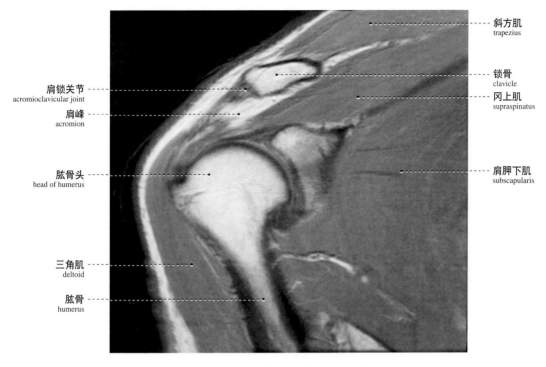

斜方肌
trapezius

锁骨
clavicle

冈上肌
supraspinatus

肩锁关节
acromioclavicular joint

肩峰
acromion

肩胛下肌
subscapularis

肱骨头
head of humerus

三角肌
deltoid

肱骨
humerus

107. 肩部磁共振成像（冠状位 5）
MRI of the shoulder (coronal view 5)

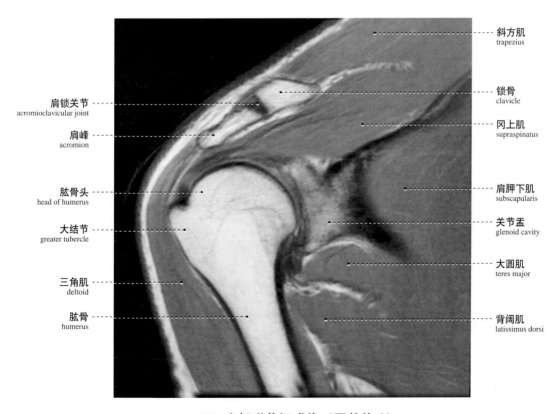

斜方肌
trapezius

锁骨
clavicle

冈上肌
supraspinatus

肩锁关节
acromioclavicular joint

肩峰
acromion

肩胛下肌
subscapularis

肱骨头
head of humerus

关节盂
glenoid cavity

大结节
greater tubercle

大圆肌
teres major

三角肌
deltoid

肱骨
humerus

背阔肌
latissimus dorsi

108. 肩部磁共振成像（冠状位 6）
MRI of the shoulder (coronal view 6)

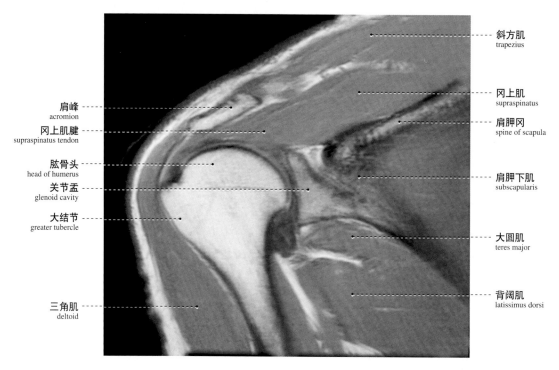

斜方肌
trapezius

冈上肌
supraspinatus

肩胛冈
spine of scapula

肩胛下肌
subscapularis

大圆肌
teres major

背阔肌
latissimus dorsi

肩峰
acromion

冈上肌腱
supraspinatus tendon

肱骨头
head of humerus

关节盂
glenoid cavity

大结节
greater tubercle

三角肌
deltoid

109. 肩部磁共振成像（冠状位 7）
MRI of the shoulder (coronal view 7)

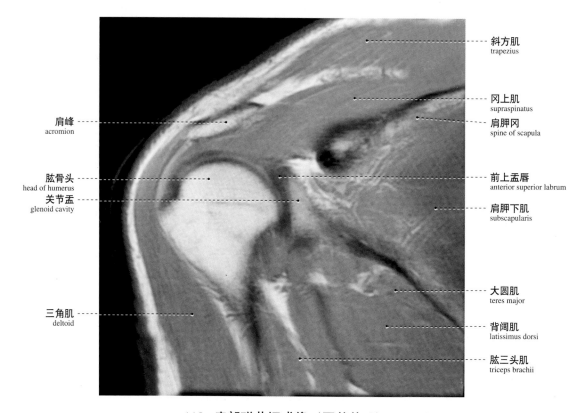

斜方肌
trapezius

冈上肌
supraspinatus

肩胛冈
spine of scapula

前上盂唇
anterior superior labrum

肩胛下肌
subscapularis

大圆肌
teres major

背阔肌
latissimus dorsi

肱三头肌
triceps brachii

肩峰
acromion

肱骨头
head of humerus

关节盂
glenoid cavity

三角肌
deltoid

110. 肩部磁共振成像（冠状位 8）
MRI of the shoulder (coronal view 8)

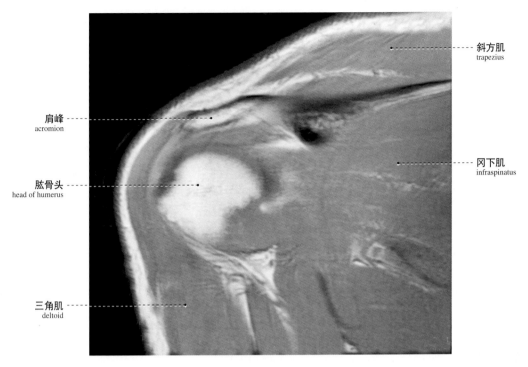

斜方肌
trapezius

肩峰
acromion

冈下肌
infraspinatus

肱骨头
head of humerus

三角肌
deltoid

111. 肩部磁共振成像（冠状位 9）
MRI of the shoulder (coronal view 9)

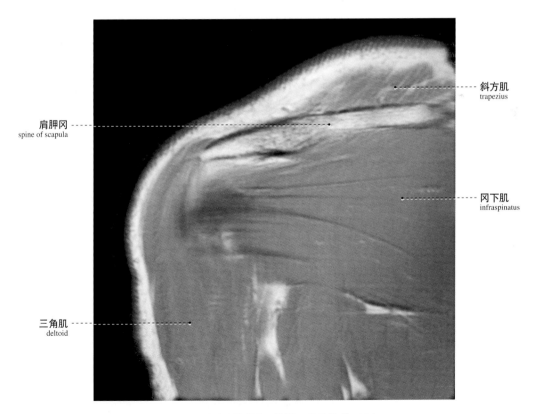

斜方肌
trapezius

肩胛冈
spine of scapula

冈下肌
infraspinatus

三角肌
deltoid

112. 肩部磁共振成像（冠状位 10）
MRI of the shoulder (coronal view 10)

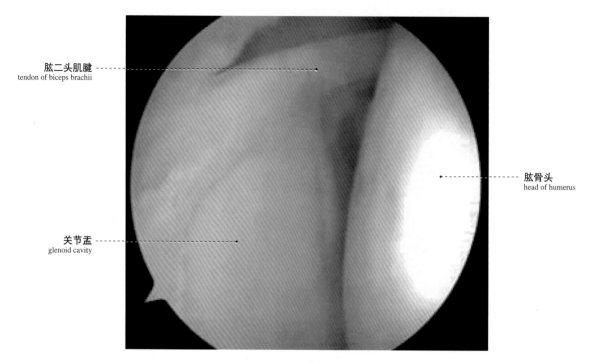

肱二头肌腱
tendon of biceps brachii

肱骨头
head of humerus

关节盂
glenoid cavity

113. 肩关节镜图像 1
Arthroscopic image of the shoulder joint 1

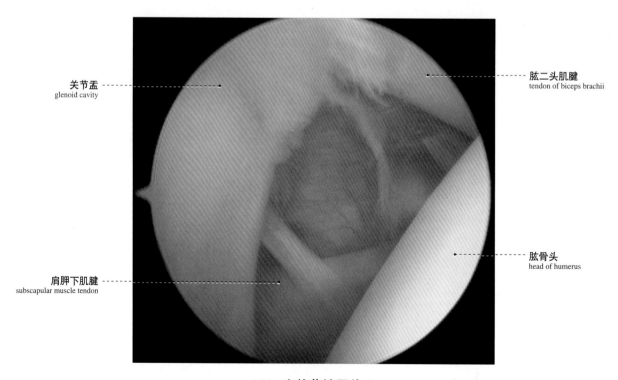

关节盂
glenoid cavity

肱二头肌腱
tendon of biceps brachii

肩胛下肌腱
subscapular muscle tendon

肱骨头
head of humerus

114. 肩关节镜图像 2
Arthroscopic image of the shoulder joint 2

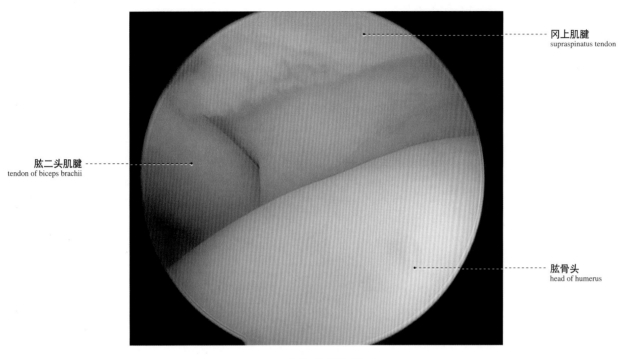

冈上肌腱
supraspinatus tendon

肱二头肌腱
tendon of biceps brachii

肱骨头
head of humerus

115. 肩关节镜图像 3
Arthroscopic image of the shoulder joint 3

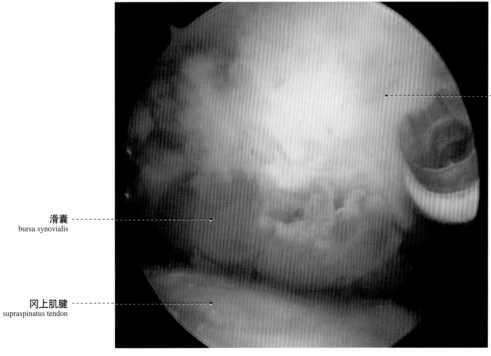

肩峰下表面
inferior surface of acromion

滑囊
bursa synovialis

冈上肌腱
supraspinatus tendon

116. 肩关节镜图像 4
Arthroscopic image of the shoulder joint 4

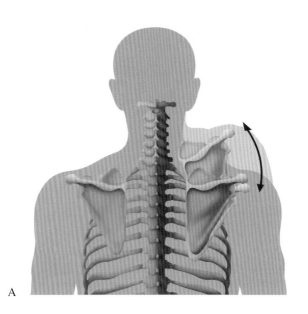

A

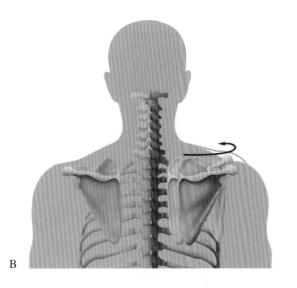

B

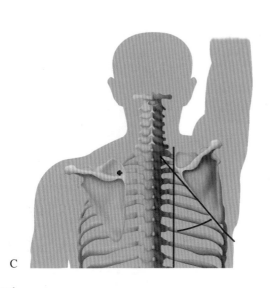

C

117. 肩胛骨的运动
Movement of the scapula

A. 上提和下降；B. 外展和内收；C. 肩胛骨下角的侧旋

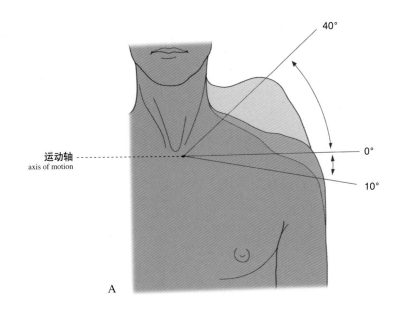

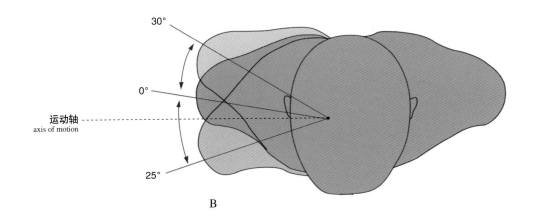

118. 胸锁关节的运动范围

Range of motion in the sternoclavicular joint

A. 肩带上提和下降的角度；B. 肩带前移和后移的角度

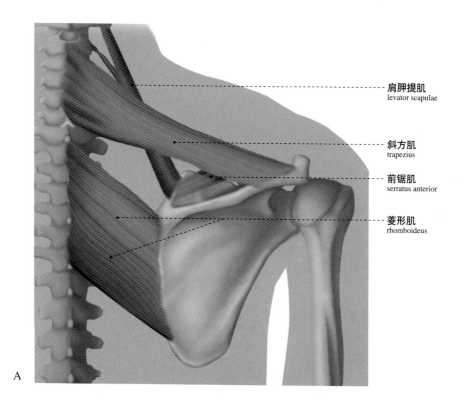

肩胛提肌
levator scapulae

斜方肌
trapezius

前锯肌
serratus anterior

菱形肌
rhomboideus

A

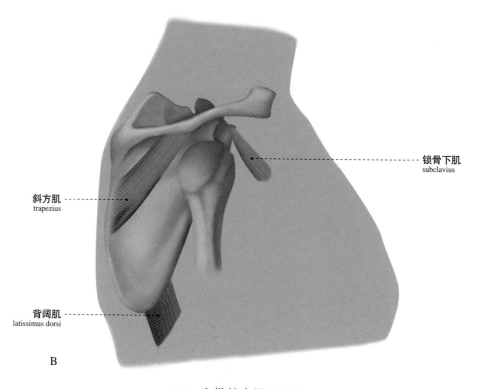

锁骨下肌
subclavius

斜方肌
trapezius

背阔肌
latissimus dorsi

B

119. 肩带的上提和下降

Elevation and depression of the shoulder girdle

A. 上提；B. 下降

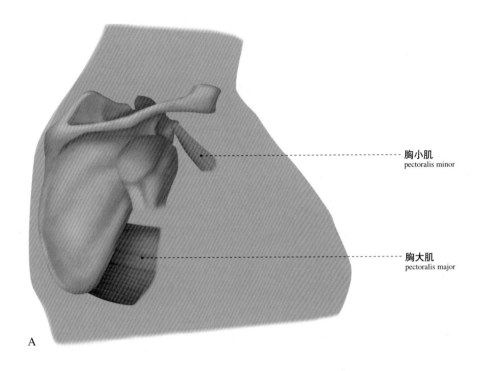

胸小肌
pectoralis minor

胸大肌
pectoralis major

A

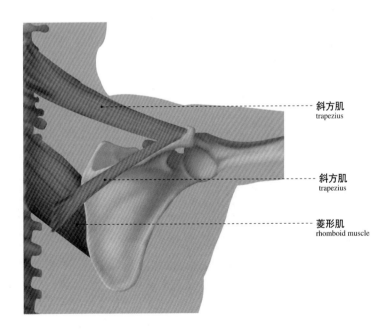

斜方肌
trapezius

斜方肌
trapezius

菱形肌
rhomboid muscle

B

120. 肩带的前移和后移
Forward and backward translation of the shoulder girdle

A. 前移；B. 后移

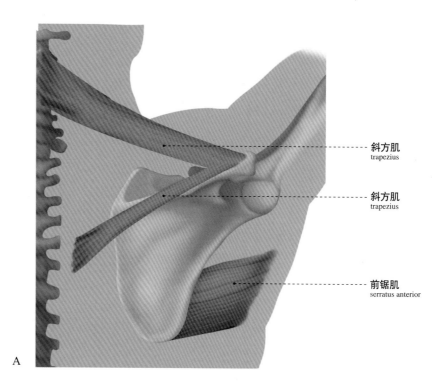

斜方肌
trapezius

斜方肌
trapezius

前锯肌
serratus anterior

A

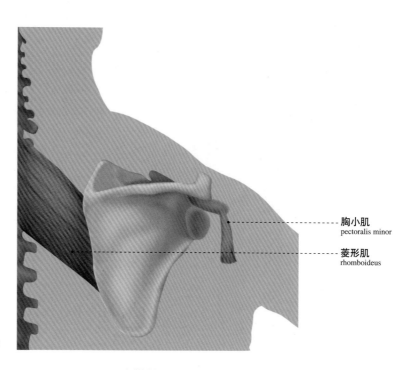

胸小肌
pectoralis minor

菱形肌
rhomboideus

B

121. 肩带的上旋和下旋

Topspin and backspin of the shoulder girdle

A. 上旋；B. 下旋

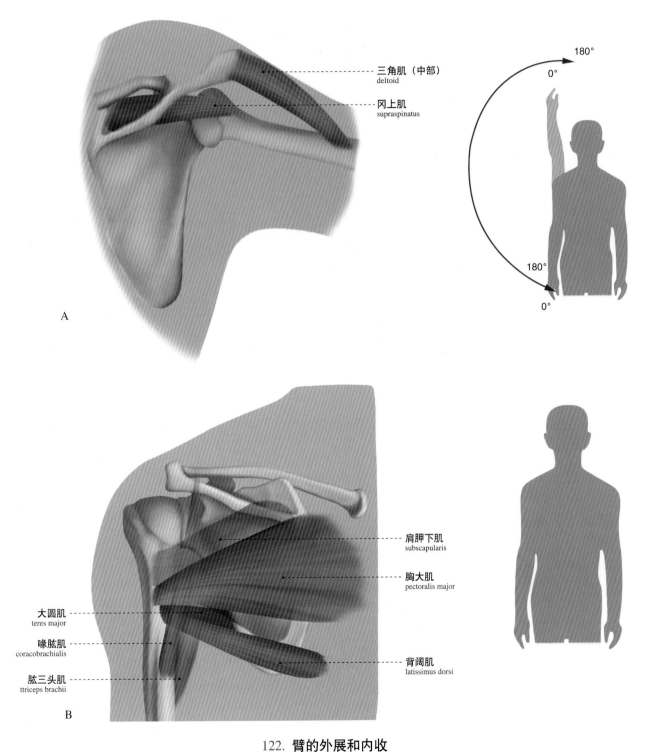

三角肌（中部）
deltoid

冈上肌
supraspinatus

A

肩胛下肌
subscapularis

胸大肌
pectoralis major

大圆肌
teres major

喙肱肌
coracobrachialis

肱三头肌
ttriceps brachii

背阔肌
latissimus dorsi

B

122. 臂的外展和内收
Abduction and adduction of the arm

A. 外展；B. 内收

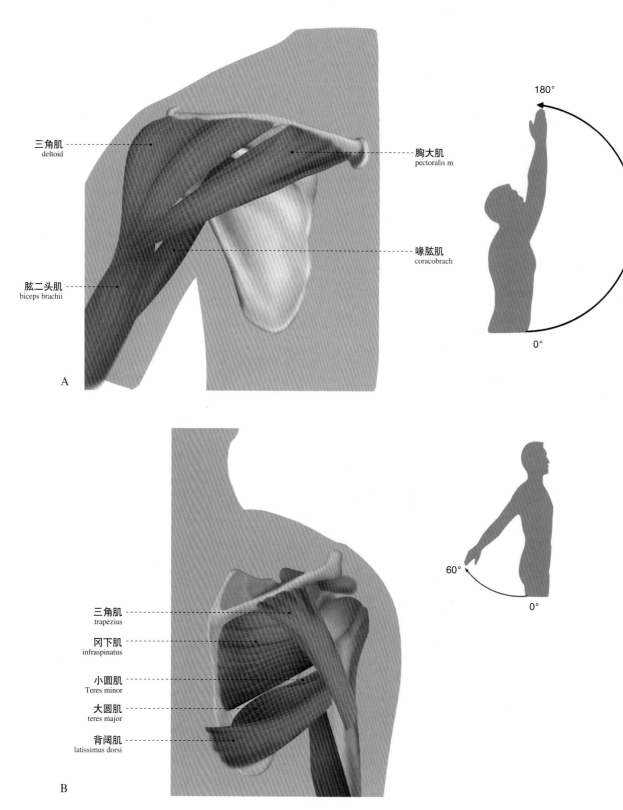

三角肌
deltoid

胸大肌
pectoralis m

喙肱肌
coracobrach

肱二头肌
biceps brachii

180°

0°

A

三角肌
trapezius

冈下肌
infraspinatus

小圆肌
Teres minor

大圆肌
teres major

背阔肌
latissimus dorsi

60°

0°

B

123. 臂的前屈和后伸
Forward flexion and backward extension of the arm

A. 前屈；B. 后伸

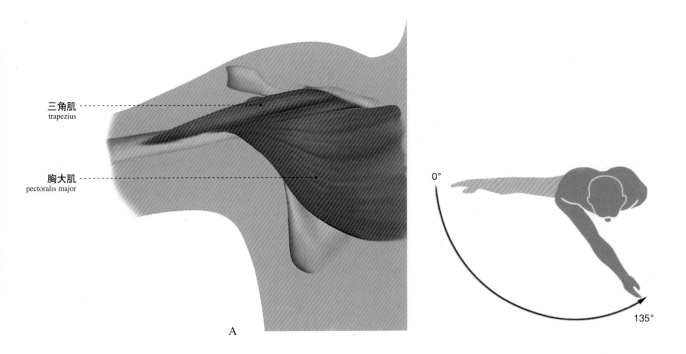

三角肌
trapezius

胸大肌
pectoralis major

0°

135°

A

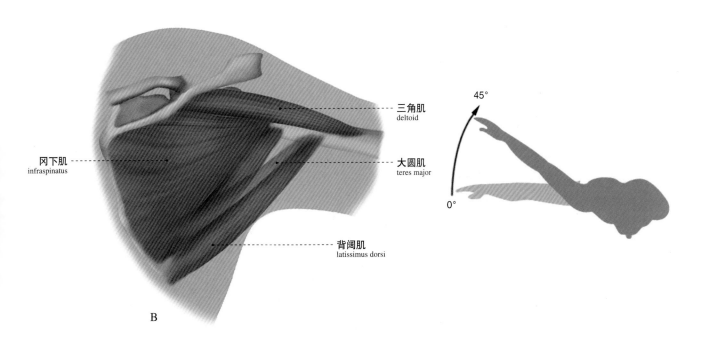

冈下肌
infraspinatus

三角肌
deltoid

大圆肌
teres major

背阔肌
latissimus dorsi

45°

0°

B

124. 臂的水平屈曲和伸展

Horizontal flexion and extension of the arm

A. 水平屈曲；B. 水平外展

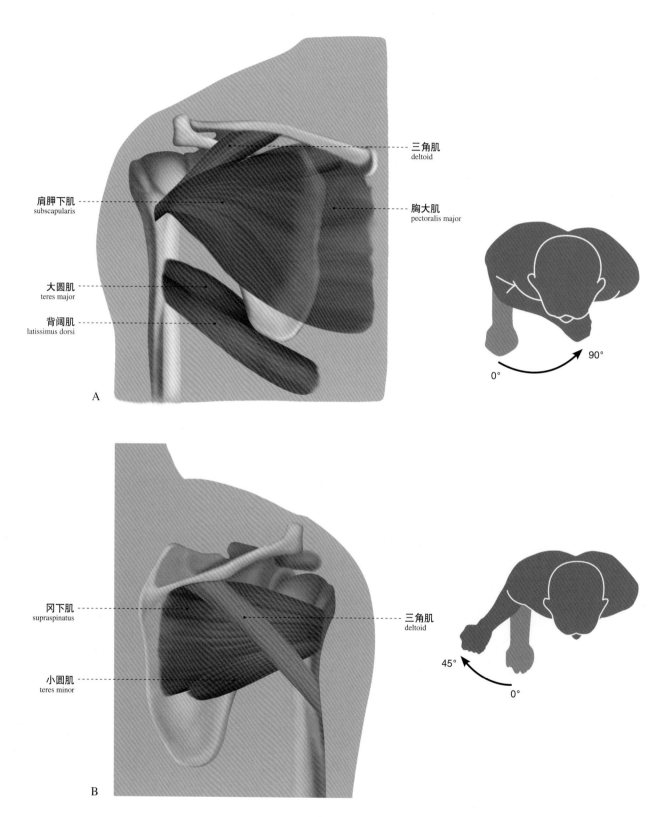

三角肌
deltoid

肩胛下肌
subscapularis

胸大肌
pectoralis major

大圆肌
teres major

背阔肌
latissimus dorsi

90°

0°

A

冈下肌
supraspinatus

三角肌
deltoid

小圆肌
teres minor

45°

0°

B

125. 臂的内收和外旋
Internal rotation and external rotation of the arm

A. 内收；B. 外旋

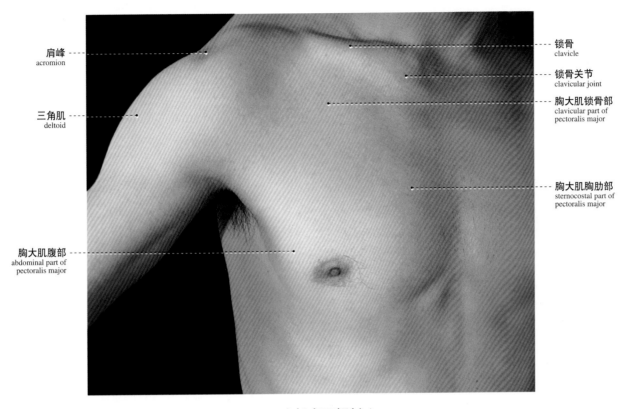

肩峰
acromion

三角肌
deltoid

胸大肌腹部
abdominal part of
pectoralis major

锁骨
clavicle

锁骨关节
clavicular joint

胸大肌锁骨部
clavicular part of
pectoralis major

胸大肌胸肋部
sternocostal part of
pectoralis major

126. 肩部表面解剖 1
Surface anatomy of the shoulder 1

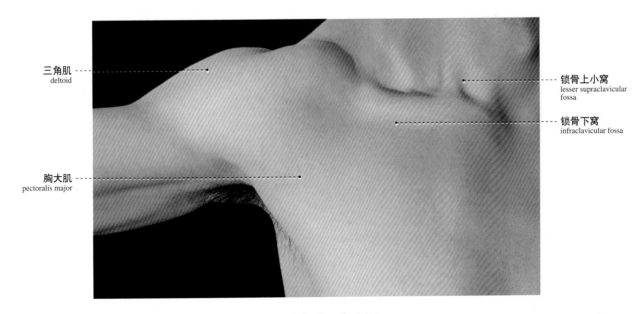

三角肌
deltoid

胸大肌
pectoralis major

锁骨上小窝
lesser supraclavicular
fossa

锁骨下窝
infraclavicular fossa

127. 肩部表面解剖 2
Surface anatomy of the shoulder 2

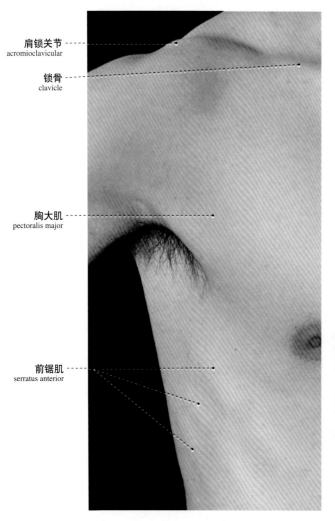

肩锁关节
acromioclavicular

锁骨
clavicle

胸大肌
pectoralis major

前锯肌
serratus anterior

128. 肩部表面解剖 3
Surface anatomy of the shoulder 3

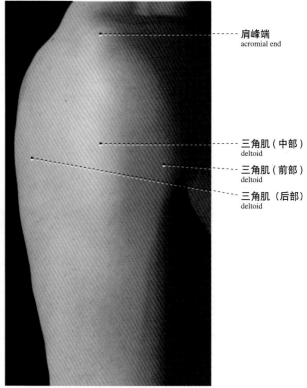

肩峰端
acromial end

三角肌（中部）
deltoid

三角肌（前部）
deltoid

三角肌（后部）
deltoid

129. 肩部表面解剖 4
Surface anatomy of the shoulder 4

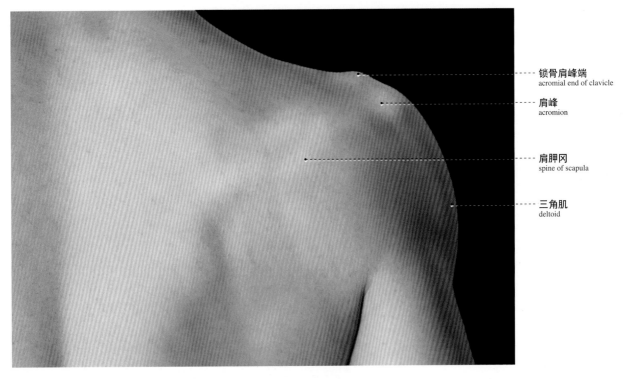

锁骨肩峰端
acromial end of clavicle

肩峰
acromion

肩胛冈
spine of scapula

三角肌
deltoid

130. 肩部表面解剖 5
Surface anatomy of the shoulder 5

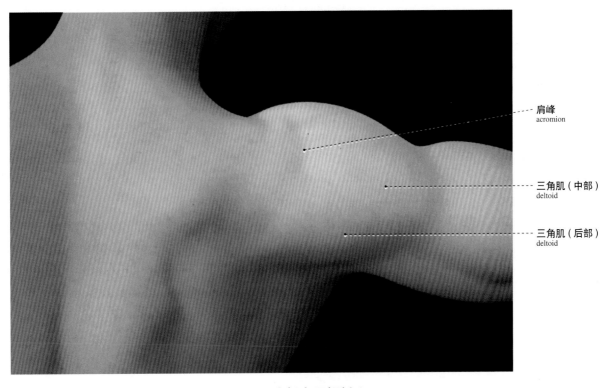

肩峰
acromion

三角肌（中部）
deltoid

三角肌（后部）
deltoid

131. 肩部表面解剖 6
Surface anatomy of the shoulder 6

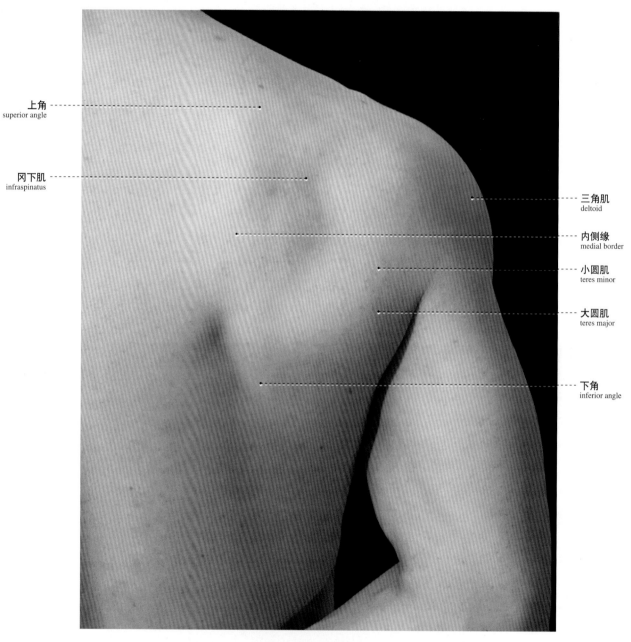

上角
superior angle

冈下肌
infraspinatus

三角肌
deltoid

内侧缘
medial border

小圆肌
teres minor

大圆肌
teres major

下角
inferior angle

132. 肩部表面解剖 7
Surface anatomy of the shoulder 7

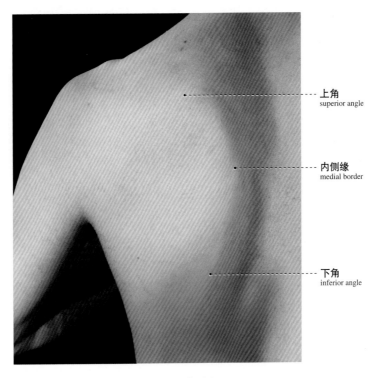

上角
superior angle

内侧缘
medial border

下角
inferior angle

133. 肩部表面解剖 8
Surface anatomy of the shoulder 8

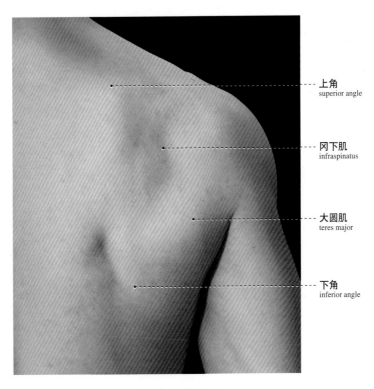

上角
superior angle

冈下肌
infraspinatus

大圆肌
teres major

下角
inferior angle

134. 肩部表面解剖 9
Surface anatomy of the shoulder 9

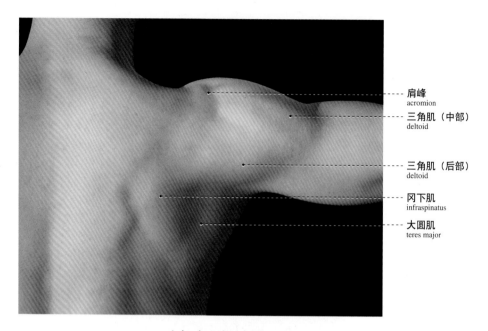

135. 肩部表面解剖 10

Surface anatomy of the shoulder 10

肩峰
acromion

三角肌（中部）
deltoid

三角肌（后部）
deltoid

冈下肌
infraspinatus

大圆肌
teres major

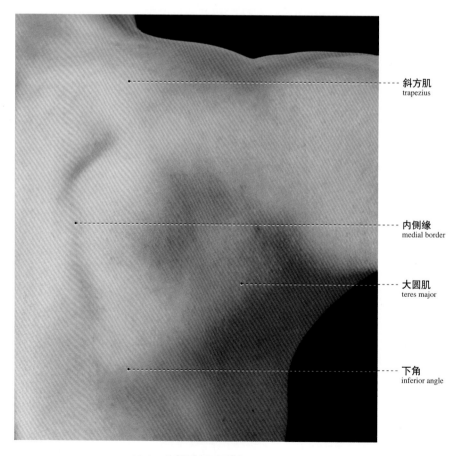

136. 肩部表面解剖 11

Surface anatomy of the shoulder 11

斜方肌
trapezius

内侧缘
medial border

大圆肌
teres major

下角
inferior angle

第三章

臂 部

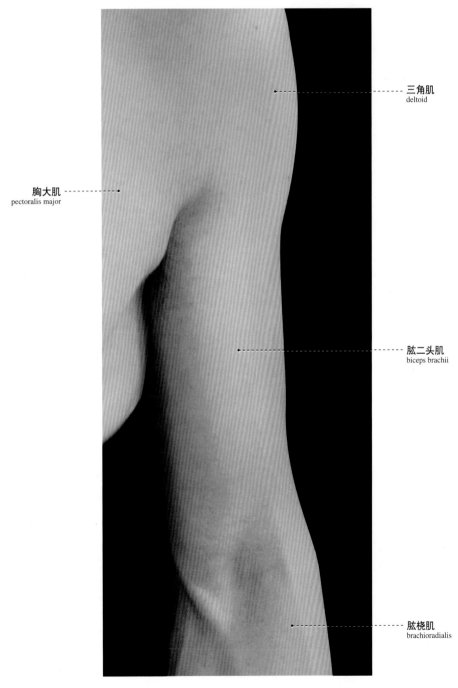

三角肌
deltoid

胸大肌
pectoralis major

肱二头肌
biceps brachii

肱桡肌
brachioradialis

137. 臂前区体表
Surface of the anterior brachial region

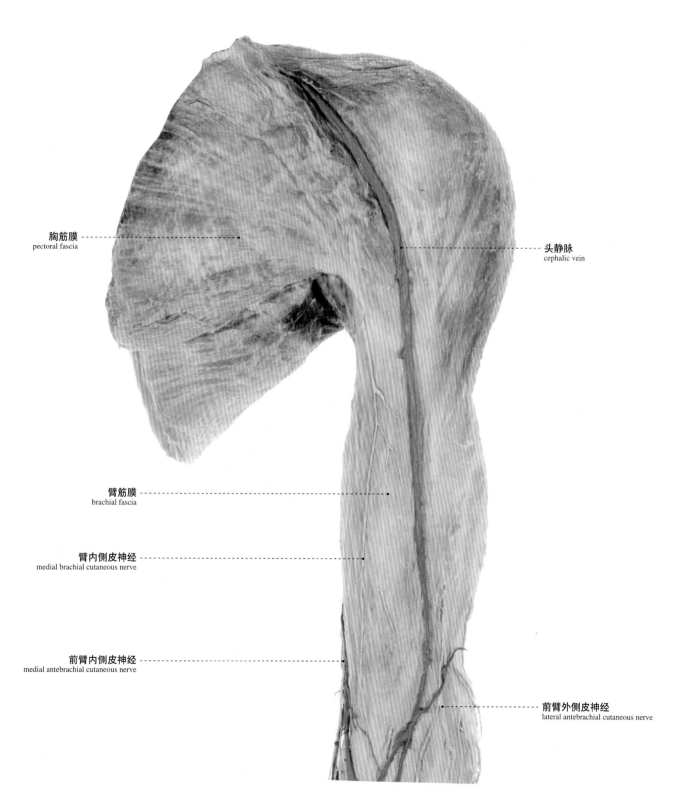

胸筋膜
pectoral fascia

头静脉
cephalic vein

臂筋膜
brachial fascia

臂内侧皮神经
medial brachial cutaneous nerve

前臂内侧皮神经
medial antebrachial cutaneous nerve

前臂外侧皮神经
lateral antebrachial cutaneous nerve

138. 臂前区局部解剖 1
Topography of the anterior brachial region 1

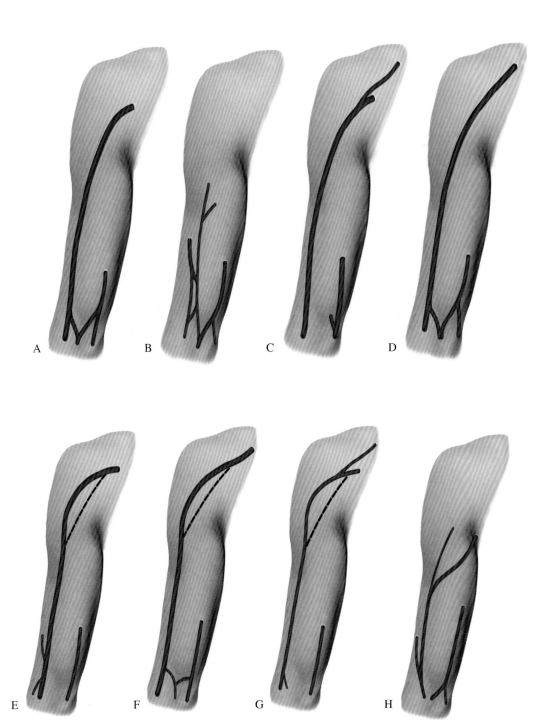

139. 头静脉于肩部的分型
Forms of the cephalic vein on the shoulder region

A. 正常型（占 65.7%）；B. 头静脉于臂、肩部缺如或极细；C. 注入前发分支入颈外静脉；D. 越锁骨直入颈外静脉；E. 经三角胸肌沟外侧；F. 经三角胸肌沟外侧越锁骨入颈外静脉；G. 经三角胸肌沟外侧，于锁骨下窝分两支，一支入腋静脉，一支入颈外静脉；H. 于三角肌止点附近内上行，入腋静脉下段

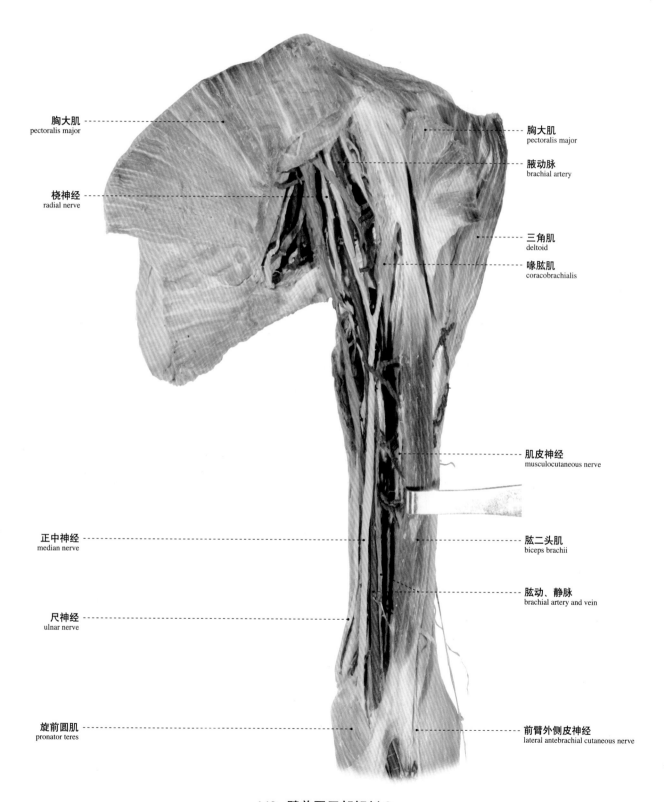

胸大肌
pectoralis major

桡神经
radial nerve

胸大肌
pectoralis major

腋动脉
brachial artery

三角肌
deltoid

喙肱肌
coracobrachialis

肌皮神经
musculocutaneous nerve

正中神经
median nerve

肱二头肌
biceps brachii

肱动、静脉
brachial artery and vein

尺神经
ulnar nerve

旋前圆肌
pronator teres

前臂外侧皮神经
lateral antebrachial cutaneous nerve

140. 臂前区局部解剖 2
Topography of the anterior brachial region 2

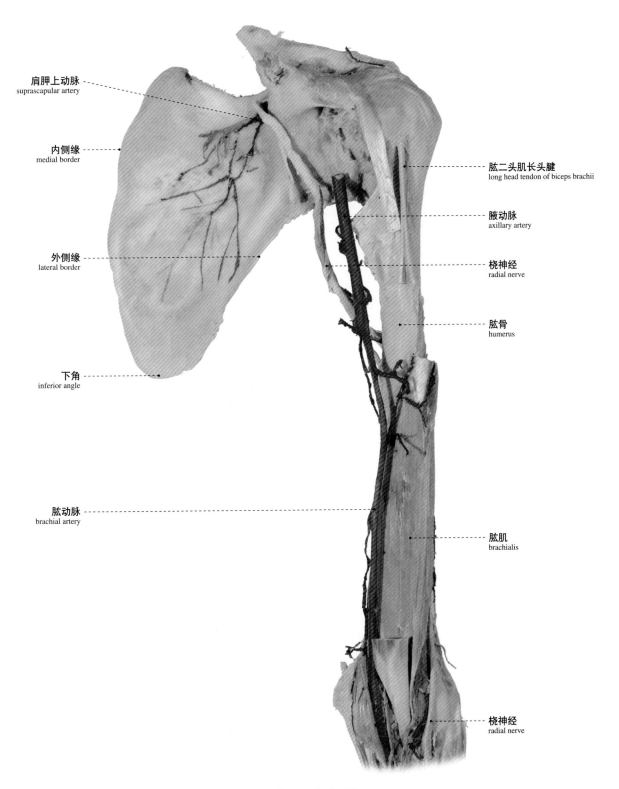

肩胛上动脉
suprascapular artery

内侧缘
medial border

外侧缘
lateral border

下角
inferior angle

肱动脉
brachial artery

肱二头肌长头腱
long head tendon of biceps brachii

腋动脉
axillary artery

桡神经
radial nerve

肱骨
humerus

肱肌
brachialis

桡神经
radial nerve

141. 臂前区局部解剖 3
Topography of the anterior brachial region 3

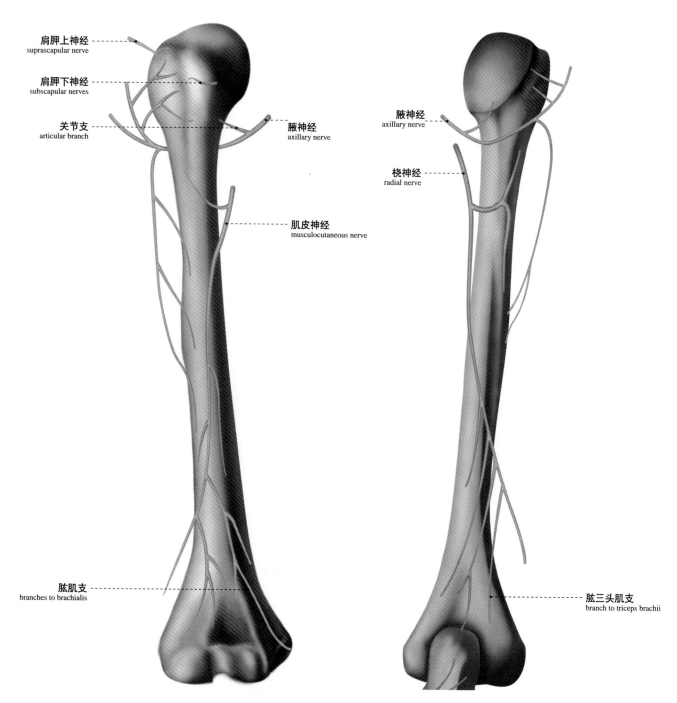

肩胛上神经
suprascapular nerve

肩胛下神经
subscapular nerves

关节支
articular branch

腋神经
axillary nerve

肌皮神经
musculocutaneous nerve

腋神经
axillary nerve

桡神经
radial nerve

肱肌支
branches to brachialis

肱三头肌支
branch to triceps brachii

142. 肱骨的神经节段分布和周围神经供给
Segmental nerve distribution and the peripheral nerve supply of the humerus

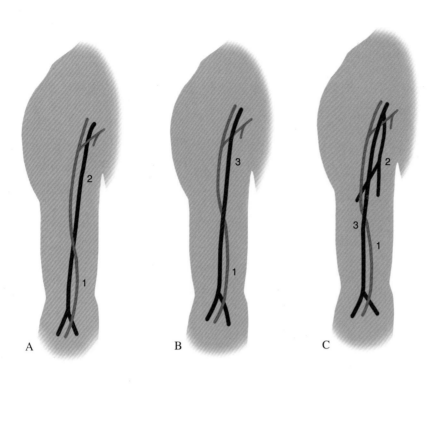

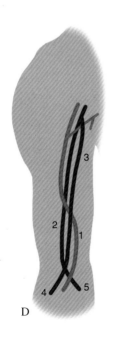

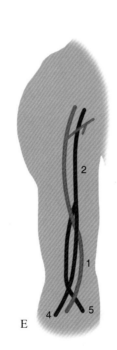

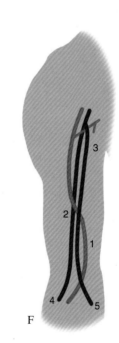

1. 正中神经
   median nerve

2. 肱动脉
   brachial artery

3. 浅肱动脉
   superficial brachial artery

4. 桡动脉
   radial artery

5. 尺动脉
   ulnar artery

143. 臂部动脉干的变异
Variation of the arterial trunk of the arm

A. 正常型；B. 仅存一支浅肱动脉，行于正中神经内侧根和正中神经干浅面，向下续为桡、尺动脉；C. 浅肱动脉粗大，延续为桡、尺动脉、肱动脉残存，由其发出肱深动脉及旋肱前、后动脉等；D. 两支并存，浅肱动脉续为桡动脉，肱动脉续为尺动脉；E. 浅肱动脉于臂中部起自肱动脉，下续桡动脉，肱动脉续为尺动脉；F. 浅肱动脉续为尺动脉，肱动脉续为桡动脉

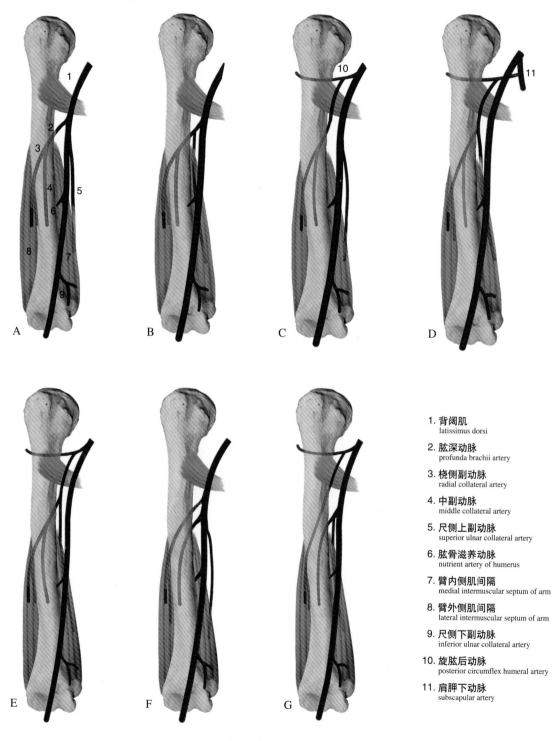

1. 背阔肌
latissimus dorsi

2. 肱深动脉
profunda brachii artery

3. 桡侧副动脉
radial collateral artery

4. 中副动脉
middle collateral artery

5. 尺侧上副动脉
superior ulnar collateral artery

6. 肱骨滋养动脉
nutrient artery of humerus

7. 臂内侧肌间隔
medial intermuscular septum of arm

8. 臂外侧肌间隔
lateral intermuscular septum of arm

9. 尺侧下副动脉
inferior ulnar collateral artery

10. 旋肱后动脉
posterior circumflex humeral artery

11. 肩胛下动脉
subscapular artery

144. 肱动脉的分支类型

Forms of the branches of the brachial artery

A. 常见型；B. 肱深动脉与尺侧上副动脉共干；C. 肱深动脉与旋肱后动脉共干；D. 肩胛下动脉、旋肱后动脉、肱深动脉共干；E. 旋肱后动脉、肱深动脉、尺侧上副动脉共干；F. 中副动脉、桡侧副动脉单独起始，无肱深动脉；G. 旋肱后动脉与桡侧副动脉共干，尺侧上副动脉与中副动脉共干

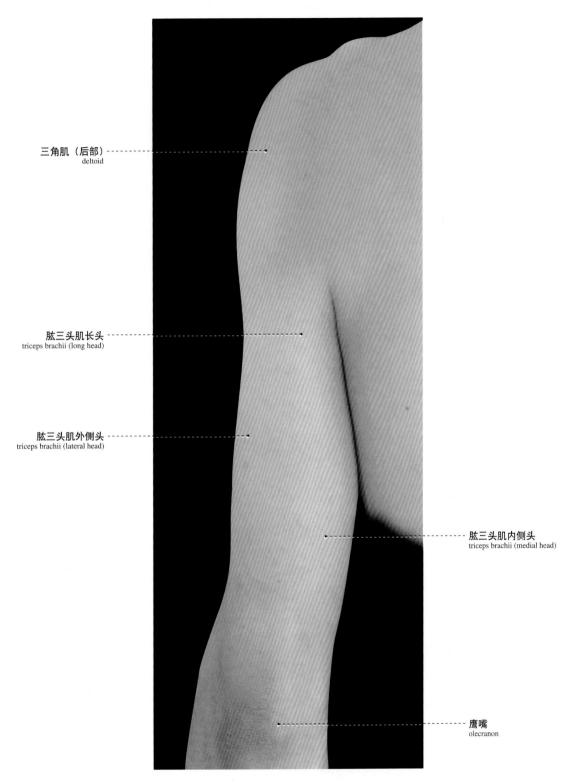

三角肌（后部）
deltoid

肱三头肌长头
triceps brachii (long head)

肱三头肌外侧头
triceps brachii (lateral head)

肱三头肌内侧头
triceps brachii (medial head)

鹰嘴
olecranon

145. 臂后区体表
Surface of posterior brachial region

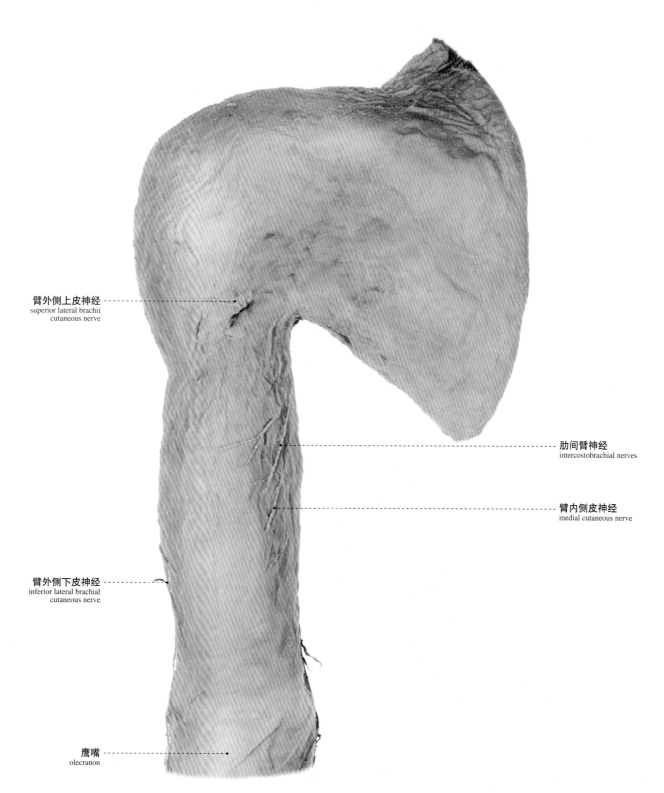

臂外侧上皮神经
superior lateral brachii
cutaneous nerve

肋间臂神经
intercostobrachial nerves

臂内侧皮神经
medial cutaneous nerve

臂外侧下皮神经
inferior lateral brachial
cutaneous nerve

鹰嘴
olecranon

146. 臂后区局部解剖 1
Topography of the posterior brachial region 1

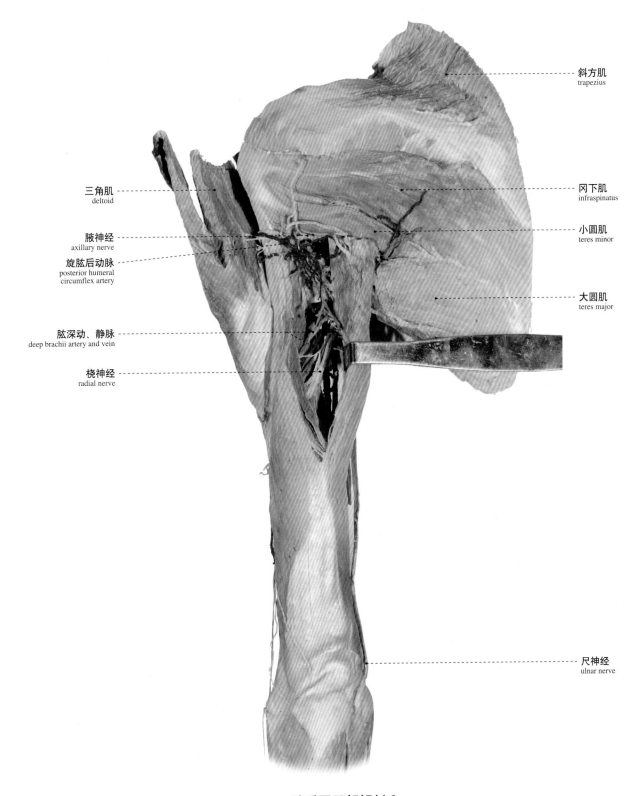

斜方肌
trapezius

三角肌
deltoid

腋神经
axillary nerve

旋肱后动脉
posterior humeral
circumflex artery

肱深动、静脉
deep brachii artery and vein

桡神经
radial nerve

冈下肌
infraspinatus

小圆肌
teres minor

大圆肌
teres major

尺神经
ulnar nerve

147. 臂后区局部解剖 2
Topography of the posterior brachial region 2

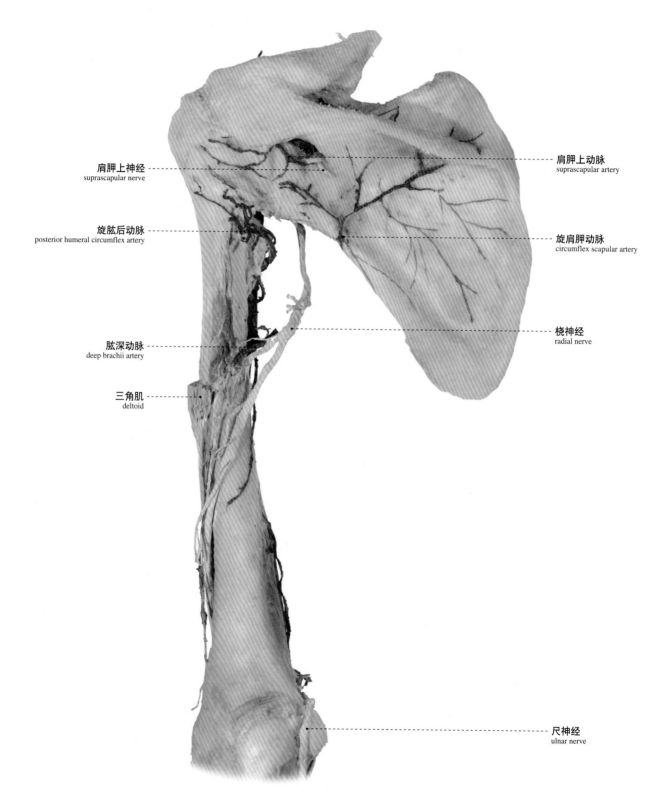

肩胛上神经
suprascapular nerve

旋肱后动脉
posterior humeral circumflex artery

肱深动脉
deep brachii artery

三角肌
deltoid

肩胛上动脉
suprascapular artery

旋肩胛动脉
circumflex scapular artery

桡神经
radial nerve

尺神经
ulnar nerve

148. 臂后区局部解剖 3
Topography of the posterior brachial region 3

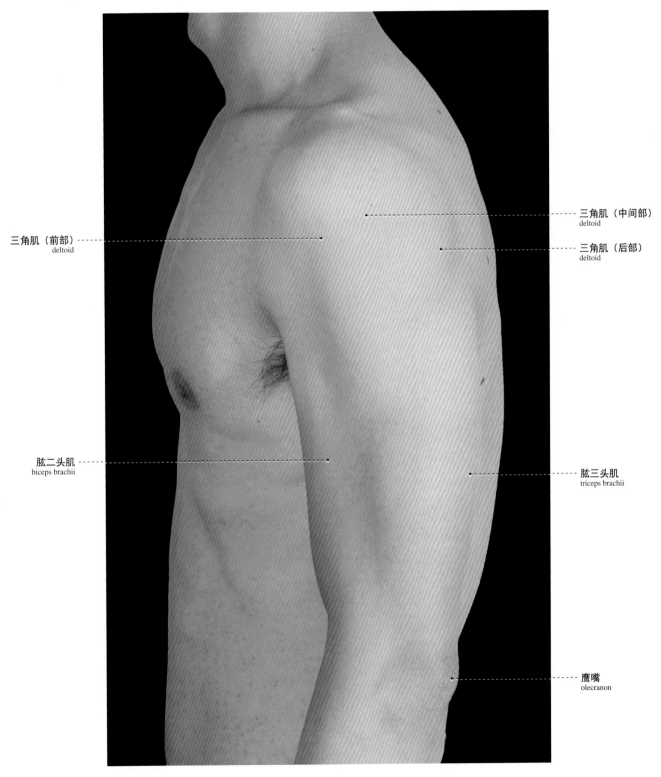

三角肌（前部）
deltoid

三角肌（中间部）
deltoid

三角肌（后部）
deltoid

肱二头肌
biceps brachii

肱三头肌
triceps brachii

鹰嘴
olecranon

149. 臂外侧面体表
Surface of the lateral brachial aspect

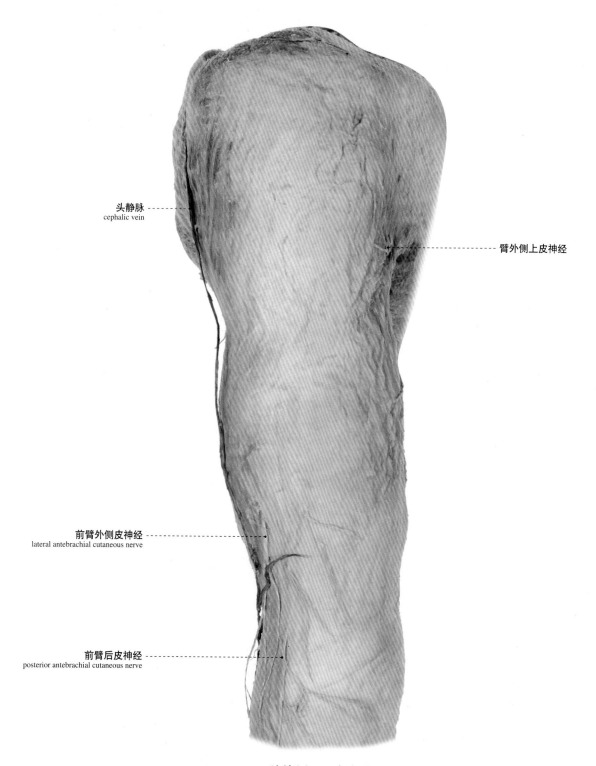

头静脉
cephalic vein

臂外侧上皮神经

前臂外侧皮神经
lateral antebrachial cutaneous nerve

前臂后皮神经
posterior antebrachial cutaneous nerve

150. 臂外侧面局部解剖 1
Topography of the lateral brachial aspect 1

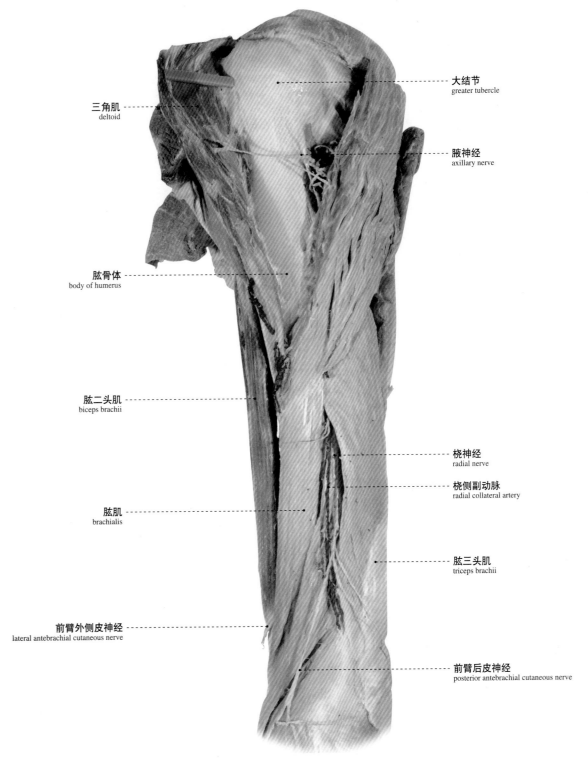

三角肌
deltoid

大结节
greater tubercle

腋神经
axillary nerve

肱骨体
body of humerus

肱二头肌
biceps brachii

桡神经
radial nerve

桡侧副动脉
radial collateral artery

肱肌
brachialis

肱三头肌
triceps brachii

前臂外侧皮神经
lateral antebrachial cutaneous nerve

前臂后皮神经
posterior antebrachial cutaneous nerve

151. 臂外侧面局部解剖 2
Topography of the lateral brachial aspect 2

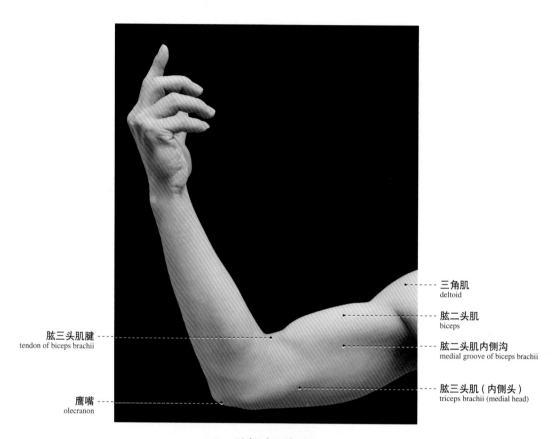

三角肌
deltoid

肱二头肌
biceps

肱二头肌内侧沟
medial groove of biceps brachii

肱三头肌（内侧头）
triceps brachii (medial head)

肱三头肌腱
tendon of biceps brachii

鹰嘴
olecranon

152. 臂部表面解剖 1
Surface anatomy of the arm 1

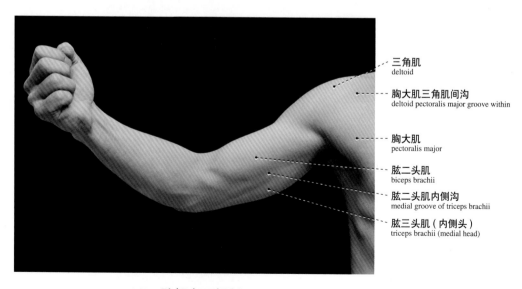

三角肌
deltoid

胸大肌三角肌间沟
deltoid pectoralis major groove within

胸大肌
pectoralis major

肱二头肌
biceps brachii

肱二头肌内侧沟
medial groove of triceps brachii

肱三头肌（内侧头）
triceps brachii (medial head)

153. 臂部表面解剖 2
Surface anatomy of the arm 2

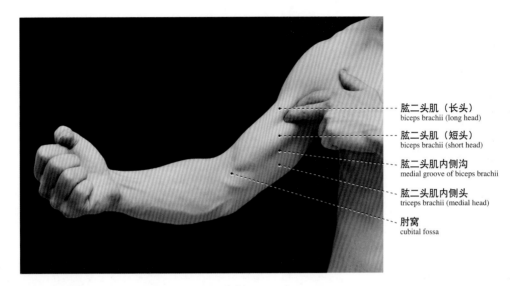

肱二头肌（长头）
biceps brachii (long head)

肱二头肌（短头）
biceps brachii (short head)

肱二头肌内侧沟
medial groove of biceps brachii

肱二头肌内侧头
triceps brachii (medial head)

肘窝
cubital fossa

154. 臂部表面解剖 3
Surface anatomy of the arm 3

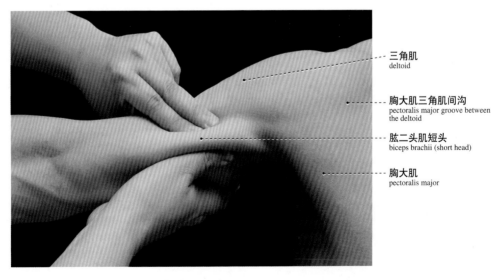

三角肌
deltoid

胸大肌三角肌间沟
pectoralis major groove between
the deltoid

肱二头肌短头
biceps brachii (short head)

胸大肌
pectoralis major

155. 臂部表面解剖 4
Surface anatomy of the arm 4

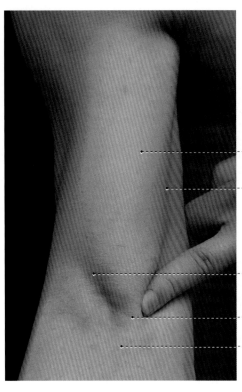

肱二头肌
biceps brachii

肱二头肌内侧沟
medial groove of biceps brachii

肱二头肌外侧沟
lateral sulcus of biceps brachii

肱二头肌腱
tendon of biceps brachii

肘窝
cubital fossa

156. 臂部表面解剖 5
Surface anatomy of the arm 5

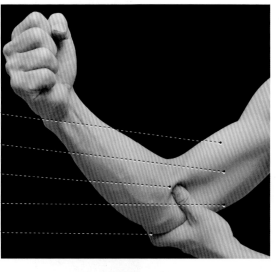

肱二头肌
biceps brachii

肱二头肌内侧沟
medial groove of biceps brachii

肱二头肌腱膜
bicipital aponeurosis

肱三头肌内侧头
medial head of triceps

鹰嘴
olecranon

157. 臂部表面解剖 6
Surface anatomy of the arm 6

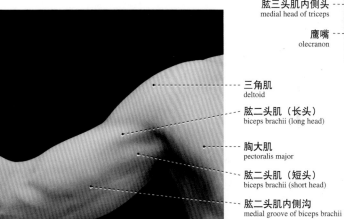

三角肌
deltoid

肱二头肌（长头）
biceps brachii (long head)

胸大肌
pectoralis major

肱二头肌（短头）
biceps brachii (short head)

肱二头肌内侧沟
medial groove of biceps brachii

158. 臂部表面解剖 7
Surface anatomy of the arm 7

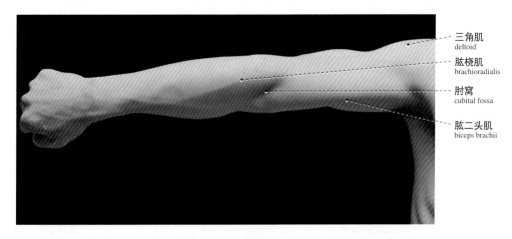

三角肌
deltoid

肱桡肌
brachioradialis

肘窝
cubital fossa

肱二头肌
biceps brachii

159. 臂部表面解剖 8
Surface anatomy of the arm 8

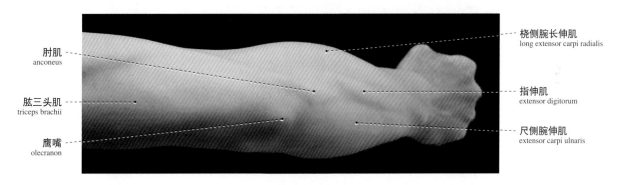

肘肌
anconeus

肱三头肌
triceps brachii

鹰嘴
olecranon

桡侧腕长伸肌
long extensor carpi radialis

指伸肌
extensor digitorum

尺侧腕伸肌
extensor carpi ulnaris

160. 臂部表面解剖 9
Surface anatomy of the arm 9

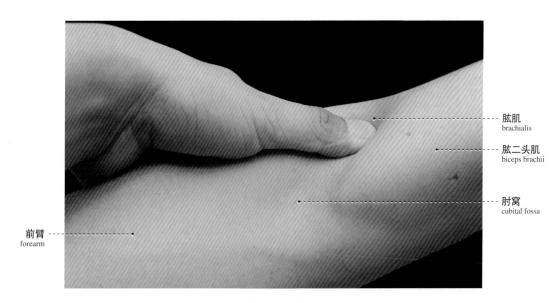

肱肌
brachialis

肱二头肌
biceps brachii

肘窝
cubital fossa

前臂
forearm

161. 臂部表面解剖 10
Surface anatomy of the arm 10

第四章

肘 部

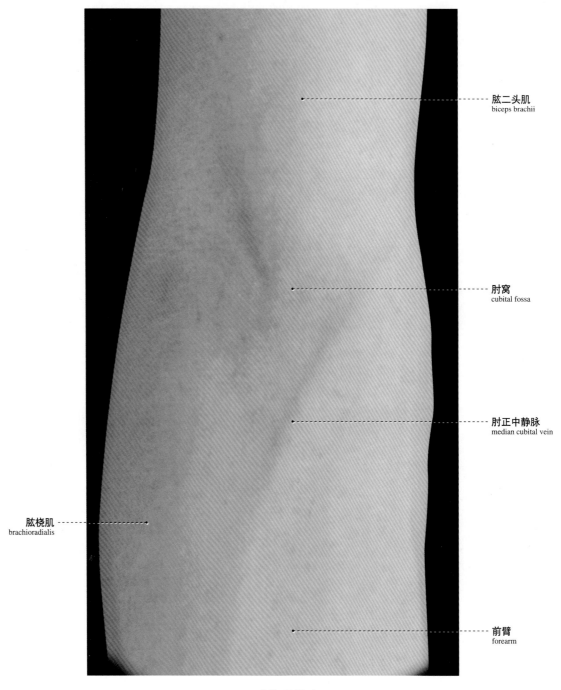

肱二头肌
biceps brachii

肘窝
cubital fossa

肘正中静脉
median cubital vein

肱桡肌
brachioradialis

前臂
forearm

162. 肘前区体表
Surface of the anterior cubital region

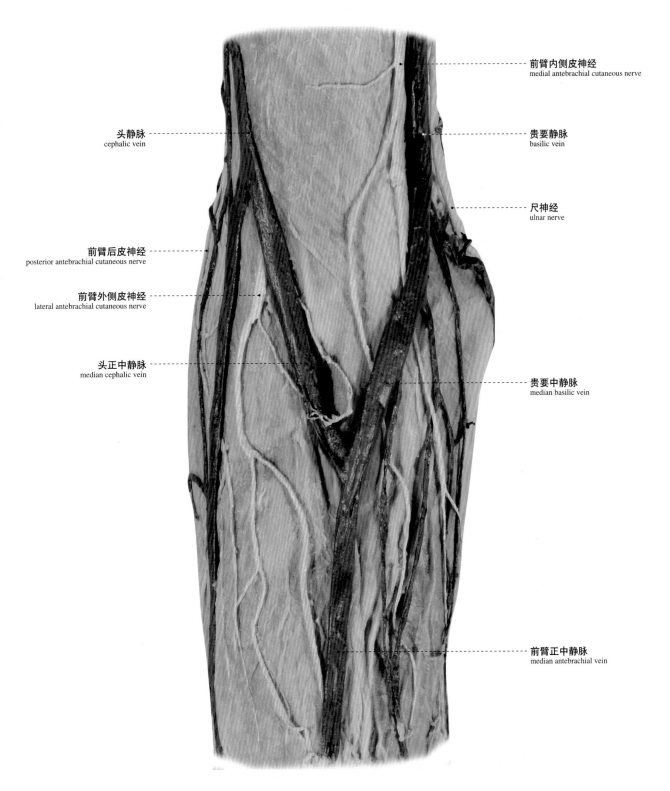

头静脉
cephalic vein

前臂后皮神经
posterior antebrachial cutaneous nerve

前臂外侧皮神经
lateral antebrachial cutaneous nerve

头正中静脉
median cephalic vein

前臂内侧皮神经
medial antebrachial cutaneous nerve

贵要静脉
basilic vein

尺神经
ulnar nerve

贵要中静脉
median basilic vein

前臂正中静脉
median antebrachial vein

163. 肘前区局部解剖 1
Topography of the anterior cubital region 1

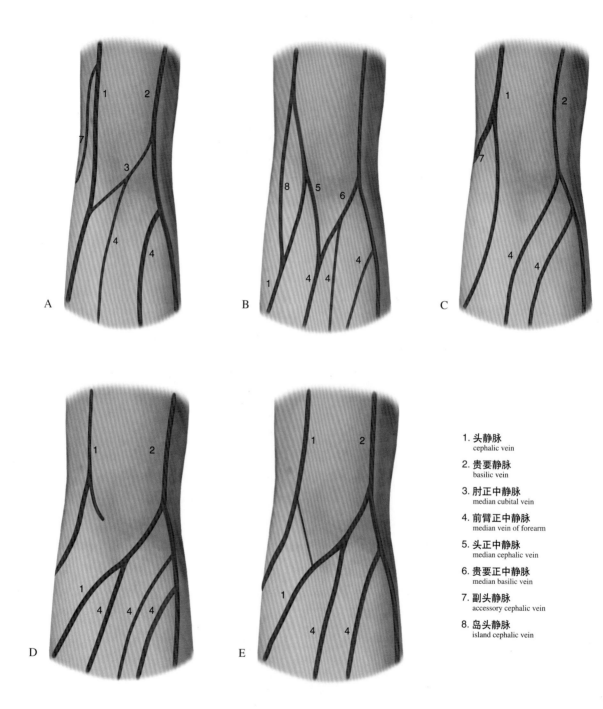

164. 肘浅静脉分型
Forms of the cubital superficial veins

1. 头静脉
   cephalic vein
2. 贵要静脉
   basilic vein
3. 肘正中静脉
   median cubital vein
4. 前臂正中静脉
   median vein of forearm
5. 头正中静脉
   median cephalic vein
6. 贵要正中静脉
   median basilic vein
7. 副头静脉
   accessory cephalic vein
8. 岛头静脉
   island cephalic vein

A. 头静脉借一条肘正中静脉与贵要静脉相连；B. 头静脉借 Y 型肘正中静脉与贵要静脉相连，Y 型的两臂分别称头正中静脉和贵要正中静脉；C. 头静脉与贵要静脉与肘浅部无静脉交通；D. 头静脉在肘前直入贵要静脉，臂部头静脉来源于肘部深静脉，或臂部头静脉细小；E. 前臂头静脉主干斜过肘窝入贵要静脉，但有细支与臂部头静脉相连

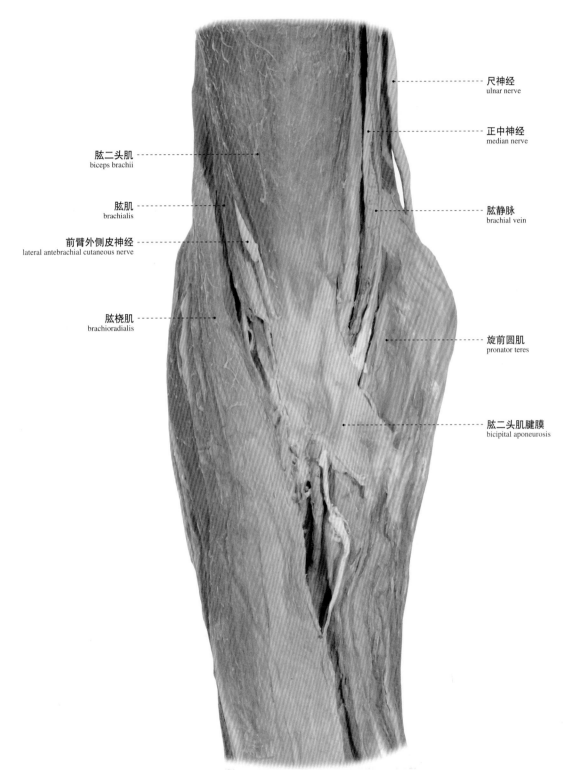

尺神经
ulnar nerve

正中神经
median nerve

肱二头肌
biceps brachii

肱肌
brachialis

前臂外侧皮神经
lateral antebrachial cutaneous nerve

肱静脉
brachial vein

肱桡肌
brachioradialis

旋前圆肌
pronator teres

肱二头肌腱膜
bicipital aponeurosis

165. 肘前区局部解剖 2
Topography of the anterior cubital region 2

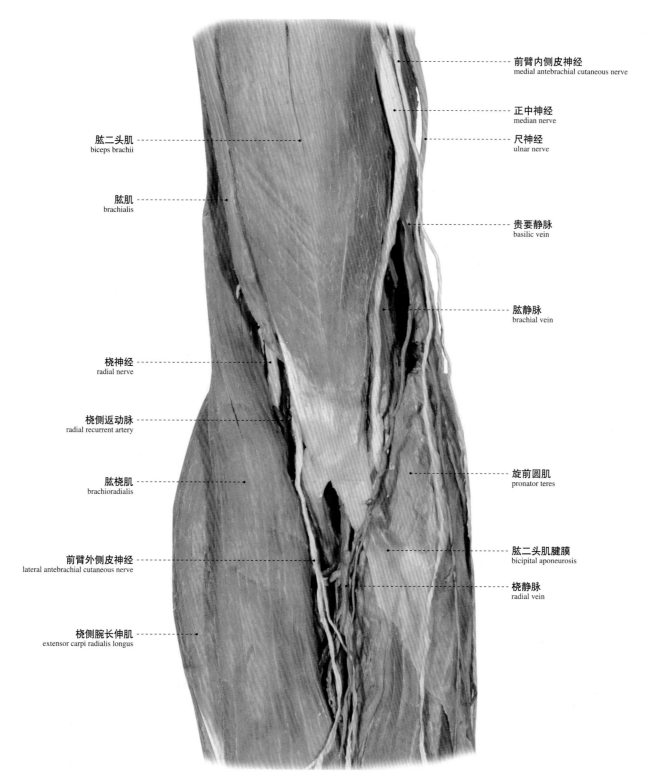

肱二头肌
biceps brachii

肱肌
brachialis

桡神经
radial nerve

桡侧返动脉
radial recurrent artery

肱桡肌
brachioradialis

前臂外侧皮神经
lateral antebrachial cutaneous nerve

桡侧腕长伸肌
extensor carpi radialis longus

前臂内侧皮神经
medial antebrachial cutaneous nerve

正中神经
median nerve

尺神经
ulnar nerve

贵要静脉
basilic vein

肱静脉
brachial vein

旋前圆肌
pronator teres

肱二头肌腱膜
bicipital aponeurosis

桡静脉
radial vein

166. 肘前区局部解剖 3
Topography of the anterior cubital region 3

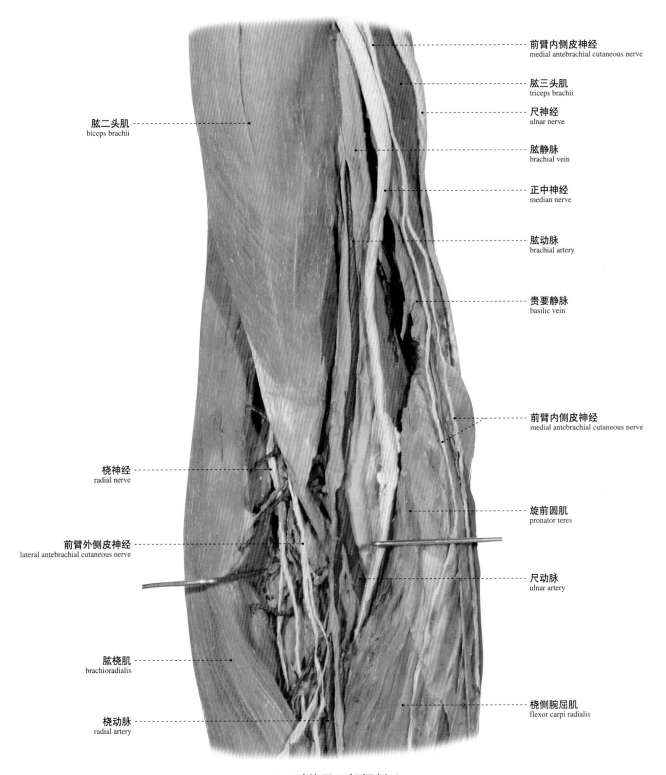

肱二头肌
biceps brachii

前臂内侧皮神经
medial antebrachial cutaneous nerve

肱三头肌
triceps brachii

尺神经
ulnar nerve

肱静脉
brachial vein

正中神经
median nerve

肱动脉
brachial artery

贵要静脉
basilic vein

前臂内侧皮神经
medial antebrachial cutaneous nerve

桡神经
radial nerve

旋前圆肌
pronator teres

前臂外侧皮神经
lateral antebrachial cutaneous nerve

尺动脉
ulnar artery

肱桡肌
brachioradialis

桡侧腕屈肌
flexor carpi radialis

桡动脉
radial artery

167. 肘前区局部解剖 4
Topography of the anterior cubital region 4

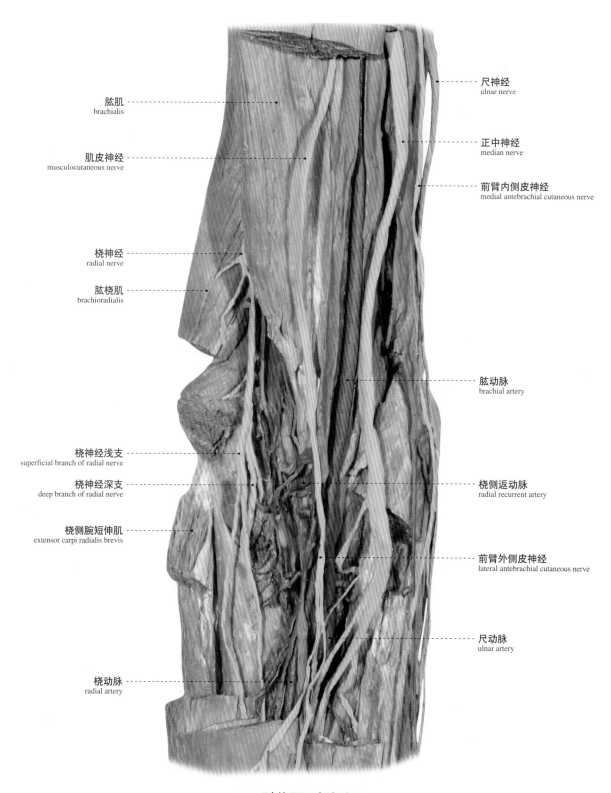

肱肌
brachialis

肌皮神经
musculocutaneous nerve

桡神经
radial nerve

肱桡肌
brachioradialis

桡神经浅支
superficial branch of radial nerve

桡神经深支
deep branch of radial nerve

桡侧腕短伸肌
extensor carpi radialis brevis

桡动脉
radial artery

尺神经
ulnar nerve

正中神经
median nerve

前臂内侧皮神经
medial antebrachial cutaneous nerve

肱动脉
brachial artery

桡侧返动脉
radial recurrent artery

前臂外侧皮神经
lateral antebrachial cutaneous nerve

尺动脉
ulnar artery

168. 肘前区局部解剖 5
Topography of the anterior cubital region 5

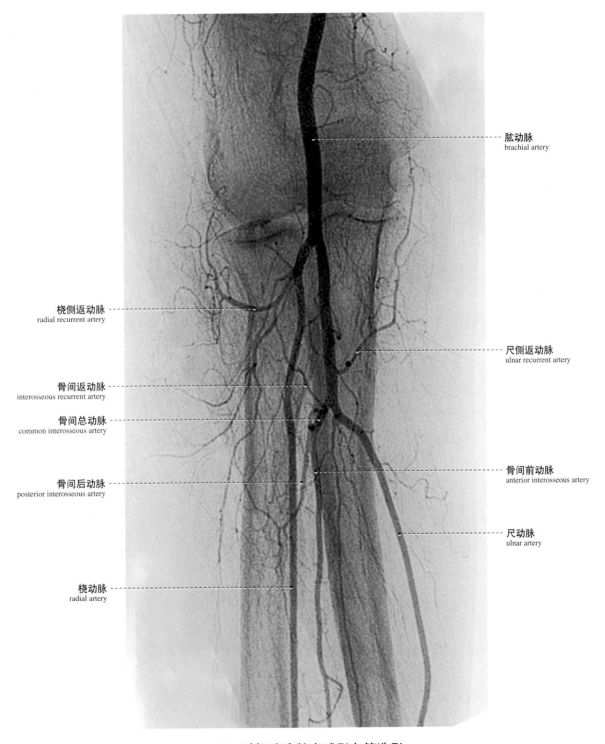

桡侧返动脉
radial recurrent artery

骨间返动脉
interosseous recurrent artery

骨间总动脉
common interosseous artery

骨间后动脉
posterior interosseous artery

桡动脉
radial artery

肱动脉
brachial artery

尺侧返动脉
ulnar recurrent artery

骨间前动脉
anterior interosseous artery

尺动脉
ulnar artery

169. 肘部动脉数字减影血管造影
DSA of the elbow arteries

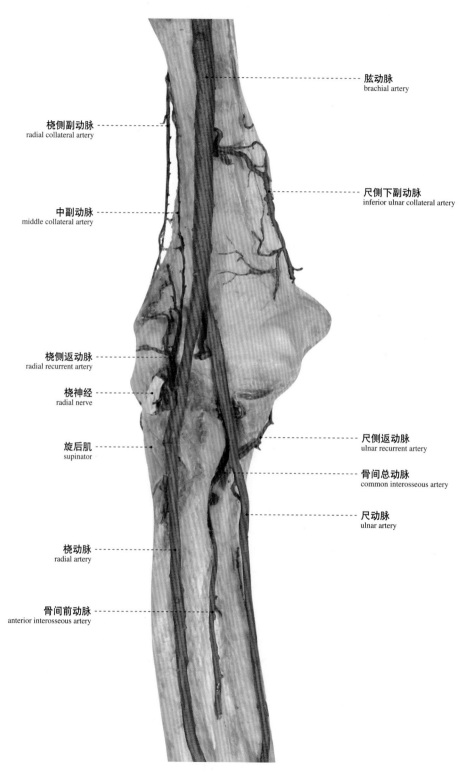

桡侧副动脉
radial collateral artery

中副动脉
middle collateral artery

桡侧返动脉
radial recurrent artery

桡神经
radial nerve

旋后肌
supinator

桡动脉
radial artery

骨间前动脉
anterior interosseous artery

肱动脉
brachial artery

尺侧下副动脉
inferior ulnar collateral artery

尺侧返动脉
ulnar recurrent artery

骨间总动脉
common interosseous artery

尺动脉
ulnar artery

170. 肘前区局部解剖 6
Topography of the anterior cubital region 6

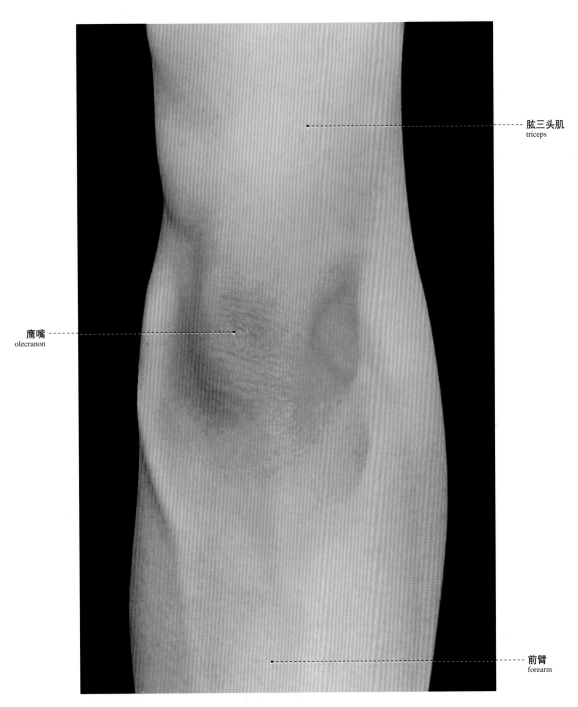

肱三头肌
triceps

鹰嘴
olecranon

前臂
forearm

171. 肘后区体表
Surface of the posterior cubital region

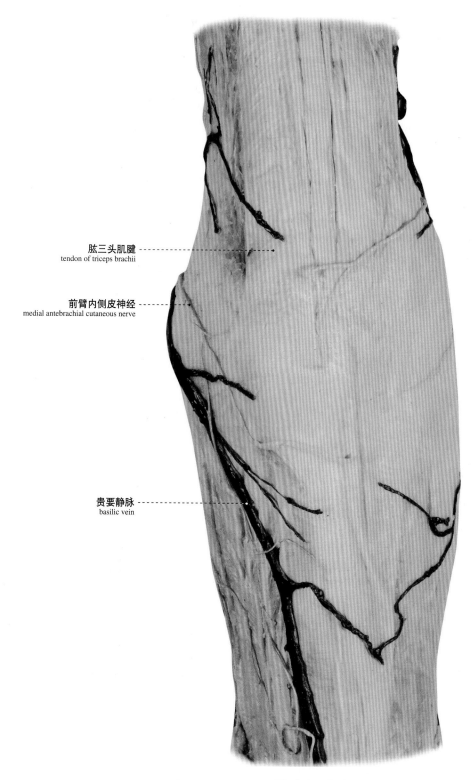

肱三头肌腱
tendon of triceps brachii

前臂内侧皮神经
medial antebrachial cutaneous nerve

贵要静脉
basilic vein

172. 肘后区局部解剖 1
Topography of the posterior cubital region 1

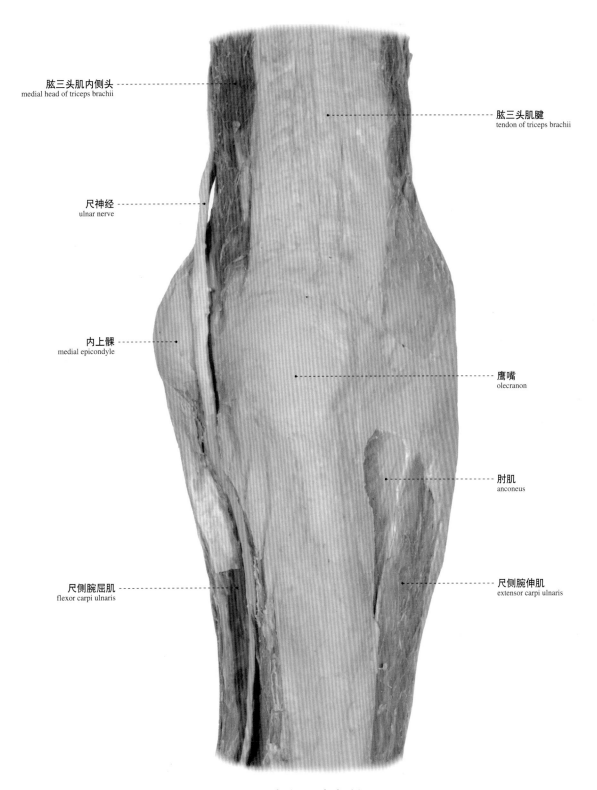

肱三头肌内侧头
medial head of triceps brachii

肱三头肌腱
tendon of triceps brachii

尺神经
ulnar nerve

内上髁
medial epicondyle

鹰嘴
olecranon

肘肌
anconeus

尺侧腕屈肌
flexor carpi ulnaris

尺侧腕伸肌
extensor carpi ulnaris

173. 肘后区局部解剖 2
Topography of the posterior cubital region 2

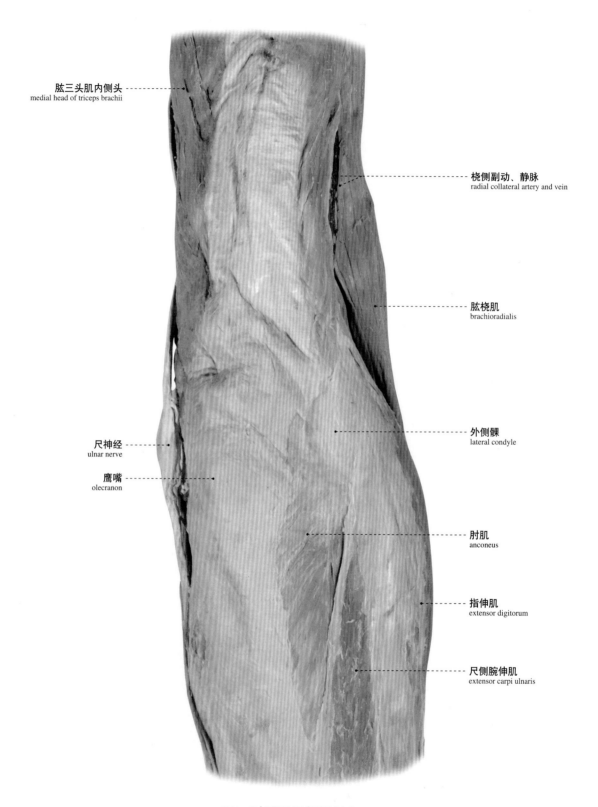

肱三头肌内侧头
medial head of triceps brachii

桡侧副动、静脉
radial collateral artery and vein

肱桡肌
brachioradialis

外侧髁
lateral condyle

尺神经
ulnar nerve

鹰嘴
olecranon

肘肌
anconeus

指伸肌
extensor digitorum

尺侧腕伸肌
extensor carpi ulnaris

174. 肘后区局部解剖 3
Topography of the posterior cubital region 3

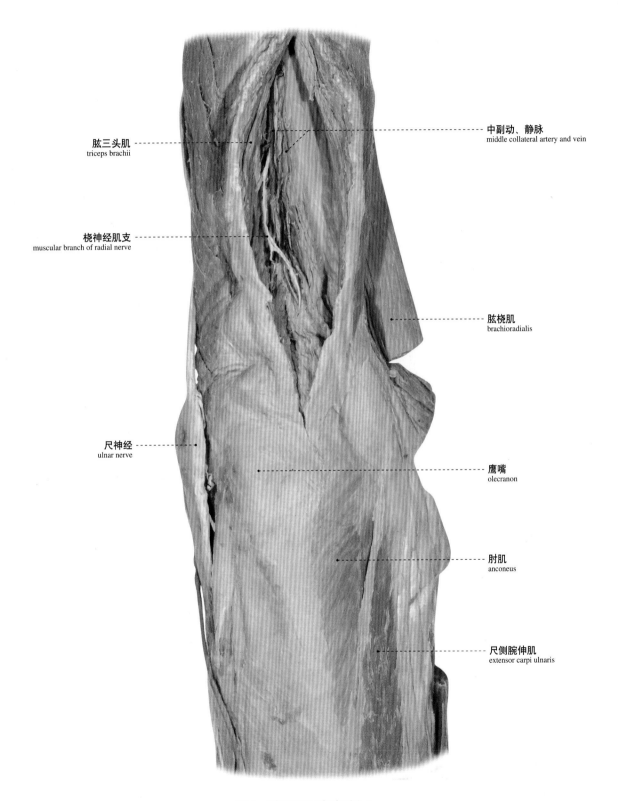

中副动、静脉
middle collateral artery and vein

肱三头肌
triceps brachii

桡神经肌支
muscular branch of radial nerve

肱桡肌
brachioradialis

尺神经
ulnar nerve

鹰嘴
olecranon

肘肌
anconeus

尺侧腕伸肌
extensor carpi ulnaris

175. 肘后区局部解剖 4
Topography of the posterior cubital region 4

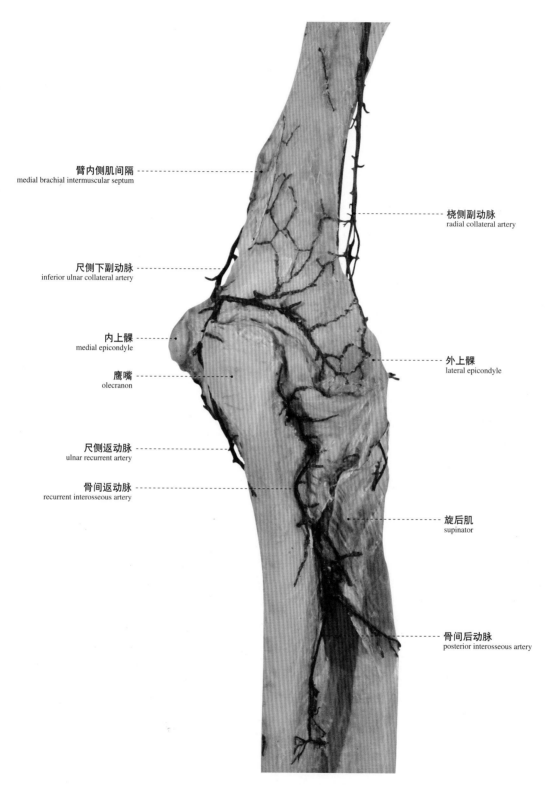

臂内侧肌间隔
medial brachial intermuscular septum

桡侧副动脉
radial collateral artery

尺侧下副动脉
inferior ulnar collateral artery

内上髁
medial epicondyle

外上髁
lateral epicondyle

鹰嘴
olecranon

尺侧返动脉
ulnar recurrent artery

骨间返动脉
recurrent interosseous artery

旋后肌
supinator

骨间后动脉
posterior interosseous artery

176. 肘后区局部解剖 5
Topography of the posterior cubital region 5

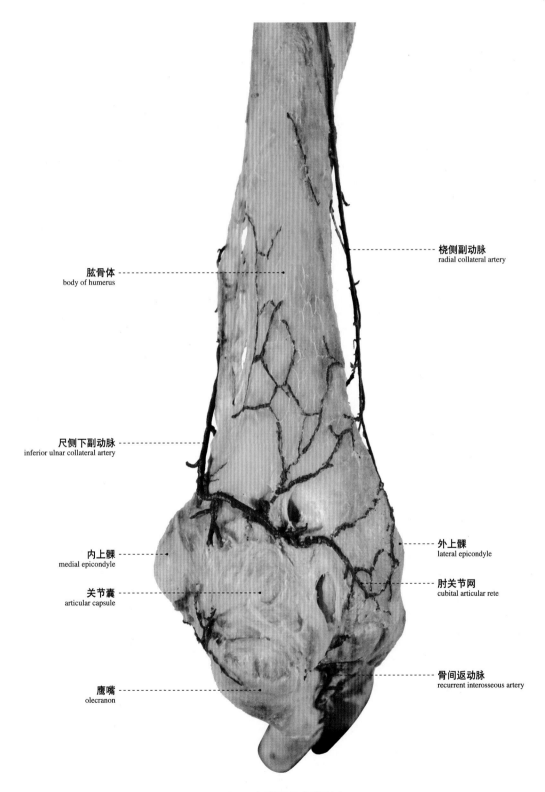

桡侧副动脉
radial collateral artery

肱骨体
body of humerus

尺侧下副动脉
inferior ulnar collateral artery

内上髁
medial epicondyle

关节囊
articular capsule

鹰嘴
olecranon

外上髁
lateral epicondyle

肘关节网
cubital articular rete

骨间返动脉
recurrent interosseous artery

177. 肘后区局部解剖 6
Topography of the posterior cubital region 6

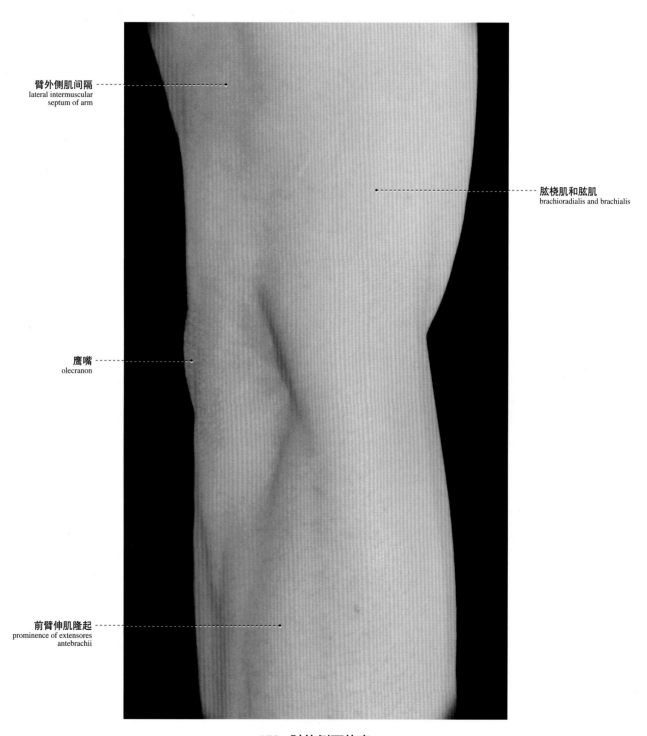

臂外侧肌间隔
lateral intermuscular
septum of arm

肱桡肌和肱肌
brachioradialis and brachialis

鹰嘴
olecranon

前臂伸肌隆起
prominence of extensores
antebrachii

178. 肘外侧面体表
Surface of the lateral cubital aspect

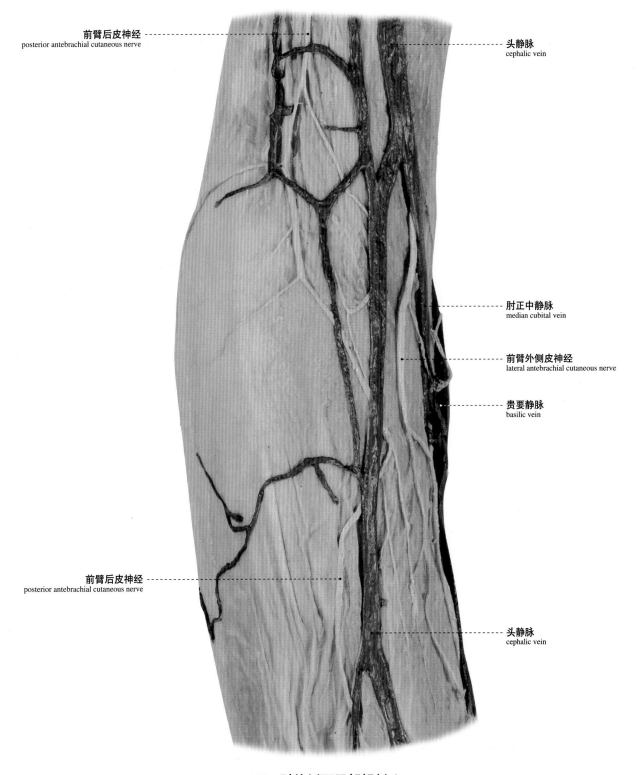

前臂后皮神经
posterior antebrachial cutaneous nerve

头静脉
cephalic vein

肘正中静脉
median cubital vein

前臂外侧皮神经
lateral antebrachial cutaneous nerve

贵要静脉
basilic vein

前臂后皮神经
posterior antebrachial cutaneous nerve

头静脉
cephalic vein

179. 肘外侧面局部解剖 1
Topography of the lateral cubital aspect 1

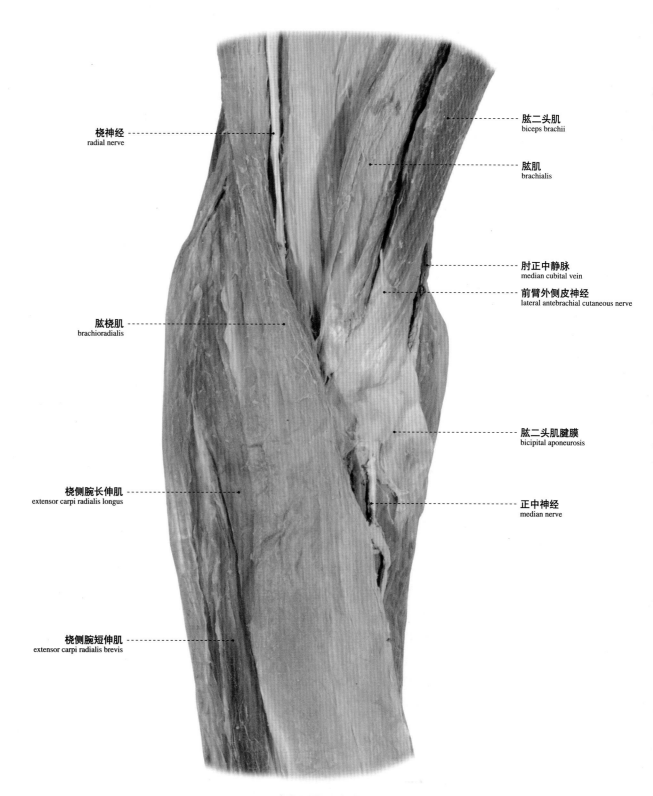

桡神经
radial nerve

肱二头肌
biceps brachii

肱肌
brachialis

肘正中静脉
median cubital vein

前臂外侧皮神经
lateral antebrachial cutaneous nerve

肱桡肌
brachioradialis

肱二头肌腱膜
bicipital aponeurosis

桡侧腕长伸肌
extensor carpi radialis longus

正中神经
median nerve

桡侧腕短伸肌
extensor carpi radialis brevis

180. 肘外侧面局部解剖 2

Topography of the lateral cubital aspect 2

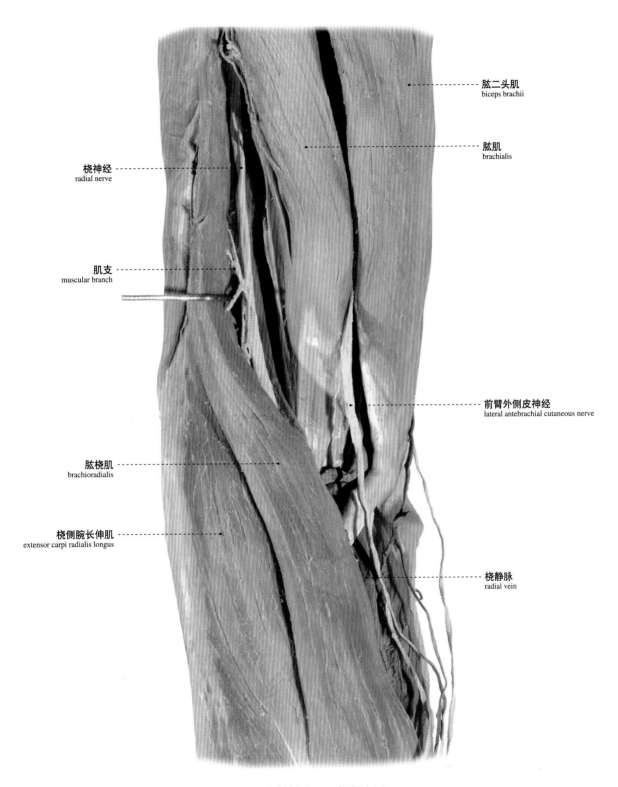

桡神经
radial nerve

肌支
muscular branch

肱桡肌
brachioradialis

桡侧腕长伸肌
extensor carpi radialis longus

肱二头肌
biceps brachii

肱肌
brachialis

前臂外侧皮神经
lateral antebrachial cutaneous nerve

桡静脉
radial vein

181. 肘外侧面局部解剖 3
Topography of the lateral cubital aspect 3

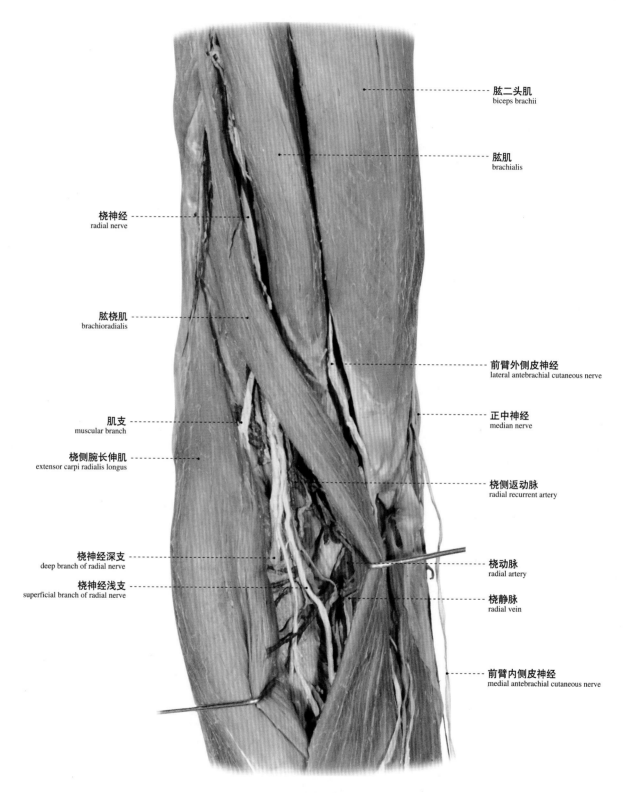

桡神经
radial nerve

肱桡肌
brachioradialis

肌支
muscular branch

桡侧腕长伸肌
extensor carpi radialis longus

桡神经深支
deep branch of radial nerve

桡神经浅支
superficial branch of radial nerve

肱二头肌
biceps brachii

肱肌
brachialis

前臂外侧皮神经
lateral antebrachial cutaneous nerve

正中神经
median nerve

桡侧返动脉
radial recurrent artery

桡动脉
radial artery

桡静脉
radial vein

前臂内侧皮神经
medial antebrachial cutaneous nerve

182. 肘外侧面局部解剖 4
Topography of the lateral cubital aspect 4

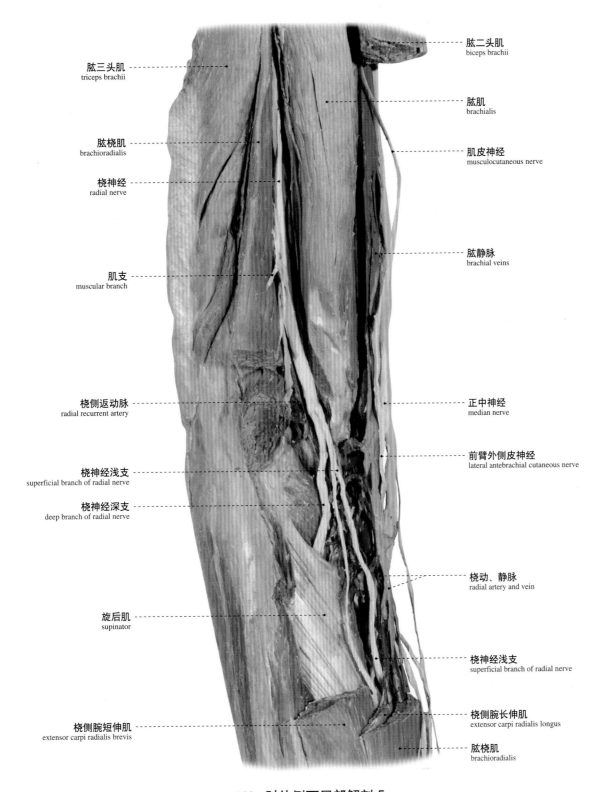

肱三头肌
triceps brachii

肱桡肌
brachioradialis

桡神经
radial nerve

肌支
muscular branch

桡侧返动脉
radial recurrent artery

桡神经浅支
superficial branch of radial nerve

桡神经深支
deep branch of radial nerve

旋后肌
supinator

桡侧腕短伸肌
extensor carpi radialis brevis

肱二头肌
biceps brachii

肱肌
brachialis

肌皮神经
musculocutaneous nerve

肱静脉
brachial veins

正中神经
median nerve

前臂外侧皮神经
lateral antebrachial cutaneous nerve

桡动、静脉
radial artery and vein

桡神经浅支
superficial branch of radial nerve

桡侧腕长伸肌
extensor carpi radialis longus

肱桡肌
brachioradialis

183. 肘外侧面局部解剖 5

Topography of the lateral cubital aspect 5

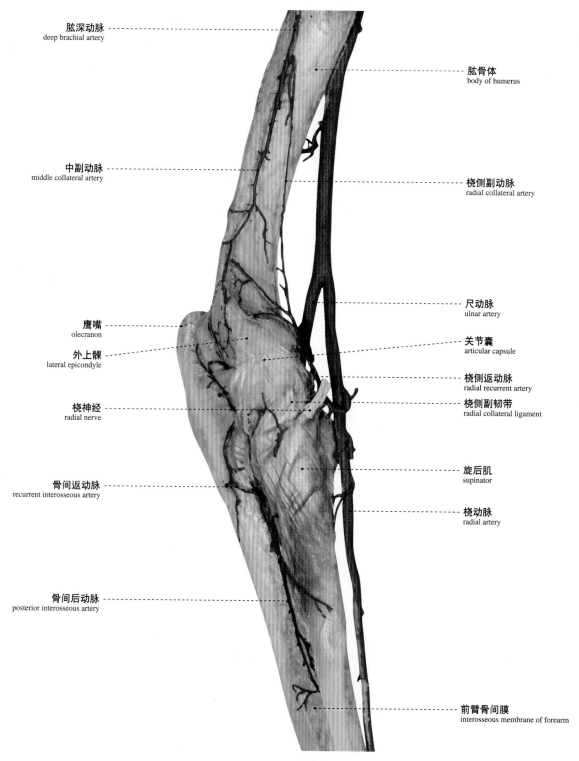

肱深动脉
deep brachial artery

肱骨体
body of humerus

中副动脉
middle collateral artery

桡侧副动脉
radial collateral artery

尺动脉
ulnar artery

鹰嘴
olecranon

关节囊
articular capsule

外上髁
lateral epicondyle

桡侧返动脉
radial recurrent artery

桡神经
radial nerve

桡侧副韧带
radial collateral ligament

旋后肌
supinator

骨间返动脉
recurrent interosseous artery

桡动脉
radial artery

骨间后动脉
posterior interosseous artery

前臂骨间膜
interosseous membrane of forearm

184. 肘外侧面局部解剖 6
Topography of the lateral cubital aspect 6

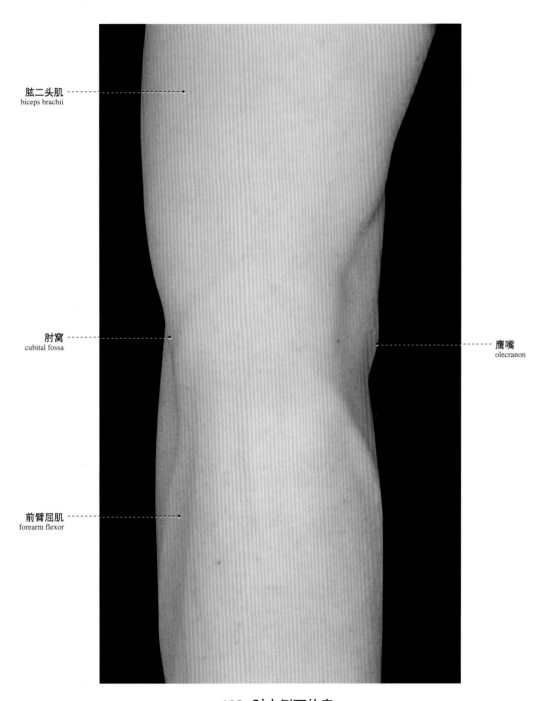

肱二头肌
biceps brachii

肘窝
cubital fossa

鹰嘴
olecranon

前臂屈肌
forearm flexor

185. 肘内侧面体表
Surface of the medial cubital aspect

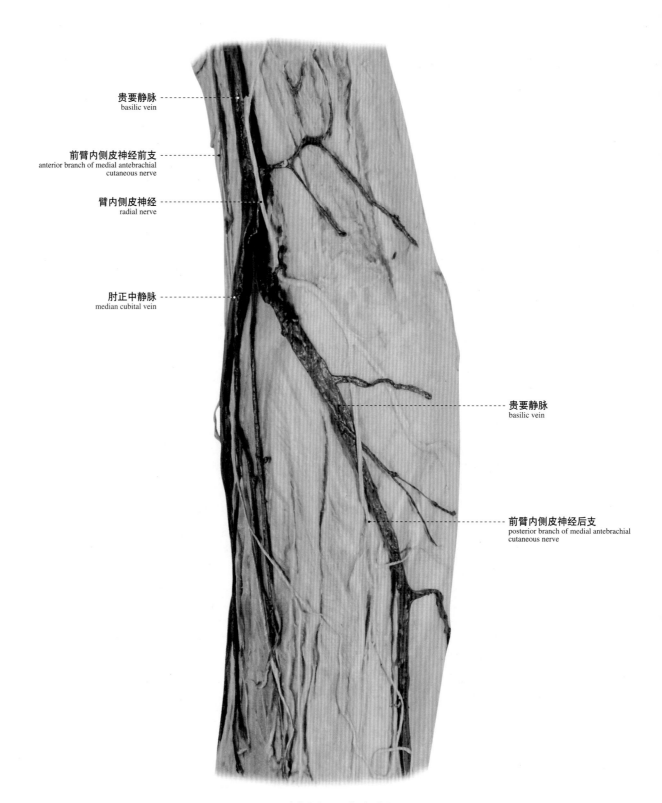

贵要静脉
basilic vein

前臂内侧皮神经前支
anterior branch of medial antebrachial
cutaneous nerve

臂内侧皮神经
radial nerve

肘正中静脉
median cubital vein

贵要静脉
basilic vein

前臂内侧皮神经后支
posterior branch of medial antebrachial
cutaneous nerve

186. 肘内侧面局部解剖 1
Topography of the medial cubital aspect 1

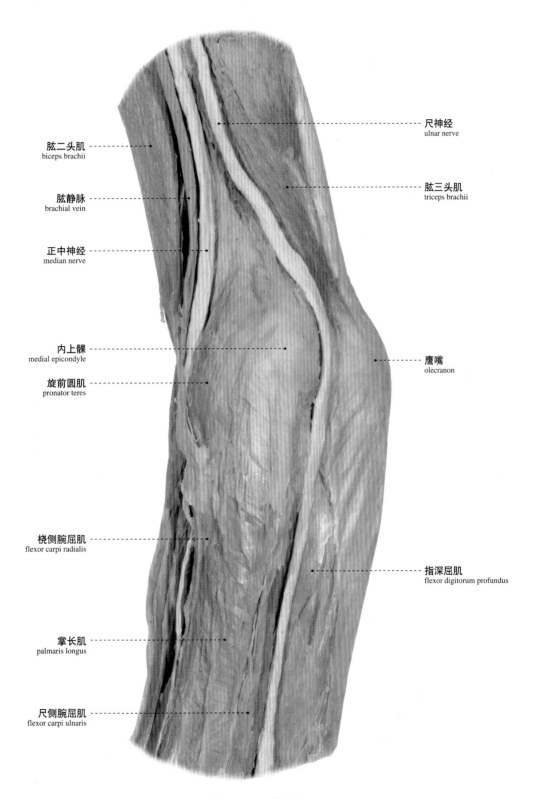

尺神经
ulnar nerve

肱二头肌
biceps brachii

肱三头肌
triceps brachii

肱静脉
brachial vein

正中神经
median nerve

内上髁
medial epicondyle

鹰嘴
olecranon

旋前圆肌
pronator teres

桡侧腕屈肌
flexor carpi radialis

指深屈肌
flexor digitorum profundus

掌长肌
palmaris longus

尺侧腕屈肌
flexor carpi ulnaris

187. 肘内侧面局部解剖 2

Topography of the medial cubital aspect 2

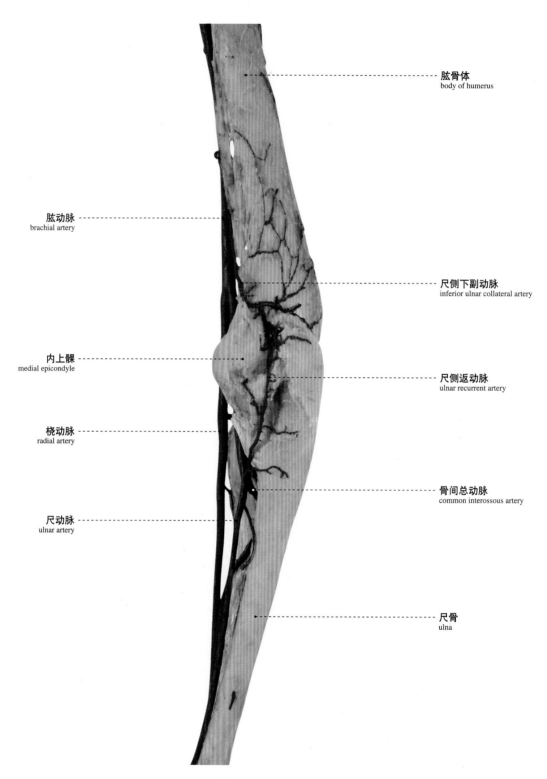

肱骨体
body of humerus

肱动脉
brachial artery

尺侧下副动脉
inferior ulnar collateral artery

内上髁
medial epicondyle

尺侧返动脉
ulnar recurrent artery

桡动脉
radial artery

尺动脉
ulnar artery

骨间总动脉
common interossous artery

尺骨
ulna

188. 肘内侧面局部解剖 3
Topography of the medial cubital aspect 3

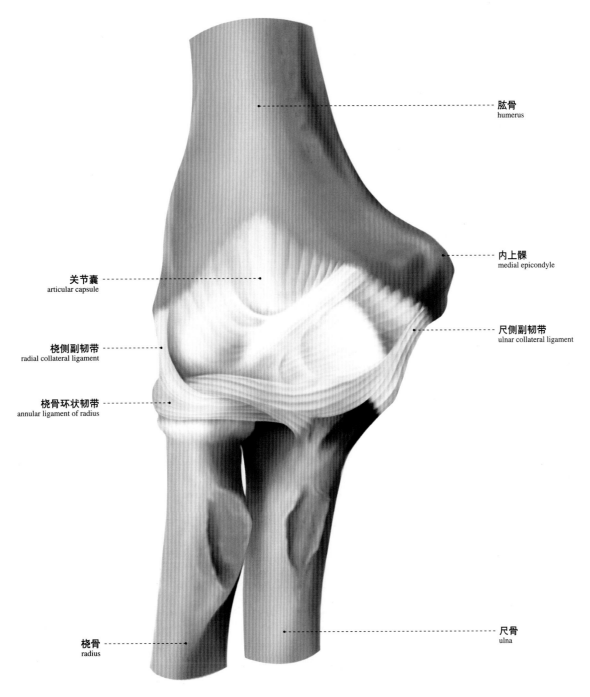

关节囊
articular capsule

桡侧副韧带
radial collateral ligament

桡骨环状韧带
annular ligament of radius

桡骨
radius

肱骨
humerus

内上髁
medial epicondyle

尺侧副韧带
ulnar collateral ligament

尺骨
ulna

189. 肘关节（前面观 1）
Elbow joint (anterior aspect 1)

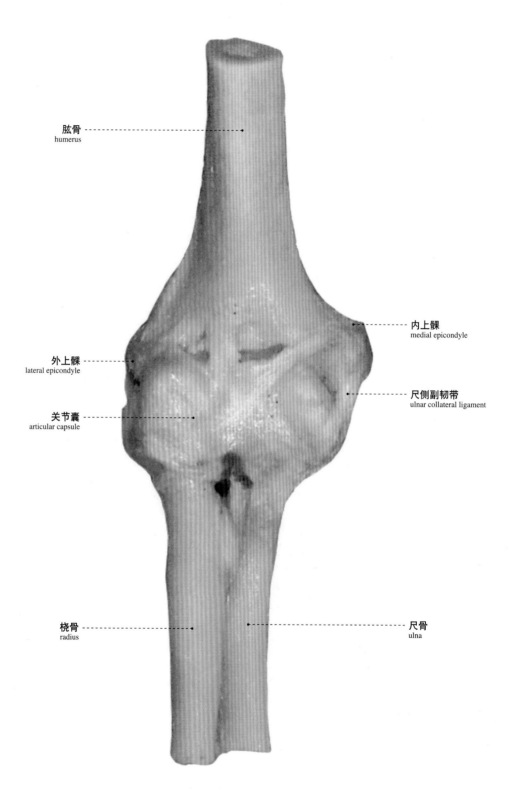

肱骨
humerus

内上髁
medial epicondyle

外上髁
lateral epicondyle

尺侧副韧带
ulnar collateral ligament

关节囊
articular capsule

桡骨
radius

尺骨
ulna

190. 肘关节（前面观 2）
Elbow joint (anterior aspect 2)

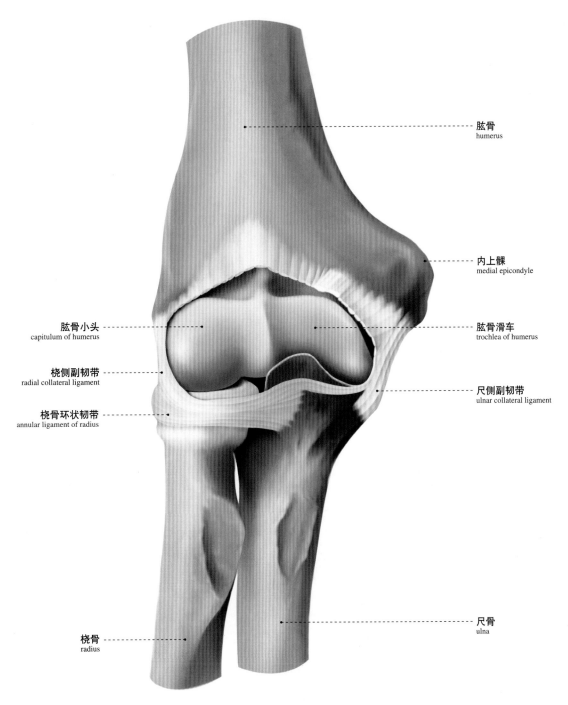

肱骨
humerus

内上髁
medial epicondyle

肱骨小头
capitulum of humerus

肱骨滑车
trochlea of humerus

桡侧副韧带
radial collateral ligament

尺侧副韧带
ulnar collateral ligament

桡骨环状韧带
annular ligament of radius

尺骨
ulna

桡骨
radius

191. 肘关节（后面观 1）
Elbow joint (posterior aspect 1)

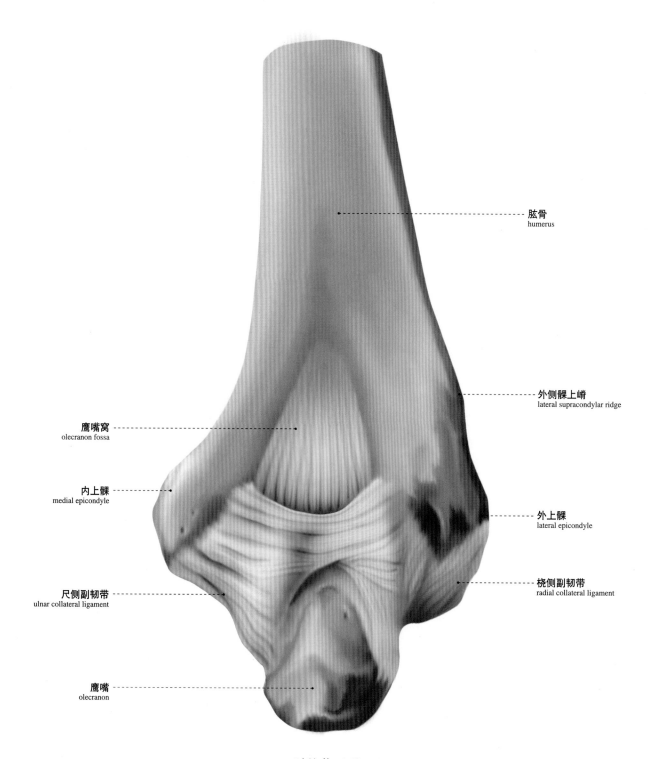

肱骨
humerus

外侧髁上嵴
lateral supracondylar ridge

鹰嘴窝
olecranon fossa

内上髁
medial epicondyle

外上髁
lateral epicondyle

尺侧副韧带
ulnar collateral ligament

桡侧副韧带
radial collateral ligament

鹰嘴
olecranon

192. 肘关节（后面观 2）
Elbow joint (posterior aspect 2)

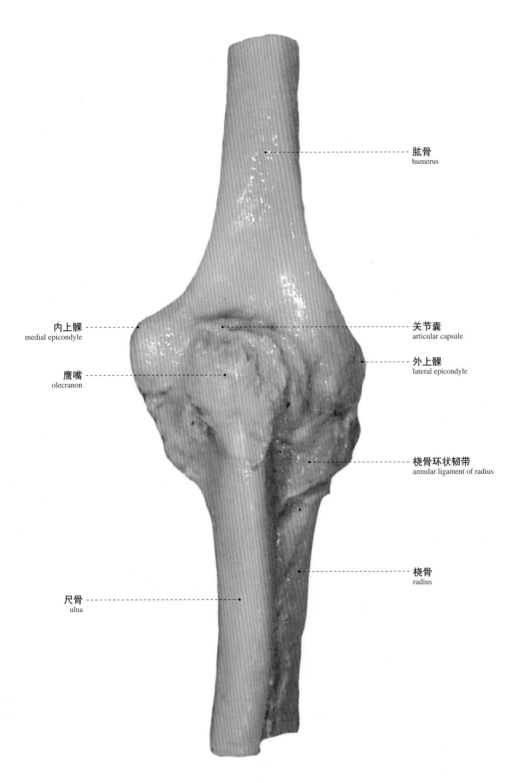

肱骨
humerus

内上髁
medial epicondyle

关节囊
articular capsule

外上髁
lateral epicondyle

鹰嘴
olecranon

桡骨环状韧带
annular ligament of radius

桡骨
radius

尺骨
ulna

193. 肘关节（后面观 3）
Elbow joint (posterior aspect 3)

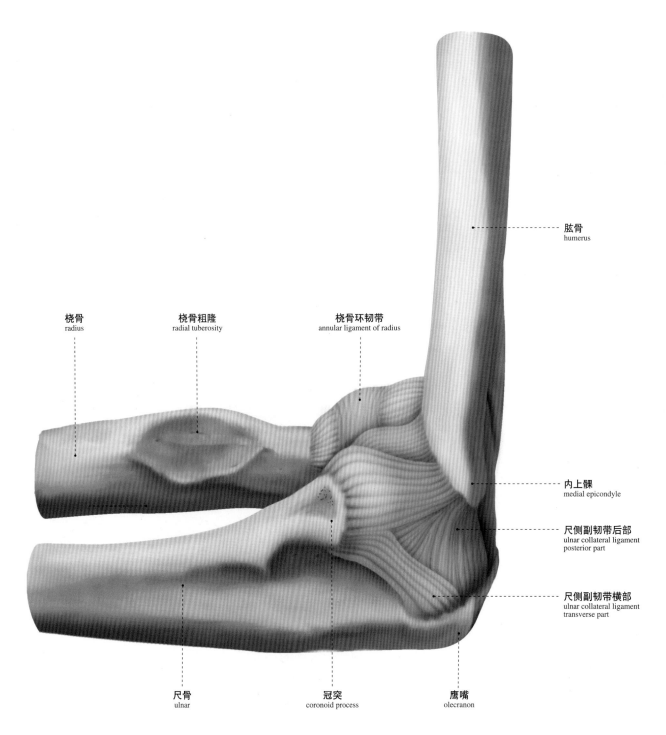

桡骨
radius

桡骨粗隆
radial tuberosity

桡骨环韧带
annular ligament of radius

肱骨
humerus

内上髁
medial epicondyle

尺侧副韧带后部
ulnar collateral ligament
posterior part

尺侧副韧带横部
ulnar collateral ligament
transverse part

尺骨
ulnar

冠突
coronoid process

鹰嘴
olecranon

194. 肘关节（内侧面观）
Elbow joint (medial aspect)

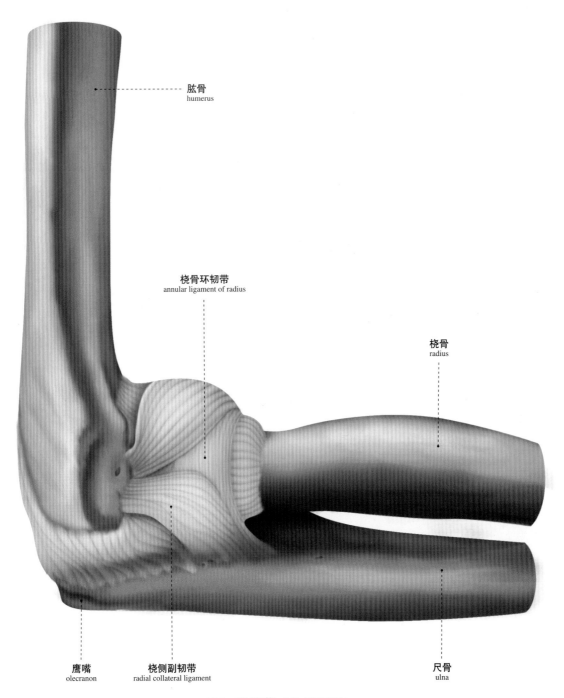

肱骨
humerus

桡骨环韧带
annular ligament of radius

桡骨
radius

鹰嘴
olecranon

桡侧副韧带
radial collateral ligament

尺骨
ulna

195. 肘关节（外侧面观）
Elbow joint (lateral aspect)

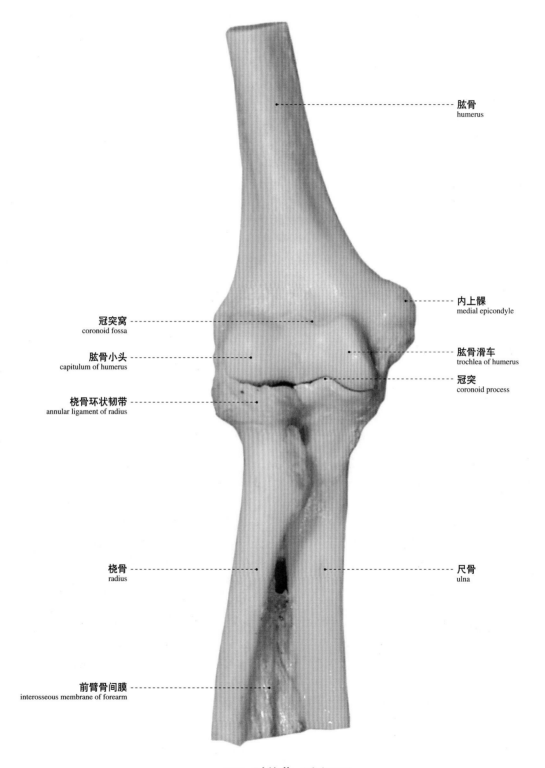

肱骨
humerus

内上髁
medial epicondyle

冠突窝
coronoid fossa

肱骨滑车
trochlea of humerus

肱骨小头
capitulum of humerus

冠突
coronoid process

桡骨环状韧带
annular ligament of radius

桡骨
radius

尺骨
ulna

前臂骨间膜
interosseous membrane of forearm

196. 肘关节（囊切开）
Elbow joint (capsule opened)

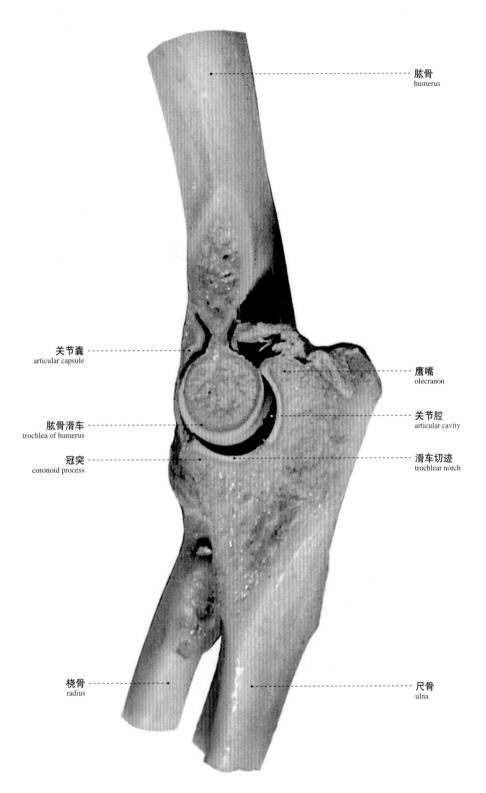

关节囊
articular capsule

肱骨滑车
trochlea of humerus

冠突
coronoid process

桡骨
radius

肱骨
humerus

鹰嘴
olecranon

关节腔
articular cavity

滑车切迹
trochlear notch

尺骨
ulna

197. 肘关节（矢状断面）
Elbow joint (sagittal section)

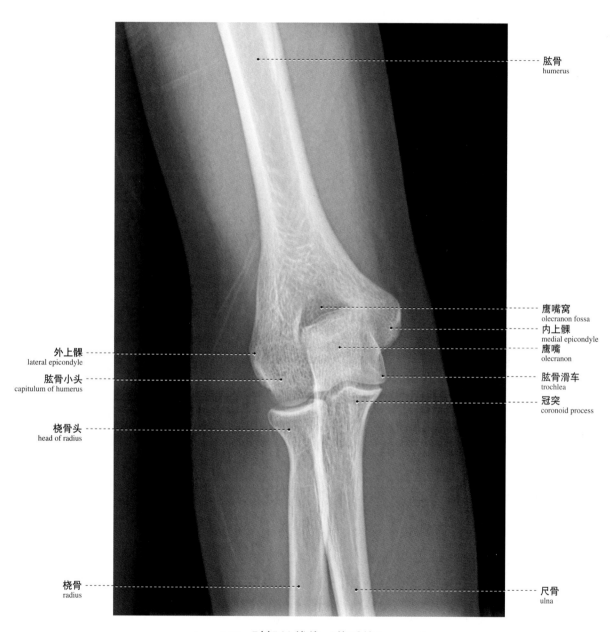

肱骨
humerus

鹰嘴窝
olecranon fossa

内上髁
medial epicondyle

鹰嘴
olecranon

肱骨滑车
trochlea

冠突
coronoid process

尺骨
ulna

外上髁
lateral epicondyle

肱骨小头
capitulum of humerus

桡骨头
head of radius

桡骨
radius

198. 肘部 X 线像（前后位）

Radiograph of the elbow (anteroposterior view)

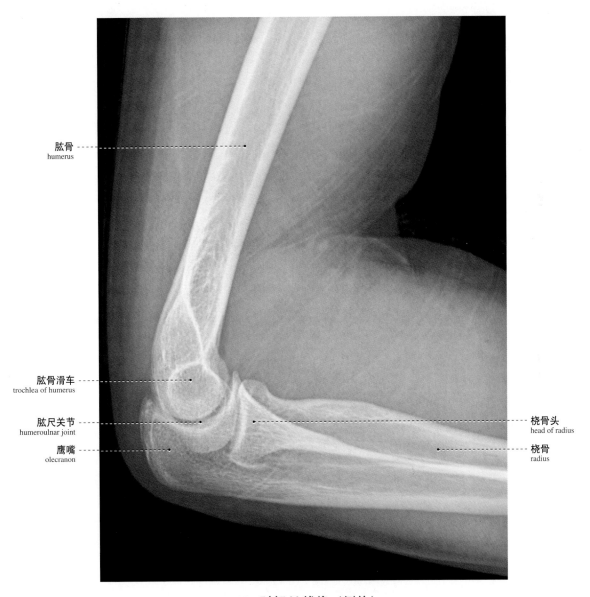

肱骨
humerus

肱骨滑车
trochlea of humerus

肱尺关节
humeroulnar joint

鹰嘴
olecranon

桡骨头
head of radius

桡骨
radius

199. 肘部 X 线像（侧位）
Radiograph of elbow (lateral view)

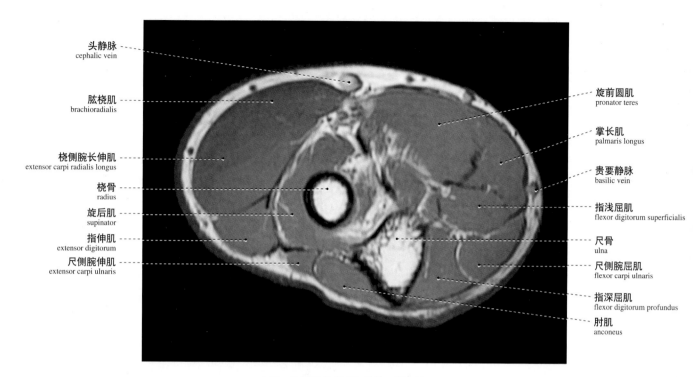

200. 肘部磁共振成像（轴位 1）
MRI of the elbow (axial view 1)

头静脉 cephalic vein
肱桡肌 brachioradialis
桡侧腕长伸肌 extensor carpi radialis longus
桡骨 radius
旋后肌 supinator
指伸肌 extensor digitorum
尺侧腕伸肌 extensor carpi ulnaris

旋前圆肌 pronator teres
掌长肌 palmaris longus
贵要静脉 basilic vein
指浅屈肌 flexor digitorum superficialis
尺骨 ulna
尺侧腕屈肌 flexor carpi ulnaris
指深屈肌 flexor digitorum profundus
肘肌 anconeus

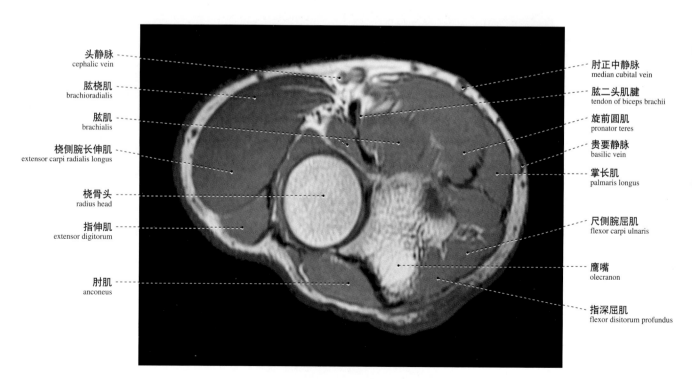

201. 肘部磁共振成像（轴位 2）
MRI of the elbow (axial view 2)

头静脉 cephalic vein
肱桡肌 brachioradialis
肱肌 brachialis
桡侧腕长伸肌 extensor carpi radialis longus
桡骨头 radius head
指伸肌 extensor digitorum
肘肌 anconeus

肘正中静脉 median cubital vein
肱二头肌腱 tendon of biceps brachii
旋前圆肌 pronator teres
贵要静脉 basilic vein
掌长肌 palmaris longus
尺侧腕屈肌 flexor carpi ulnaris
鹰嘴 olecranon
指深屈肌 flexor disitorum profundus

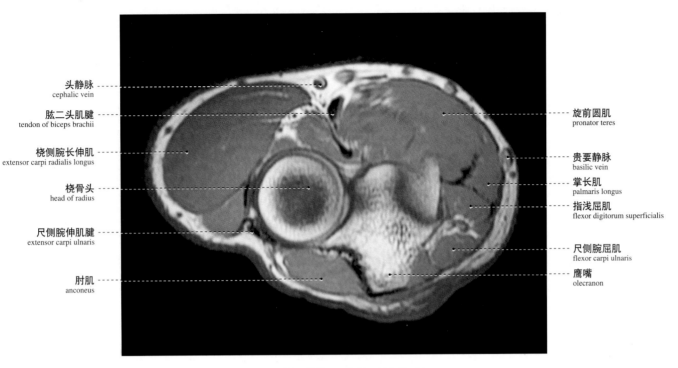

头静脉
cephalic vein

肱二头肌腱
tendon of biceps brachii

桡侧腕长伸肌
extensor carpi radialis longus

桡骨头
head of radius

尺侧腕伸肌腱
extensor carpi ulnaris

肘肌
anconeus

旋前圆肌
pronator teres

贵要静脉
basilic vein

掌长肌
palmaris longus

指浅屈肌
flexor digitorum superficialis

尺侧腕屈肌
flexor carpi ulnaris

鹰嘴
olecranon

202. 肘部磁共振成像（轴位 3）
MRI of the elbow (axial view 3)

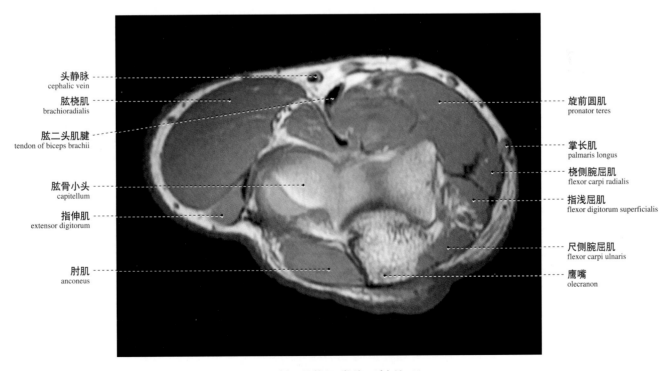

头静脉
cephalic vein

肱桡肌
brachioradialis

肱二头肌腱
tendon of biceps brachii

肱骨小头
capitellum

指伸肌
extensor digitorum

肘肌
anconeus

旋前圆肌
pronator teres

掌长肌
palmaris longus

桡侧腕屈肌
flexor carpi radialis

指浅屈肌
flexor digitorum superficialis

尺侧腕屈肌
flexor carpi ulnaris

鹰嘴
olecranon

203. 肘部磁共振成像（轴位 4）
MRI of the elbow (axial view 4)

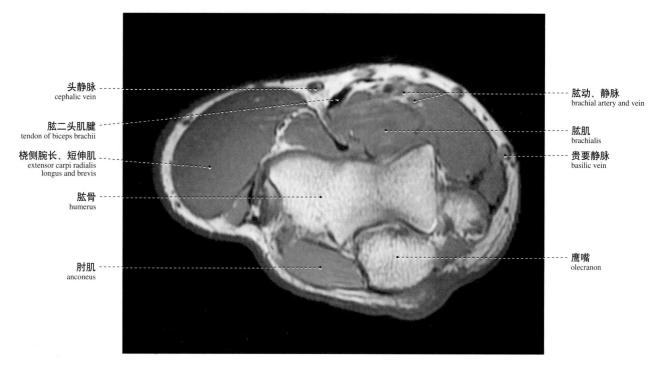

头静脉
cephalic vein

肱二头肌腱
tendon of biceps brachii

桡侧腕长、短伸肌
extensor carpi radialis
longus and brevis

肱骨
humerus

肘肌
anconeus

肱动、静脉
brachial artery and vein

肱肌
brachialis

贵要静脉
basilic vein

鹰嘴
olecranon

204. 肘部磁共振成像（轴位 5）
MRI of the elbow (axial view 5)

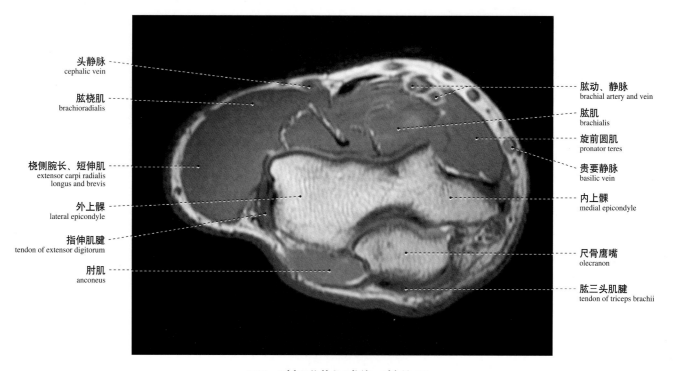

头静脉
cephalic vein

肱桡肌
brachioradialis

桡侧腕长、短伸肌
extensor carpi radialis
longus and brevis

外上髁
lateral epicondyle

指伸肌腱
tendon of extensor digitorum

肘肌
anconeus

肱动、静脉
brachial artery and vein

肱肌
brachialis

旋前圆肌
pronator teres

贵要静脉
basilic vein

内上髁
medial epicondyle

尺骨鹰嘴
olecranon

肱三头肌腱
tendon of triceps brachii

205. 肘部磁共振成像（轴位 6）
MRI of the elbow (axial view 6)

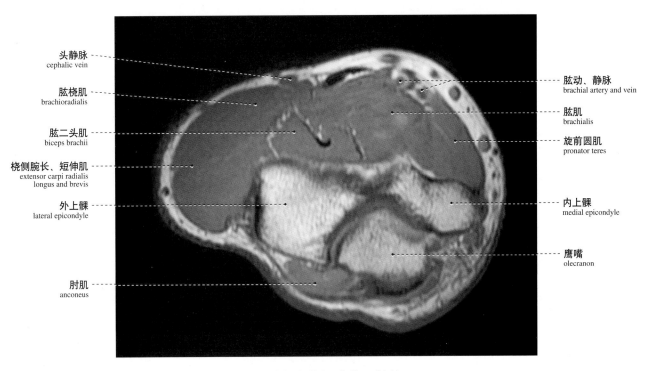

头静脉
cephalic vein

肱桡肌
brachioradialis

肱二头肌
biceps brachii

桡侧腕长、短伸肌
extensor carpi radialis
longus and brevis

外上髁
lateral epicondyle

肘肌
anconeus

肱动、静脉
brachial artery and vein

肱肌
brachialis

旋前圆肌
pronator teres

内上髁
medial epicondyle

鹰嘴
olecranon

206. 肘部磁共振成像（轴位 7）
MRI of the elbow (axial view 7)

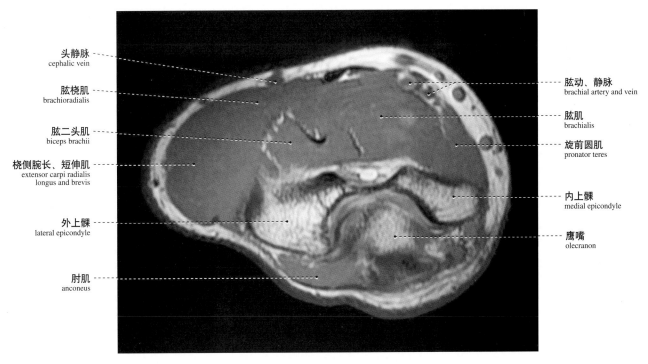

头静脉
cephalic vein

肱桡肌
brachioradialis

肱二头肌
biceps brachii

桡侧腕长、短伸肌
extensor carpi radialis
longus and brevis

外上髁
lateral epicondyle

肘肌
anconeus

肱动、静脉
brachial artery and vein

肱肌
brachialis

旋前圆肌
pronator teres

内上髁
medial epicondyle

鹰嘴
olecranon

207. 肘部磁共振成像（轴位 8）
MRI of the elbow (axial view 8)

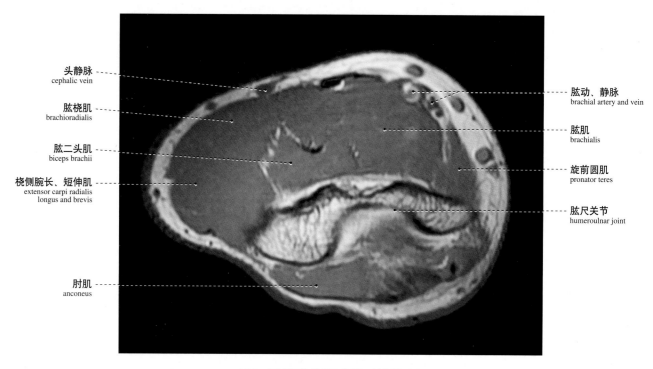

头静脉
cephalic vein

肱桡肌
brachioradialis

肱二头肌
biceps brachii

桡侧腕长、短伸肌
extensor carpi radialis
longus and brevis

肘肌
anconeus

肱动、静脉
brachial artery and vein

肱肌
brachialis

旋前圆肌
pronator teres

肱尺关节
humeroulnar joint

208. 肘部磁共振成像（轴位 9）

MRI of the elbow (axial view 9)

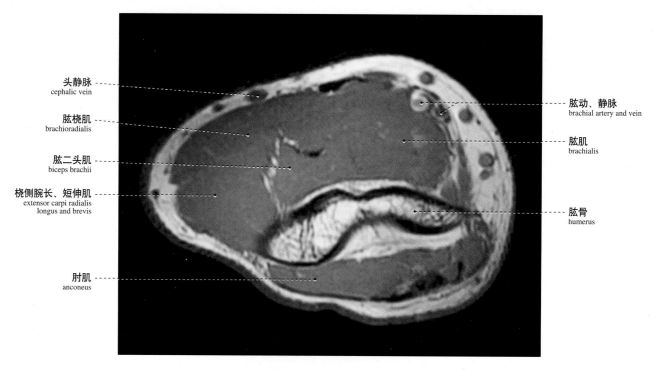

头静脉
cephalic vein

肱桡肌
brachioradialis

肱二头肌
biceps brachii

桡侧腕长、短伸肌
extensor carpi radialis
longus and brevis

肘肌
anconeus

肱动、静脉
brachial artery and vein

肱肌
brachialis

肱骨
humerus

209. 肘部磁共振成像（轴位 10）

MRI of the elbow (axial view 10)

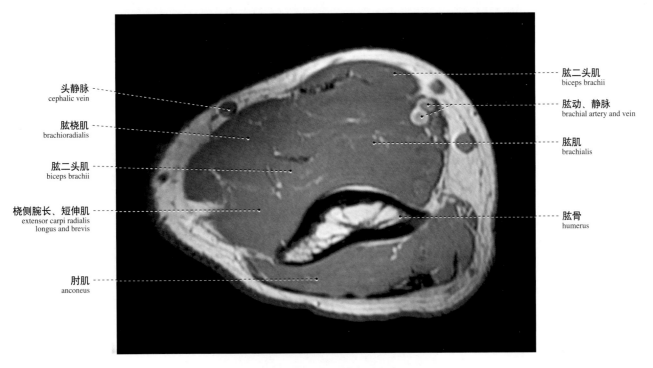

头静脉
cephalic vein

肱桡肌
brachioradialis

肱二头肌
biceps brachii

桡侧腕长、短伸肌
extensor carpi radialis
longus and brevis

肘肌
anconeus

肱二头肌
biceps brachii

肱动、静脉
brachial artery and vein

肱肌
brachialis

肱骨
humerus

210. 肘部磁共振成像（轴位 11）
MRI of the elbow (axial view 11)

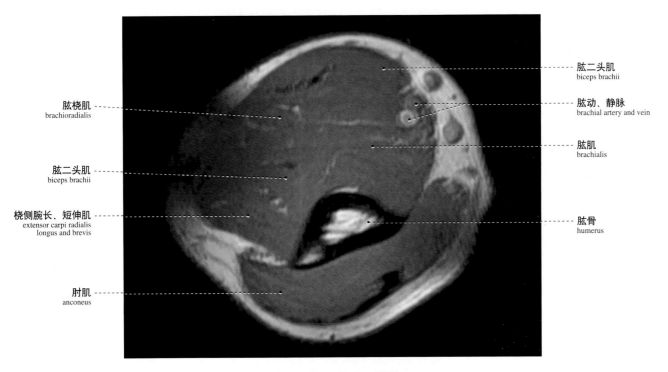

肱桡肌
brachioradialis

肱二头肌
biceps brachii

桡侧腕长、短伸肌
extensor carpi radialis
longus and brevis

肘肌
anconeus

肱二头肌
biceps brachii

肱动、静脉
brachial artery and vein

肱肌
brachialis

肱骨
humerus

211. 肘部磁共振成像（轴位 12）
MRI of the elbow (axial view 12)

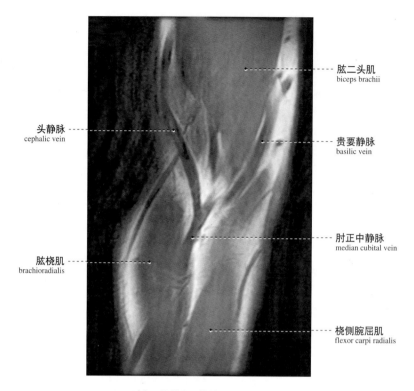

头静脉
cephalic vein

肱桡肌
brachioradialis

肱二头肌
biceps brachii

贵要静脉
basilic vein

肘正中静脉
median cubital vein

桡侧腕屈肌
flexor carpi radialis

212. 肘部磁共振成像（冠状位 1）
MRI of the elbow (coronal view 1)

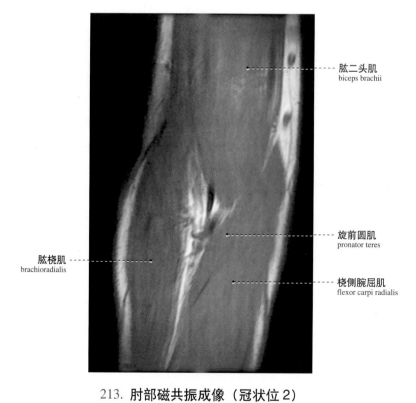

肱桡肌
brachioradialis

肱二头肌
biceps brachii

旋前圆肌
pronator teres

桡侧腕屈肌
flexor carpi radialis

213. 肘部磁共振成像（冠状位 2）
MRI of the elbow (coronal view 2)

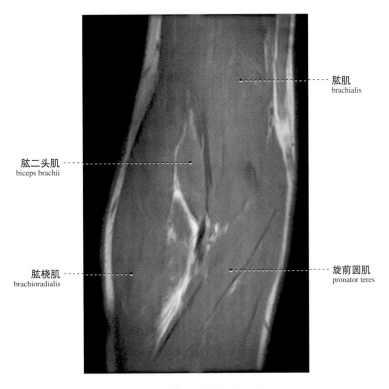

肱肌
brachialis

肱二头肌
biceps brachii

肱桡肌
brachioradialis

旋前圆肌
pronator teres

214. 肘部磁共振成像（冠状位 3）
MRI of the elbow (coronal view 3)

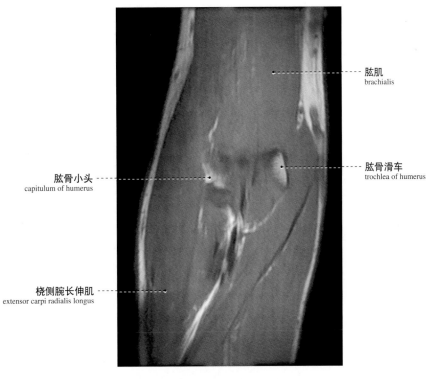

肱肌
brachialis

肱骨小头
capitulum of humerus

肱骨滑车
trochlea of humerus

桡侧腕长伸肌
extensor carpi radialis longus

215. 肘部磁共振成像（冠状位 4）
MRI of the elbow (coronal view 4)

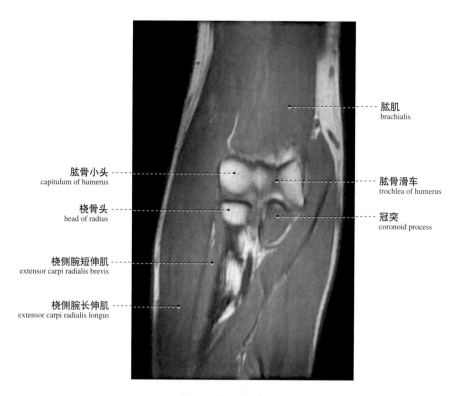

肱肌
brachialis

肱骨小头
capitulum of humerus

肱骨滑车
trochlea of humerus

桡骨头
head of radius

冠突
coronoid process

桡侧腕短伸肌
extensor carpi radialis brevis

桡侧腕长伸肌
extensor carpi radialis longus

216. 肘部磁共振成像（冠状位 5）
MRI of the elbow (coronal view 5)

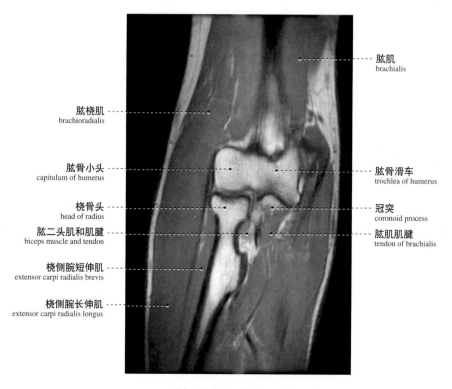

肱肌
brachialis

肱桡肌
brachioradialis

肱骨小头
capitulum of humerus

肱骨滑车
trochlea of humerus

桡骨头
head of radius

冠突
coronoid process

肱二头肌和肌腱
biceps muscle and tendon

肱肌肌腱
tendon of brachialis

桡侧腕短伸肌
extensor carpi radialis brevis

桡侧腕长伸肌
extensor carpi radialis longus

217. 肘部磁共振成像（冠状位 6）
MRI of the elbow (coronal view 6)

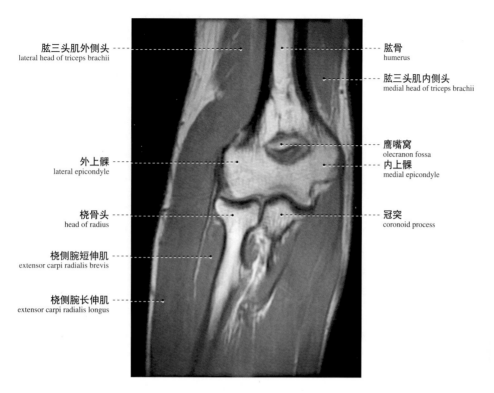

肱三头肌外侧头
lateral head of triceps brachii

肱骨
humerus

肱三头肌内侧头
medial head of triceps brachii

鹰嘴窝
olecranon fossa

外上髁
lateral epicondyle

内上髁
medial epicondyle

桡骨头
head of radius

冠突
coronoid process

桡侧腕短伸肌
extensor carpi radialis brevis

桡侧腕长伸肌
extensor carpi radialis longus

218. 肘部磁共振成像（冠状位 7）
MRI of the elbow (coronal view 7)

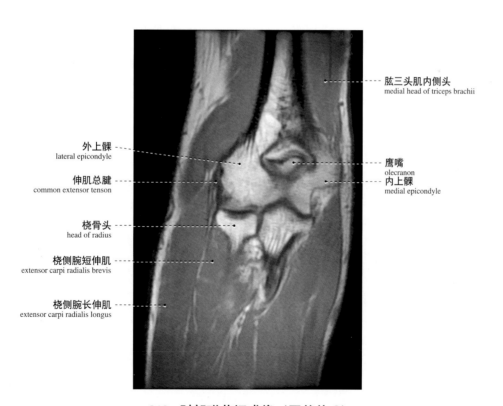

肱三头肌内侧头
medial head of triceps brachii

外上髁
lateral epicondyle

鹰嘴
olecranon

伸肌总腱
common extensor tenson

内上髁
medial epicondyle

桡骨头
head of radius

桡侧腕短伸肌
extensor carpi radialis brevis

桡侧腕长伸肌
extensor carpi radialis longus

219. 肘部磁共振成像（冠状位 8）
MRI of the elbow (coronal view 8)

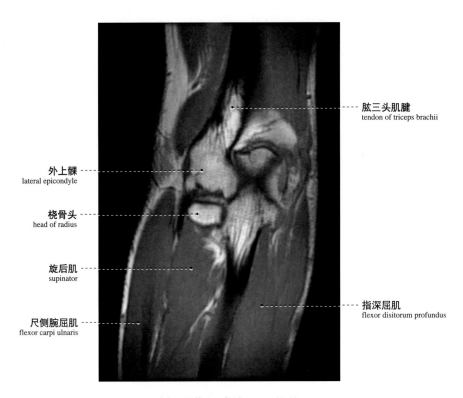

外上髁
lateral epicondyle

桡骨头
head of radius

旋后肌
supinator

尺侧腕屈肌
flexor carpi ulnaris

肱三头肌腱
tendon of triceps brachii

指深屈肌
flexor disitorum profundus

220. 肘部磁共振成像（冠状位 9）
MRI of the elbow (coronal view 9)

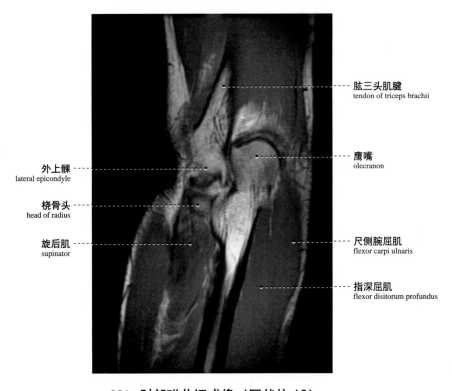

外上髁
lateral epicondyle

桡骨头
head of radius

旋后肌
supinator

肱三头肌腱
tendon of triceps brachii

鹰嘴
olecranon

尺侧腕屈肌
flexor carpi ulnaris

指深屈肌
flexor disitorum profundus

221. 肘部磁共振成像（冠状位 10）
MRI of the elbow (coronal view 10)

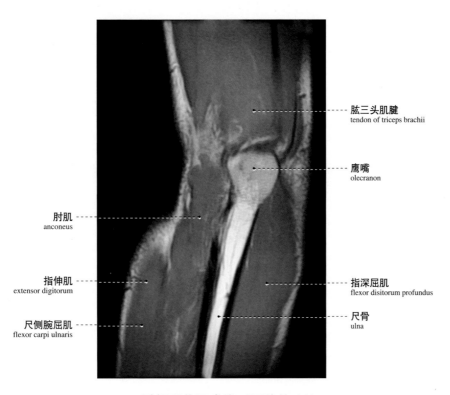

肱三头肌腱
tendon of triceps brachii

鹰嘴
olecranon

肘肌
anconeus

指伸肌
extensor digitorum

指深屈肌
flexor disitorum profundus

尺侧腕屈肌
flexor carpi ulnaris

尺骨
ulna

222. 肘部磁共振成像（冠状位 11）
MRI of the elbow (coronal view 11)

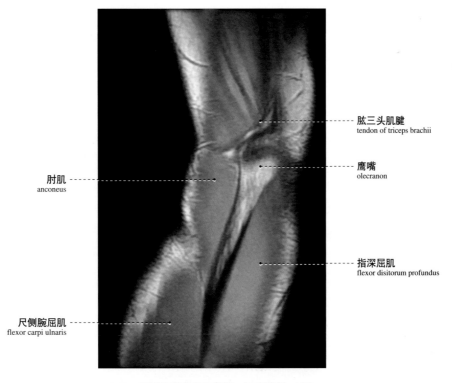

肱三头肌腱
tendon of triceps brachii

鹰嘴
olecranon

肘肌
anconeus

指深屈肌
flexor disitorum profundus

尺侧腕屈肌
flexor carpi ulnaris

223. 肘部磁共振成像（冠状位 12）
MRI of the elbow (coronal view 12)

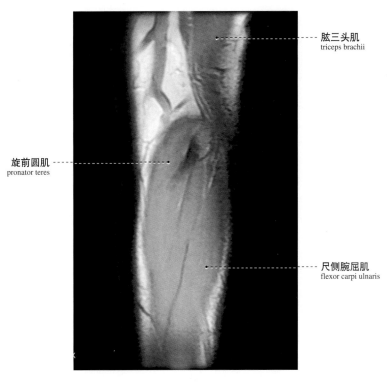

肱三头肌
triceps brachii

旋前圆肌
pronator teres

尺侧腕屈肌
flexor carpi ulnaris

224. 肘部磁共振成像（矢状位 1）
MRI of the elbow (sagittal view 1)

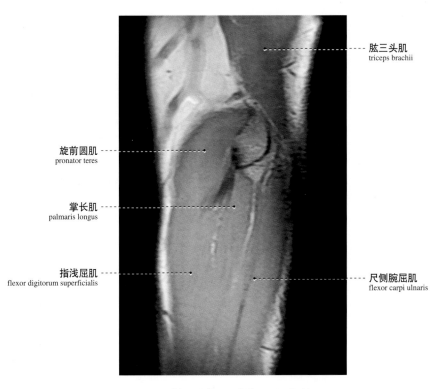

肱三头肌
triceps brachii

旋前圆肌
pronator teres

掌长肌
palmaris longus

指浅屈肌
flexor digitorum superficialis

尺侧腕屈肌
flexor carpi ulnaris

225. 肘部磁共振成像（矢状位 2）
MRI of the elbow (sagittal view 2)

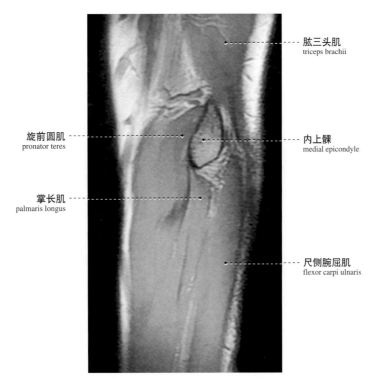

旋前圆肌
pronator teres

掌长肌
palmaris longus

肱三头肌
triceps brachii

内上髁
medial epicondyle

尺侧腕屈肌
flexor carpi ulnaris

226. 肘部磁共振成像（矢状位 3）
MRI of the elbow (sagittal view 3)

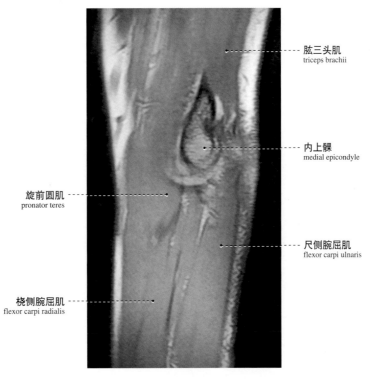

旋前圆肌
pronator teres

桡侧腕屈肌
flexor carpi radialis

肱三头肌
triceps brachii

内上髁
medial epicondyle

尺侧腕屈肌
flexor carpi ulnaris

227. 肘部磁共振成像（矢状位 4）
MRI of the elbow (sagittal view 4)

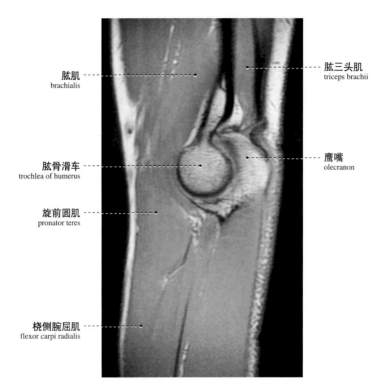

肱肌
brachialis

肱三头肌
triceps brachii

肱骨滑车
trochlea of humerus

鹰嘴
olecranon

旋前圆肌
pronator teres

桡侧腕屈肌
flexor carpi radialis

228. 肘部磁共振成像（矢状位 5）
MRI of the elbow (sagittal view 5)

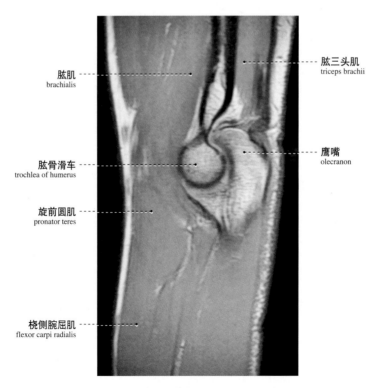

肱肌
brachialis

肱三头肌
triceps brachii

肱骨滑车
trochlea of humerus

鹰嘴
olecranon

旋前圆肌
pronator teres

桡侧腕屈肌
flexor carpi radialis

229. 肘部磁共振成像（矢状位 6）
MRI of the elbow (sagittal view 6)

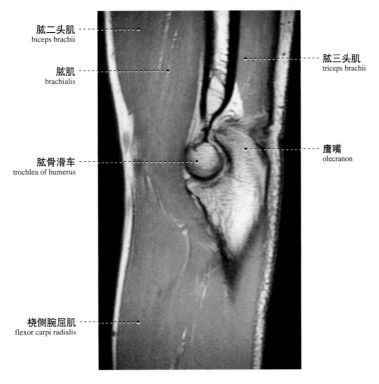

肱二头肌
biceps brachii

肱肌
brachialis

肱骨滑车
trochlea of humerus

桡侧腕屈肌
flexor carpi radialis

肱三头肌
triceps brachii

鹰嘴
olecranon

230. 肘部磁共振成像（矢状位 7）
MRI of the elbow (sagittal view 7)

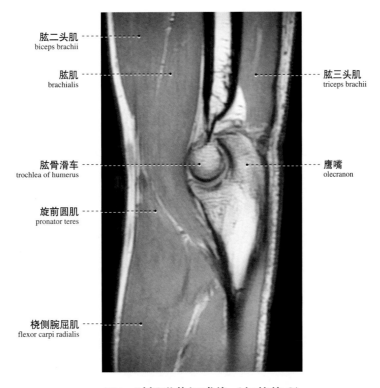

肱二头肌
biceps brachii

肱肌
brachialis

肱骨滑车
trochlea of humerus

旋前圆肌
pronator teres

桡侧腕屈肌
flexor carpi radialis

肱三头肌
triceps brachii

鹰嘴
olecranon

231. 肘部磁共振成像（矢状位 8）
MRI of the elbow (sagittal view 8)

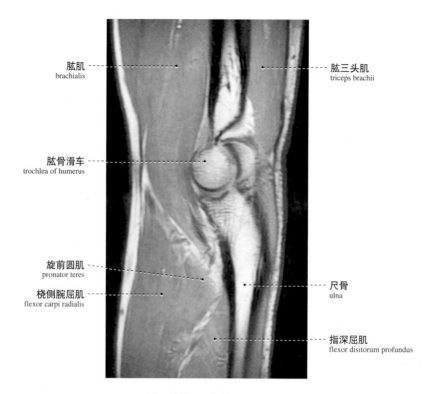

肱肌
brachialis

肱三头肌
triceps brachii

肱骨滑车
trochlea of humerus

旋前圆肌
pronator teres

桡侧腕屈肌
flexor carpi radialis

尺骨
ulna

指深屈肌
flexor disitorum profundus

232. 肘部磁共振成像（矢状位 9）
MRI of the elbow (sagittal view 9)

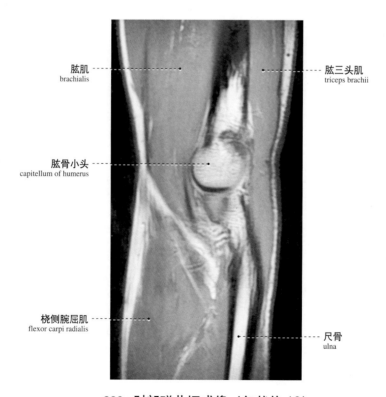

肱肌
brachialis

肱三头肌
triceps brachii

肱骨小头
capitellum of humerus

桡侧腕屈肌
flexor carpi radialis

尺骨
ulna

233. 肘部磁共振成像（矢状位 10）
MRI of the elbow (sagittal view 10)

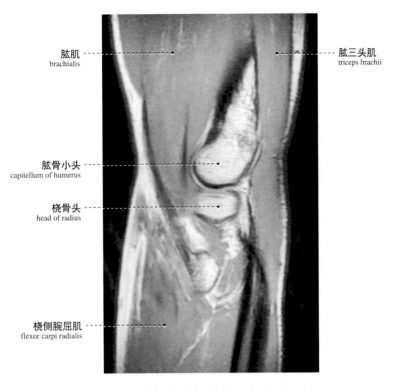

肱肌
brachialis

肱三头肌
triceps brachii

肱骨小头
capitellum of humerus

桡骨头
head of radius

桡侧腕屈肌
flexor carpi radialis

234. 肘部磁共振成像（矢状位 11）
MRI of the elbow (sagittal view 11)

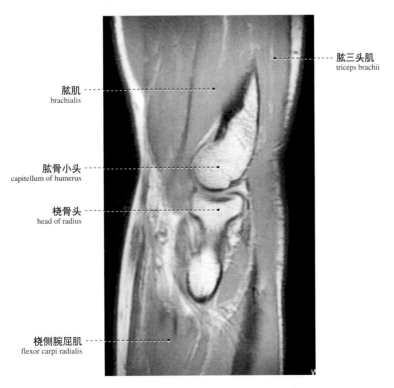

肱三头肌
triceps brachii

肱肌
brachialis

肱骨小头
capitellum of humerus

桡骨头
head of radius

桡侧腕屈肌
flexor carpi radialis

235. 肘部磁共振成像（矢状位 12）
MRI of the elbow (sagittal view 12)

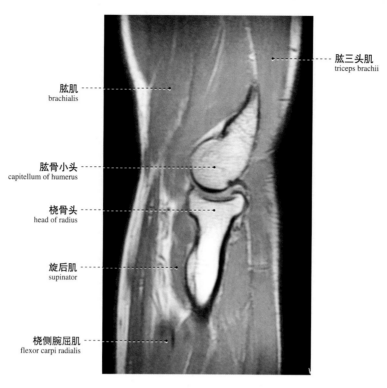

肱三头肌
triceps brachii

肱肌
brachialis

肱骨小头
capitellum of humerus

桡骨头
head of radius

旋后肌
supinator

桡侧腕屈肌
flexor carpi radialis

236. 肘部磁共振成像（矢状位 13）
MRI of the elbow (sagittal view 13)

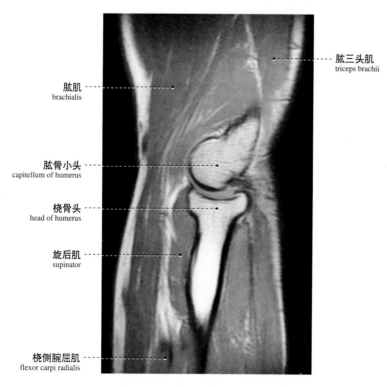

肱三头肌
triceps brachii

肱肌
brachialis

肱骨小头
capitellum of humerus

桡骨头
head of humerus

旋后肌
supinator

桡侧腕屈肌
flexor carpi radialis

237. 肘部磁共振成像（矢状位 14）
MRI of the elbow (sagittal view 14)

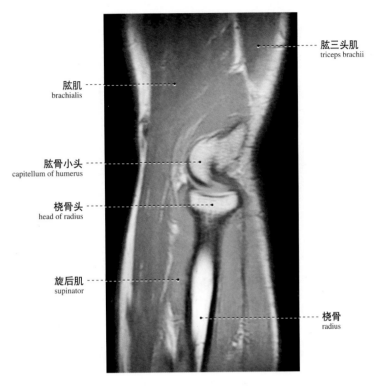

肱三头肌
triceps brachii

肱肌
brachialis

肱骨小头
capitellum of humerus

桡骨头
head of radius

旋后肌
supinator

桡骨
radius

238. 肘部磁共振成像（矢状位 15）
MRI of the elbow (sagittal view 15)

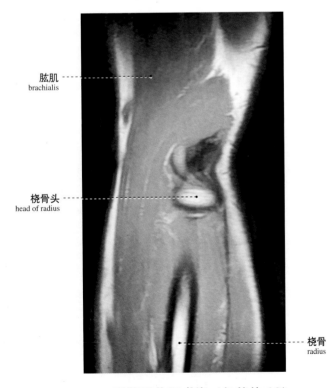

肱肌
brachialis

桡骨头
head of radius

桡骨
radius

239. 肘部磁共振成像（矢状位 16）
MRI of the elbow (sagittal view 16)

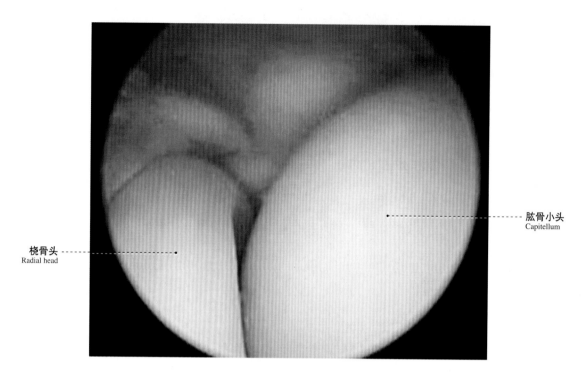

桡骨头
Radial head

肱骨小头
Capitellum

240. 肘关节镜图像 1
Arthroscopic image of the elbow 1

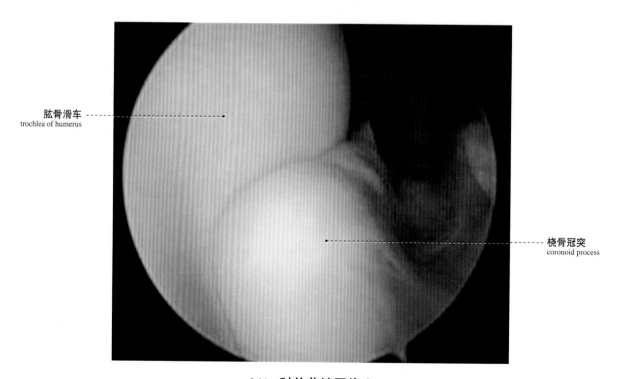

肱骨滑车
trochlea of humerus

桡骨冠突
coronoid process

241. 肘关节镜图像 2
Arthroscopic image of the elbow 2

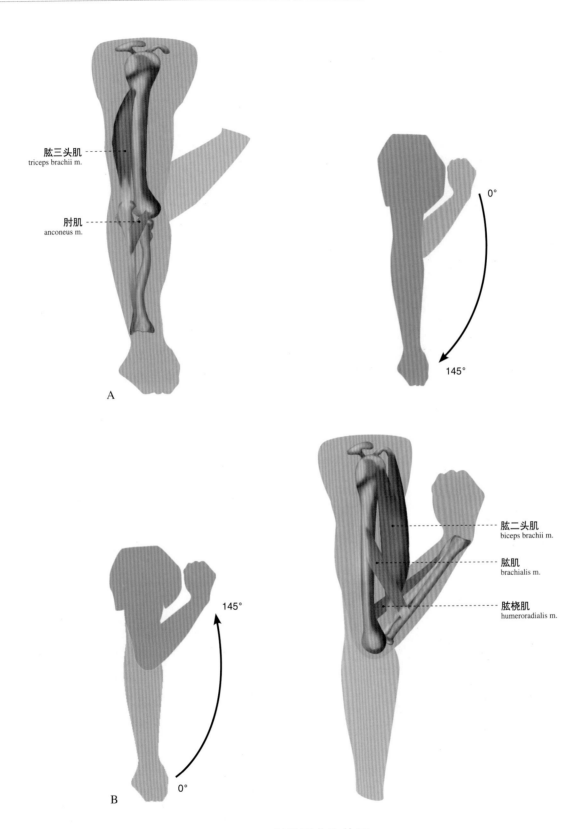

肱三头肌
triceps brachii m.

肘肌
anconeus m.

0°

145°

A

145°

B

0°

肱二头肌
biceps brachii m.

肱肌
brachialis m.

肱桡肌
humeroradialis m.

242. 肘的屈曲和伸展
Flexion and extension of the elbow

A. 屈曲；B. 伸展

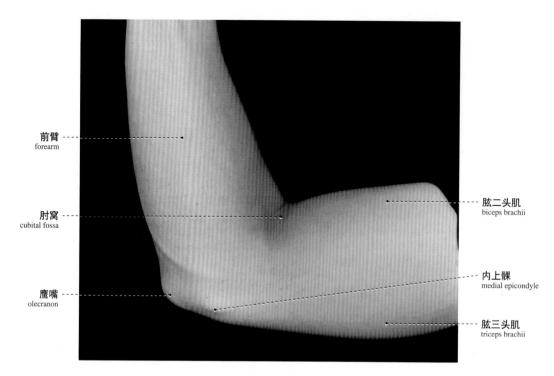

前臂
forearm

肘窝
cubital fossa

鹰嘴
olecranon

肱二头肌
biceps brachii

内上髁
medial epicondyle

肱三头肌
triceps brachii

243. 肘部表面解剖 1
Surface anatomy of the elbow 1

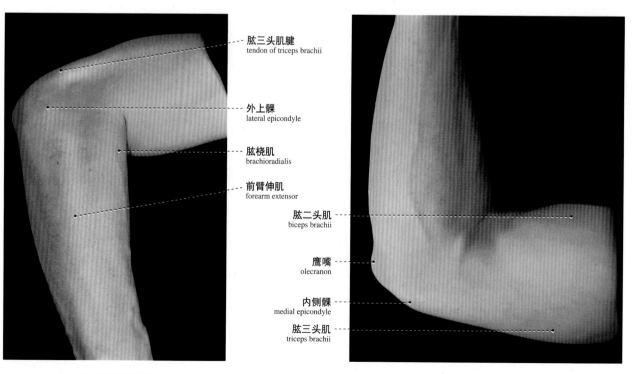

肱三头肌腱
tendon of triceps brachii

外上髁
lateral epicondyle

肱桡肌
brachioradialis

前臂伸肌
forearm extensor

肱二头肌
biceps brachii

鹰嘴
olecranon

内侧髁
medial epicondyle

肱三头肌
triceps brachii

244. 肘部表面解剖 2
Surface anatomy of the elbow 2

245. 肘部表面解剖 3
Surface anatomy of the elbow 3

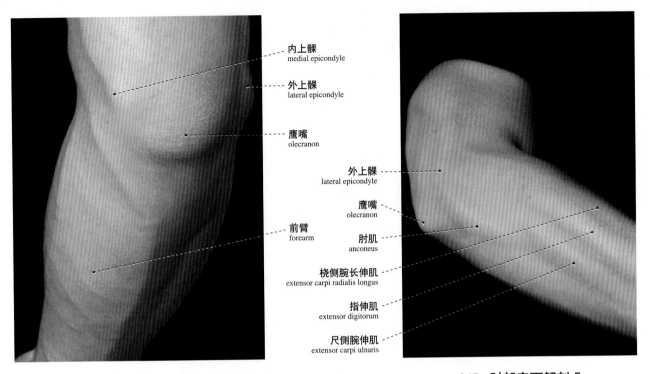

内上髁
medial epicondyle

外上髁
lateral epicondyle

鹰嘴
olecranon

前臂
forearm

外上髁
lateral epicondyle

鹰嘴
olecranon

肘肌
anconeus

桡侧腕长伸肌
extensor carpi radialis longus

指伸肌
extensor digitorum

尺侧腕伸肌
extensor carpi ulnaris

246. 肘部表面解剖 4
Surface anatomy of the elbow 4

247. 肘部表面解剖 5
Surface anatomy of the elbow 5

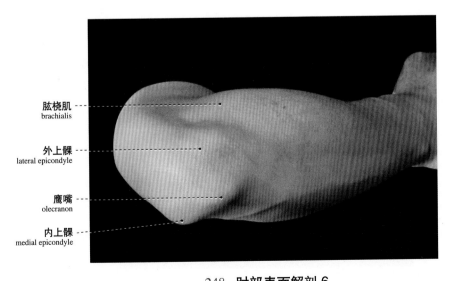

肱桡肌
brachialis

外上髁
lateral epicondyle

鹰嘴
olecranon

内上髁
medial epicondyle

248. 肘部表面解剖 6
Surface anatomy of the elbow 6

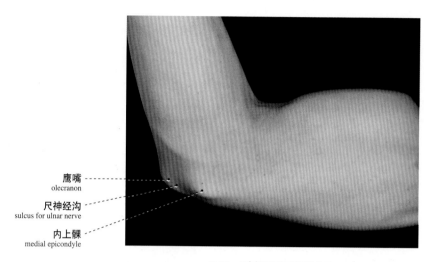

鹰嘴
olecranon

尺神经沟
sulcus for ulnar nerve

内上髁
medial epicondyle

249. 肘部表面解剖 7
Surface anatomy of the elbow 7

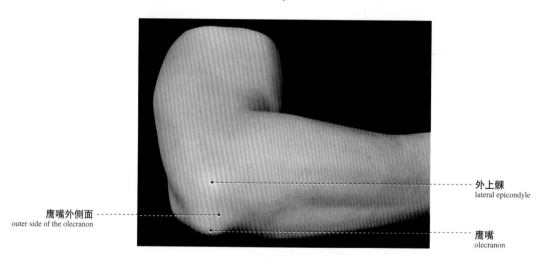

外上髁
lateral epicondyle

鹰嘴外侧面
outer side of the olecranon

鹰嘴
olecranon

250. 肘部表面解剖 8
Surface anatomy of the elbow 8

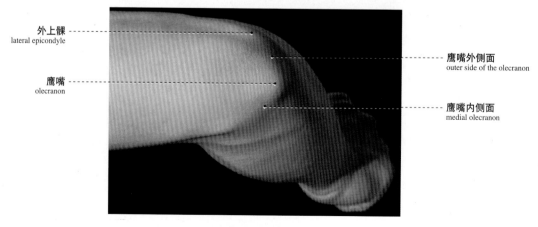

外上髁
lateral epicondyle

鹰嘴
olecranon

鹰嘴外侧面
outer side of the olecranon

鹰嘴内侧面
medial olecranon

251. 肘部表面解剖 9
Surface anatomy of the elbow 9

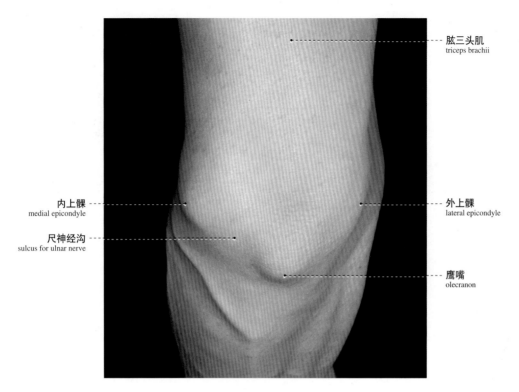

肱三头肌
triceps brachii

内上髁
medial epicondyle

外上髁
lateral epicondyle

尺神经沟
sulcus for ulnar nerve

鹰嘴
olecranon

252. 肘部表面解剖 10
Surface anatomy of the elbow 10

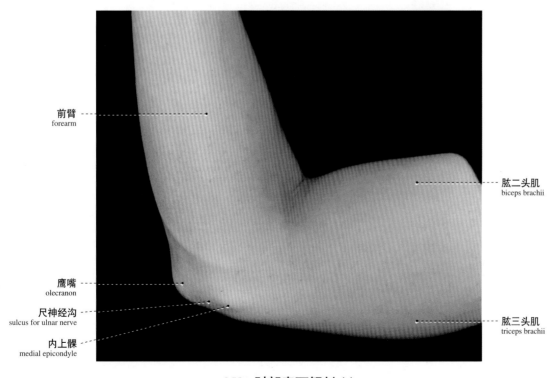

前臂
forearm

肱二头肌
biceps brachii

鹰嘴
olecranon

尺神经沟
sulcus for ulnar nerve

肱三头肌
triceps brachii

内上髁
medial epicondyle

253. 肘部表面解剖 11
Surface anatomy of the elbow 11

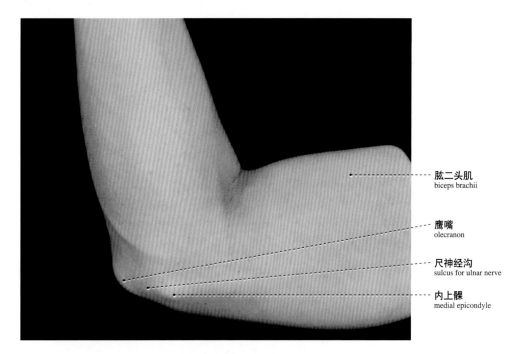

肱二头肌
biceps brachii

鹰嘴
olecranon

尺神经沟
sulcus for ulnar nerve

内上髁
medial epicondyle

254. 肘部表面解剖 12
Surface anatomy of the elbow 12

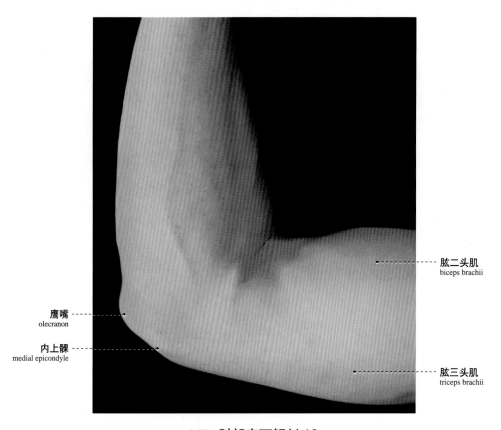

肱二头肌
biceps brachii

鹰嘴
olecranon

内上髁
medial epicondyle

肱三头肌
triceps brachii

255. 肘部表面解剖 13
Surface anatomy of the elbow 13

第五章

前臂部

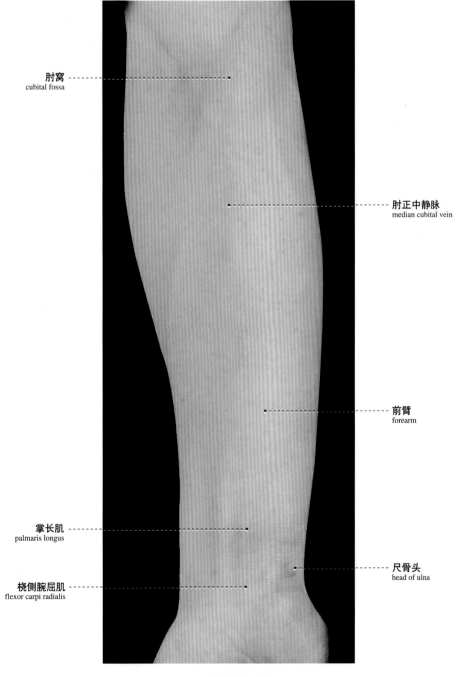

肘窝
cubital fossa

肘正中静脉
median cubital vein

前臂
forearm

掌长肌
palmaris longus

尺骨头
head of ulna

桡侧腕屈肌
flexor carpi radialis

256. 前臂前区体表
Surface of the anterior antebrachial region

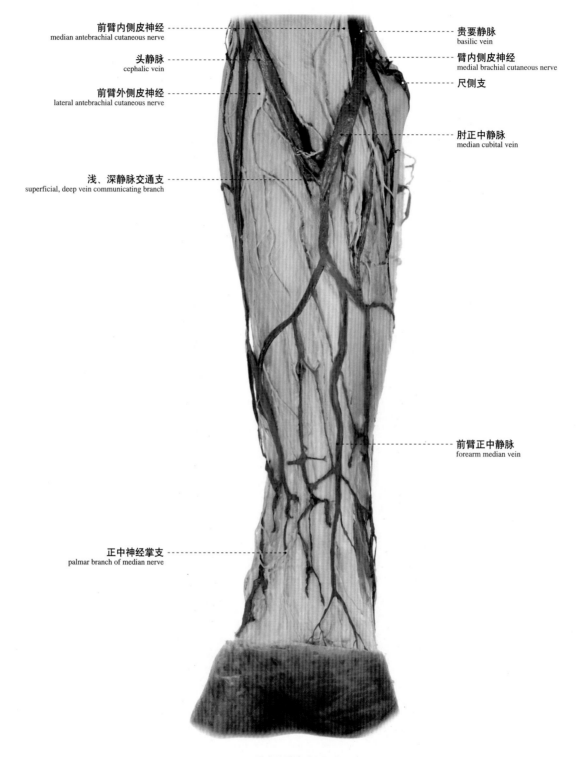

前臂内侧皮神经
median antebrachial cutaneous nerve

头静脉
cephalic vein

前臂外侧皮神经
lateral antebrachial cutaneous nerve

浅、深静脉交通支
superficial, deep vein communicating branch

正中神经掌支
palmar branch of median nerve

贵要静脉
basilic vein

臂内侧皮神经
medial brachial cutaneous nerve

尺侧支

肘正中静脉
median cubital vein

前臂正中静脉
forearm median vein

257. 前臂前区局部解剖 1
Topography of the anterior antebrachial region 1

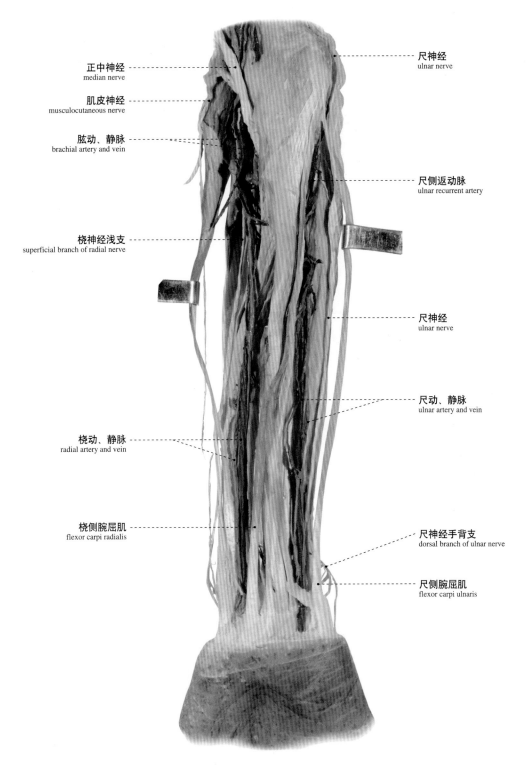

正中神经
median nerve

肌皮神经
musculocutaneous nerve

肱动、静脉
brachial artery and vein

桡神经浅支
superficial branch of radial nerve

桡动、静脉
radial artery and vein

桡侧腕屈肌
flexor carpi radialis

尺神经
ulnar nerve

尺侧返动脉
ulnar recurrent artery

尺神经
ulnar nerve

尺动、静脉
ulnar artery and vein

尺神经手背支
dorsal branch of ulnar nerve

尺侧腕屈肌
flexor carpi ulnaris

258. 前臂前区局部解剖 2

Topography of the anterior antebrachial region 2

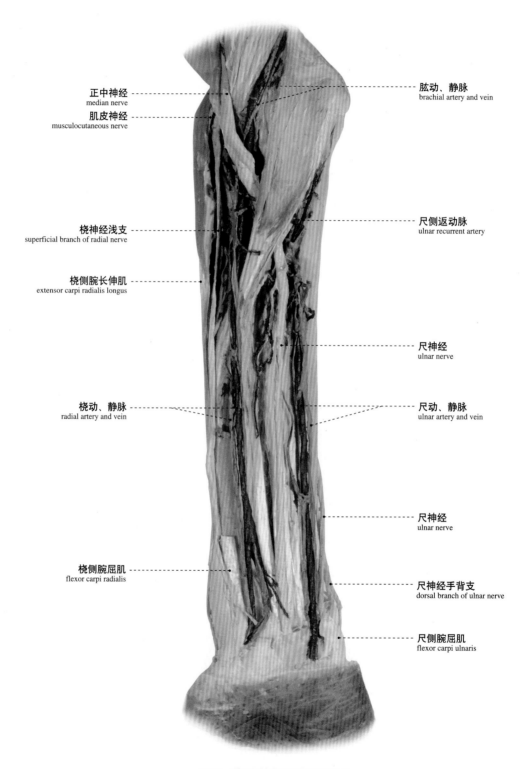

正中神经
median nerve

肌皮神经
musculocutaneous nerve

桡神经浅支
superficial branch of radial nerve

桡侧腕长伸肌
extensor carpi radialis longus

桡动、静脉
radial artery and vein

桡侧腕屈肌
flexor carpi radialis

肱动、静脉
brachial artery and vein

尺侧返动脉
ulnar recurrent artery

尺神经
ulnar nerve

尺动、静脉
ulnar artery and vein

尺神经
ulnar nerve

尺神经手背支
dorsal branch of ulnar nerve

尺侧腕屈肌
flexor carpi ulnaris

259. 前臂前区局部解剖 3

Topography of the anterior antebrachial region 3

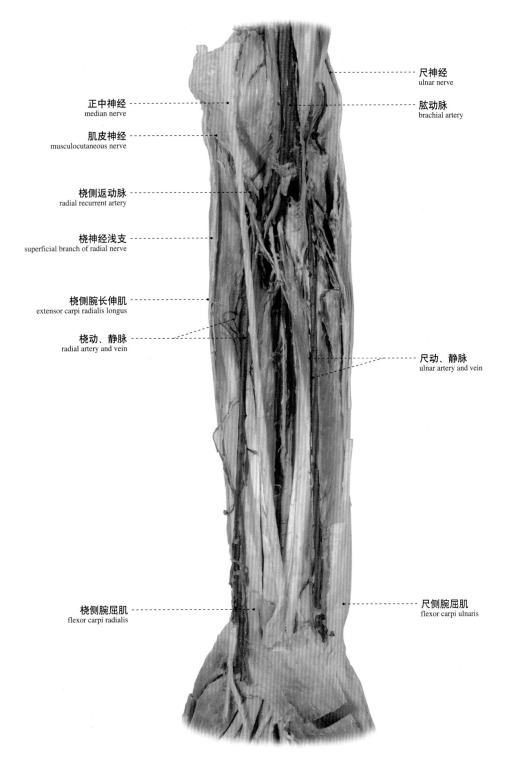

正中神经
median nerve

肌皮神经
musculocutaneous nerve

桡侧返动脉
radial recurrent artery

桡神经浅支
superficial branch of radial nerve

桡侧腕长伸肌
extensor carpi radialis longus

桡动、静脉
radial artery and vein

桡侧腕屈肌
flexor carpi radialis

尺神经
ulnar nerve

肱动脉
brachial artery

尺动、静脉
ulnar artery and vein

尺侧腕屈肌
flexor carpi ulnaris

260. 前臂前区局部解剖 4
Topography of the anterior antebrachial region 4

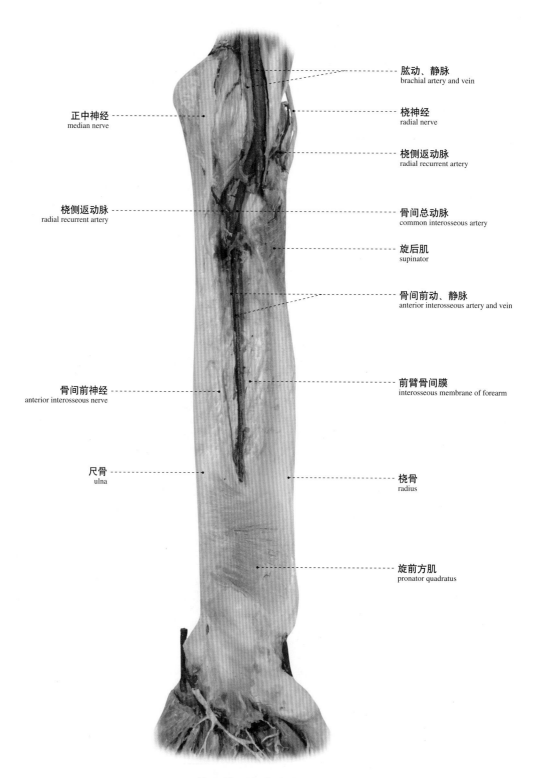

正中神经
median nerve

桡侧返动脉
radial recurrent artery

骨间前神经
anterior interosseous nerve

尺骨
ulna

肱动、静脉
brachial artery and vein

桡神经
radial nerve

桡侧返动脉
radial recurrent artery

骨间总动脉
common interosseous artery

旋后肌
supinator

骨间前动、静脉
anterior interosseous artery and vein

前臂骨间膜
interosseous membrane of forearm

桡骨
radius

旋前方肌
pronator quadratus

261. 前臂前区局部解剖 5
Topography of the anterior antebrachial region 5

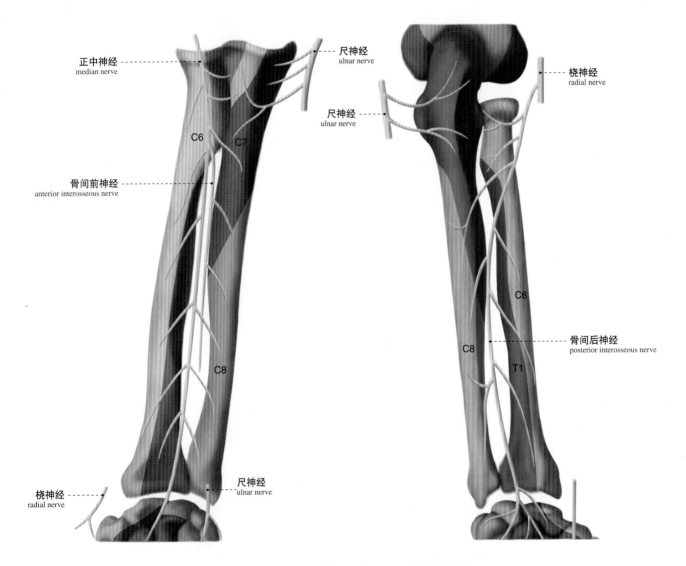

正中神经
median nerve

尺神经
ulnar nerve

尺神经
ulnar nerve

桡神经
radial nerve

C6 C7

骨间前神经
anterior interosseous nerve

C8

C6

C8

骨间后神经
posterior interosseous nerve

T1

桡神经
radial nerve

尺神经
ulnar nerve

262. 前臂骨的神经节段分布和周围神经供给
Segmental nerve distribution and the peripheral nerve supply of the forearm bones

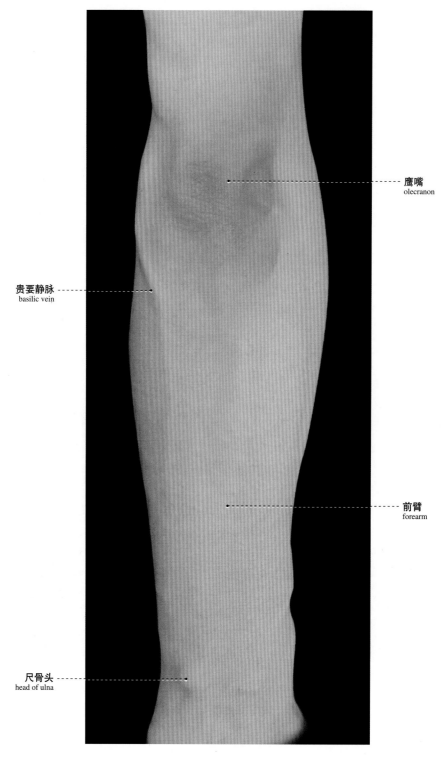

贵要静脉
basilic vein

鹰嘴
olecranon

前臂
forearm

尺骨头
head of ulna

263. 前臂后区体表
Surface of the posterior antebrachial region

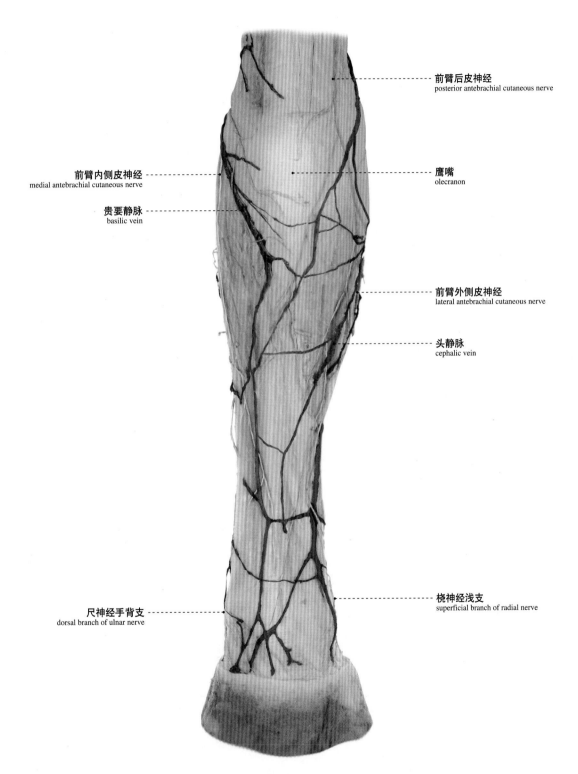

前臂后皮神经
posterior antebrachial cutaneous nerve

前臂内侧皮神经
medial antebrachial cutaneous nerve

贵要静脉
basilic vein

鹰嘴
olecranon

前臂外侧皮神经
lateral antebrachial cutaneous nerve

头静脉
cephalic vein

桡神经浅支
superficial branch of radial nerve

尺神经手背支
dorsal branch of ulnar nerve

264. 前臂后区局部解剖 1
Topography of the posterior antebrachial region 1

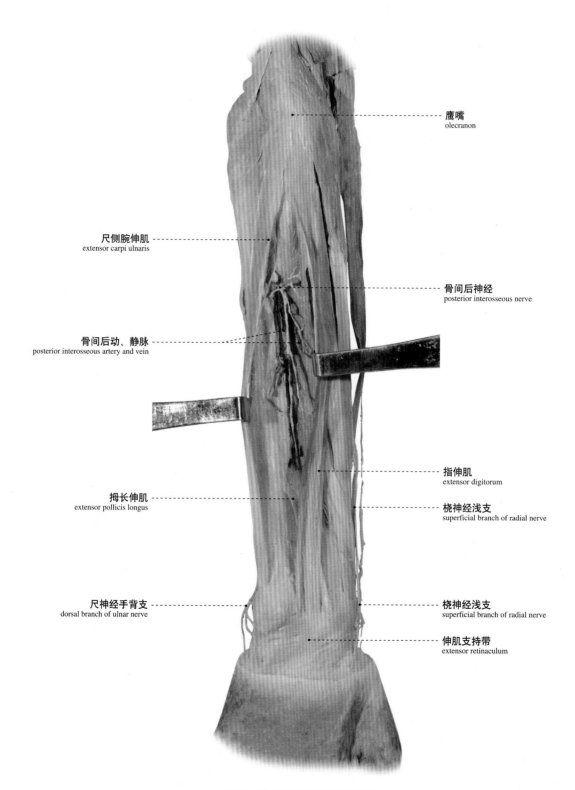

鹰嘴
olecranon

尺侧腕伸肌
extensor carpi ulnaris

骨间后神经
posterior interosseous nerve

骨间后动、静脉
posterior interosseous artery and vein

指伸肌
extensor digitorum

拇长伸肌
extensor pollicis longus

桡神经浅支
superficial branch of radial nerve

尺神经手背支
dorsal branch of ulnar nerve

桡神经浅支
superficial branch of radial nerve

伸肌支持带
extensor retinaculum

265. 前臂后区局部解剖 2

Topography of the posterior antebrachial region 2

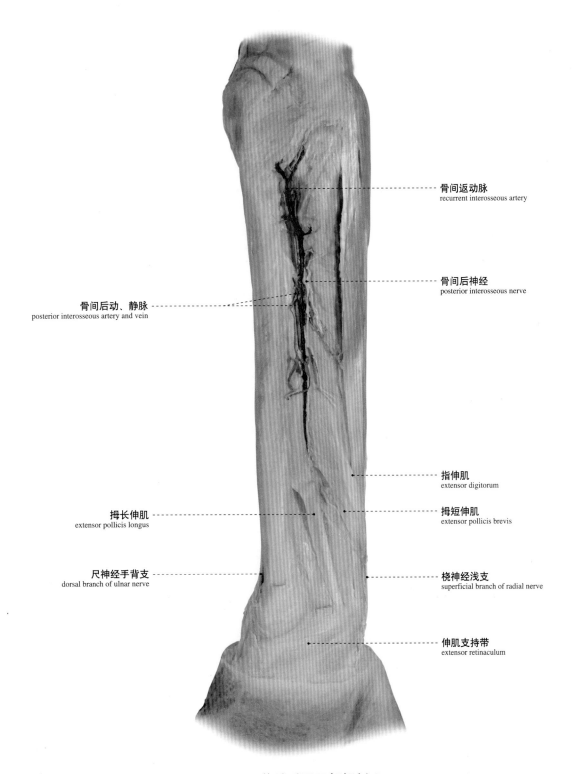

骨间返动脉
recurrent interosseous artery

骨间后神经
posterior interosseous nerve

骨间后动、静脉
posterior interosseous artery and vein

指伸肌
extensor digitorum

拇长伸肌
extensor pollicis longus

拇短伸肌
extensor pollicis brevis

尺神经手背支
dorsal branch of ulnar nerve

桡神经浅支
superficial branch of radial nerve

伸肌支持带
extensor retinaculum

266. 前臂后区局部解剖 3
Topography of the posterior antebrachial region 3

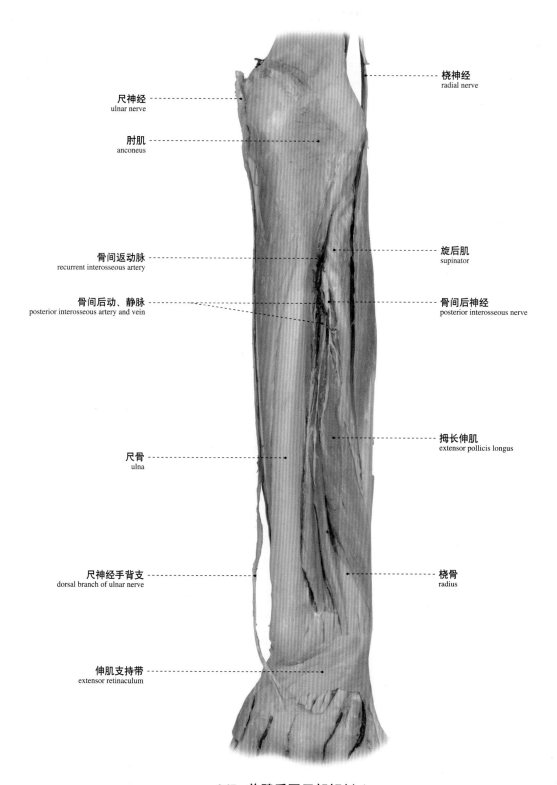

尺神经
ulnar nerve

肘肌
anconeus

骨间返动脉
recurrent interosseous artery

骨间后动、静脉
posterior interosseous artery and vein

尺骨
ulna

尺神经手背支
dorsal branch of ulnar nerve

伸肌支持带
extensor retinaculum

桡神经
radial nerve

旋后肌
supinator

骨间后神经
posterior interosseous nerve

拇长伸肌
extensor pollicis longus

桡骨
radius

267. 前臂后区局部解剖 4

Topography of the posterior antebrachial region 4

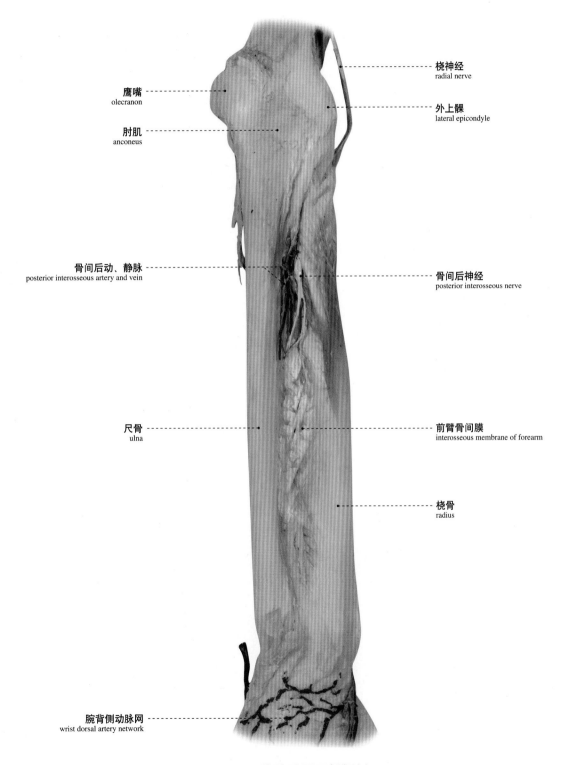

桡神经
radial nerve

鹰嘴
olecranon

肘肌
anconeus

外上髁
lateral epicondyle

骨间后动、静脉
posterior interosseous artery and vein

骨间后神经
posterior interosseous nerve

尺骨
ulna

前臂骨间膜
interosseous membrane of forearm

桡骨
radius

腕背侧动脉网
wrist dorsal artery network

268. 前臂后区局部解剖 5

Topography of the posterior antebrachial region 5

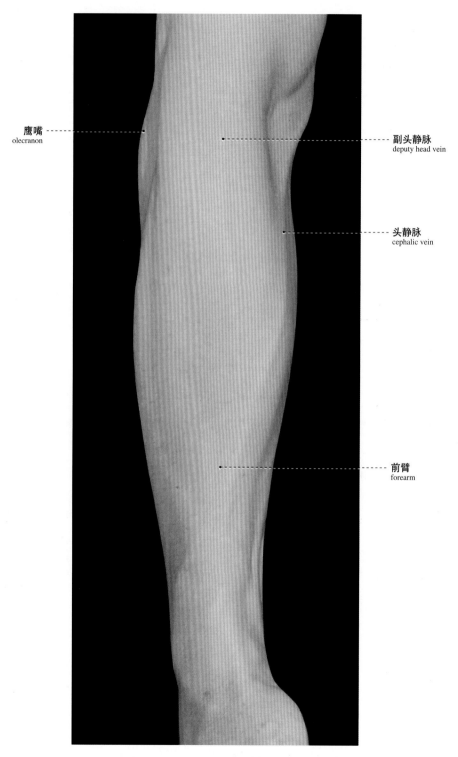

鹰嘴
olecranon

副头静脉
deputy head vein

头静脉
cephalic vein

前臂
forearm

269. 前臂外侧面体表
Surface of the lateral antebrachial aspect

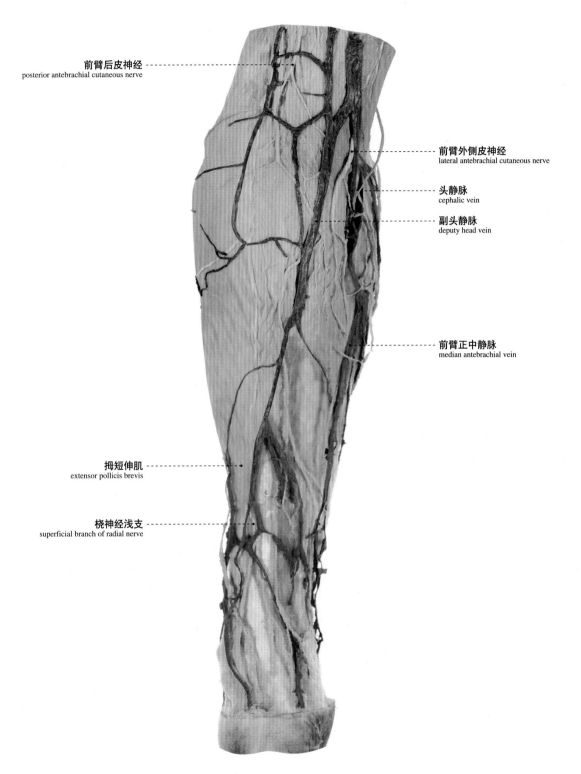

前臂后皮神经
posterior antebrachial cutaneous nerve

前臂外侧皮神经
lateral antebrachial cutaneous nerve

头静脉
cephalic vein

副头静脉
deputy head vein

前臂正中静脉
median antebrachial vein

拇短伸肌
extensor pollicis brevis

桡神经浅支
superficial branch of radial nerve

270. 前臂外侧面局部解剖 1
Topography of the lateral antebrachial aspect 1

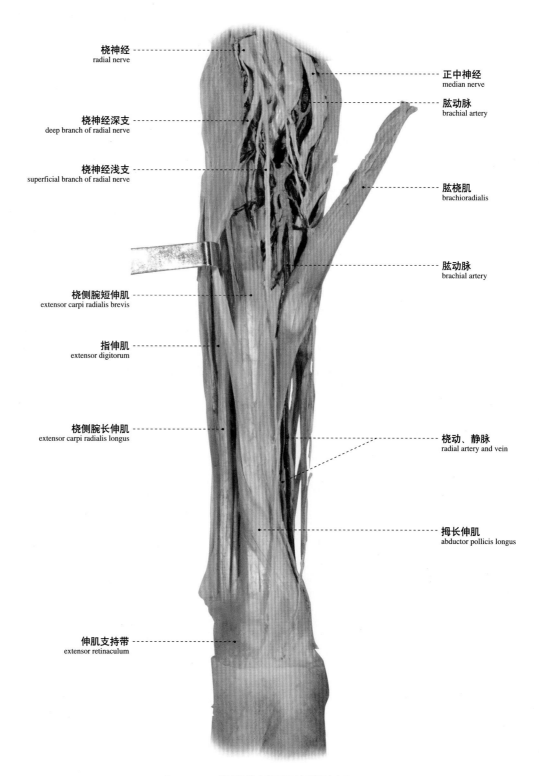

桡神经
radial nerve

正中神经
median nerve

肱动脉
brachial artery

桡神经深支
deep branch of radial nerve

桡神经浅支
superficial branch of radial nerve

肱桡肌
brachioradialis

肱动脉
brachial artery

桡侧腕短伸肌
extensor carpi radialis brevis

指伸肌
extensor digitorum

桡侧腕长伸肌
extensor carpi radialis longus

桡动、静脉
radial artery and vein

拇长伸肌
abductor pollicis longus

伸肌支持带
extensor retinaculum

271. 前臂外侧面局部解剖 2
Topography of the lateral antebrachial aspect 2

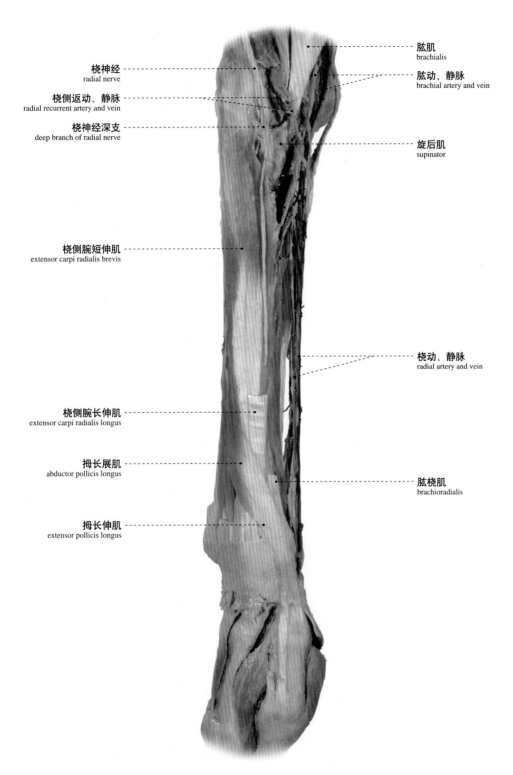

桡神经
radial nerve

桡侧返动、静脉
radial recurrent artery and vein

桡神经深支
deep branch of radial nerve

桡侧腕短伸肌
extensor carpi radialis brevis

桡侧腕长伸肌
extensor carpi radialis longus

拇长展肌
abductor pollicis longus

拇长伸肌
extensor pollicis longus

肱肌
brachialis

肱动、静脉
brachial artery and vein

旋后肌
supinator

桡动、静脉
radial artery and vein

肱桡肌
brachioradialis

272. 前臂外侧面局部解剖 3

Topography of the lateral antebrachial aspect 3

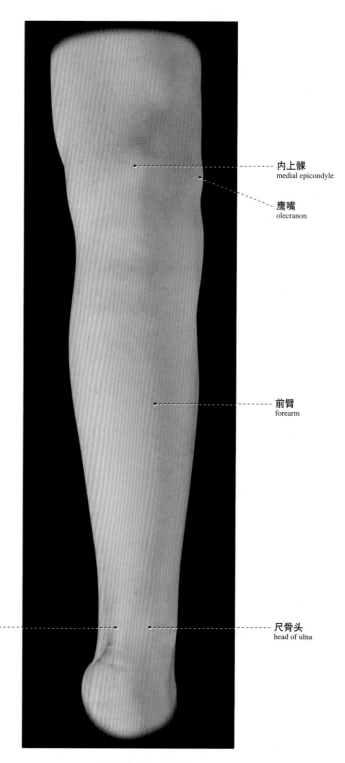

内上髁
medial epicondyle

鹰嘴
olecranon

前臂
forearm

尺侧腕屈肌腱
tendon of flexor carpi ulnaris

尺骨头
head of ulna

273. 前臂内侧面体表
Surface of the medial antebrachial aspect

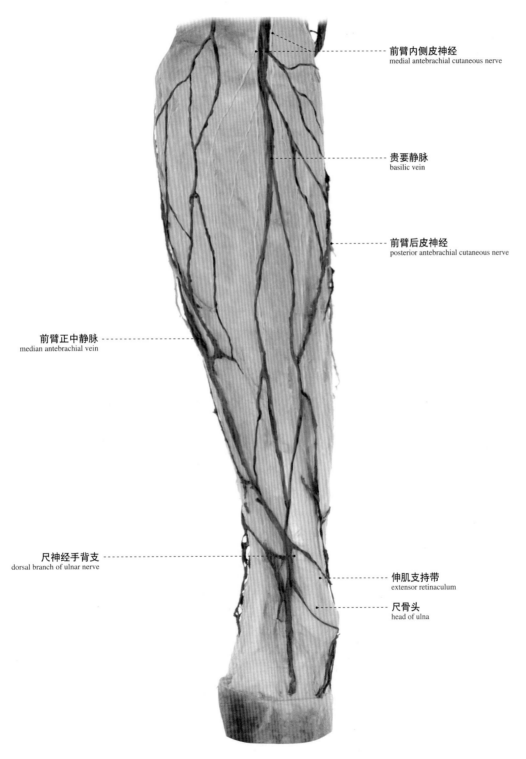

前臂内侧皮神经
medial antebrachial cutaneous nerve

贵要静脉
basilic vein

前臂后皮神经
posterior antebrachial cutaneous nerve

前臂正中静脉
median antebrachial vein

尺神经手背支
dorsal branch of ulnar nerve

伸肌支持带
extensor retinaculum

尺骨头
head of ulna

274. 前臂内侧面局部解剖 1
Topography of the medial antebrachial aspect 1

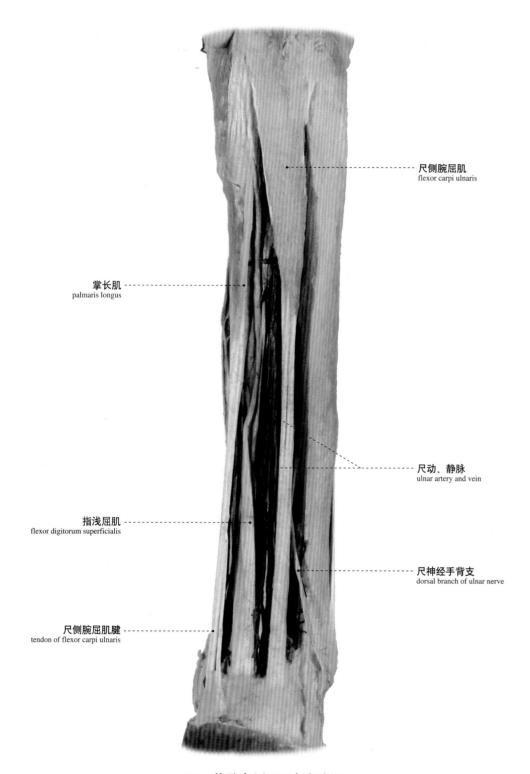

尺侧腕屈肌
flexor carpi ulnaris

掌长肌
palmaris longus

尺动、静脉
ulnar artery and vein

指浅屈肌
flexor digitorum superficialis

尺神经手背支
dorsal branch of ulnar nerve

尺侧腕屈肌腱
tendon of flexor carpi ulnaris

275. 前臂内侧面局部解剖 2
Topography of the medial antebrachial aspect 2

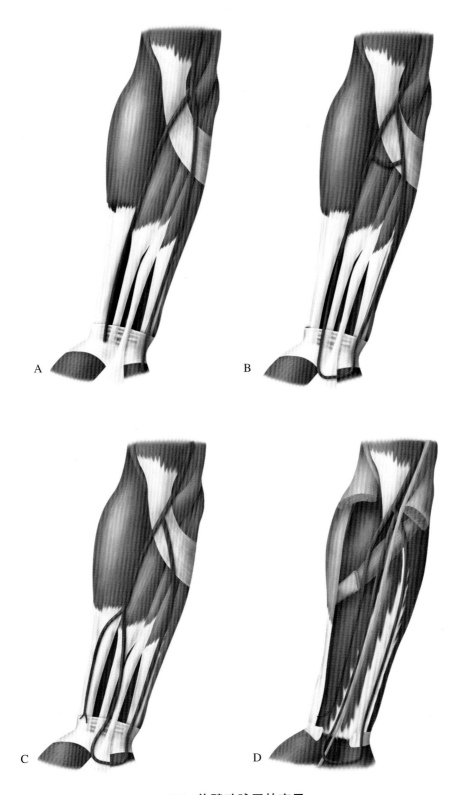

276. 前臂动脉干的变异

Variation of the antebrachial arterial trunk

A. 高位分支的桡、尺动脉；B. 桡、尺动脉吻合支；C. 桡动脉分支；D. 正中动脉与正中神经伴行

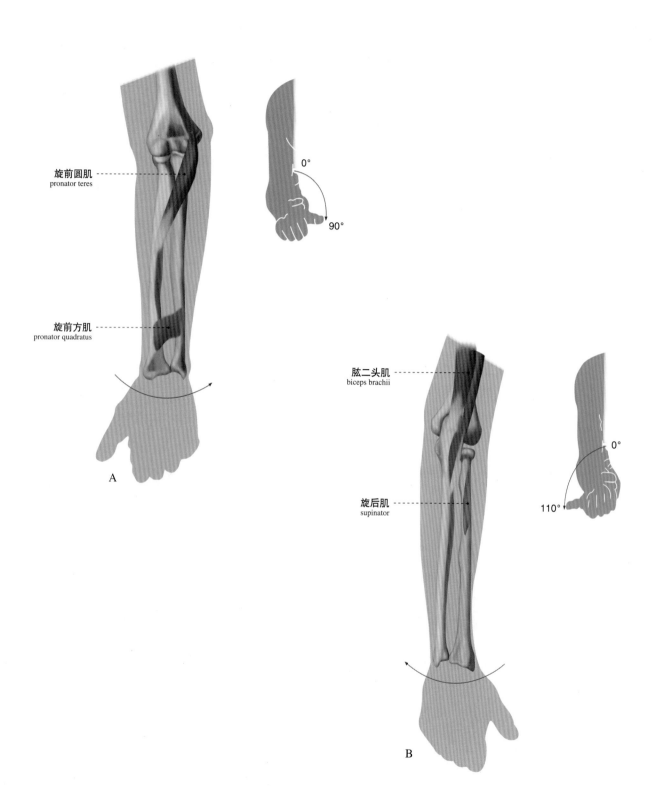

旋前圆肌
pronator teres

旋前方肌
pronator quadratus

A

0°

90°

肱二头肌
biceps brachii

旋后肌
supinator

0°

110°

B

277. 前臂的旋前和旋后
Pronation and supination of the forearm

A. 旋前；B. 旋后

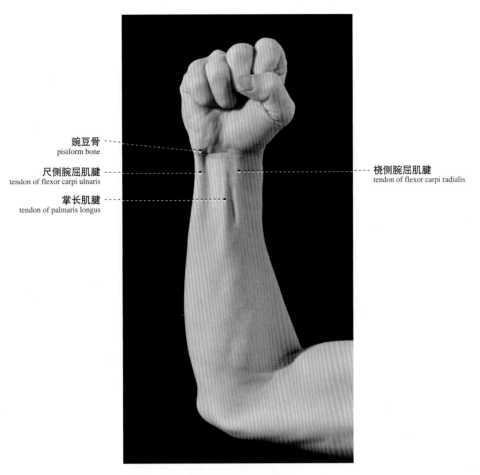

豌豆骨
pisiform bone

尺侧腕屈肌腱
tendon of flexor carpi ulnaris

掌长肌腱
tendon of palmaris longus

桡侧腕屈肌腱
tendon of flexor carpi radialis

278. 前臂表面解剖 1
Surface anatomy of the forearm 1

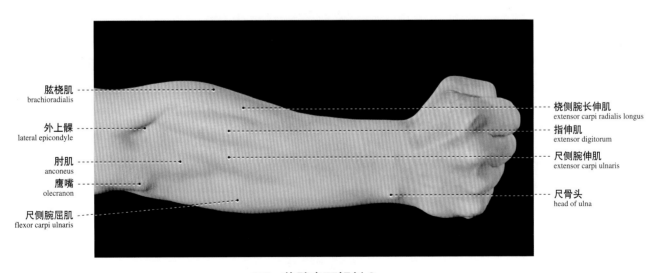

肱桡肌
brachioradialis

外上髁
lateral epicondyle

肘肌
anconeus

鹰嘴
olecranon

尺侧腕屈肌
flexor carpi ulnaris

桡侧腕长伸肌
extensor carpi radialis longus

指伸肌
extensor digitorum

尺侧腕伸肌
extensor carpi ulnaris

尺骨头
head of ulna

279. 前臂表面解剖 2
Surface anatomy of the forearm 2

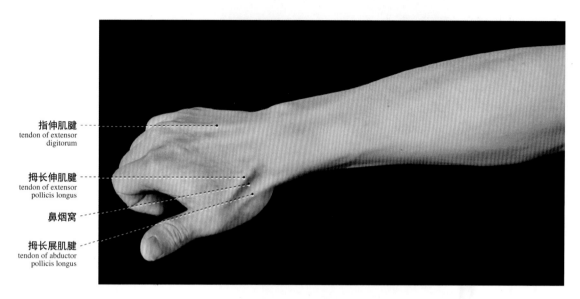

指伸肌腱
tendon of extensor
digitorum

拇长伸肌腱
tendon of extensor
pollicis longus

鼻烟窝

拇长展肌腱
tendon of abductor
pollicis longus

280. 前臂表面解剖 3

Surface anatomy of the forearm 3

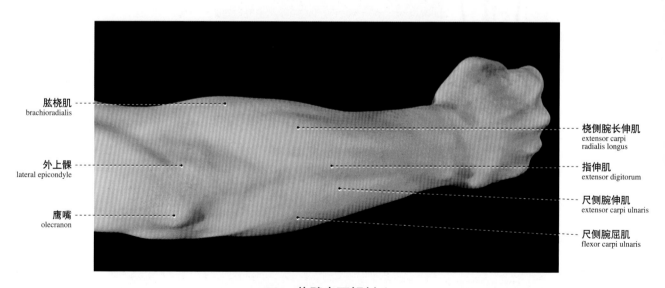

肱桡肌
brachioradialis

外上髁
lateral epicondyle

鹰嘴
olecranon

桡侧腕长伸肌
extensor carpi
radialis longus

指伸肌
extensor digitorum

尺侧腕伸肌
extensor carpi ulnaris

尺侧腕屈肌
flexor carpi ulnaris

281. 前臂表面解剖 4

Surface anatomy of the forearm 4

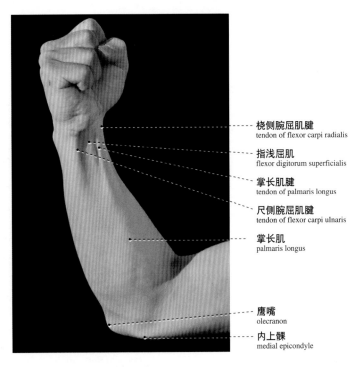

桡侧腕屈肌腱
tendon of flexor carpi radialis

指浅屈肌
flexor digitorum superficialis

掌长肌腱
tendon of palmaris longus

尺侧腕屈肌腱
tendon of flexor carpi ulnaris

掌长肌
palmaris longus

鹰嘴
olecranon

内上髁
medial epicondyle

282. 前臂表面解剖 5
Surface anatomy of the forearm 5

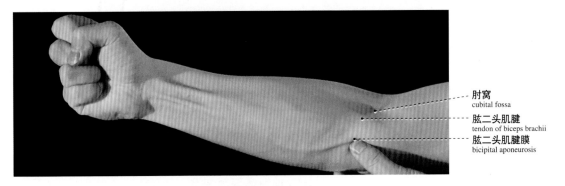

肘窝
cubital fossa

肱二头肌腱
tendon of biceps brachii

肱二头肌腱膜
bicipital aponeurosis

283. 前臂表面解剖 6
Surface anatomy of the forearm 6

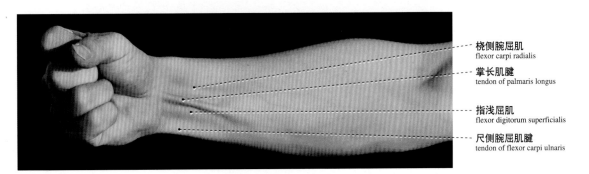

桡侧腕屈肌
flexor carpi radialis

掌长肌腱
tendon of palmaris longus

指浅屈肌
flexor digitorum superficialis

尺侧腕屈肌腱
tendon of flexor carpi ulnaris

284. 前臂表面解剖 7
Surface anatomy of the forearm 7

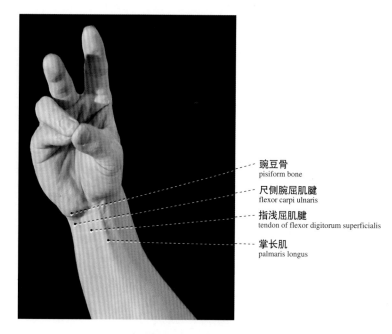

豌豆骨
pisiform bone

尺侧腕屈肌腱
flexor carpi ulnaris

指浅屈肌腱
tendon of flexor digitorum superficialis

掌长肌
palmaris longus

285. 前臂表面解剖 8
Surface anatomy of the forearm 8

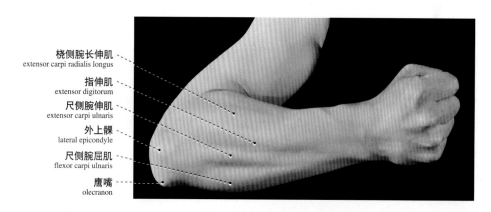

桡侧腕长伸肌
extensor carpi radialis longus

指伸肌
extensor digitorum

尺侧腕伸肌
extensor carpi ulnaris

外上髁
lateral epicondyle

尺侧腕屈肌
flexor carpi ulnaris

鹰嘴
olecranon

286. 前臂表面解剖 9
Surface anatomy of the forearm 9

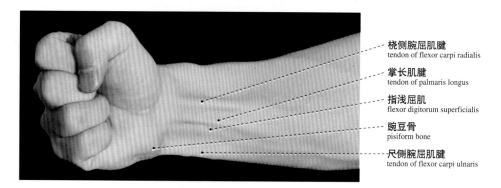

桡侧腕屈肌腱
tendon of flexor carpi radialis

掌长肌腱
tendon of palmaris longus

指浅屈肌
flexor digitorum superficialis

豌豆骨
pisiform bone

尺侧腕屈肌腱
tendon of flexor carpi ulnaris

287. 前臂表面解剖 10
Surface anatomy of the forearm 10

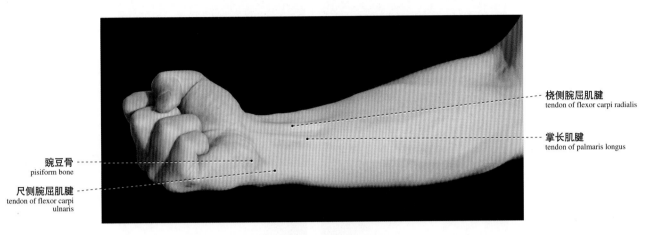

桡侧腕屈肌腱
tendon of flexor carpi radialis

掌长肌腱
tendon of palmaris longus

豌豆骨
pisiform bone

尺侧腕屈肌腱
tendon of flexor carpi
ulnaris

288. **前臂表面解剖 11**

Surface anatomy of the forearm 11

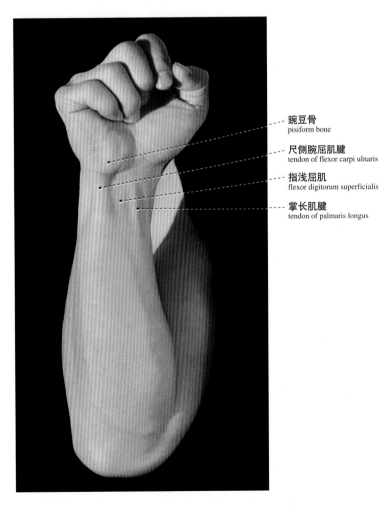

豌豆骨
pisiform bone

尺侧腕屈肌腱
tendon of flexor carpi ulnaris

指浅屈肌
flexor digitorum superficialis

掌长肌腱
tendon of palmaris longus

289. **前臂表面解剖 12**

Surface anatomy of the forearm 12

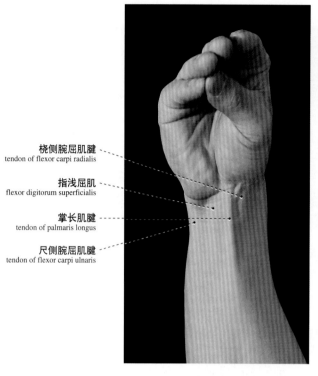

桡侧腕屈肌腱
tendon of flexor carpi radialis

指浅屈肌
flexor digitorum superficialis

掌长肌腱
tendon of palmaris longus

尺侧腕屈肌腱
tendon of flexor carpi ulnaris

290. 前臂表面解剖 13
Surface anatomy of the forearm 13

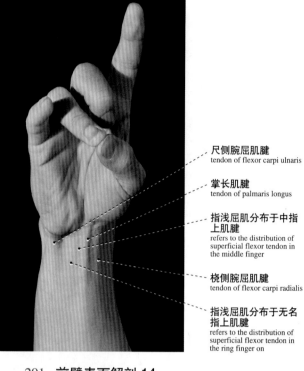

尺侧腕屈肌腱
tendon of flexor carpi ulnaris

掌长肌腱
tendon of palmaris longus

指浅屈肌分布于中指
上肌腱
refers to the distribution of
superficial flexor tendon in
the middle finger

桡侧腕屈肌腱
tendon of flexor carpi radialis

指浅屈肌分布于无名
指上肌腱
refers to the distribution of
superficial flexor tendon in
the ring finger on

291. 前臂表面解剖 14
Surface anatomy of the forearm 14

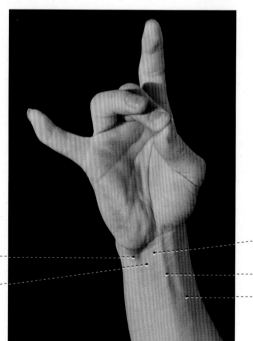

尺侧腕屈肌腱
tendon of carpi ulnaris

无名指上肌腱
tendon of ring finger

指浅屈肌分布于中指上肌腱
refers to the distribution of superficial flexor
tendon in the middle finger

掌长肌腱
tendon of palmaris longus

桡侧腕屈肌腱
tendon of flexor carpi radialis

292. 前臂表面解剖 15
Surface anatomy of the forearm 15

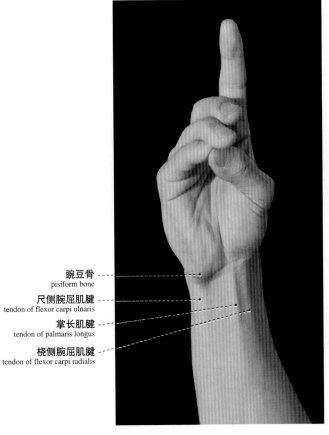

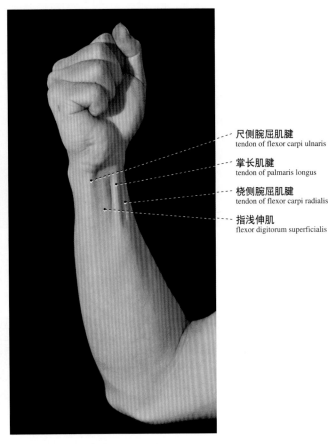

尺侧腕屈肌腱
tendon of flexor carpi ulnaris

掌长肌腱
tendon of palmaris longus

桡侧腕屈肌腱
tendon of flexor carpi radialis

指浅伸肌
flexor digitorum superficialis

豌豆骨
pisiform bone

尺侧腕屈肌腱
tendon of flexor carpi ulnaris

掌长肌腱
tendon of palmaris longus

桡侧腕屈肌腱
tendon of flexor carpi radialis

293. 前臂表面解剖 16
Surface anatomy of the forearm 16

294. 前臂表面解剖 17
Surface anatomy of the forearm 17

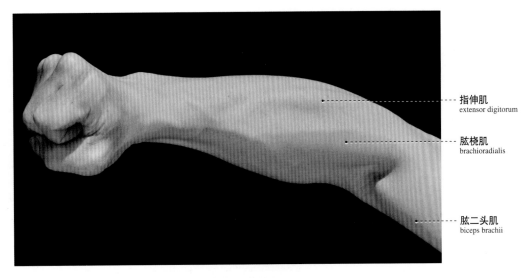

指伸肌
extensor digitorum

肱桡肌
brachioradialis

肱二头肌
biceps brachii

295. 前臂表面解剖 18
Surface anatomy of the forearm 18

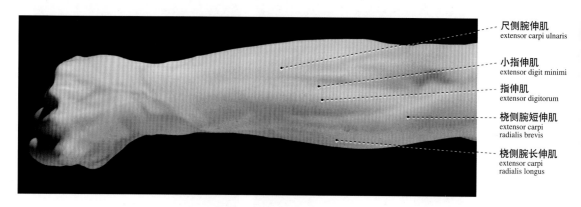

尺侧腕伸肌
extensor carpi ulnaris

小指伸肌
extensor digit minimi

指伸肌
extensor digitorum

桡侧腕短伸肌
extensor carpi
radialis brevis

桡侧腕长伸肌
extensor carpi
radialis longus

296. 前臂表面解剖 19
Surface anatomy of the forearm 19

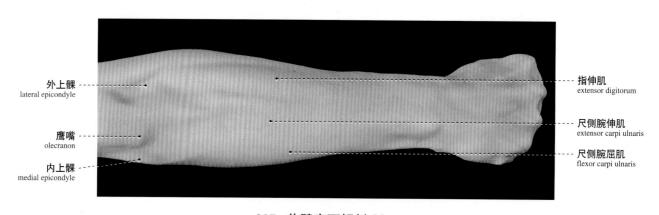

外上髁
lateral epicondyle

鹰嘴
olecranon

内上髁
medial epicondyle

指伸肌
extensor digitorum

尺侧腕伸肌
extensor carpi ulnaris

尺侧腕屈肌
flexor carpi ulnaris

297. 前臂表面解剖 20
Surface anatomy of the forearm 20

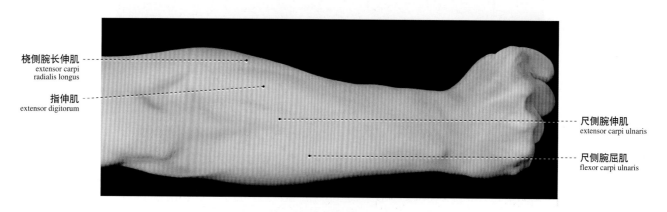

桡侧腕长伸肌
extensor carpi
radialis longus

指伸肌
extensor digitorum

尺侧腕伸肌
extensor carpi ulnaris

尺侧腕屈肌
flexor carpi ulnaris

298. 前臂表面解剖 21
Surface anatomy of the forearm 21

第六章

腕手部

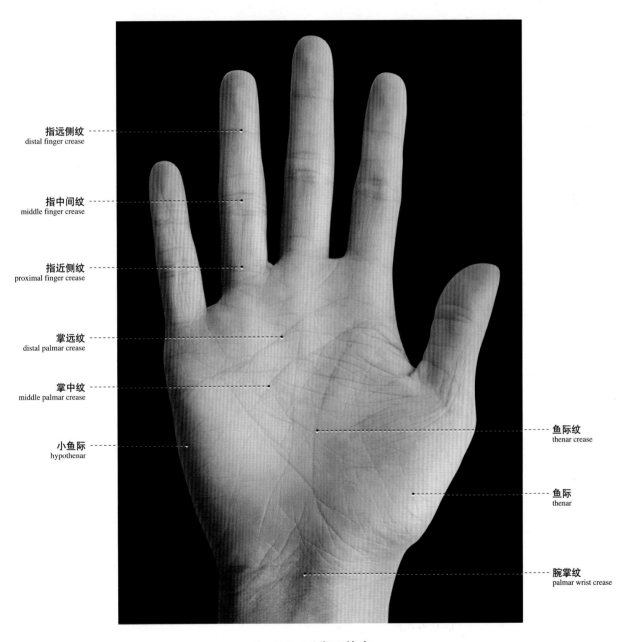

指远侧纹
distal finger crease

指中间纹
middle finger crease

指近侧纹
proximal finger crease

掌远纹
distal palmar crease

掌中纹
middle palmar crease

小鱼际
hypothenar

鱼际纹
thenar crease

鱼际
thenar

腕掌纹
palmar wrist crease

299. 手掌面体表
Surface of the palmar aspect of the hand

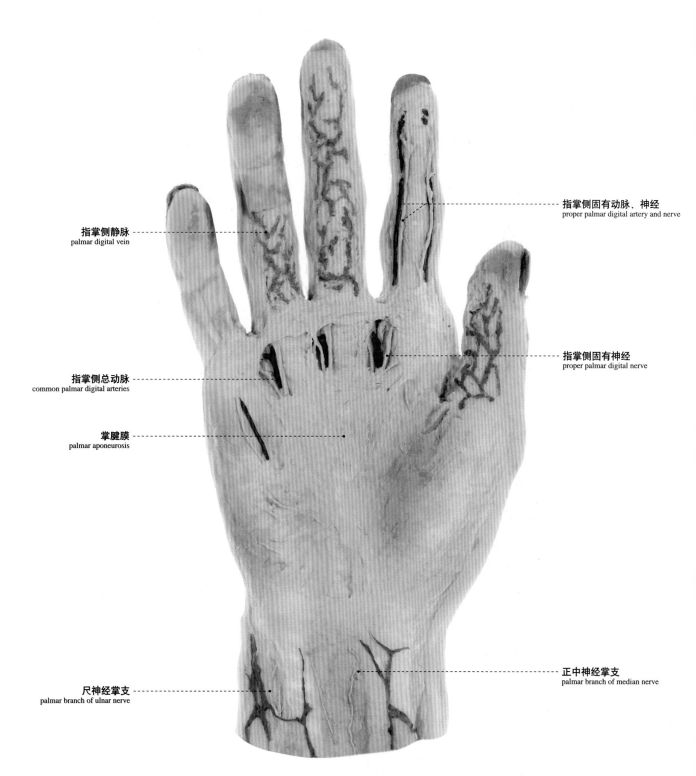

指掌侧静脉
palmar digital vein

指掌侧固有动脉、神经
proper palmar digital artery and nerve

指掌侧固有神经
proper palmar digital nerve

指掌侧总动脉
common palmar digital arteries

掌腱膜
palmar aponeurosis

正中神经掌支
palmar branch of median nerve

尺神经掌支
palmar branch of ulnar nerve

300. 手掌面局部解剖 1
Topography of the palmar aspect of the hand 1

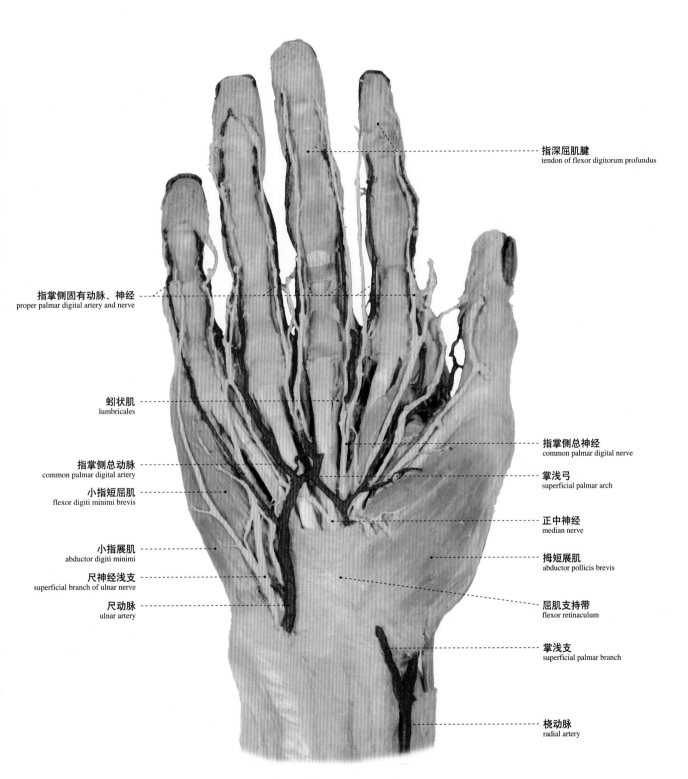

指深屈肌腱
tendon of flexor digitorum profundus

指掌侧固有动脉、神经
proper palmar digital artery and nerve

蚓状肌
lumbricales

指掌侧总动脉
common palmar digital artery

小指短屈肌
flexor digiti minimi brevis

小指展肌
abductor digiti minimi

尺神经浅支
superficial branch of ulnar nerve

尺动脉
ulnar artery

指掌侧总神经
common palmar digital nerve

掌浅弓
superficial palmar arch

正中神经
median nerve

拇短展肌
abductor pollicis brevis

屈肌支持带
flexor retinaculum

掌浅支
superficial palmar branch

桡动脉
radial artery

301. 手掌面局部解剖 2
Topography of the palmar aspect of the hand 2

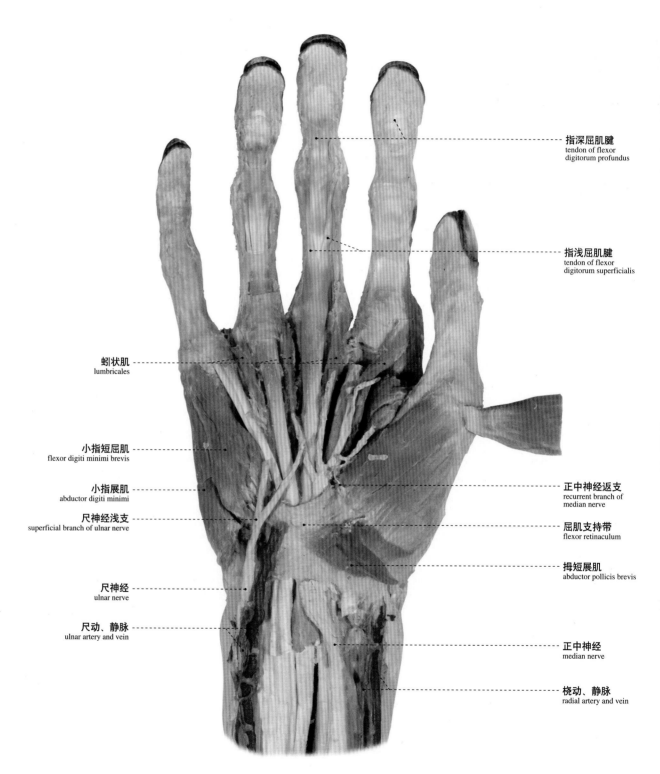

指深屈肌腱
tendon of flexor
digitorum profundus

指浅屈肌腱
tendon of flexor
digitorum superficialis

蚓状肌
lumbricales

小指短屈肌
flexor digiti minimi brevis

小指展肌
abductor digiti minimi

尺神经浅支
superficial branch of ulnar nerve

尺神经
ulnar nerve

尺动、静脉
ulnar artery and vein

正中神经返支
recurrent branch of
median nerve

屈肌支持带
flexor retinaculum

拇短展肌
abductor pollicis brevis

正中神经
median nerve

桡动、静脉
radial artery and vein

302. 手掌面局部解剖 3
Topography of the palmar aspect of the hand 3

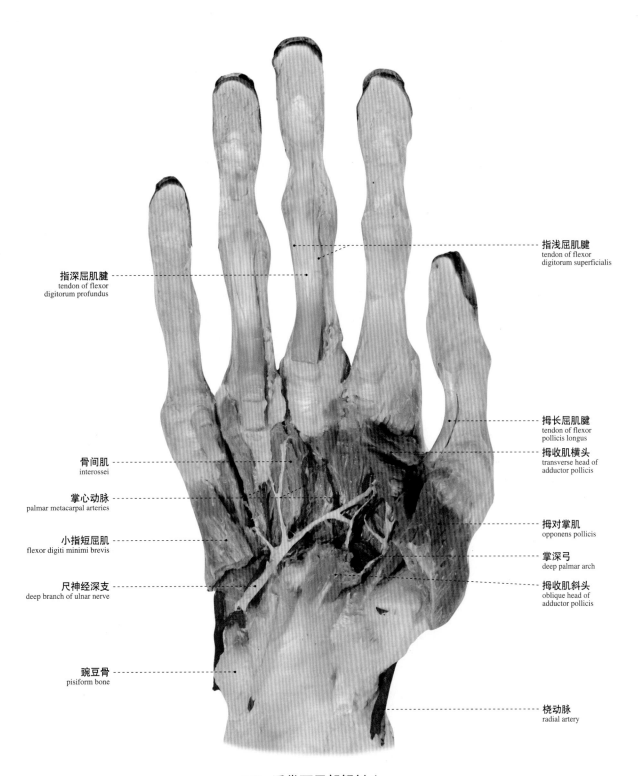

指深屈肌腱
tendon of flexor
digitorum profundus

骨间肌
interossei

掌心动脉
palmar metacarpal arteries

小指短屈肌
flexor digiti minimi brevis

尺神经深支
deep branch of ulnar nerve

豌豆骨
pisiform bone

指浅屈肌腱
tendon of flexor
digitorum superficialis

拇长屈肌腱
tendon of flexor
pollicis longus

拇收肌横头
transverse head of
adductor pollicis

拇对掌肌
opponens pollicis

掌深弓
deep palmar arch

拇收肌斜头
oblique head of
adductor pollicis

桡动脉
radial artery

303. 手掌面局部解剖 4
Topography of the palmar aspect of the hand 4

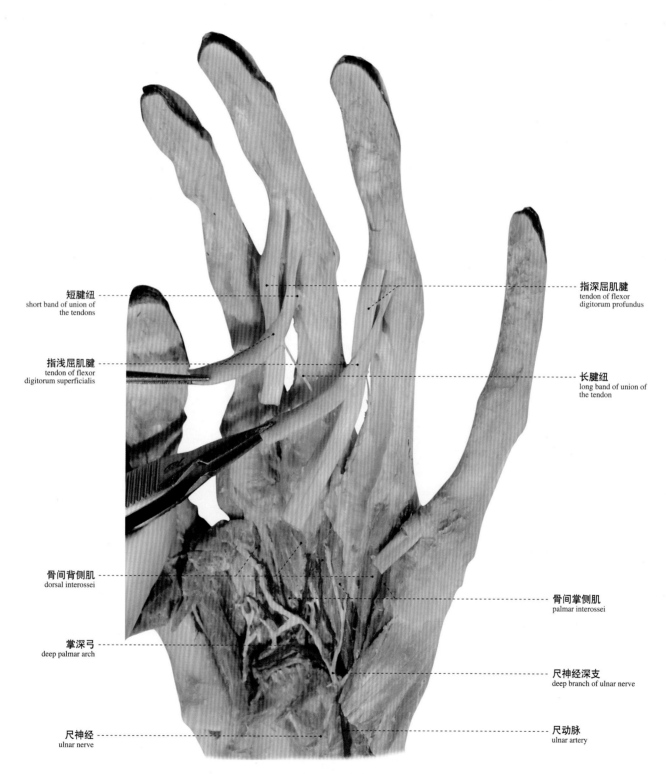

短腱纽
short band of union of
the tendons

指浅屈肌腱
tendon of flexor
digitorum superficialis

骨间背侧肌
dorsal interossei

掌深弓
deep palmar arch

尺神经
ulnar nerve

指深屈肌腱
tendon of flexor
digitorum profundus

长腱纽
long band of union of
the tendon

骨间掌侧肌
palmar interossei

尺神经深支
deep branch of ulnar nerve

尺动脉
ulnar artery

304. 手掌面局部解剖 5
Topography of the palmar aspect of the hand 5

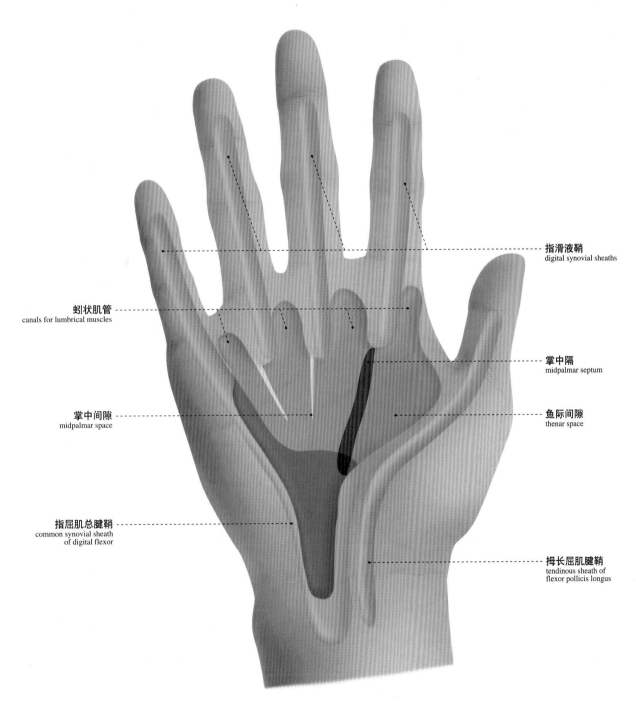

指滑液鞘
digital synovial sheaths

蚓状肌管
canals for lumbrical muscles

掌中隔
midpalmar septum

掌中间隙
midpalmar space

鱼际间隙
thenar space

指屈肌总腱鞘
common synovial sheath
of digital flexor

拇长屈肌腱鞘
tendinous sheath of
flexor pollicis longus

305. 筋膜间隙和腱滑液鞘

Fascial spaces and the synovial sheaths of the tendon

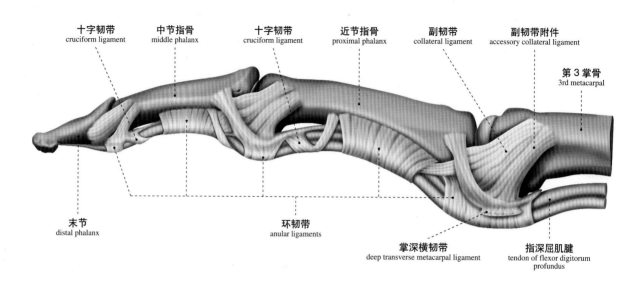

十字韧带
cruciform ligament

中节指骨
middle phalanx

十字韧带
cruciform ligament

近节指骨
proximal phalanx

副韧带
collateral ligament

副韧带附件
accessory collateral ligament

第 3 掌骨
3rd metacarpal

末节
distal phalanx

环韧带
anular ligaments

掌深横韧带
deep transverse metacarpal ligament

指深屈肌腱
tendon of flexor digitorum profundus

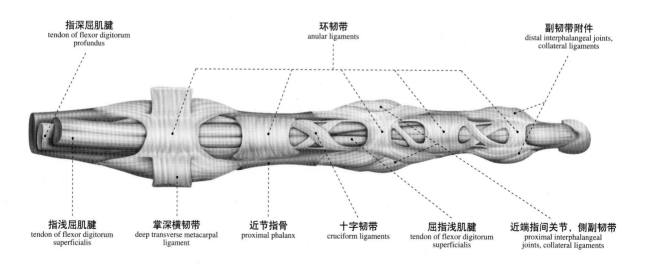

指深屈肌腱
tendon of flexor digitorum profundus

环韧带
anular ligaments

副韧带附件
distal interphalangeal joints, collateral ligaments

指浅屈肌腱
tendon of flexor digitorum superficialis

掌深横韧带
deep transverse metacarpal ligament

近节指骨
proximal phalanx

十字韧带
cruciform ligaments

屈指浅肌腱
tendon of flexor digitorum superficialis

近端指间关节，侧副韧带
proximal interphalangeal joints, collateral ligaments

306. 手指的韧带
Finger ligaments

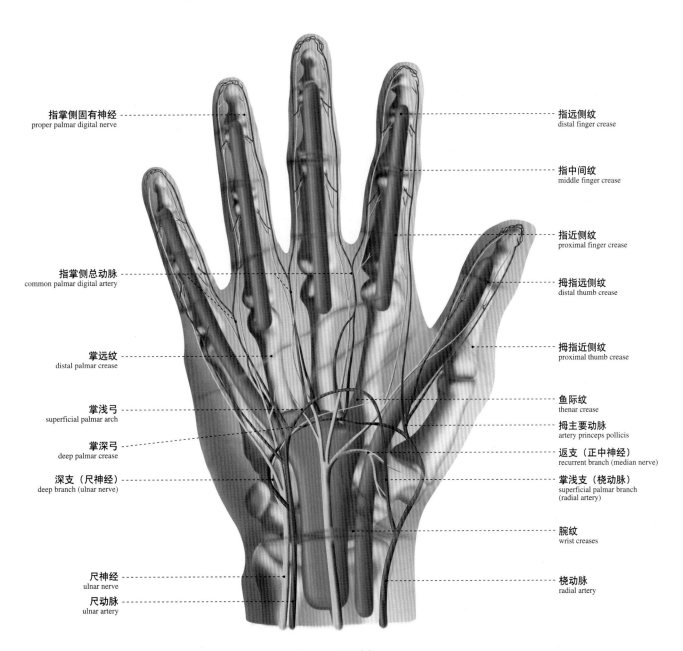

指掌侧固有神经
proper palmar digital nerve

指掌侧总动脉
common palmar digital artery

掌远纹
distal palmar crease

掌浅弓
superficial palmar arch

掌深弓
deep palmar crease

深支（尺神经）
deep branch (ulnar nerve)

尺神经
ulnar nerve

尺动脉
ulnar artery

指远侧纹
distal finger crease

指中间纹
middle finger crease

指近侧纹
proximal finger crease

拇指远侧纹
distal thumb crease

拇指近侧纹
proximal thumb crease

鱼际纹
thenar crease

拇主要动脉
artery princeps pollicis

返支（正中神经）
recurrent branch (median nerve)

掌浅支（桡动脉）
superficial palmar branch (radial artery)

腕纹
wrist creases

桡动脉
radial artery

307. 手的结构
Hand structure

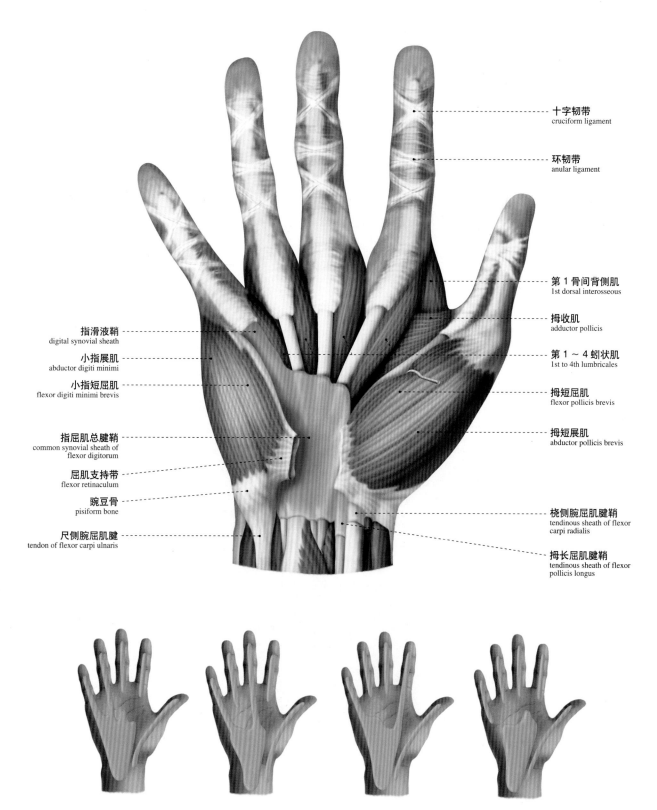

十字韧带
cruciform ligament

环韧带
anular ligament

第 1 骨间背侧肌
1st dorsal interosseous

拇收肌
adductor pollicis

第 1～4 蚓状肌
1st to 4th lumbricales

拇短屈肌
flexor pollicis brevis

拇短展肌
abductor pollicis brevis

桡侧腕屈肌腱鞘
tendinous sheath of flexor carpi radialis

拇长屈肌腱鞘
tendinous sheath of flexor pollicis longus

指滑液鞘
digital synovial sheath

小指展肌
abductor digiti minimi

小指短屈肌
flexor digiti minimi brevis

指屈肌总腱鞘
common synovial sheath of flexor digitorum

屈肌支持带
flexor retinaculum

豌豆骨
pisiform bone

尺侧腕屈肌腱
tendon of flexor carpi ulnaris

308. 手腱滑液鞘及分型（掌面）

Synovial sheaths of the tendons and its patterns of the hand (palmar aspect)

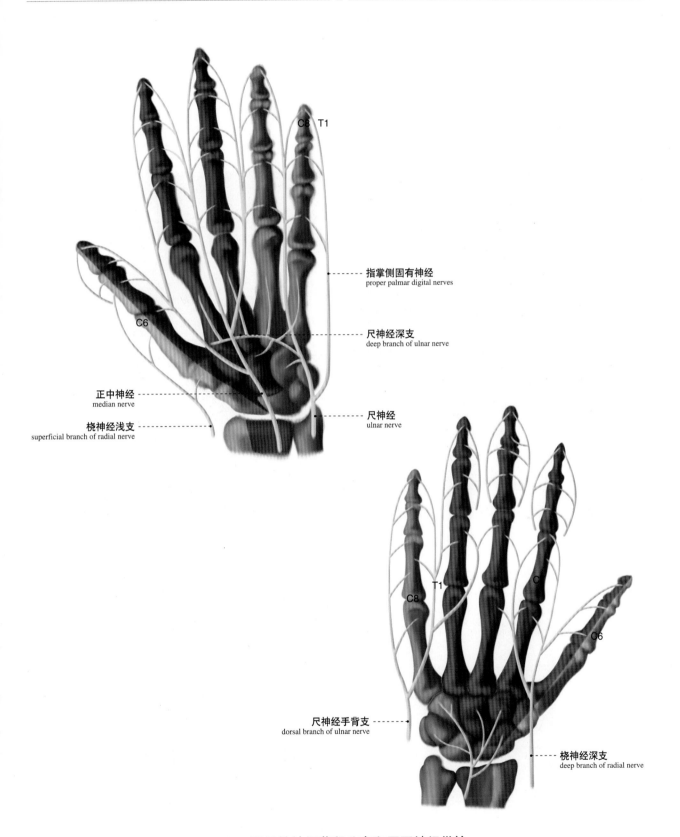

C8　T1

C6

指掌侧固有神经
proper palmar digital nerves

尺神经深支
deep branch of ulnar nerve

正中神经
median nerve

尺神经
ulnar nerve

桡神经浅支
superficial branch of radial nerve

T1

C8

C

C6

尺神经手背支
dorsal branch of ulnar nerve

桡神经深支
deep branch of radial nerve

309. 手骨的神经节段分布和周围神经供给
Segmental nerve distribution and the peripheral nerve supply of the hand bones

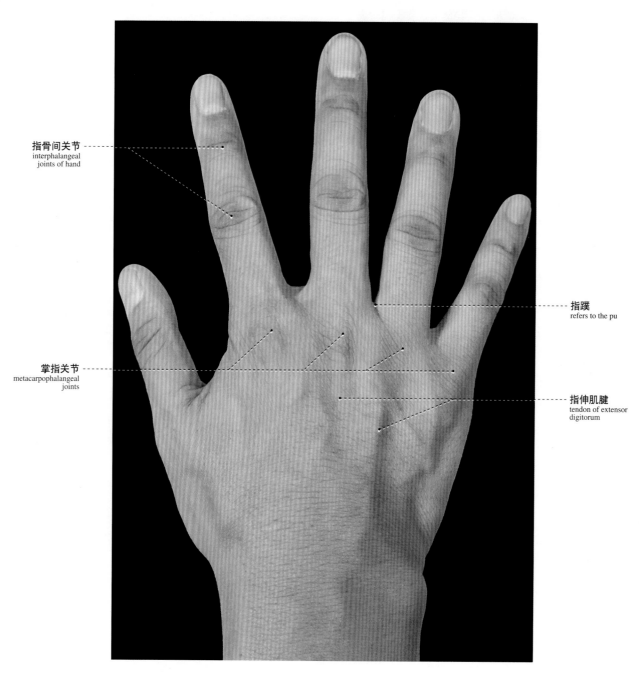

指骨间关节
interphalangeal
joints of hand

指蹼
refers to the pu

掌指关节
metacarpophalangeal
joints

指伸肌腱
tendon of extensor
digitorum

310. 手背侧面体表
Surface of the dorsal aspect of the hand

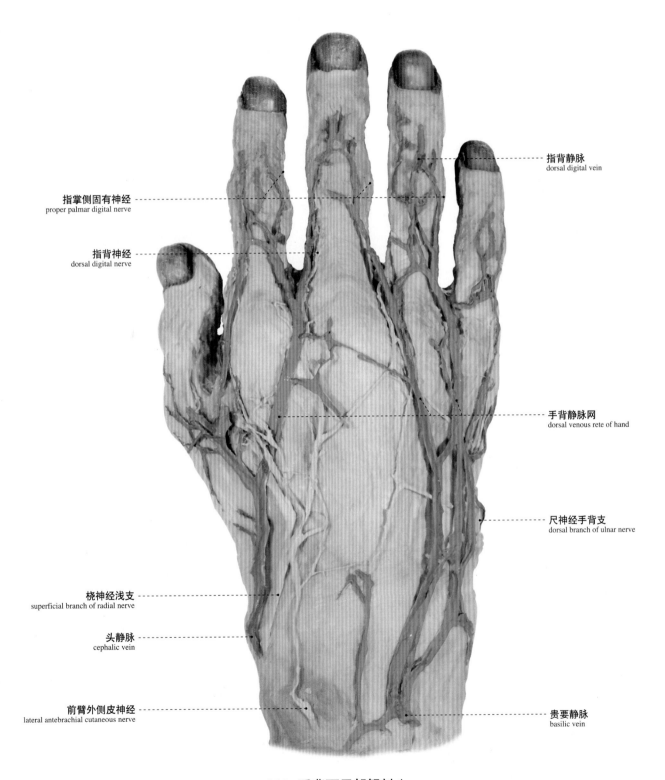

指掌侧固有神经
proper palmar digital nerve

指背神经
dorsal digital nerve

指背静脉
dorsal digital vein

手背静脉网
dorsal venous rete of hand

尺神经手背支
dorsal branch of ulnar nerve

桡神经浅支
superficial branch of radial nerve

头静脉
cephalic vein

前臂外侧皮神经
lateral antebrachial cutaneous nerve

贵要静脉
basilic vein

311. 手背面局部解剖 1
Topography of the dorsal aspect of the hand 1

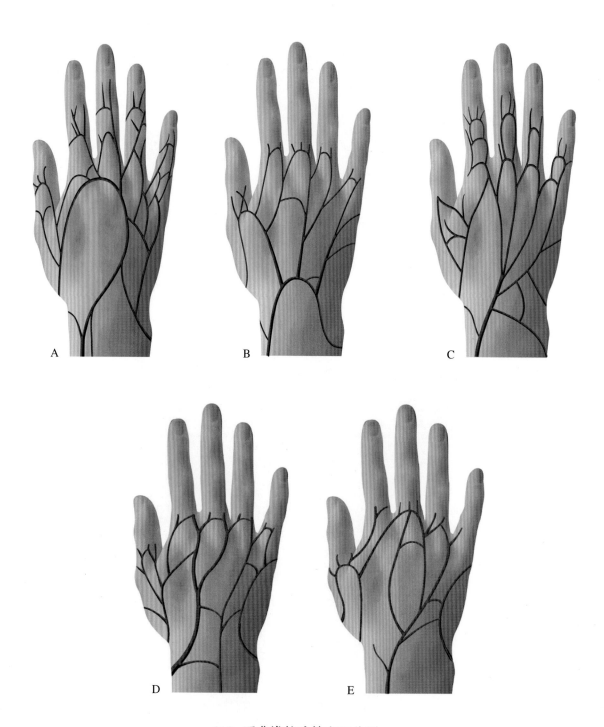

312. 手背浅静脉的主要分型

Chief forms of the superficial veins on the dorsum of the hand

A. 弓型：掌背静脉于手背形成一大静脉弓，此型较多；B. 弓型：掌背静脉于腕背面形成一较大静脉弓，有时于手背形成2、3排静脉弓。此型亦较多；C. 网型：第2～4掌背静脉较粗，向近侧逐渐会合，形成一粗静脉干；D. 网型：第2、3掌背静脉较粗，形成一粗静脉干，其余静脉较细，呈网状；E. 网型：第3、4掌背静脉较粗，向近侧合成一条大静脉干，其余细小

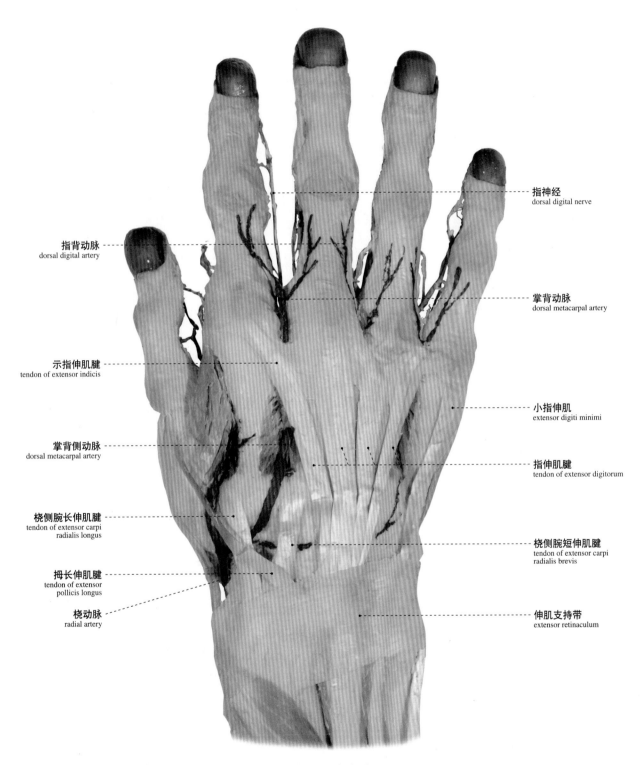

指神经
dorsal digital nerve

掌背动脉
dorsal metacarpal artery

小指伸肌
extensor digiti minimi

指伸肌腱
tendon of extensor digitorum

桡侧腕短伸肌腱
tendon of extensor carpi
radialis brevis

伸肌支持带
extensor retinaculum

指背动脉
dorsal digital artery

示指伸肌腱
tendon of extensor indicis

掌背侧动脉
dorsal metacarpal artery

桡侧腕长伸肌腱
tendon of extensor carpi
radialis longus

拇长伸肌腱
tendon of extensor
pollicis longus

桡动脉
radial artery

313. 手背面局部解剖 2

Topography of the dorsal aspect of the hand 2

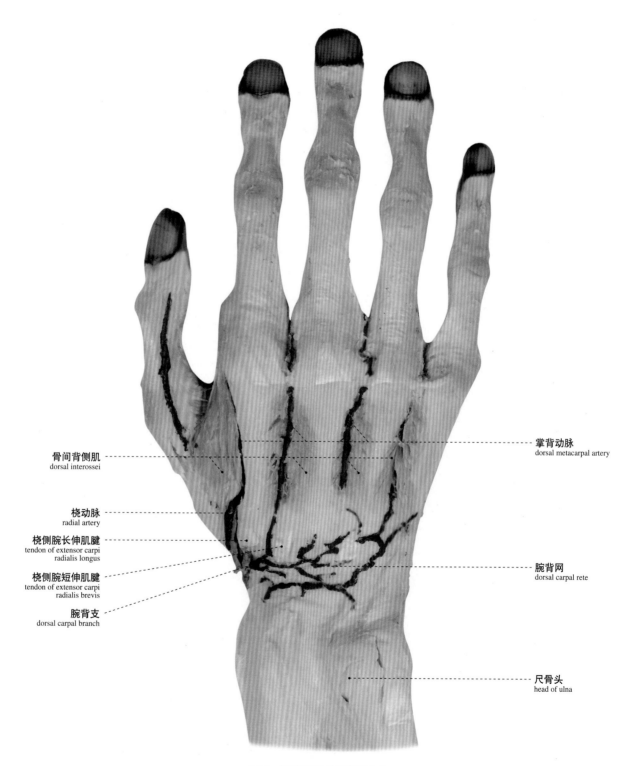

骨间背侧肌
dorsal interossei

掌背动脉
dorsal metacarpal artery

桡动脉
radial artery

桡侧腕长伸肌腱
tendon of extensor carpi
radialis longus

桡侧腕短伸肌腱
tendon of extensor carpi
radialis brevis

腕背支
dorsal carpal branch

腕背网
dorsal carpal rete

尺骨头
head of ulna

314. 手背面局部解剖 3
Topography of the dorsal aspect of the hand 3

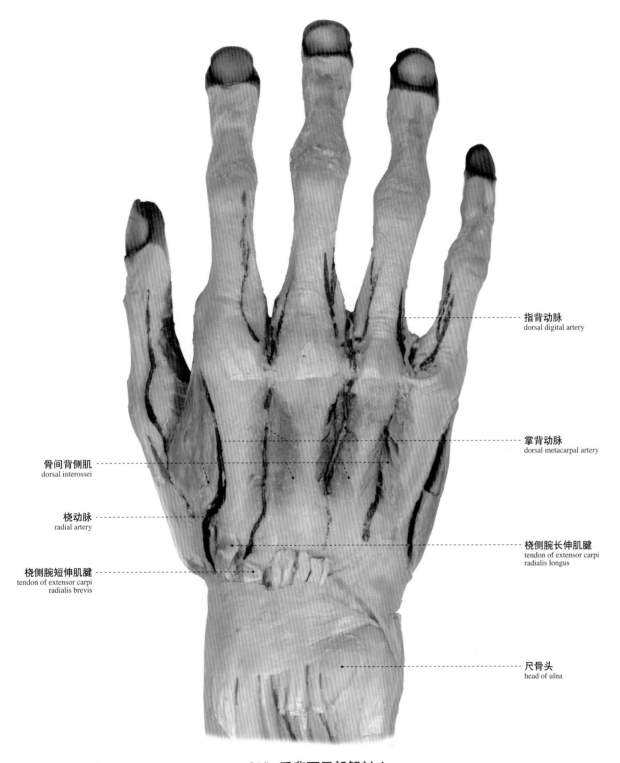

指背动脉
dorsal digital artery

掌背动脉
dorsal metacarpal artery

骨间背侧肌
dorsal interossei

桡动脉
radial artery

桡侧腕长伸肌腱
tendon of extensor carpi
radialis longus

桡侧腕短伸肌腱
tendon of extensor carpi
radialis brevis

尺骨头
head of ulna

315. 手背面局部解剖 4
Topography of the dorsal aspect of the hand 4

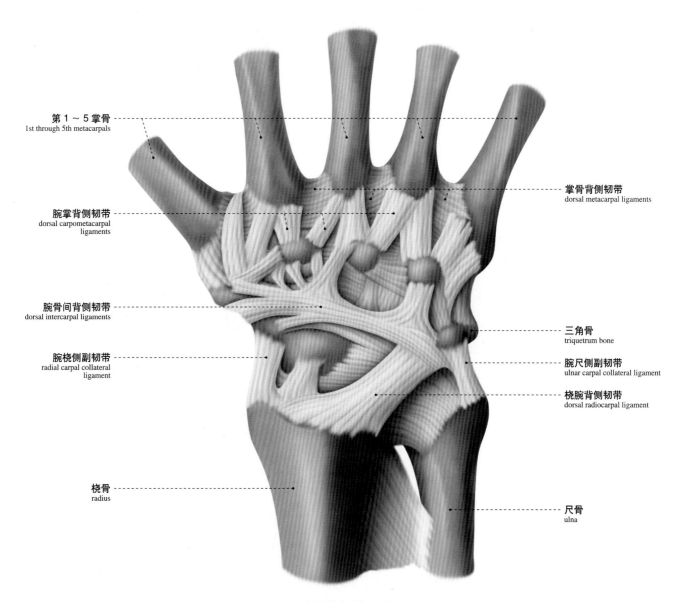

第 1 ～ 5 掌骨
1st through 5th metacarpals

掌骨背侧韧带
dorsal metacarpal ligaments

腕掌背侧韧带
dorsal carpometacarpal
ligaments

腕骨间背侧韧带
dorsal intercarpal ligaments

三角骨
triquetrum bone

腕桡侧副韧带
radial carpal collateral
ligament

腕尺侧副韧带
ulnar carpal collateral ligament

桡腕背侧韧带
dorsal radiocarpal ligament

桡骨
radius

尺骨
ulna

316. 腕关节韧带（背面观）
Ligaments of the carpal joint (dorsal aspect)

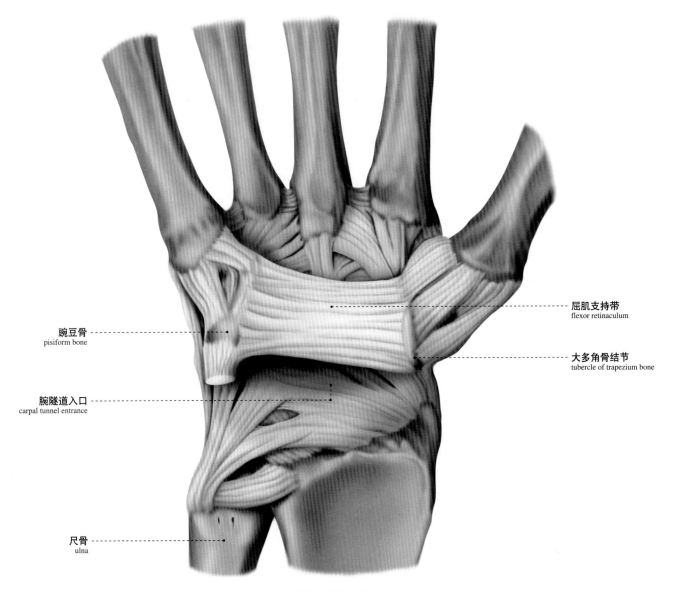

屈肌支持带
flexor retinaculum

豌豆骨
pisiform bone

大多角骨结节
tubercle of trapezium bone

腕隧道入口
carpal tunnel entrance

尺骨
ulna

317. 腕关节韧带（掌面观 1）
Ligaments of the carpal joint (palmar aspect 1)

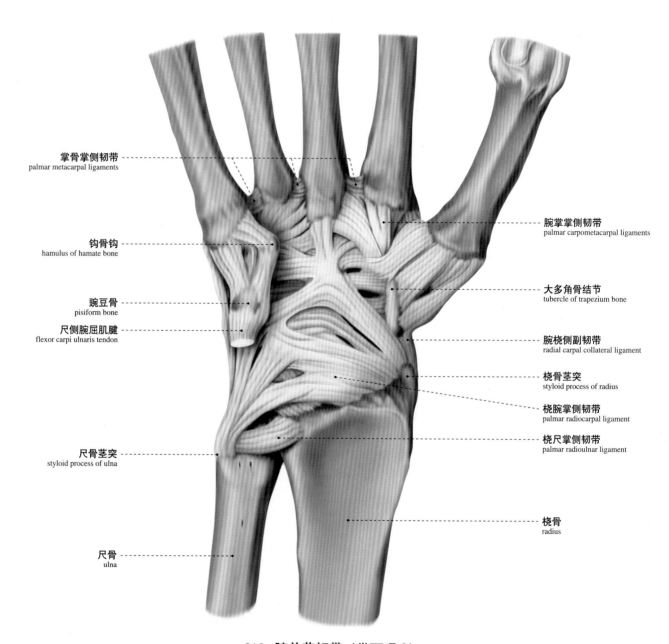

掌骨掌侧韧带
palmar metacarpal ligaments

钩骨钩
hamulus of hamate bone

豌豆骨
pisiform bone

尺侧腕屈肌腱
flexor carpi ulnaris tendon

尺骨茎突
styloid process of ulna

尺骨
ulna

腕掌掌侧韧带
palmar carpometacarpal ligaments

大多角骨结节
tubercle of trapezium bone

腕桡侧副韧带
radial carpal collateral ligament

桡骨茎突
styloid process of radius

桡腕掌侧韧带
palmar radiocarpal ligament

桡尺掌侧韧带
palmar radioulnar ligament

桡骨
radius

318. 腕关节韧带（掌面观 2）
Ligaments of the carpal joint (palmar aspect 2)

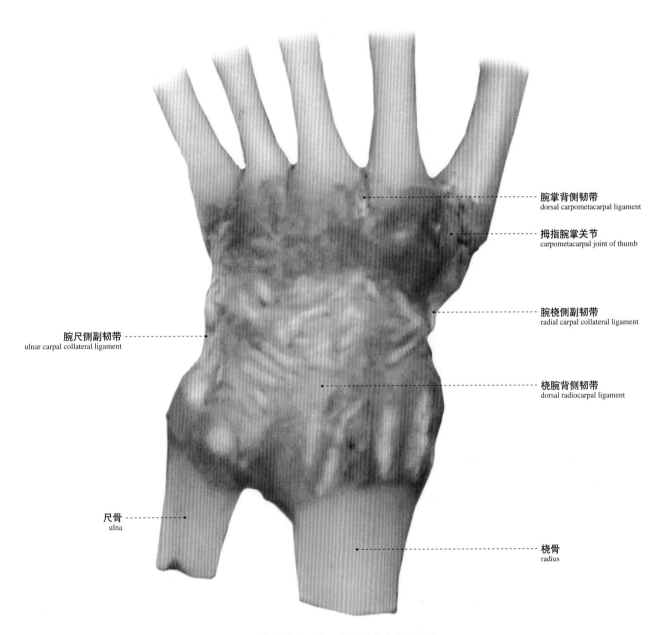

腕掌背侧韧带
dorsal carpometacarpal ligament

拇指腕掌关节
carpometacarpal joint of thumb

腕桡侧副韧带
radial carpal collateral ligament

桡腕背侧韧带
dorsal radiocarpal ligament

腕尺侧副韧带
ulnar carpal collateral ligament

尺骨
ulna

桡骨
radius

319. 腕关节韧带局部解剖（背面观）
Topography of the ligaments of the carpal joint (dorsal aspect)

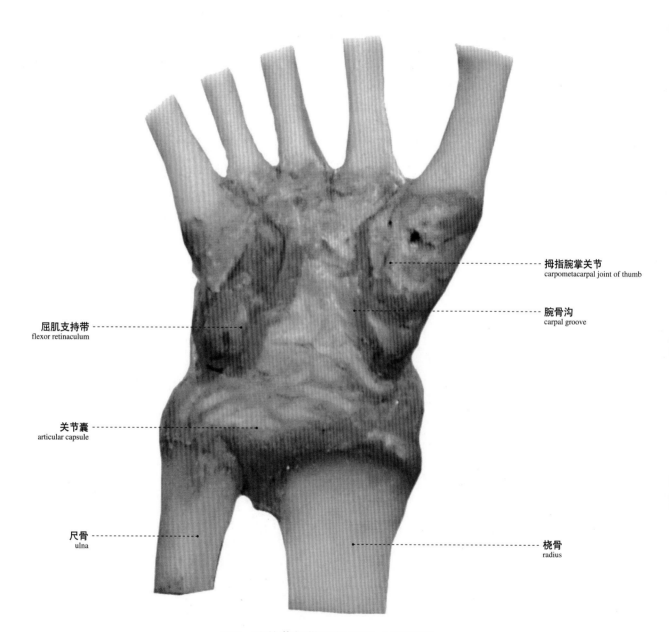

拇指腕掌关节
carpometacarpal joint of thumb

腕骨沟
carpal groove

屈肌支持带
flexor retinaculum

关节囊
articular capsule

尺骨
ulna

桡骨
radius

320. 腕关节韧带局部解剖（掌面观）
Topography of the ligaments of the carpal joint (palmar aspect)

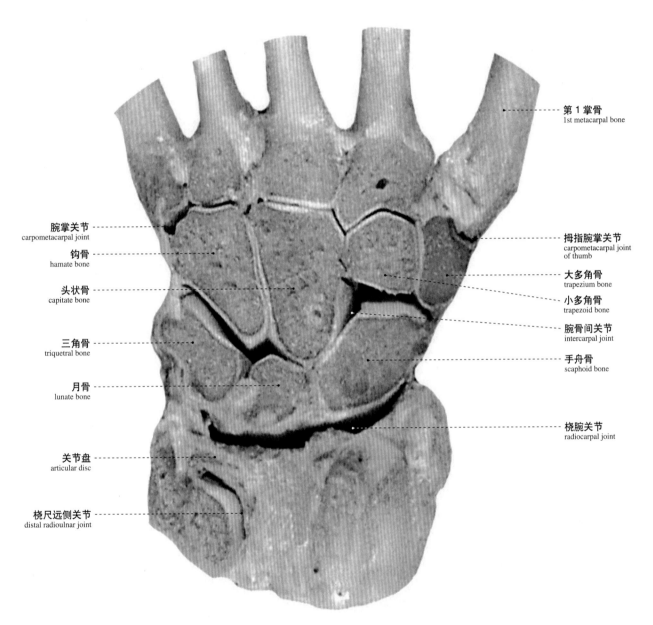

腕掌关节
carpometacarpal joint

钩骨
hamate bone

头状骨
capitate bone

三角骨
triquetral bone

月骨
lunate bone

关节盘
articular disc

桡尺远侧关节
distal radioulnar joint

第 1 掌骨
1st metacarpal bone

拇指腕掌关节
carpometacarpal joint
of thumb

大多角骨
trapezium bone

小多角骨
trapezoid bone

腕骨间关节
intercarpal joint

手舟骨
scaphoid bone

桡腕关节
radiocarpal joint

321. 腕关节冠状切面（背面观）
Coronal section of the carpal joint (dorsal aspect)

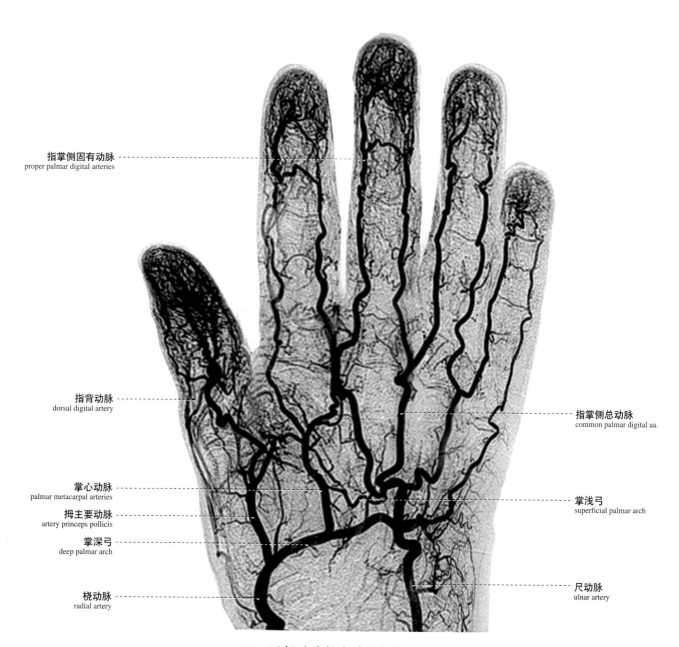

指掌侧固有动脉
proper palmar digital arteries

指背动脉
dorsal digital artery

指掌侧总动脉
common palmar digital aa.

掌心动脉
palmar metacarpal arteries

拇主要动脉
artery princeps pollicis

掌深弓
deep palmar arch

掌浅弓
superficial palmar arch

桡动脉
radial artery

尺动脉
ulnar artery

322. 手部动脉数字减影血管造影
DSA of the hand arteries

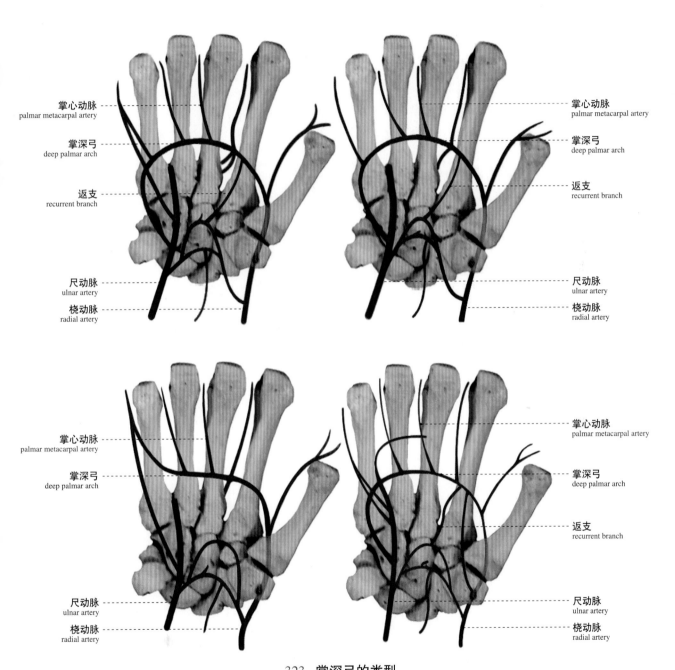

掌心动脉
palmar metacarpal artery

掌深弓
deep palmar arch

返支
recurrent branch

尺动脉
ulnar artery

桡动脉
radial artery

掌心动脉
palmar metacarpal artery

掌深弓
deep palmar arch

返支
recurrent branch

尺动脉
ulnar artery

桡动脉
radial artery

掌心动脉
palmar metacarpal artery

掌深弓
deep palmar arch

尺动脉
ulnar artery

桡动脉
radial artery

掌心动脉
palmar metacarpal artery

掌深弓
deep palmar arch

返支
recurrent branch

尺动脉
ulnar artery

桡动脉
radial artery

323. 掌深弓的类型
Patterns of the deep palmar arch

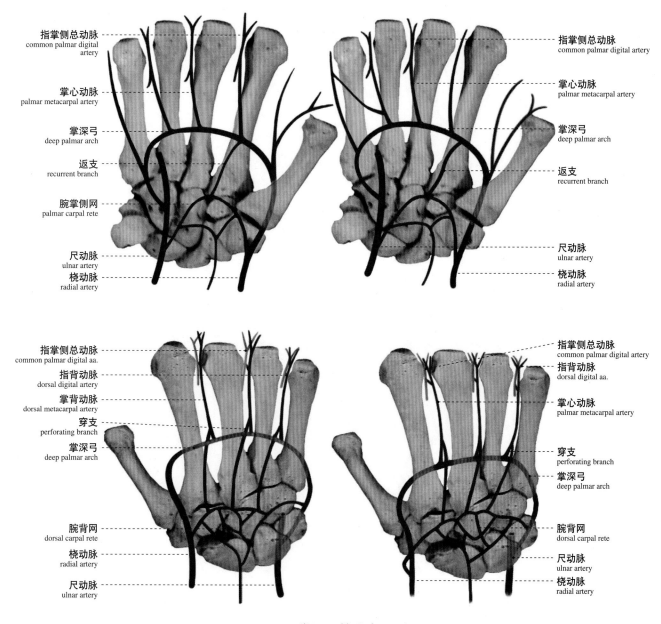

指掌侧总动脉
common palmar digital
artery

掌心动脉
palmar metacarpal artery

掌深弓
deep palmar arch

返支
recurrent branch

腕掌侧网
palmar carpal rete

尺动脉
ulnar artery

桡动脉
radial artery

指掌侧总动脉
common palmar digital artery

掌心动脉
palmar metacarpal artery

掌深弓
deep palmar arch

返支
recurrent branch

尺动脉
ulnar artery

桡动脉
radial artery

指掌侧总动脉
common palmar digital aa.

指背动脉
dorsal digital artery

掌背动脉
dorsal metacarpal artery

穿支
perforating branch

掌深弓
deep palmar arch

腕背网
dorsal carpal rete

桡动脉
radial artery

尺动脉
ulnar artery

指掌侧总动脉
common palmar digital artery

指背动脉
dorsal digital aa.

掌心动脉
palmar metacarpal artery

穿支
perforating branch

掌深弓
deep palmar arch

腕背网
dorsal carpal rete

尺动脉
ulnar artery

桡动脉
radial artery

324. 掌深弓的分支 1
Branches of the deep palmar arch 1

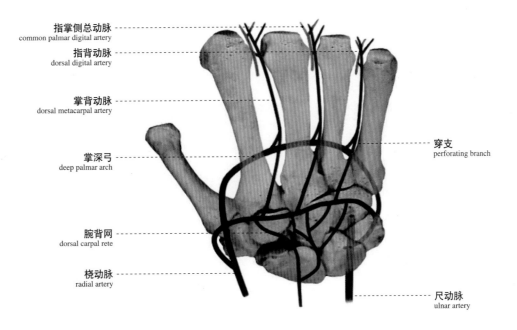

指掌侧总动脉
common palmar digital artery

指背动脉
dorsal digital artery

掌背动脉
dorsal metacarpal artery

掌深弓
deep palmar arch

腕背网
dorsal carpal rete

桡动脉
radial artery

穿支
perforating branch

尺动脉
ulnar artery

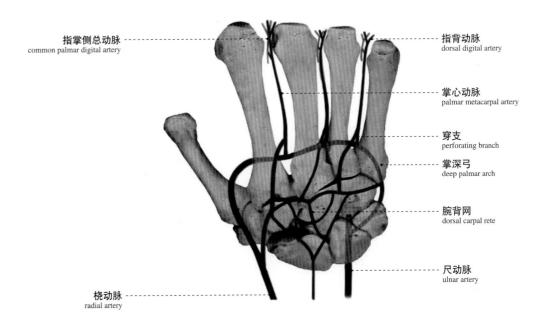

指掌侧总动脉
common palmar digital artery

指背动脉
dorsal digital artery

掌心动脉
palmar metacarpal artery

穿支
perforating branch

掌深弓
deep palmar arch

腕背网
dorsal carpal rete

尺动脉
ulnar artery

桡动脉
radial artery

325. 掌深弓的分支 2
Branches of the deep palmar arch 2

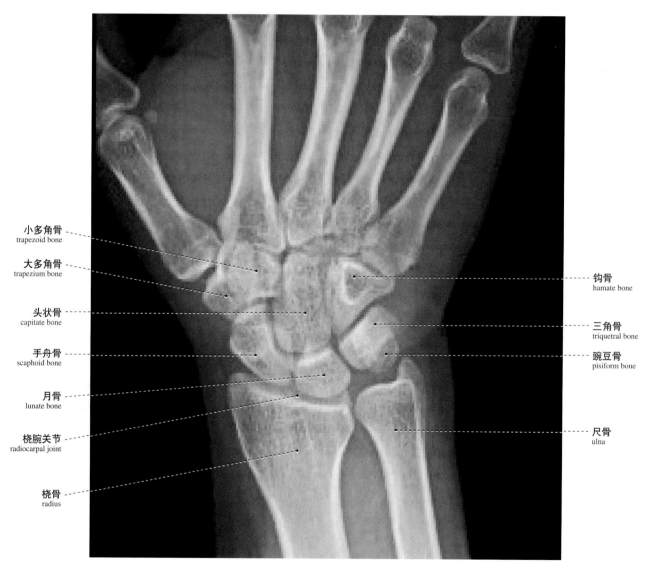

小多角骨
trapezoid bone

大多角骨
trapezium bone

头状骨
capitate bone

手舟骨
scaphoid bone

月骨
lunate bone

桡腕关节
radiocarpal joint

桡骨
radius

钩骨
hamate bone

三角骨
triquetral bone

豌豆骨
pisiform bone

尺骨
ulna

326. 腕部 X 线像（前后位）
Radiograph of the wrist (anteroposterior view)

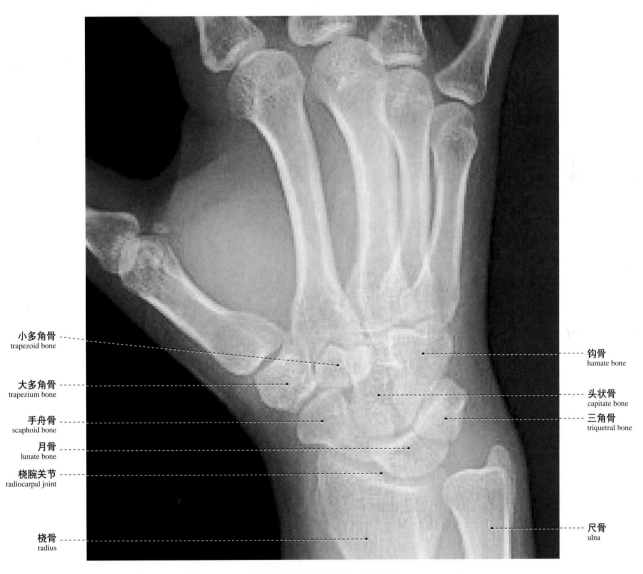

小多角骨
trapezoid bone

大多角骨
trapezium bone

手舟骨
scaphoid bone

月骨
lunate bone

桡腕关节
radiocarpal joint

桡骨
radius

钩骨
hamate bone

头状骨
capitate bone

三角骨
triquetral bone

尺骨
ulna

327. 腕部 X 线像（斜位）
Radiograph of the wrist (oblique)

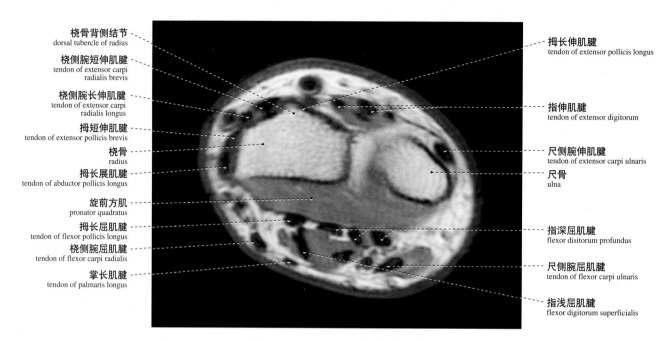

桡骨背侧结节
dorsal tubercle of radius

桡侧腕短伸肌腱
tendon of extensor carpi radialis brevis

桡侧腕长伸肌腱
tendon of extensor carpi radialis longus

拇短伸肌腱
tendon of extensor pollicis brevis

桡骨
radius

拇长展肌腱
tendon of abductor pollicis longus

旋前方肌
pronator quadratus

拇长屈肌腱
tendon of flexor pollicis longus

桡侧腕屈肌腱
tendon of flexor carpi radialis

掌长肌腱
tendon of palmaris longus

拇长伸肌腱
tendon of extensor pollicis longus

指伸肌腱
tendon of extensor digitorum

尺侧腕伸肌腱
tendon of extensor carpi ulnaris

尺骨
ulna

指深屈肌腱
flexor disitorum profundus

尺侧腕屈肌腱
tendon of flexor carpi ulnaris

指浅屈肌腱
flexor digitorum superficialis

328. 腕部磁共振成像（轴位 1）
MRI of the wrist (axial view 1)

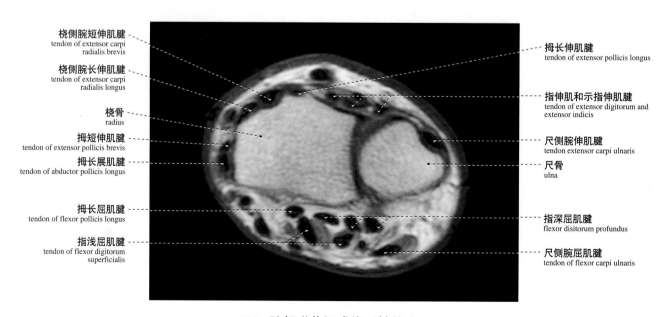

桡侧腕短伸肌腱
tendon of extensor carpi radialis brevis

桡侧腕长伸肌腱
tendon of extensor carpi radialis longus

桡骨
radius

拇短伸肌腱
tendon of extensor pollicis brevis

拇长展肌腱
tendon of abductor pollicis longus

拇长屈肌腱
tendon of flexor pollicis longus

指浅屈肌腱
tendon of flexor digitorum superficialis

拇长伸肌腱
tendon of extensor pollicis longus

指伸肌和示指伸肌腱
tendon of extensor digitorum and extensor indicis

尺侧腕伸肌腱
tendon extensor carpi ulnaris

尺骨
ulna

指深屈肌腱
flexor disitorum profundus

尺侧腕屈肌腱
tendon of flexor carpi ulnaris

329. 腕部磁共振成像（轴位 2）
MRI of the wrist (axial view 2)

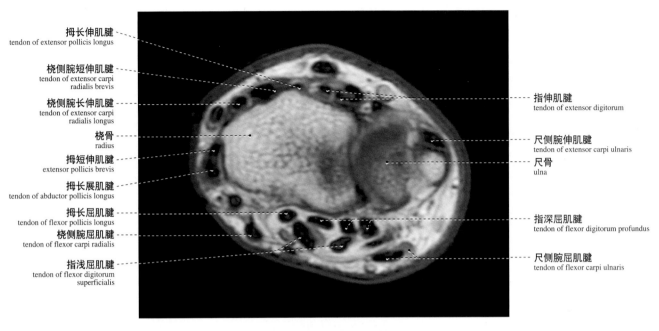

拇长伸肌腱
tendon of extensor pollicis longus

桡侧腕短伸肌腱
tendon of extensor carpi
radialis brevis

桡侧腕长伸肌腱
tendon of extensor carpi
radialis longus

桡骨
radius

拇短伸肌腱
extensor pollicis brevis

拇长展肌腱
tendon of abductor pollicis longus

拇长屈肌腱
tendon of flexor pollicis longus

桡侧腕屈肌腱
tendon of flexor carpi radialis

指浅屈肌腱
tendon of flexor digitorum
superficialis

指伸肌腱
tendon of extensor digitorum

尺侧腕伸肌腱
tendon of extensor carpi ulnaris

尺骨
ulna

指深屈肌腱
tendon of flexor digitorum profundus

尺侧腕屈肌腱
tendon of flexor carpi ulnaris

330. 腕部磁共振成像（轴位 3）
MRI of the wrist (axial view 3)

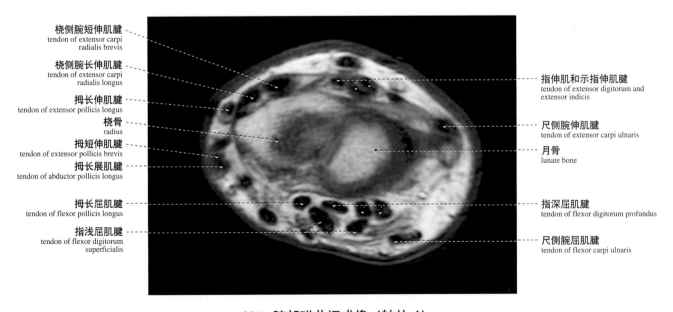

桡侧腕短伸肌腱
tendon of extensor carpi
radialis brevis

桡侧腕长伸肌腱
tendon of extensor carpi
radialis longus

拇长伸肌腱
tendon of extensor pollicis longus

桡骨
radius

拇短伸肌腱
tendon of extensor pollicis brevis

拇长展肌腱
tendon of abductor pollicis longus

拇长屈肌腱
tendon of flexor pollicis longus

指浅屈肌腱
tendon of flexor digitorum
superficialis

指伸肌和示指伸肌腱
tendon of extensor digitorum and
extensor indicis

尺侧腕伸肌腱
tendon of extensor carpi ulnaris

月骨
lunate bone

指深屈肌腱
tendon of flexor digitorum profundus

尺侧腕屈肌腱
tendon of flexor carpi ulnaris

331. 腕部磁共振成像（轴位 4）
MRI of the wrist (axial view 4)

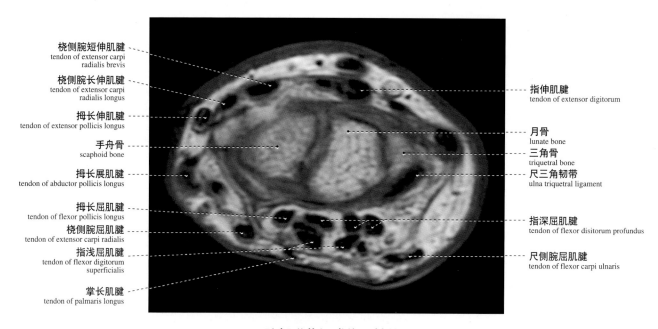

桡侧腕短伸肌腱
tendon of extensor carpi radialis brevis

桡侧腕长伸肌腱
tendon of extensor carpi radialis longus

拇长伸肌腱
tendon of extensor pollicis longus

手舟骨
scaphoid bone

拇长展肌腱
tendon of abductor pollicis longus

拇长屈肌腱
tendon of flexor pollicis longus

桡侧腕屈肌腱
tendon of extensor carpi radialis

指浅屈肌腱
tendon of flexor digitorum superficialis

掌长肌腱
tendon of palmaris longus

指伸肌腱
tendon of extensor digitorum

月骨
lunate bone

三角骨
triquetral bone

尺三角韧带
ulna triquetral ligament

指深屈肌腱
tendon of flexor disitorum profundus

尺侧腕屈肌腱
tendon of flexor carpi ulnaris

332. 腕部磁共振成像（轴位 5）
MRI of the wrist (axial view 5)

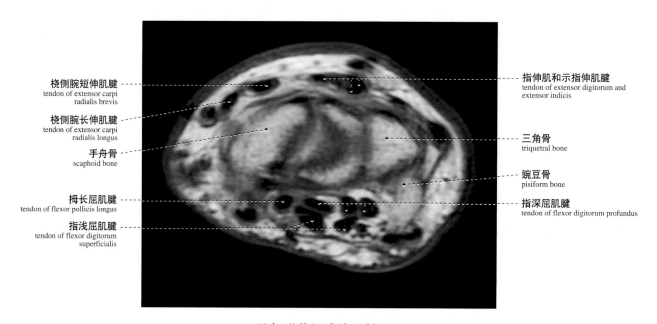

桡侧腕短伸肌腱
tendon of extensor carpi radialis brevis

桡侧腕长伸肌腱
tendon of extensor carpi radialis longus

手舟骨
scaphoid bone

拇长屈肌腱
tendon of flexor pollicis longus

指浅屈肌腱
tendon of flexor digitorum superficialis

指伸肌和示指伸肌腱
tendon of extensor digitorum and extensor indicis

三角骨
triquetral bone

豌豆骨
pisiform bone

指深屈肌腱
tendon of flexor digitorum profundus

333. 腕部磁共振成像（轴位 6）
MRI of the wrist (axial view 6)

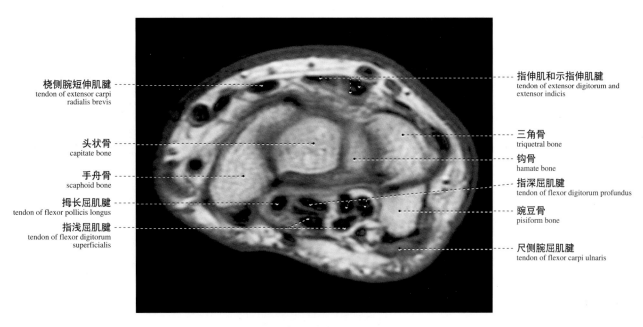

桡侧腕短伸肌腱
tendon of extensor carpi
radialis brevis

头状骨
capitate bone

手舟骨
scaphoid bone

拇长屈肌腱
tendon of flexor pollicis longus

指浅屈肌腱
tendon of flexor digitorum
superficialis

指伸肌和示指伸肌腱
tendon of extensor digitorum and
extensor indicis

三角骨
triquetral bone

钩骨
hamate bone

指深屈肌腱
tendon of flexor digitorum profundus

豌豆骨
pisiform bone

尺侧腕屈肌腱
tendon of flexor carpi ulnaris

334. 腕部磁共振成像（轴位 7）
MRI of the wrist (axial view 7)

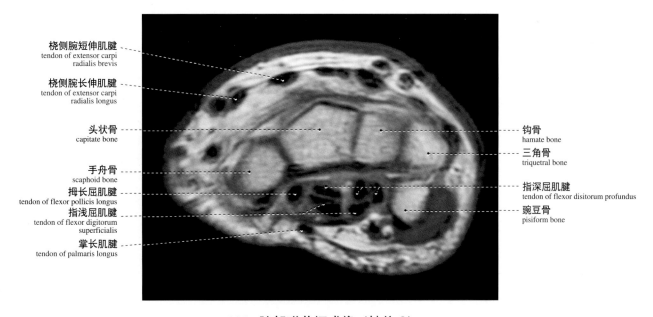

桡侧腕短伸肌腱
tendon of extensor carpi
radialis brevis

桡侧腕长伸肌腱
tendon of extensor carpi
radialis longus

头状骨
capitate bone

手舟骨
scaphoid bone

拇长屈肌腱
tendon of flexor pollicis longus

指浅屈肌腱
tendon of flexor digitorum
superficialis

掌长肌腱
tendon of palmaris longus

钩骨
hamate bone

三角骨
triquetral bone

指深屈肌腱
tendon of flexor disitorum profundus

豌豆骨
pisiform bone

335. 腕部磁共振成像（轴位 8）
MRI of the wrist (axial view 8)

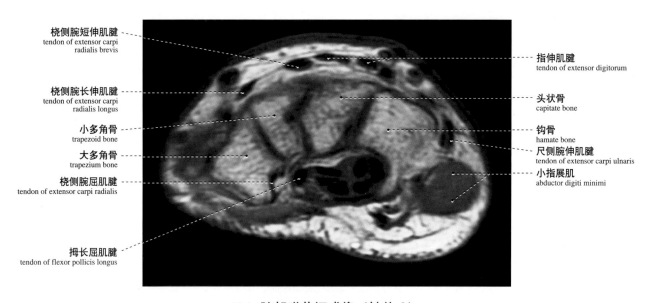

桡侧腕短伸肌腱
tendon of extensor carpi radialis brevis

桡侧腕长伸肌腱
tendon of extensor carpi radialis longus

小多角骨
trapezoid bone

大多角骨
trapezium bone

桡侧腕屈肌腱
tendon of extensor carpi radialis

拇长屈肌腱
tendon of flexor pollicis longus

指伸肌腱
tendon of extensor digitorum

头状骨
capitate bone

钩骨
hamate bone

尺侧腕伸肌腱
tendon of extensor carpi ulnaris

小指展肌
abductor digiti minimi

336. 腕部磁共振成像（轴位 9）
MRI of the wrist (axial view 9)

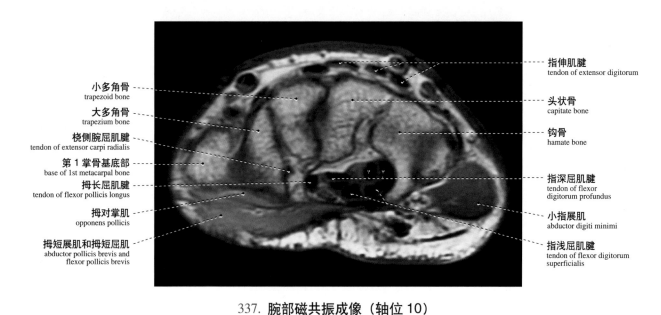

小多角骨
trapezoid bone

大多角骨
trapezium bone

桡侧腕屈肌腱
tendon of extensor carpi radialis

第 1 掌骨基底部
base of 1st metacarpal bone

拇长屈肌腱
tendon of flexor pollicis longus

拇对掌肌
opponens pollicis

拇短展肌和拇短屈肌
abductor pollicis brevis and flexor pollicis brevis

指伸肌腱
tendon of extensor digitorum

头状骨
capitate bone

钩骨
hamate bone

指深屈肌腱
tendon of flexor digitorum profundus

小指展肌
abductor digiti minimi

指浅屈肌腱
tendon of flexor digitorum superficialis

337. 腕部磁共振成像（轴位 10）
MRI of the wrist (axial view 10)

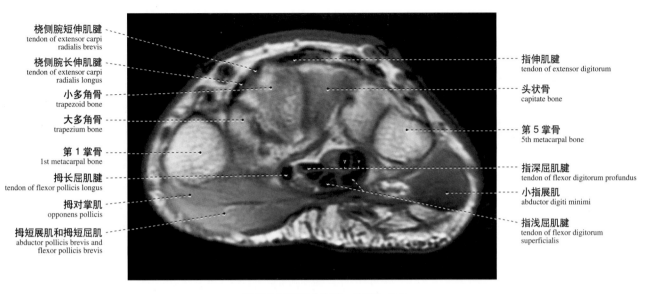

桡侧腕短伸肌腱
tendon of extensor carpi radialis brevis

桡侧腕长伸肌腱
tendon of extensor carpi radialis longus

小多角骨
trapezoid bone

大多角骨
trapezium bone

第 1 掌骨
1st metacarpal bone

拇长屈肌腱
tendon of flexor pollicis longus

拇对掌肌
opponens pollicis

拇短展肌和拇短屈肌
abductor pollicis brevis and flexor pollicis brevis

指伸肌腱
tendon of extensor digitorum

头状骨
capitate bone

第 5 掌骨
5th metacarpal bone

指深屈肌腱
tendon of flexor digitorum profundus

小指展肌
abductor digiti minimi

指浅屈肌腱
tendon of flexor digitorum superficialis

338. 腕部磁共振成像（轴位 11）
MRI of the wrist (axial view 11)

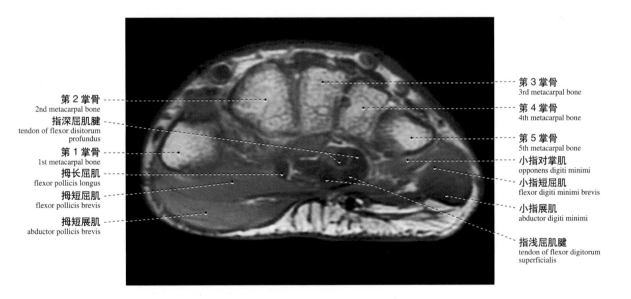

第 2 掌骨
2nd metacarpal bone

指深屈肌腱
tendon of flexor disitorum profundus

第 1 掌骨
1st metacarpal bone

拇长屈肌
flexor pollicis longus

拇短屈肌
flexor pollicis brevis

拇短展肌
abductor pollicis brevis

第 3 掌骨
3rd metacarpal bone

第 4 掌骨
4th metacarpal bone

第 5 掌骨
5th metacarpal bone

小指对掌肌
opponens digiti minimi

小指短屈肌
flexor digiti minimi brevis

小指展肌
abductor digiti minimi

指浅屈肌腱
tendon of flexor digitorum superficialis

339. 腕部磁共振成像（轴位 12）
MRI of the wrist (axial view 12)

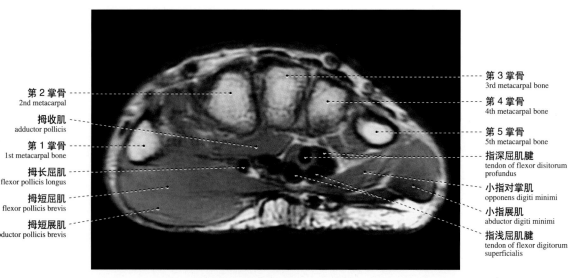

第2掌骨
2nd metacarpal

拇收肌
adductor pollicis

第1掌骨
1st metacarpal bone

拇长屈肌
flexor pollicis longus

拇短屈肌
flexor pollicis brevis

拇短展肌
abductor pollicis brevis

第3掌骨
3rd metacarpal bone

第4掌骨
4th metacarpal bone

第5掌骨
5th metacarpal bone

指深屈肌腱
tendon of flexor disitorum profundus

小指对掌肌
opponens digiti minimi

小指展肌
abductor digiti minimi

指浅屈肌腱
tendon of flexor digitorum superficialis

340. 腕部磁共振成像（轴位 13）
MRI of the wrist (axial view 13)

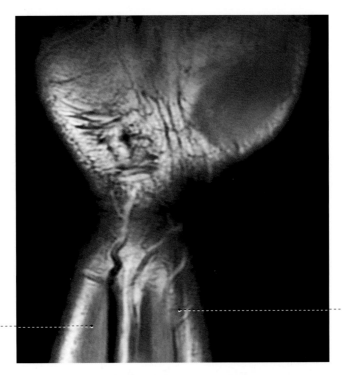

尺侧腕屈肌
flexor carpi ulnaris

桡侧腕屈肌腱
tendon of flexor carpi radialis

341. 腕部磁共振成像（冠状位 1）
MRI of the wrist (coronal view 1)

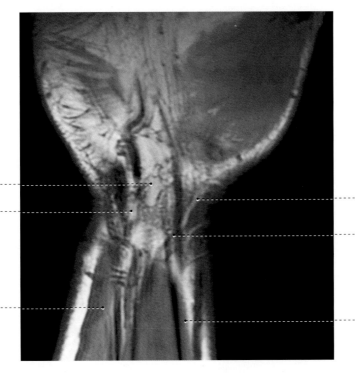

指浅屈肌腱
tendon of flexor digitorum superficialis

指深屈肌腱
tendon of flexor disitorum profundus

尺侧腕屈肌
flexor carpi ulnaris

拇长屈肌腱
tendon of flexor hallucis longus

正中神经
median nerve

桡侧腕屈肌腱
tendon of flexor carpi radialis

342. 腕部磁共振成像（冠状位 2）
MRI of the wrist (coronal view 2)

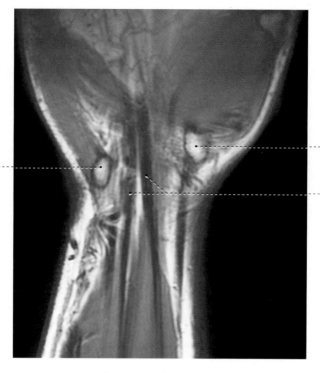

豌豆骨
pisiform bone

大多角骨
trapezium bone

指深屈肌腱
tendon of flexor digitorum profundus

343. 腕部磁共振成像（冠状位 3）
MRI of the wrist (coronal view 3)

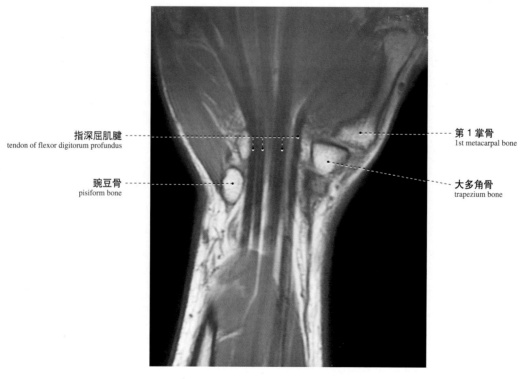

指深屈肌腱
tendon of flexor digitorum profundus

豌豆骨
pisiform bone

第 1 掌骨
1st metacarpal bone

大多角骨
trapezium bone

344. 腕部磁共振成像（冠状位 4）
MRI of the wrist (coronal view 4)

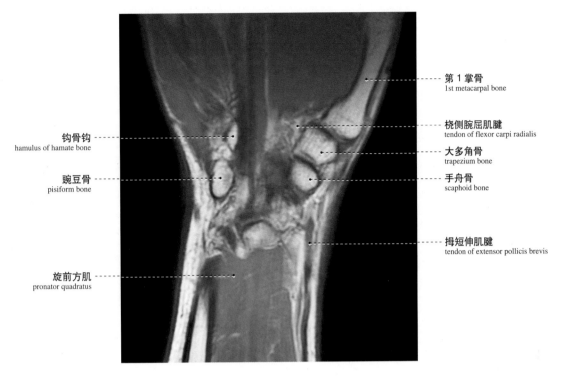

钩骨钩
hamulus of hamate bone

豌豆骨
pisiform bone

旋前方肌
pronator quadratus

第 1 掌骨
1st metacarpal bone

桡侧腕屈肌腱
tendon of flexor carpi radialis

大多角骨
trapezium bone

手舟骨
scaphoid bone

拇短伸肌腱
tendon of extensor pollicis brevis

345. 腕部磁共振成像（冠状位 5）
MRI of the wrist (coronal view 5)

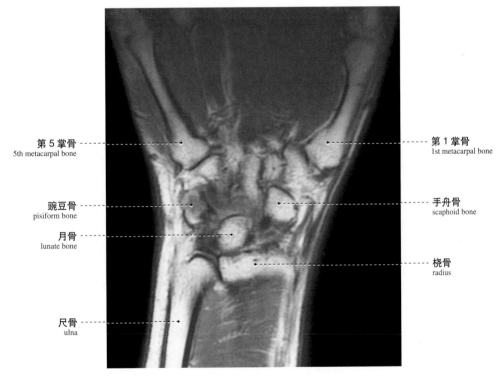

第 5 掌骨
5th metacarpal bone

豌豆骨
pisiform bone

月骨
lunate bone

尺骨
ulna

第 1 掌骨
1st metacarpal bone

手舟骨
scaphoid bone

桡骨
radius

346. 腕部磁共振成像（冠状位 6）
MRI of the wrist (coronal view 6)

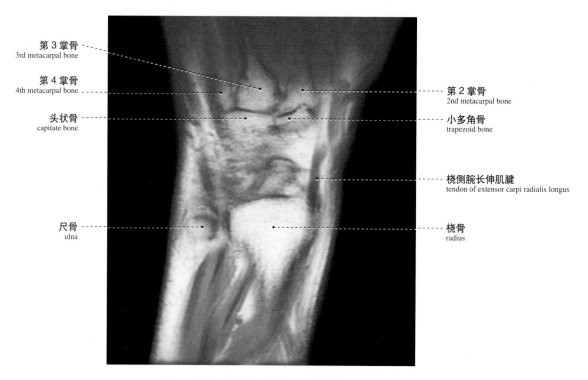

第3掌骨
3rd metacarpal bone

第4掌骨
4th metacarpal bone

头状骨
capitate bone

尺骨
ulna

第2掌骨
2nd metacarpal bone

小多角骨
trapezoid bone

桡侧腕长伸肌腱
tendon of extensor carpi radialis longus

桡骨
radius

347. 腕部磁共振成像（冠状位7）
MRI of the wrist (coronal view 7)

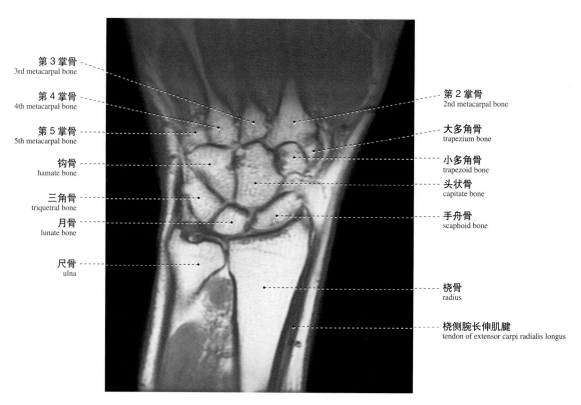

第3掌骨
3rd metacarpal bone

第4掌骨
4th metacarpal bone

第5掌骨
5th metacarpal bone

钩骨
hamate bone

三角骨
triquetral bone

月骨
lunate bone

尺骨
ulna

第2掌骨
2nd metacarpal bone

大多角骨
trapezium bone

小多角骨
trapezoid bone

头状骨
capitate bone

手舟骨
scaphoid bone

桡骨
radius

桡侧腕长伸肌腱
tendon of extensor carpi radialis longus

348. 腕部磁共振成像（冠状位8）
MRI of the wrist (coronal view 8)

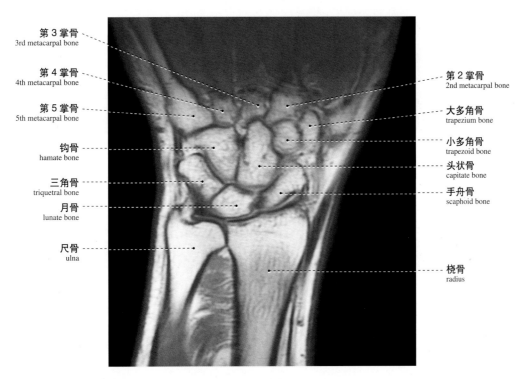

第3掌骨
3rd metacarpal bone

第4掌骨
4th metacarpal bone

第5掌骨
5th metacarpal bone

钩骨
hamate bone

三角骨
triquetral bone

月骨
lunate bone

尺骨
ulna

第2掌骨
2nd metacarpal bone

大多角骨
trapezium bone

小多角骨
trapezoid bone

头状骨
capitate bone

手舟骨
scaphoid bone

桡骨
radius

349. 腕部磁共振成像（冠状位 9）
MRI of the wrist (coronal view 9)

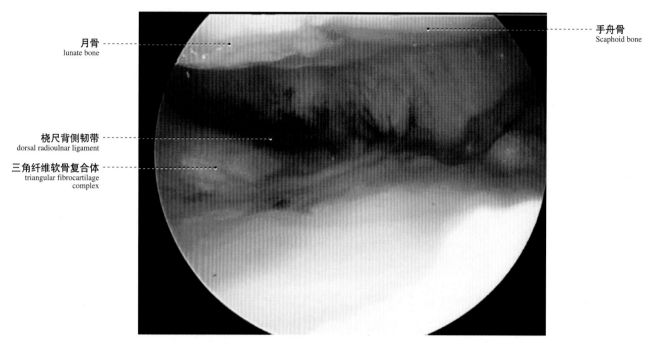

月骨
lunate bone

手舟骨
Scaphoid bone

桡尺背侧韧带
dorsal radioulnar ligament

三角纤维软骨复合体
triangular fibrocartilage complex

350. 腕关节镜图像 1
Arthroscopic image of the wrist 1

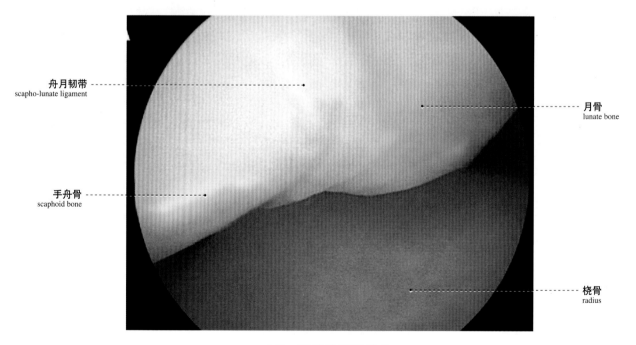

舟月韧带
scapho-lunate ligament

月骨
lunate bone

手舟骨
scaphoid bone

桡骨
radius

351. 腕关节镜图像 2
Arthroscopic image of the wrist 2

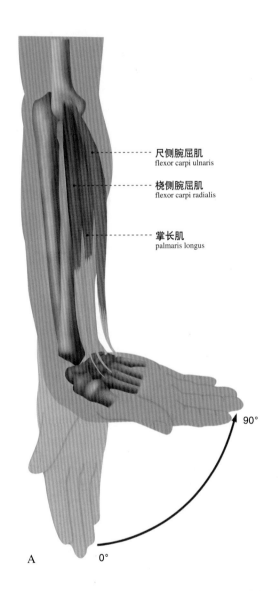
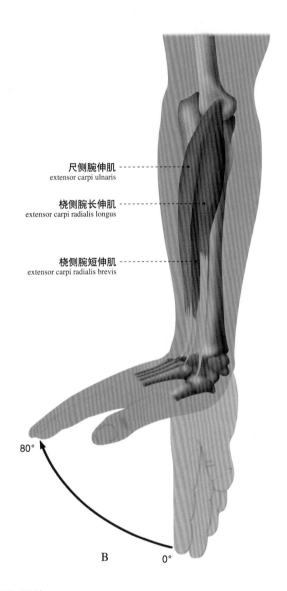

尺侧腕屈肌
flexor carpi ulnaris

桡侧腕屈肌
flexor carpi radialis

掌长肌
palmaris longus

尺侧腕伸肌
extensor carpi ulnaris

桡侧腕长伸肌
extensor carpi radialis longus

桡侧腕短伸肌
extensor carpi radialis brevis

90°

80°

A 0°

B 0°

352. 腕的掌屈和背伸
Palmar flexion and dorsal extension of the wrist

A. 掌屈；B. 背伸

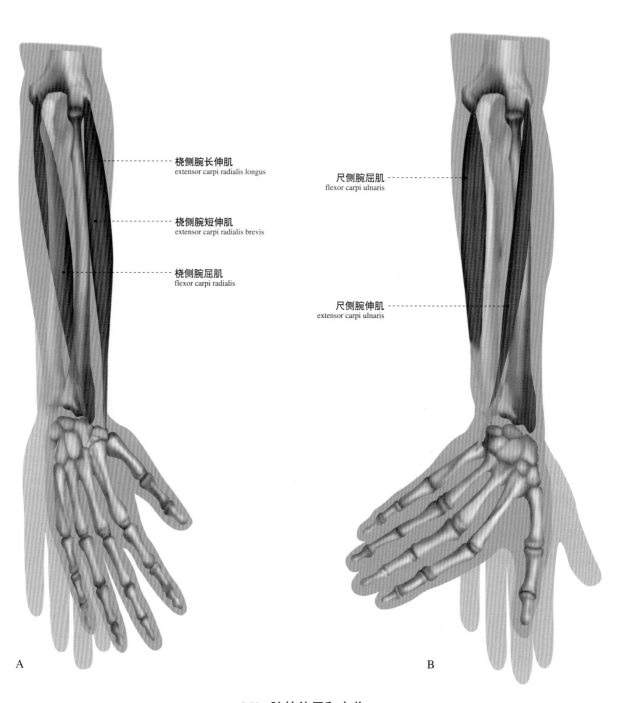

桡侧腕长伸肌
extensor carpi radialis longus

桡侧腕短伸肌
extensor carpi radialis brevis

桡侧腕屈肌
flexor carpi radialis

尺侧腕屈肌
flexor carpi ulnaris

尺侧腕伸肌
extensor carpi ulnaris

A

B

353. 腕的外展和内收
Abduction and adduction of the wrist

A. 外展；B. 内收

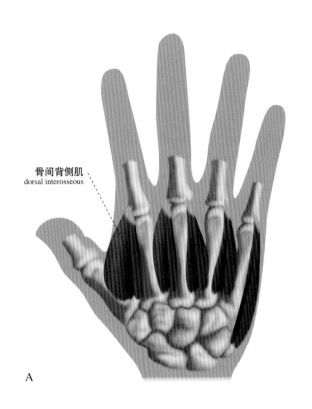

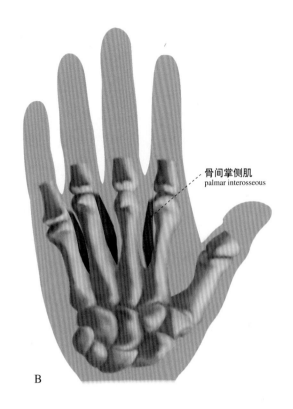

骨间背侧肌
dorsal interosseous

骨间掌侧肌
palmar interosseous

A

B

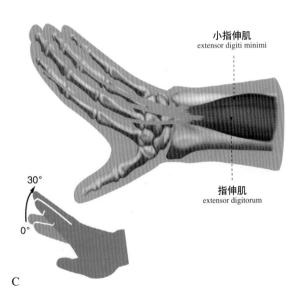

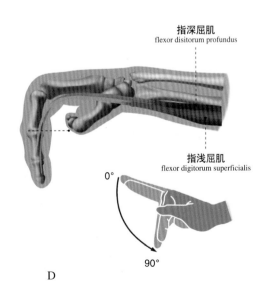

小指伸肌
extensor digiti minimi

指深屈肌
flexor disitorum profundus

30°

0°

指伸肌
extensor digitorum

指浅屈肌
flexor digitorum superficialis

0°

90°

C

D

354. 掌指关节的运动
Movements of the metacarpophalangeal joints

A. 外展；B. 内收；C. 伸展；D. 屈曲

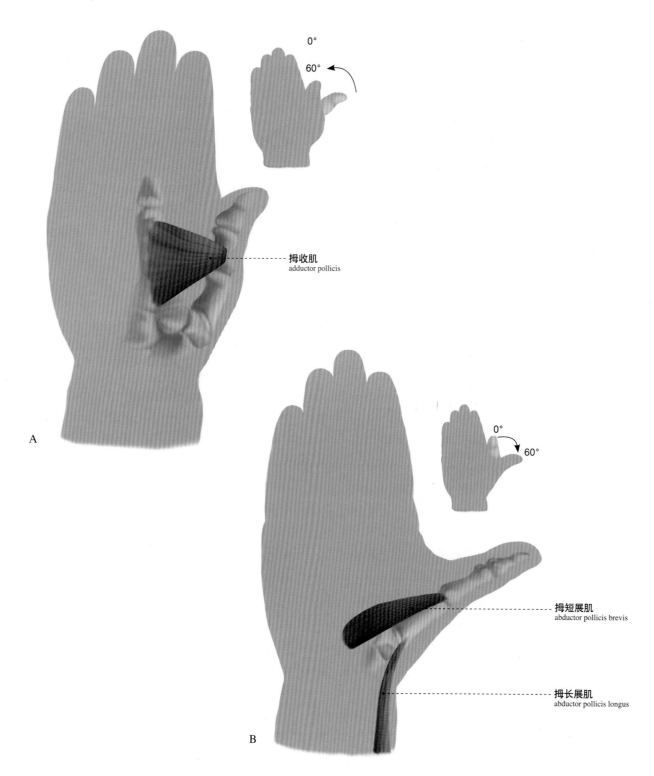

0°
60°

拇收肌
adductor pollicis

A

0°
60°

拇短展肌
abductor pollicis brevis

拇长展肌
abductor pollicis longus

B

355. 拇指的内收和伸展

Adduction and Extention of the thumb

A. 内收；B. 伸展

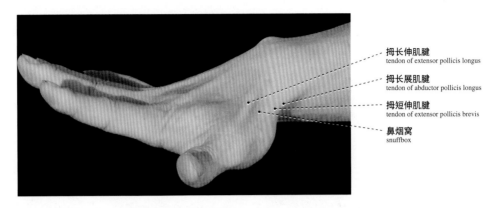

拇长伸肌腱
tendon of extensor pollicis longus

拇长展肌腱
tendon of abductor pollicis longus

拇短伸肌腱
tendon of extensor pollicis brevis

鼻烟窝
snuffbox

356. 腕手部表面解剖 1
Surface anatomy of the wist and the hand 1

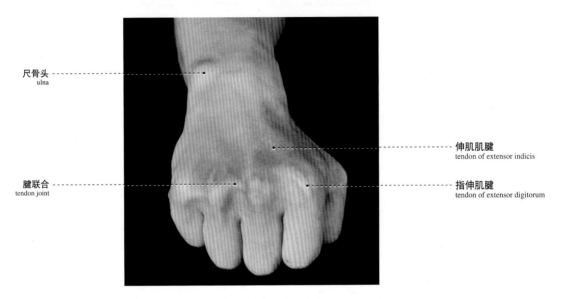

尺骨头
ulna

伸肌肌腱
tendon of extensor indicis

腱联合
tendon joint

指伸肌腱
tendon of extensor digitorum

357. 腕手部表面解剖 2
Surface anatomy of the wist and the hand 2

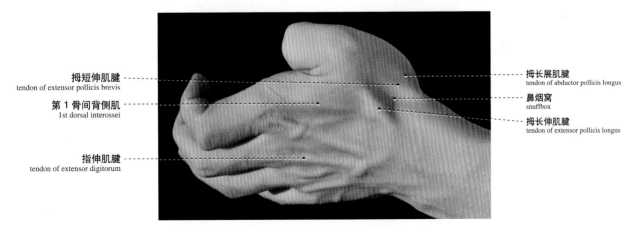

拇短伸肌腱
tendon of extensor pollicis brevis

拇长展肌腱
tendon of abductor pollicis longus

第 1 骨间背侧肌
1st dorsal interossei

鼻烟窝
snuffbox

拇长伸肌腱
tendon of extensor pollicis longus

指伸肌腱
tendon of extensor digitorum

358. 腕手部表面解剖 3
Surface anatomy of the wist and the hand 3

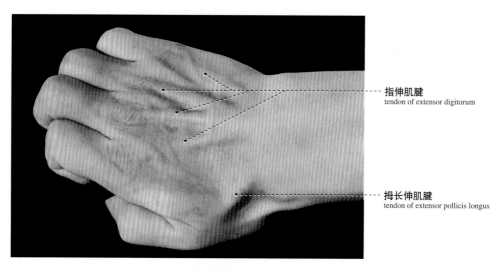

指伸肌腱
tendon of extensor digitorum

拇长伸肌腱
tendon of extensor pollicis longus

359. 腕手部表面解剖 4
Surface anatomy of the wist and the hand 4

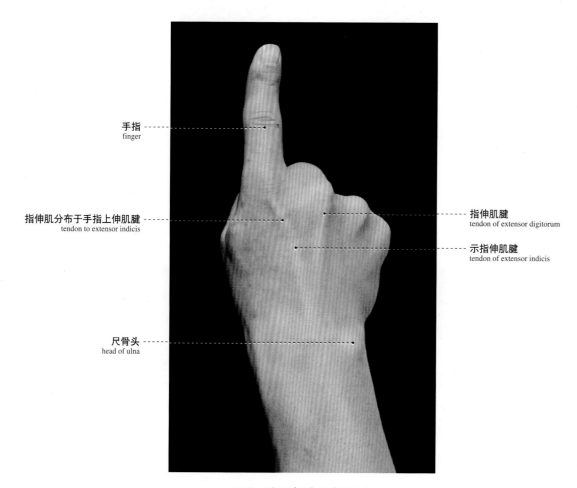

手指
finger

指伸肌分布于手指上伸肌腱
tendon to extensor indicis

尺骨头
head of ulna

指伸肌腱
tendon of extensor digitorum

示指伸肌腱
tendon of extensor indicis

360. 腕手部表面解剖 5
Surface anatomy of the wist and the hand 5

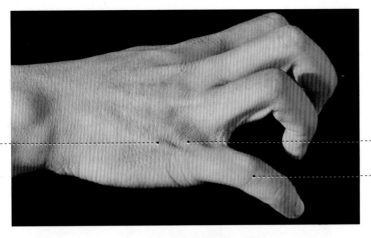

小指伸肌腱
tendon of extensor digits minimi

指伸肌分布于小指伸肌腱
tendon of extensor digiti minimi

小指
little finger

361. 腕手部表面解剖 6
Surface anatomy of the wist and the hand 6

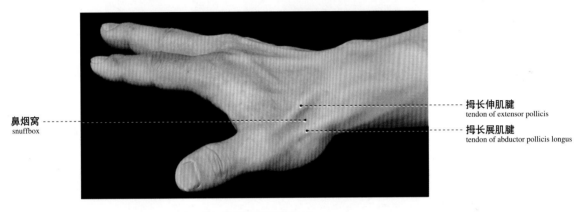

鼻烟窝
snuffbox

拇长伸肌腱
tendon of extensor pollicis

拇长展肌腱
tendon of abductor pollicis longus

362. 腕手部表面解剖 7
Surface anatomy of the wist and the hand 7

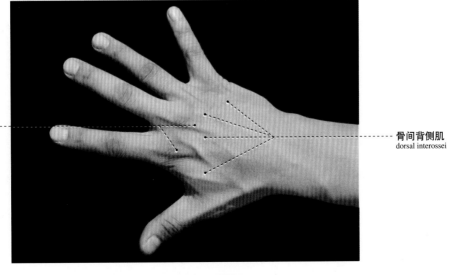

指伸肌腱
tendon of extensor digitorum

骨间背侧肌
dorsal interossei

363. 腕手部表面解剖 8
Surface anatomy of the wist and the hand 8

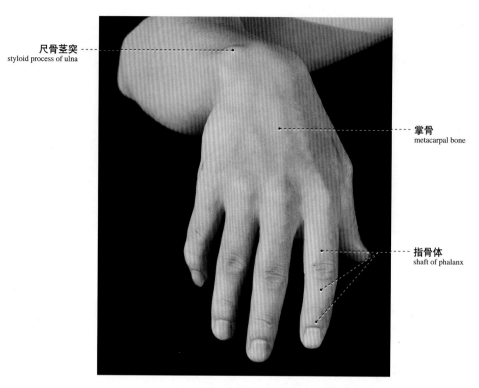

尺骨茎突
styloid process of ulna

掌骨
metacarpal bone

指骨体
shaft of phalanx

364. 腕手部表面解剖 9
Surface anatomy of the wist and the hand 9

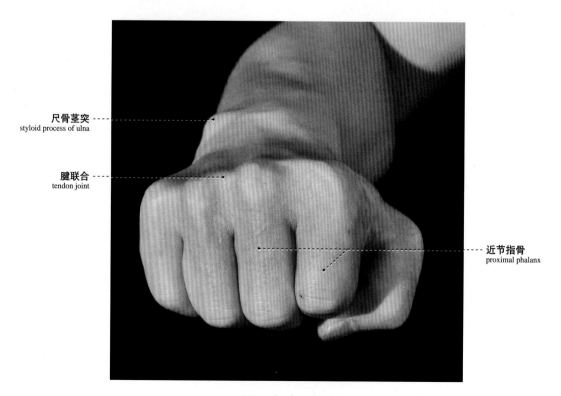

尺骨茎突
styloid process of ulna

腱联合
tendon joint

近节指骨
proximal phalanx

365. 腕手部表面解剖 10
Surface anatomy of the wist and the hand 10

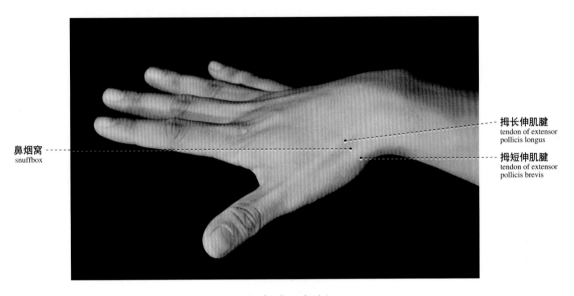

鼻烟窝
snuffbox

拇长伸肌腱
tendon of extensor
pollicis longus

拇短伸肌腱
tendon of extensor
pollicis brevis

366. 腕手部表面解剖 11
Surface anatomy of the wist and the hand 11

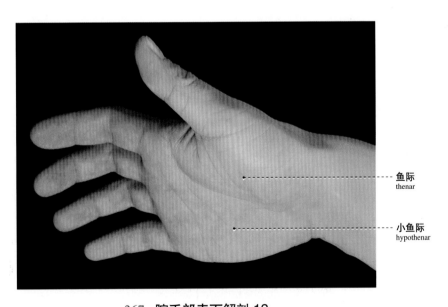

鱼际
thenar

小鱼际
hypothenar

367. 腕手部表面解剖 12
Surface anatomy of the wist and the hand 12

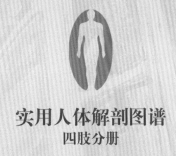

实用人体解剖图谱
四肢分册

第二篇
下 肢

第一章

系统解剖

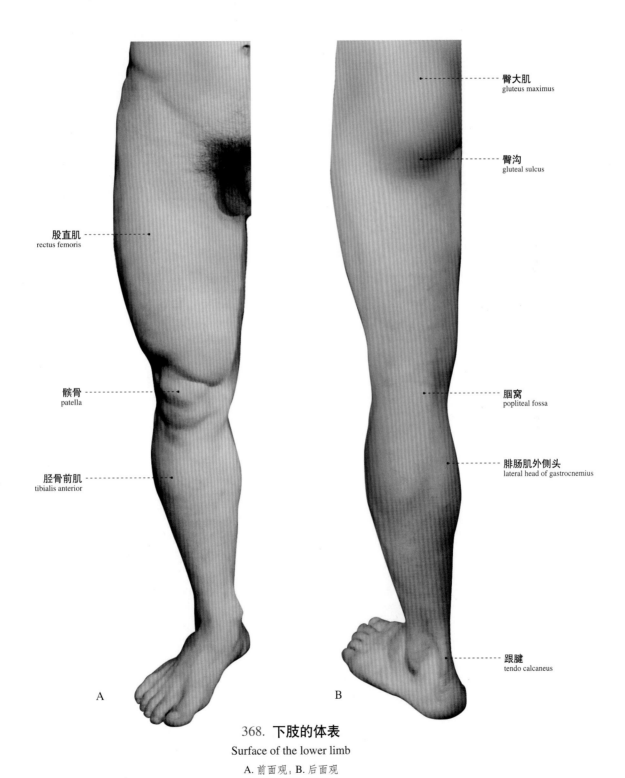

臀大肌
gluteus maximus

臀沟
gluteal sulcus

股直肌
rectus femoris

髌骨
patella

腘窝
popliteal fossa

腓肠肌外侧头
lateral head of gastrocnemius

胫骨前肌
tibialis anterior

跟腱
tendo calcaneus

A

B

368. 下肢的体表
Surface of the lower limb
A. 前面观；B. 后面观

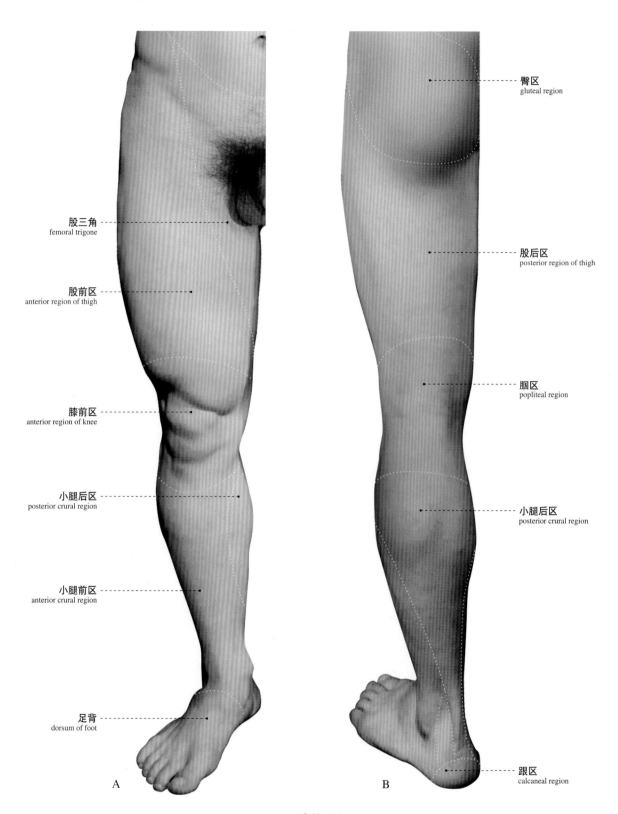

股三角
femoral trigone

股前区
anterior region of thigh

膝前区
anterior region of knee

小腿后区
posterior crural region

小腿前区
anterior crural region

足背
dorsum of foot

臀区
gluteal region

股后区
posterior region of thigh

腘区
popliteal region

小腿后区
posterior crural region

跟区
calcaneal region

A

B

369. 下肢的分区
Regions of the lower limb

A. 前面观；B. 后面观

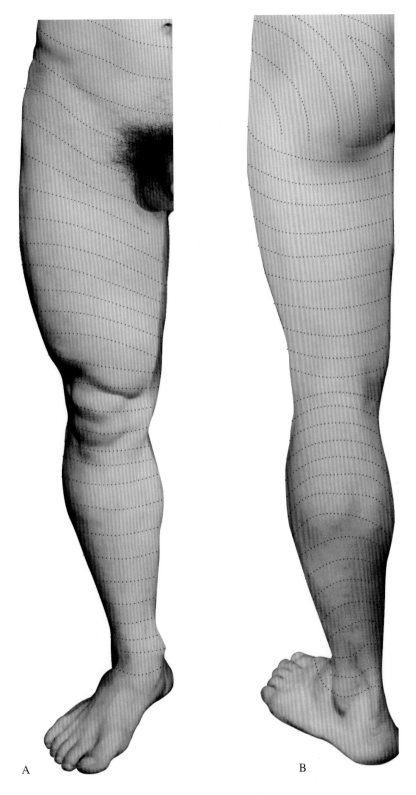

A   B

370. 下肢的张力线
Tension lines of lower limb

A. 前面观；B. 后面观

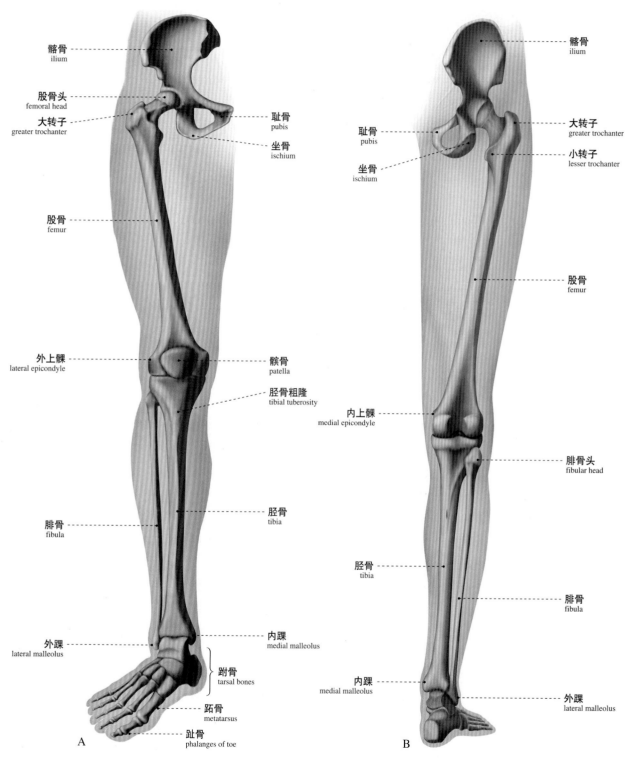

髂骨
ilium

股骨头
femoral head

大转子
greater trochanter

耻骨
pubis

坐骨
ischium

股骨
femur

外上髁
lateral epicondyle

髌骨
patella

胫骨粗隆
tibial tuberosity

腓骨
fibula

胫骨
tibia

外踝
lateral malleolus

内踝
medial malleolus

跗骨
tarsal bones

跖骨
metatarsus

趾骨
phalanges of toe

A

髂骨
ilium

耻骨
pubis

坐骨
ischium

大转子
greater trochanter

小转子
lesser trochanter

股骨
femur

内上髁
medial epicondyle

腓骨头
fibular head

胫骨
tibia

腓骨
fibula

内踝
medial malleolus

外踝
lateral malleolus

B

371. 下肢骨
Bones of the lower limb

A. 前面观；B. 后面观

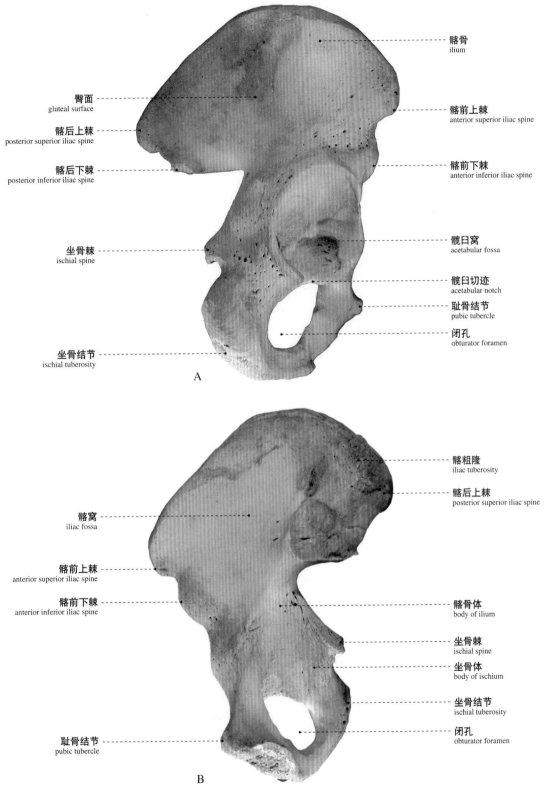

髂骨
ilium

臀面
gluteal surface

髂后上棘
posterior superior iliac spine

髂后下棘
posterior inferior iliac spine

坐骨棘
ischial spine

坐骨结节
ischial tuberosity

髂前上棘
anterior superior iliac spine

髂前下棘
anterior inferior iliac spine

髋臼窝
acetabular fossa

髋臼切迹
acetabular notch

耻骨结节
pubic tubercle

闭孔
obturator foramen

A

髂窝
iliac fossa

髂前上棘
anterior superior iliac spine

髂前下棘
anterior inferior iliac spine

耻骨结节
pubic tubercle

髂粗隆
iliac tuberosity

髂后上棘
posterior superior iliac spine

髂骨体
body of ilium

坐骨棘
ischial spine

坐骨体
body of ischium

坐骨结节
ischial tuberosity

闭孔
obturator foramen

B

372. 右髋骨
Right hip bone

A. 外侧面观；B. 内侧面观

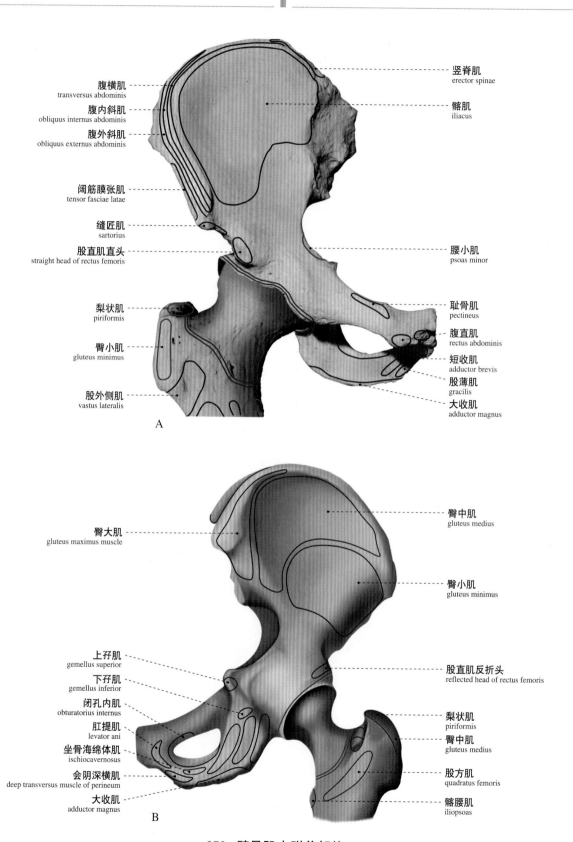

腹横肌
transversus abdominis

腹内斜肌
obliquus internus abdominis

腹外斜肌
obliquus externus abdominis

阔筋膜张肌
tensor fasciae latae

缝匠肌
sartorius

股直肌直头
straight head of rectus femoris

梨状肌
piriformis

臀小肌
gluteus minimus

股外侧肌
vastus lateralis

竖脊肌
erector spinae

髂肌
iliacus

腰小肌
psoas minor

耻骨肌
pectineus

腹直肌
rectus abdominis

短收肌
adductor brevis

股薄肌
gracilis

大收肌
adductor magnus

A

臀大肌
gluteus maximus muscle

上孖肌
gemellus superior

下孖肌
gemellus inferior

闭孔内肌
obturatorius internus

肛提肌
levator ani

坐骨海绵体肌
ischiocavernosus

会阴深横肌
deep transversus muscle of perineum

大收肌
adductor magnus

臀中肌
gluteus medius

臀小肌
gluteus minimus

股直肌反折头
reflected head of rectus femoris

梨状肌
piriformis

臀中肌
gluteus medius

股方肌
quadratus femoris

髂腰肌
iliopsoas

B

373. 髋骨肌肉附着部位

Muscle attachment sites of the hip bone

A. 前面观；B. 后面观

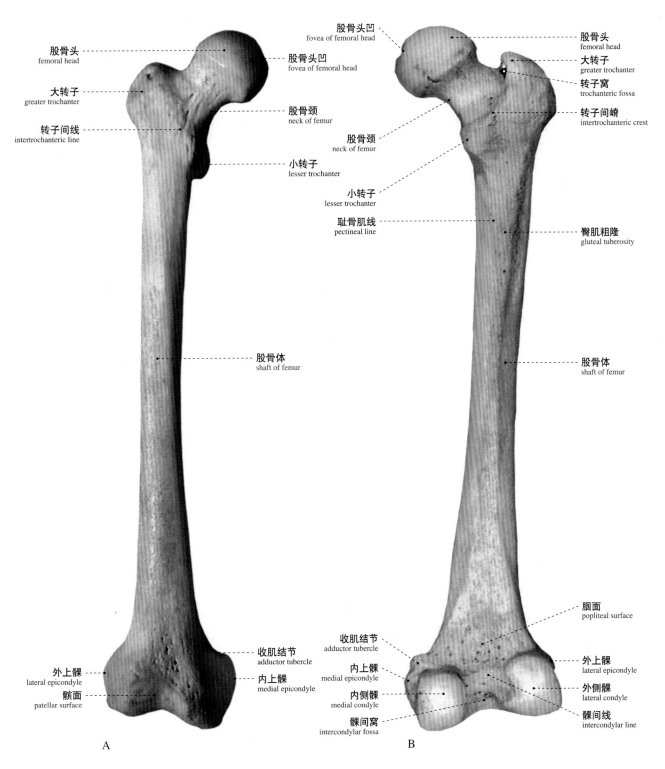

股骨头
femoral head

大转子
greater trochanter

转子间线
intertrochanteric line

股骨头凹
fovea of femoral head

股骨头凹
fovea of femoral head

股骨头
femoral head

大转子
greater trochanter

转子窝
trochanteric fossa

股骨颈
neck of femur

转子间嵴
intertrochanteric crest

小转子
lesser trochanter

股骨颈
neck of femur

耻骨肌线
pectineal line

小转子
lesser trochanter

臀肌粗隆
gluteal tuberosity

股骨体
shaft of femur

股骨体
shaft of femur

收肌结节
adductor tubercle

腘面
popliteal surface

外上髁
lateral epicondyle

内上髁
medial epicondyle

髌面
patellar surface

收肌结节
adductor tubercle

内上髁
medial epicondyle

内侧髁
medial condyle

髁间窝
intercondylar fossa

外上髁
lateral epicondyle

外侧髁
lateral condyle

髁间线
intercondylar line

A

B

374. 股骨
Femur
A. 前面观；B. 后面观

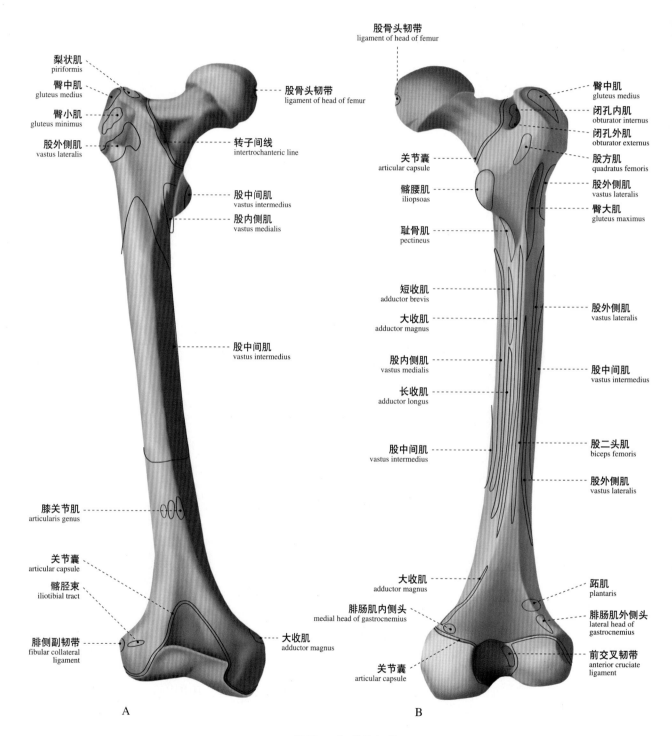

梨状肌
piriformis

臀中肌
gluteus medius

臀小肌
gluteus minimus

股外侧肌
vastus lateralis

股骨头韧带
ligament of head of femur

转子间线
intertrochanteric line

股中间肌
vastus intermedius

股内侧肌
vastus medialis

股中间肌
vastus intermedius

膝关节肌
articularis genus

关节囊
articular capsule

髂胫束
iliotibial tract

腓侧副韧带
fibular collateral ligament

大收肌
adductor magnus

A

股骨头韧带
ligament of head of femur

臀中肌
gluteus medius

闭孔内肌
obturator internus

闭孔外肌
obturator externus

关节囊
articular capsule

股方肌
quadratus femoris

髂腰肌
iliopsoas

股外侧肌
vastus lateralis

耻骨肌
pectineus

臀大肌
gluteus maximus

短收肌
adductor brevis

大收肌
adductor magnus

股外侧肌
vastus lateralis

股内侧肌
vastus medialis

长收肌
adductor longus

股中间肌
vastus intermedius

股中间肌
vastus intermedius

股二头肌
biceps femoris

股外侧肌
vastus lateralis

大收肌
adductor magnus

跖肌
plantaris

腓肠肌内侧头
medial head of gastrocnemius

腓肠肌外侧头
lateral head of gastrocnemius

关节囊
articular capsule

前交叉韧带
anterior cruciate ligament

B

375. 股骨肌肉附着部位
Muscle attachment sites of the femur

A. 前面观；B. 后面观

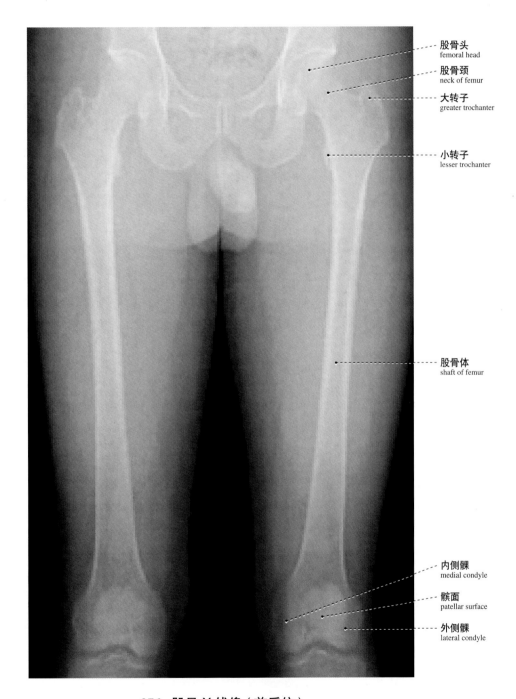

股骨头
femoral head

股骨颈
neck of femur

大转子
greater trochanter

小转子
lesser trochanter

股骨体
shaft of femur

内侧髁
medial condyle

髌面
patellar surface

外侧髁
lateral condyle

376. 股骨 X 线像（前后位）

Radiograph of the femur (anteroposterior view)

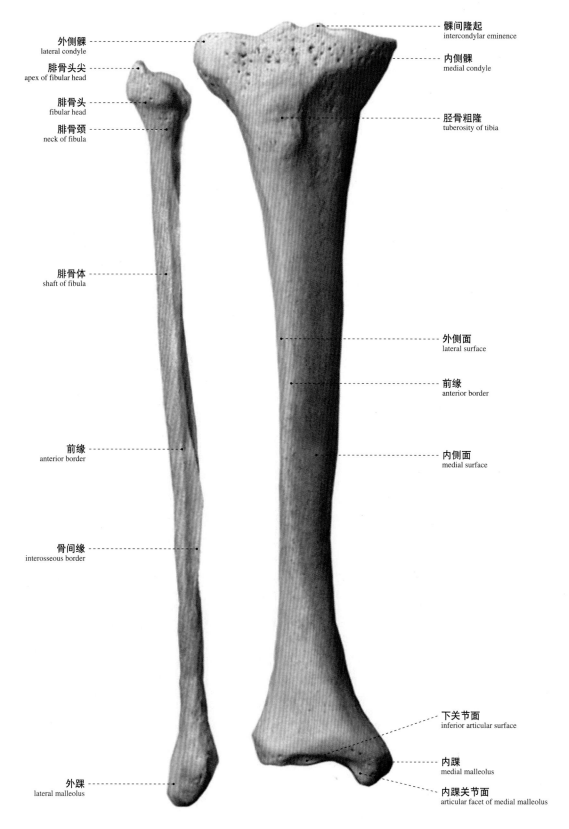

外侧髁
lateral condyle

腓骨头尖
apex of fibular head

腓骨头
fibular head

腓骨颈
neck of fibula

腓骨体
shaft of fibula

前缘
anterior border

骨间缘
interosseous border

外踝
lateral malleolus

髁间隆起
intercondylar eminence

内侧髁
medial condyle

胫骨粗隆
tuberosity of tibia

外侧面
lateral surface

前缘
anterior border

内侧面
medial surface

下关节面
inferior articular surface

内踝
medial malleolus

内踝关节面
articular facet of medial malleolus

377. 胫、腓骨（前面观）
Tibia and the fibula (anterior aspect)

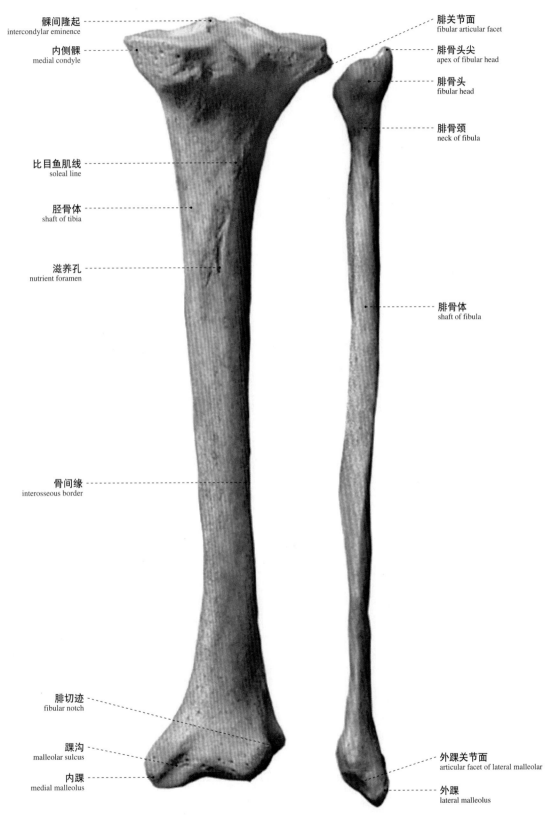

髁间隆起
intercondylar eminence

内侧髁
medial condyle

比目鱼肌线
soleal line

胫骨体
shaft of tibia

滋养孔
nutrient foramen

骨间缘
interosseous border

腓切迹
fibular notch

踝沟
malleolar sulcus

内踝
medial malleolus

腓关节面
fibular articular facet

腓骨头尖
apex of fibular head

腓骨头
fibular head

腓骨颈
neck of fibula

腓骨体
shaft of fibula

外踝关节面
articular facet of lateral malleolar

外踝
lateral malleolus

378. 胫、腓骨（后面观）
Tibia and the fibula (posterior aspect)

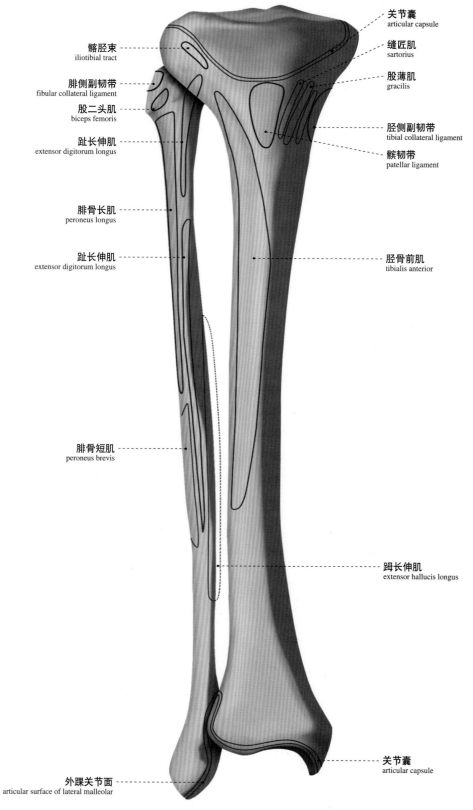

髂胫束
iliotibial tract

腓侧副韧带
fibular collateral ligament

股二头肌
biceps femoris

趾长伸肌
extensor digitorum longus

腓骨长肌
peroneus longus

趾长伸肌
extensor digitorum longus

腓骨短肌
peroneus brevis

外踝关节面
articular surface of lateral malleolar

关节囊
articular capsule

缝匠肌
sartorius

股薄肌
gracilis

胫侧副韧带
tibial collateral ligament

髌韧带
patellar ligament

胫骨前肌
tibialis anterior

踇长伸肌
extensor hallucis longus

关节囊
articular capsule

379. 胫、腓骨肌肉附着部位（前面观）
Muscle attachment sites of the tibia and fibula (anterior aspect)

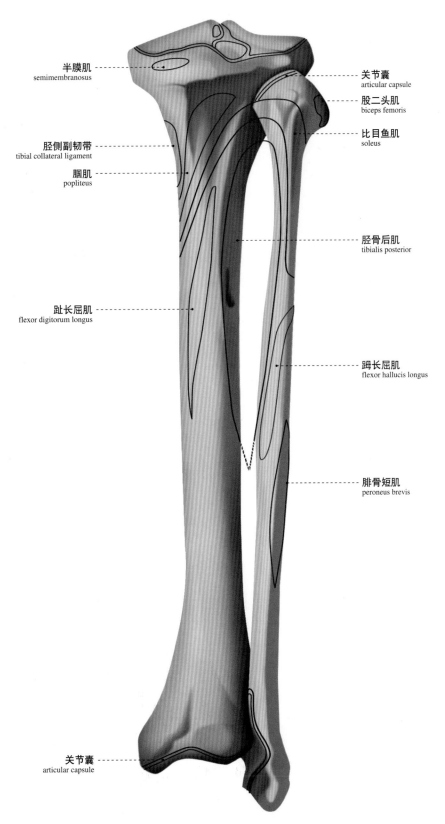

半膜肌
semimembranosus

关节囊
articular capsule

股二头肌
biceps femoris

比目鱼肌
soleus

胫侧副韧带
tibial collateral ligament

腘肌
popliteus

胫骨后肌
tibialis posterior

趾长屈肌
flexor digitorum longus

踇长屈肌
flexor hallucis longus

腓骨短肌
peroneus brevis

关节囊
articular capsule

380. 胫、腓骨肌肉附着部位（后面观）
Muscle attachment sites of the tibia and the fibula (posterior aspect)

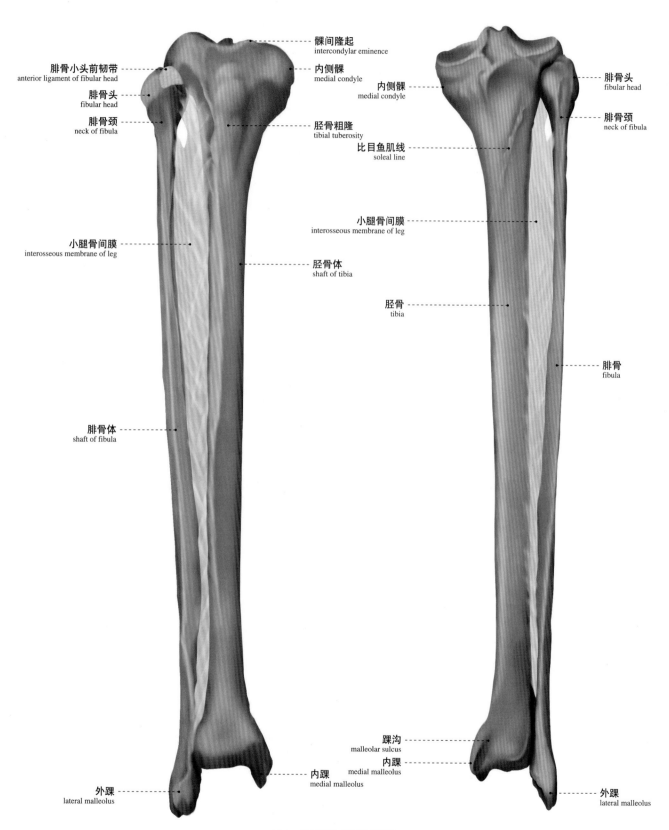

髁间隆起
intercondylar eminence

腓骨小头前韧带
anterior ligament of fibular head

内侧髁
medial condyle

腓骨头
fibular head

内侧髁
medial condyle

腓骨头
fibular head

腓骨颈
neck of fibula

腓骨颈
neck of fibula

胫骨粗隆
tibial tuberosity

比目鱼肌线
soleal line

小腿骨间膜
interosseous membrane of leg

小腿骨间膜
interosseous membrane of leg

胫骨体
shaft of tibia

胫骨
tibia

腓骨
fibula

腓骨体
shaft of fibula

踝沟
malleolar sulcus

内踝
medial malleolus

内踝
medial malleolus

外踝
lateral malleolus

外踝
lateral malleolus

381. 胫骨和腓骨间膜
Interosseous membrane of the tibia and the fibula

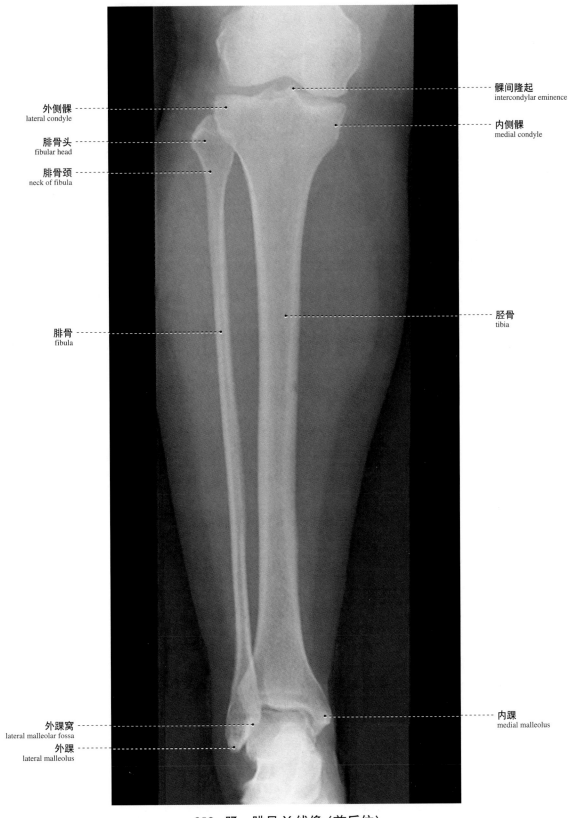

外侧髁
lateral condyle

腓骨头
fibular head

腓骨颈
neck of fibula

腓骨
fibula

外踝窝
lateral malleolar fossa

外踝
lateral malleolus

髁间隆起
intercondylar eminence

内侧髁
medial condyle

胫骨
tibia

内踝
medial malleolus

382. 胫、腓骨 X 线像（前后位）
Radiograph of the tibia and the fibula (anteroposterior view)

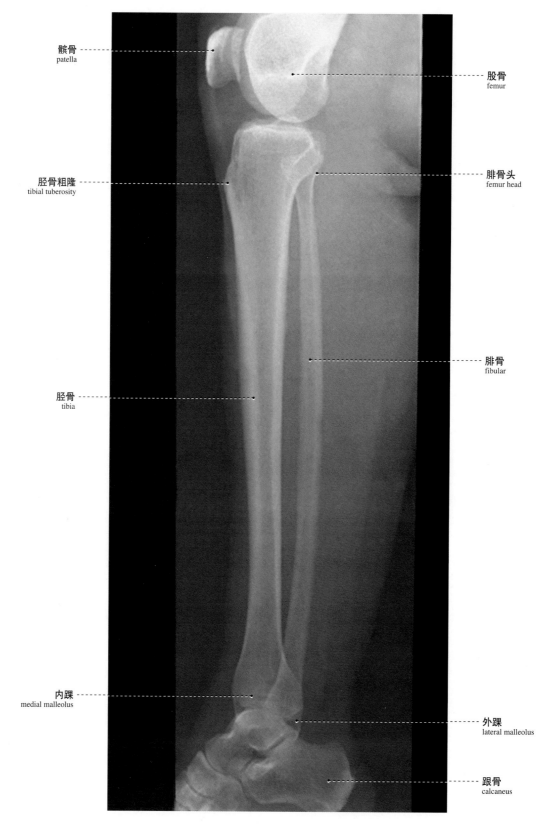

髌骨
patella

股骨
femur

胫骨粗隆
tibial tuberosity

腓骨头
femur head

胫骨
tibia

腓骨
fibular

内踝
medial malleolus

外踝
lateral malleolus

跟骨
calcaneus

383. 胫、腓骨 X 线像（侧位）
Radiograph of the tibia and the fibula (lateral view)

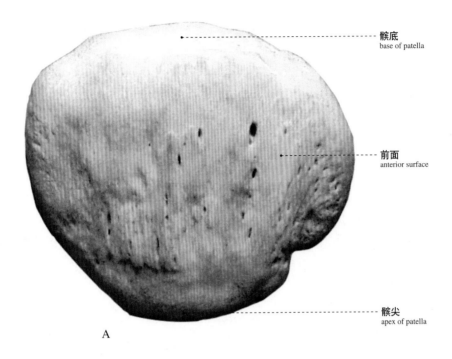

髌底
base of patella

前面
anterior surface

髌尖
apex of patella

A

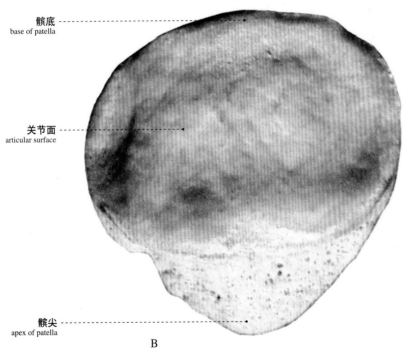

髌底
base of patella

关节面
articular surface

髌尖
apex of patella

B

384. 髌骨

Patella

A. 前面观；B. 后面观

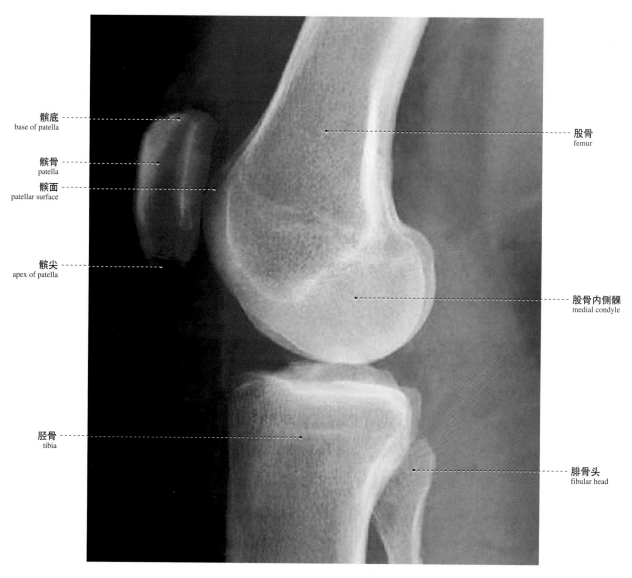

髌底
base of patella

髌骨
patella

髌面
patellar surface

髌尖
apex of patella

胫骨
tibia

股骨
femur

股骨内侧髁
medial condyle

腓骨头
fibular head

385. 髌骨 X 线像（侧位）
Radiograph of the patella (lateral view)

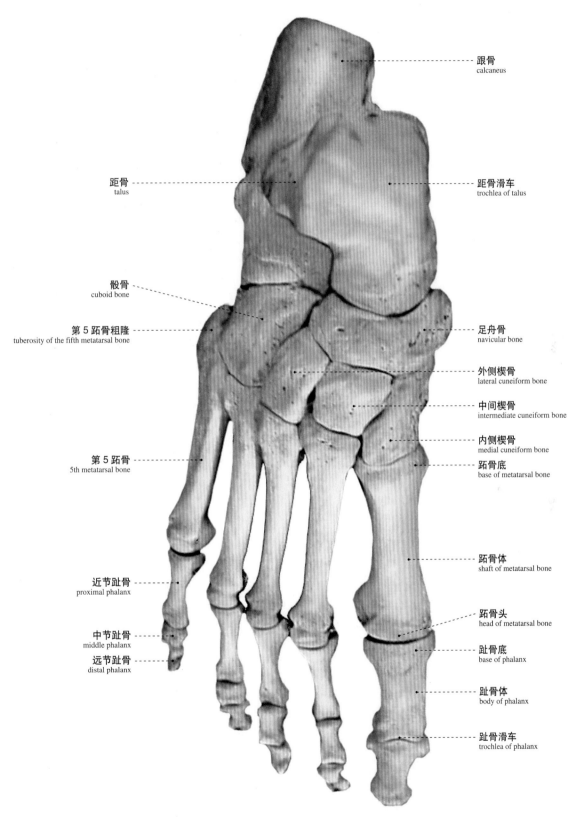

跟骨
calcaneus

距骨
talus

距骨滑车
trochlea of talus

骰骨
cuboid bone

足舟骨
navicular bone

第 5 跖骨粗隆
tuberosity of the fifth metatarsal bone

外侧楔骨
lateral cuneiform bone

中间楔骨
intermediate cuneiform bone

内侧楔骨
medial cuneiform bone

跖骨底
base of metatarsal bone

第 5 跖骨
5th metatarsal bone

跖骨体
shaft of metatarsal bone

近节趾骨
proximal phalanx

跖骨头
head of metatarsal bone

趾骨底
base of phalanx

中节趾骨
middle phalanx

远节趾骨
distal phalanx

趾骨体
body of phalanx

趾骨滑车
trochlea of phalanx

386. 足骨（背面观）
Bones of the foot (dorsal aspect)

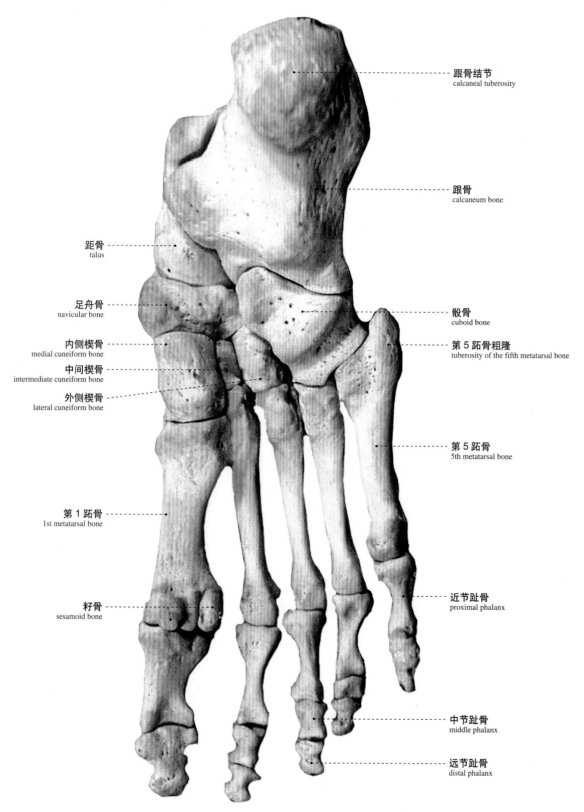

跟骨结节
calcaneal tuberosity

跟骨
calcaneum bone

距骨
talus

足舟骨
navicular bone

骰骨
cuboid bone

内侧楔骨
medial cuneiform bone

第 5 跖骨粗隆
tuberosity of the fifth metatarsal bone

中间楔骨
intermediate cuneiform bone

外侧楔骨
lateral cuneiform bone

第 5 跖骨
5th metatarsal bone

第 1 跖骨
1st metatarsal bone

近节趾骨
proximal phalanx

籽骨
sesamoid bone

中节趾骨
middle phalanx

远节趾骨
distal phalanx

387. 足骨（跖面观）
Bones of the foot (plantar aspect)

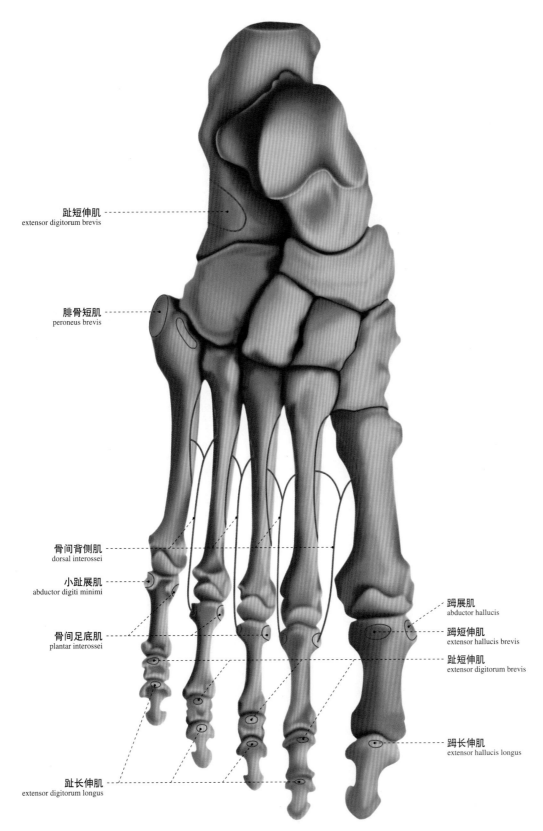

趾短伸肌
extensor digitorum brevis

腓骨短肌
peroneus brevis

骨间背侧肌
dorsal interossei

小趾展肌
abductor digiti minimi

骨间足底肌
plantar interossei

趾长伸肌
extensor digitorum longus

踇展肌
abductor hallucis

踇短伸肌
extensor hallucis brevis

趾短伸肌
extensor digitorum brevis

踇长伸肌
extensor hallucis longus

388. 足骨肌肉附着部位（背面观）
Muscle attachment sites of the bones of the foot (dorsal aspect)

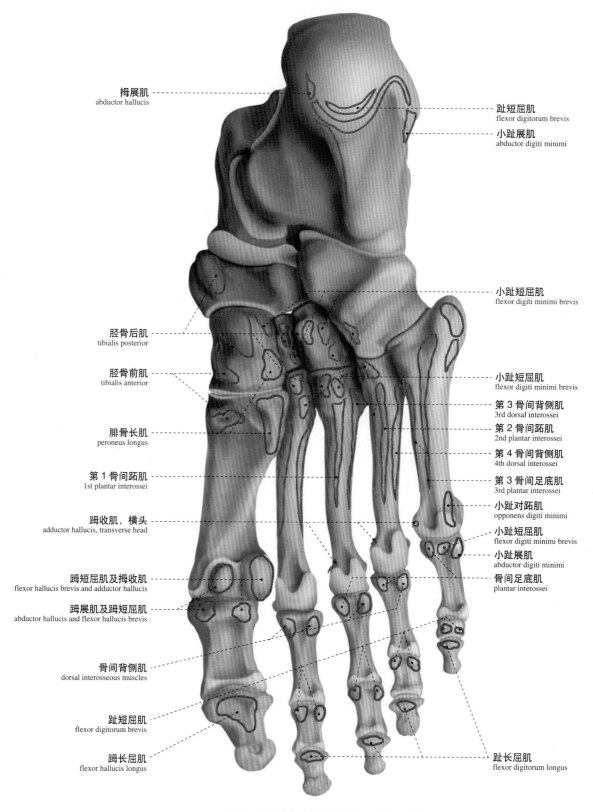

拇展肌
abductor hallucis

趾短屈肌
flexor digitorum brevis

小趾展肌
abductor digiti minimi

小趾短屈肌
flexor digiti minimi brevis

胫骨后肌
tibialis posterior

胫骨前肌
tibialis anterior

小趾短屈肌
flexor digiti minimi brevis

第3骨间背侧肌
3rd dorsal interossei

第2骨间跖肌
2nd plantar interossei

第4骨间背侧肌
4th dorsal interossei

腓骨长肌
peroneus longus

第3骨间足底肌
3rd plantar interossei

第1骨间跖肌
1st plantar interossei

小趾对跖肌
opponens digiti minimi

小趾短屈肌
flexor digiti minimi brevis

拇收肌，横头
adductor hallucis, transverse head

小趾展肌
abductor digiti minimi

骨间足底肌
plantar interossei

拇短屈肌及拇收肌
flexor hallucis brevis and adductor hallucis

拇展肌及拇短屈肌
abductor hallucis and flexor hallucis brevis

骨间背侧肌
dorsal interosseous muscles

趾短屈肌
flexor digitorum brevis

拇长屈肌
flexor hallucis longus

趾长屈肌
flexor digitorum longus

389. 足骨肌肉附着部位（跖面观）
Muscle attachment sites of the bones of the foot (plantar aspect)

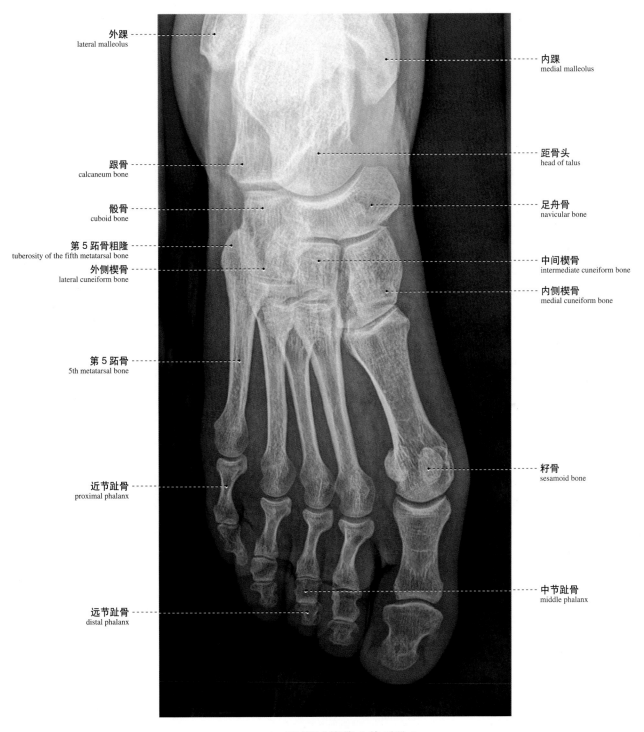

外踝
lateral malleolus

内踝
medial malleolus

距骨头
head of talus

跟骨
calcaneum bone

骰骨
cuboid bone

足舟骨
navicular bone

第 5 跖骨粗隆
tuberosity of the fifth metatarsal bone

中间楔骨
intermediate cuneiform bone

外侧楔骨
lateral cuneiform bone

内侧楔骨
medial cuneiform bone

第 5 跖骨
5th metatarsal bone

籽骨
sesamoid bone

近节趾骨
proximal phalanx

中节趾骨
middle phalanx

远节趾骨
distal phalanx

390. 足部 X 线像（前后位）
Radiograph of the foot (anteroposterior view)

中节趾骨
middle phalanges

籽骨
sesamoid bones

楔骨
cuneiform bone

足舟骨
navicular bone

距骨
talus

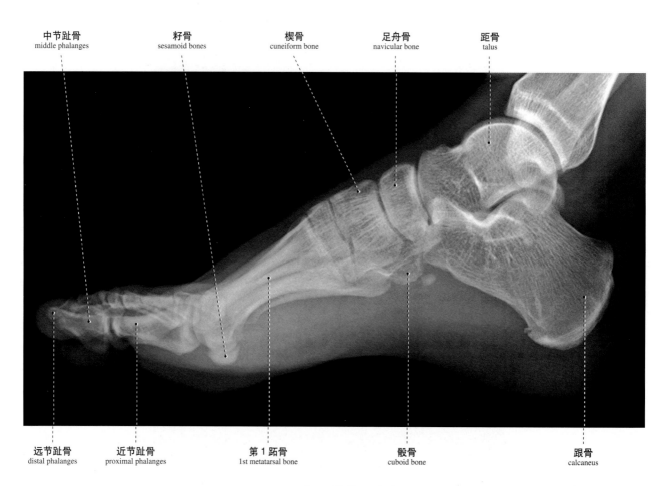

远节趾骨
distal phalanges

近节趾骨
proximal phalanges

第 1 跖骨
1st metatarsal bone

骰骨
cuboid bone

跟骨
calcaneus

391. 足部 X 线像（侧位）
Radiograph of the foot (lateral view)

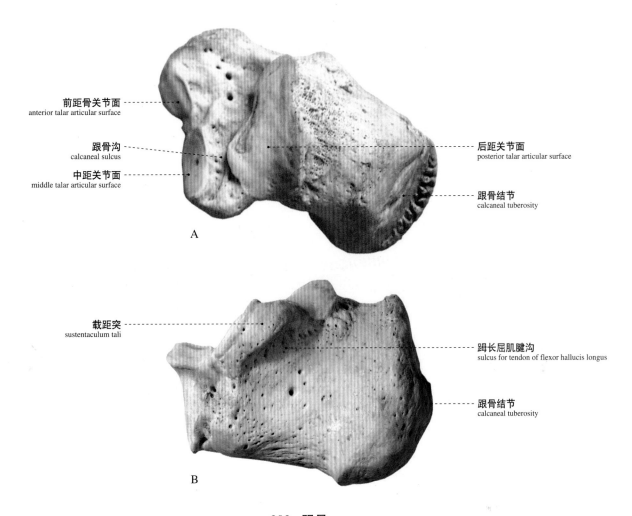

前距骨关节面
anterior talar articular surface

跟骨沟
calcaneal sulcus

中距关节面
middle talar articular surface

后距关节面
posterior talar articular surface

跟骨结节
calcaneal tuberosity

A

载距突
sustentaculum tali

𧿹长屈肌腱沟
sulcus for tendon of flexor hallucis longus

跟骨结节
calcaneal tuberosity

B

392. 跟骨
Calcaneus

A. 上面观；B. 内侧面观

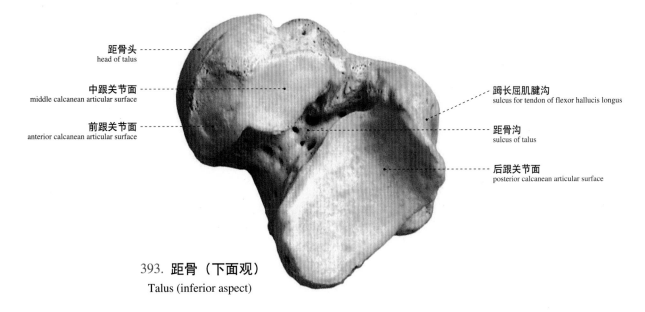

距骨头
head of talus

中跟关节面
middle calcanean articular surface

前跟关节面
anterior calcanean articular surface

𧿹长屈肌腱沟
sulcus for tendon of flexor hallucis longus

距骨沟
sulcus of talus

后跟关节面
posterior calcanean articular surface

393. 距骨（下面观）
Talus (inferior aspect)

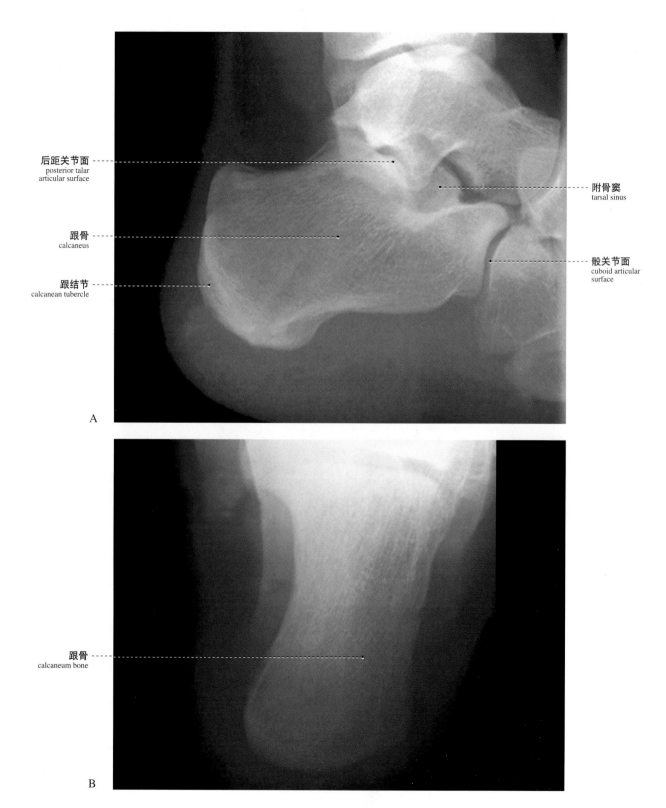

后距关节面
posterior talar
articular surface

附骨窦
tarsal sinus

跟骨
calcaneus

骰关节面
cuboid articular
surface

跟结节
calcanean tubercle

A

跟骨
calcaneum bone

B

394. 跟骨 X 线像

Radiograph of the calcaneus

A. 侧位；B. 底背位

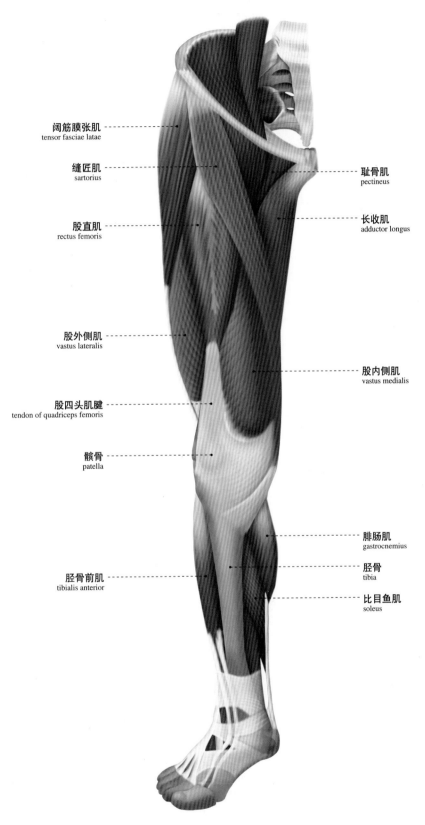

阔筋膜张肌
tensor fasciae latae

缝匠肌
sartorius

股直肌
rectus femoris

股外侧肌
vastus lateralis

股四头肌腱
tendon of quadriceps femoris

髌骨
patella

胫骨前肌
tibialis anterior

耻骨肌
pectineus

长收肌
adductor longus

股内侧肌
vastus medialis

腓肠肌
gastrocnemius

胫骨
tibia

比目鱼肌
soleus

395. 下肢肌（前面观）
Muscles of the lower limb (anterior aspect)

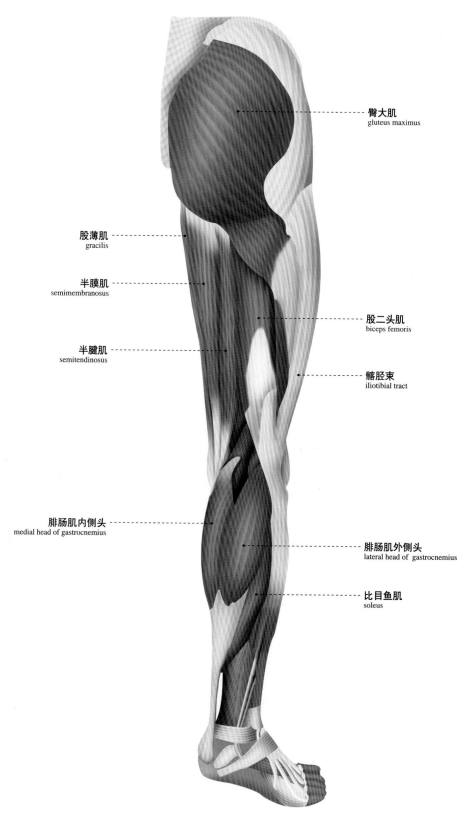

臀大肌
gluteus maximus

股薄肌
gracilis

半膜肌
semimembranosus

股二头肌
biceps femoris

半腱肌
semitendinosus

髂胫束
iliotibial tract

腓肠肌内侧头
medial head of gastrocnemius

腓肠肌外侧头
lateral head of gastrocnemius

比目鱼肌
soleus

396. 下肢肌（侧面观）
Muscles of the lower limb (lateral aspect)

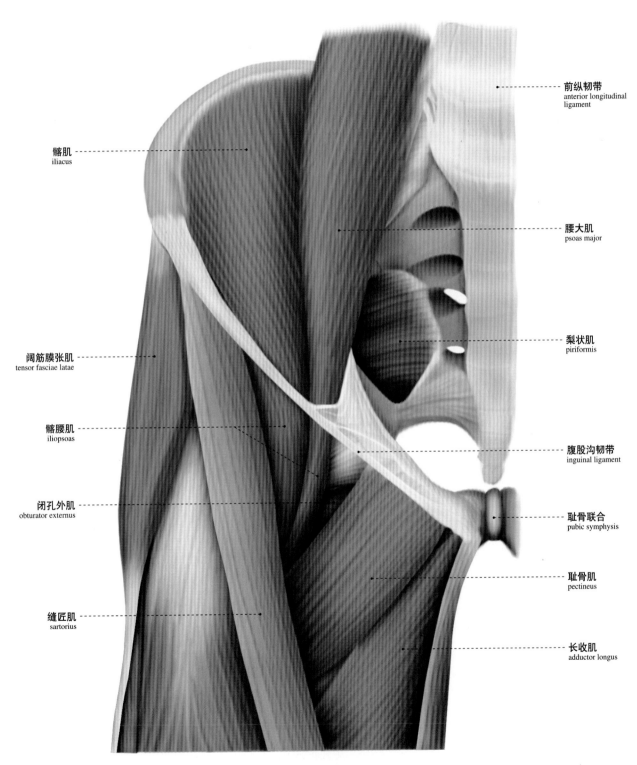

髂肌
iliacus

阔筋膜张肌
tensor fasciae latae

髂腰肌
iliopsoas

闭孔外肌
obturator externus

缝匠肌
sartorius

前纵韧带
anterior longitudinal
ligament

腰大肌
psoas major

梨状肌
piriformis

腹股沟韧带
inguinal ligament

耻骨联合
pubic symphysis

耻骨肌
pectineus

长收肌
adductor longus

397. 髋前区肌肉 1
Muscles of anterior region of the hip 1

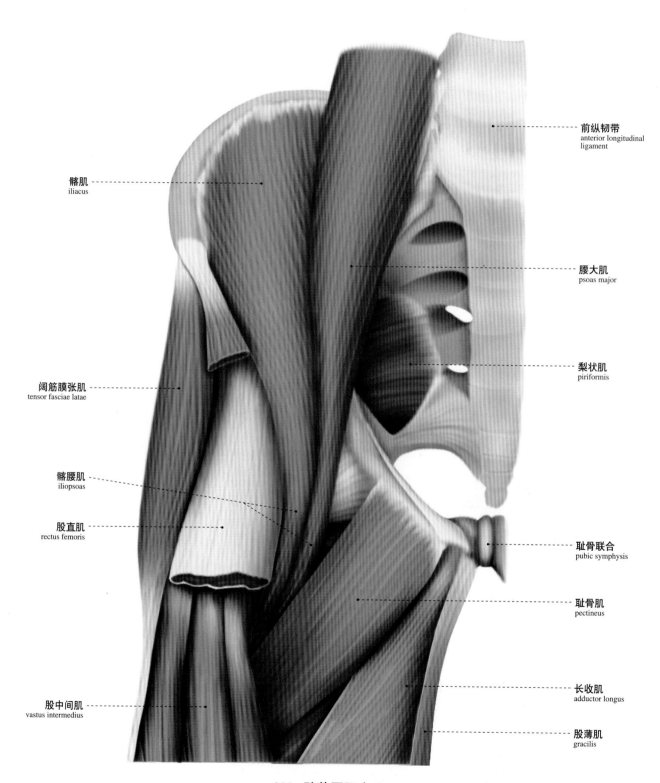

髂肌
iliacus

前纵韧带
anterior longitudinal
ligament

腰大肌
psoas major

梨状肌
piriformis

阔筋膜张肌
tensor fasciae latae

髂腰肌
iliopsoas

股直肌
rectus femoris

耻骨联合
pubic symphysis

耻骨肌
pectineus

长收肌
adductor longus

股中间肌
vastus intermedius

股薄肌
gracilis

398. 髋前区肌肉 2

Muscles of anterior region of the hip 2

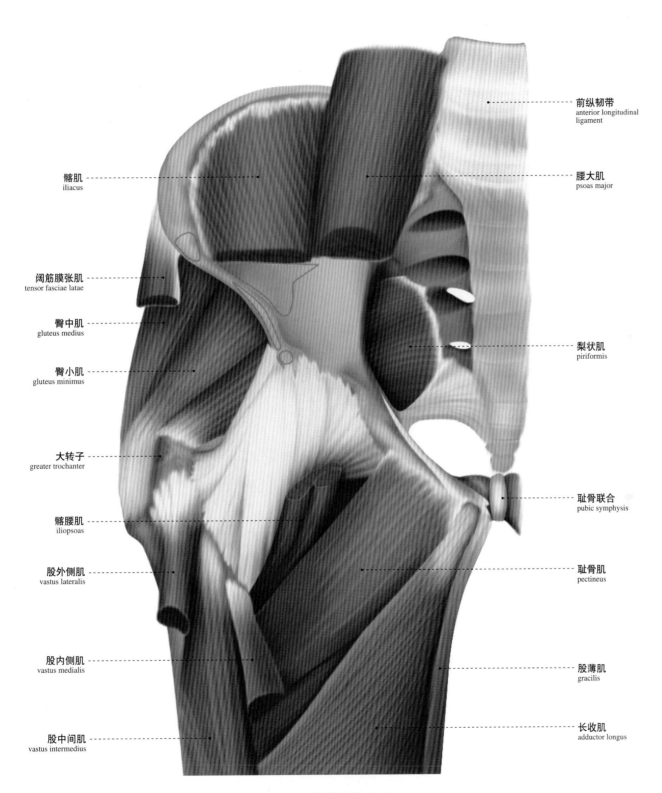

髂肌
iliacus

阔筋膜张肌
tensor fasciae latae

臀中肌
gluteus medius

臀小肌
gluteus minimus

大转子
greater trochanter

髂腰肌
iliopsoas

股外侧肌
vastus lateralis

股内侧肌
vastus medialis

股中间肌
vastus intermedius

前纵韧带
anterior longitudinal ligament

腰大肌
psoas major

梨状肌
piriformis

耻骨联合
pubic symphysis

耻骨肌
pectineus

股薄肌
gracilis

长收肌
adductor longus

399. 髋前区肌肉 3
Muscles of anterior region of the hip 3

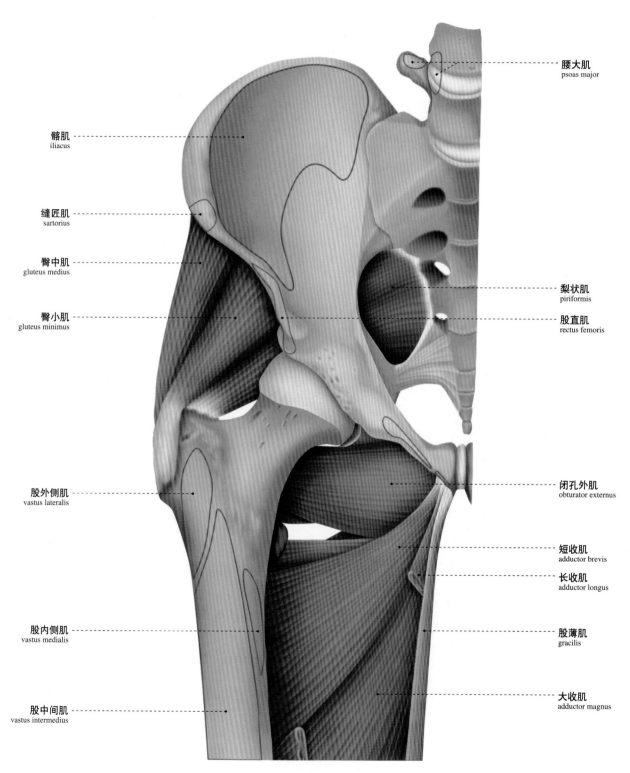

髂肌
iliacus

缝匠肌
sartorius

臀中肌
gluteus medius

臀小肌
gluteus minimus

股外侧肌
vastus lateralis

股内侧肌
vastus medialis

股中间肌
vastus intermedius

腰大肌
psoas major

梨状肌
piriformis

股直肌
rectus femoris

闭孔外肌
obturator externus

短收肌
adductor brevis

长收肌
adductor longus

股薄肌
gracilis

大收肌
adductor magnus

400. 髋前区肌肉 4
Muscles of anterior region of the hip 4

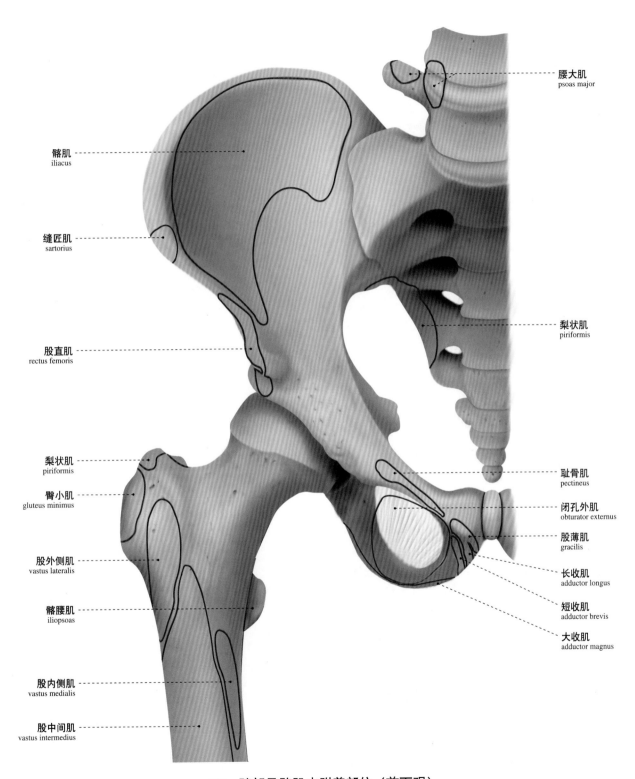

腰大肌
psoas major

髂肌
iliacus

缝匠肌
sartorius

股直肌
rectus femoris

梨状肌
piriformis

梨状肌
piriformis

臀小肌
gluteus minimus

股外侧肌
vastus lateralis

髂腰肌
iliopsoas

股内侧肌
vastus medialis

股中间肌
vastus intermedius

耻骨肌
pectineus

闭孔外肌
obturator externus

股薄肌
gracilis

长收肌
adductor longus

短收肌
adductor brevis

大收肌
adductor magnus

401. 髋部骨骼肌肉附着部位（前面观）
Muscle attachment sites of the hip bones (anterior aspect)

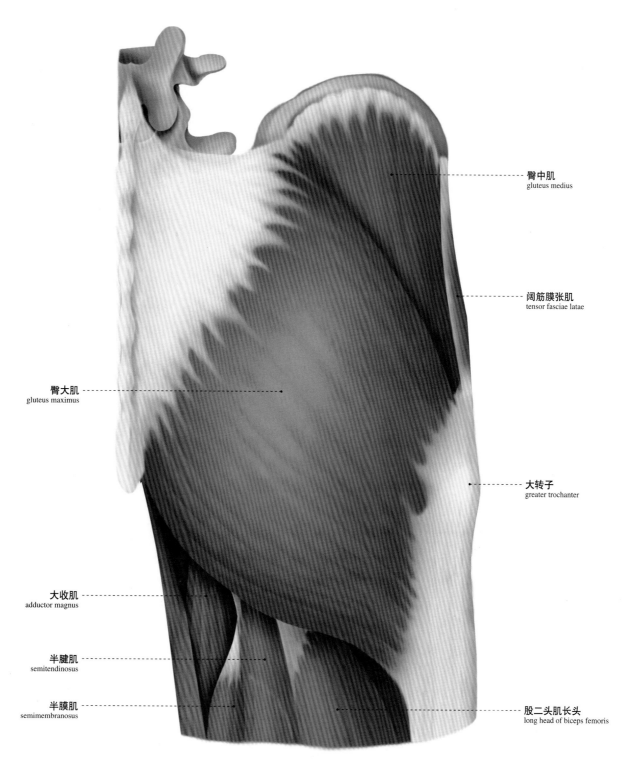

臀中肌
gluteus medius

阔筋膜张肌
tensor fasciae latae

臀大肌
gluteus maximus

大转子
greater trochanter

大收肌
adductor magnus

半腱肌
semitendinosus

半膜肌
semimembranosus

股二头肌长头
long head of biceps femoris

402. 臀区肌肉 1

Muscles of the gluteal region 1

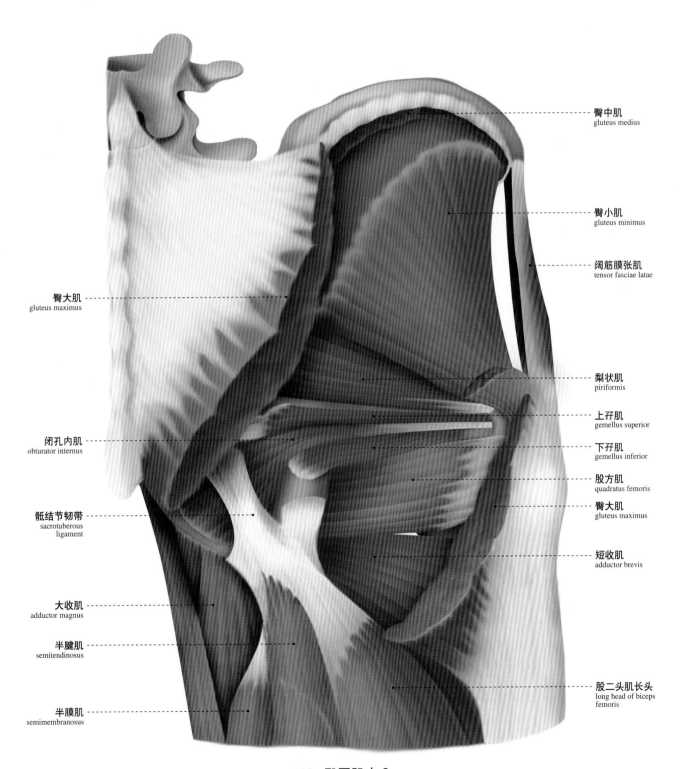

臀中肌
gluteus medius

臀小肌
gluteus minimus

阔筋膜张肌
tensor fasciae latae

臀大肌
gluteus maximus

梨状肌
piriformis

上孖肌
gemellus superior

闭孔内肌
obturator internus

下孖肌
gemellus inferior

股方肌
quadratus femoris

臀大肌
gluteus maximus

骶结节韧带
sacrotuberous
ligament

短收肌
adductor brevis

大收肌
adductor magnus

半腱肌
semitendinosus

股二头肌长头
long head of biceps
femoris

半膜肌
semimembranosus

403. 臀区肌肉 2
Muscles of the gluteal region 2

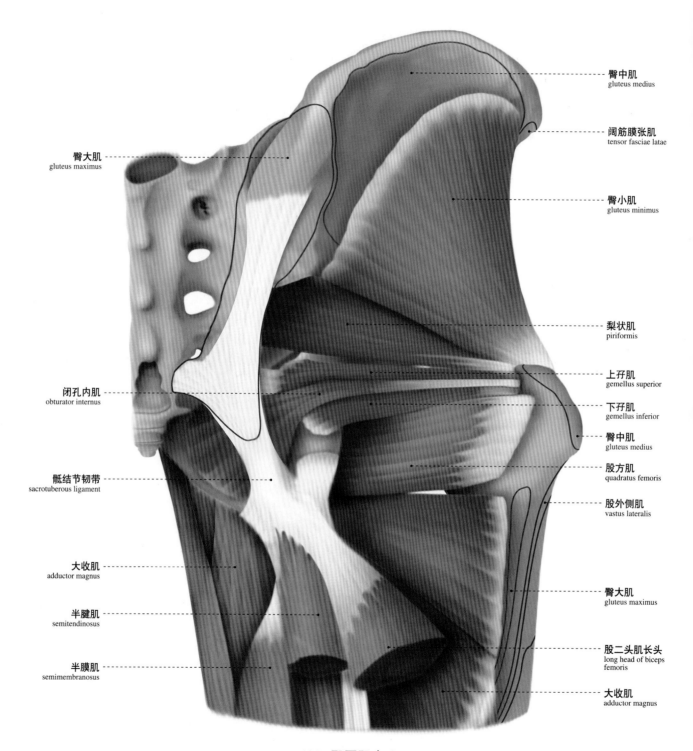

臀中肌
gluteus medius

阔筋膜张肌
tensor fasciae latae

臀大肌
gluteus maximus

臀小肌
gluteus minimus

梨状肌
piriformis

上孖肌
gemellus superior

闭孔内肌
obturator internus

下孖肌
gemellus inferior

臀中肌
gluteus medius

股方肌
quadratus femoris

骶结节韧带
sacrotuberous ligament

股外侧肌
vastus lateralis

大收肌
adductor magnus

半腱肌
semitendinosus

臀大肌
gluteus maximus

半膜肌
semimembranosus

股二头肌长头
long head of biceps femoris

大收肌
adductor magnus

404. 臀区肌肉 3
Muscles of the gluteal region 3

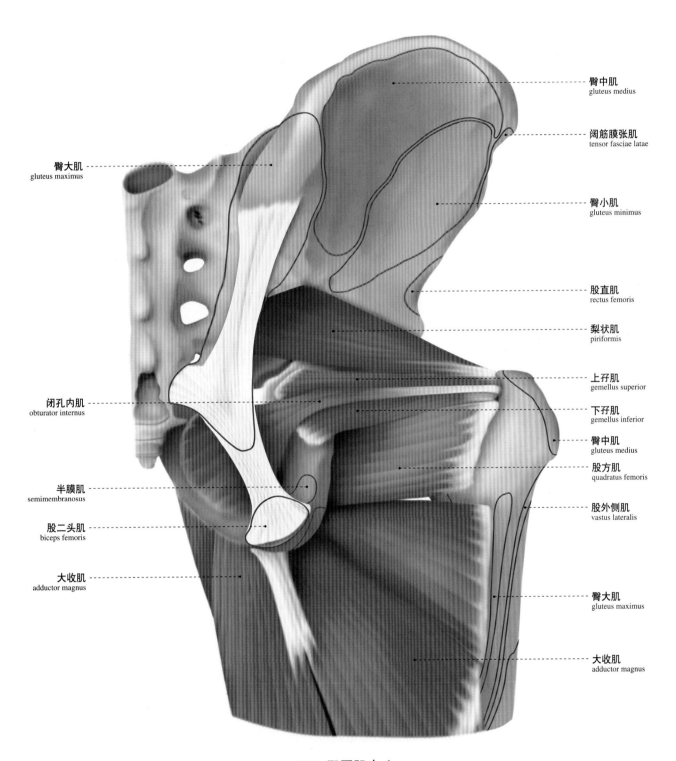

臀中肌
gluteus medius

阔筋膜张肌
tensor fasciae latae

臀大肌
gluteus maximus

臀小肌
gluteus minimus

股直肌
rectus femoris

梨状肌
piriformis

上孖肌
gemellus superior

闭孔内肌
obturator internus

下孖肌
gemellus inferior

臀中肌
gluteus medius

股方肌
quadratus femoris

半膜肌
semimembranosus

股外侧肌
vastus lateralis

股二头肌
biceps femoris

大收肌
adductor magnus

臀大肌
gluteus maximus

大收肌
adductor magnus

405. 臀区肌肉 4

Muscles of the gluteal region 4

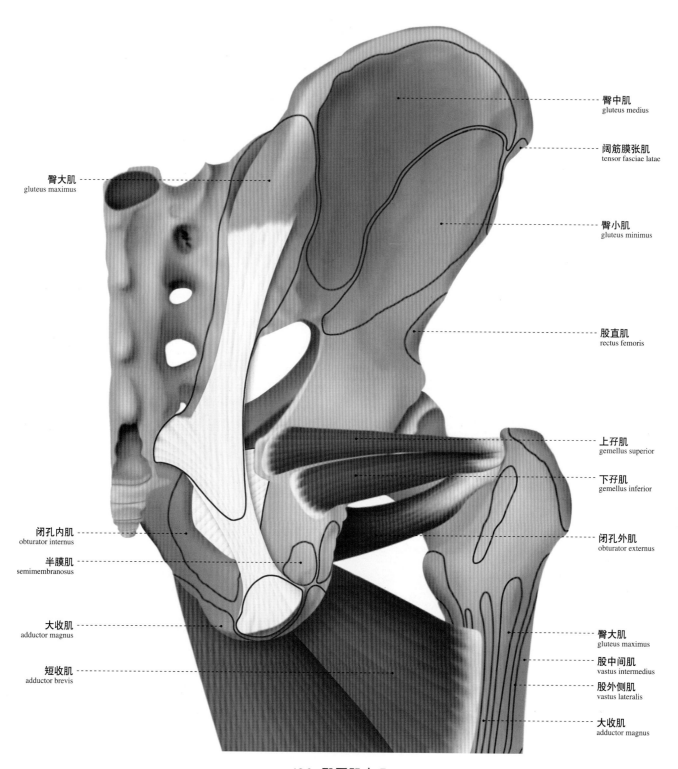

臀中肌
gluteus medius

阔筋膜张肌
tensor fasciae latae

臀大肌
gluteus maximus

臀小肌
gluteus minimus

股直肌
rectus femoris

上孖肌
gemellus superior

下孖肌
gemellus inferior

闭孔内肌
obturator internus

半膜肌
semimembranosus

闭孔外肌
obturator externus

大收肌
adductor magnus

臀大肌
gluteus maximus

短收肌
adductor brevis

股中间肌
vastus intermedius

股外侧肌
vastus lateralis

大收肌
adductor magnus

406. 臀区肌肉 5
Muscles of the gluteal region 5

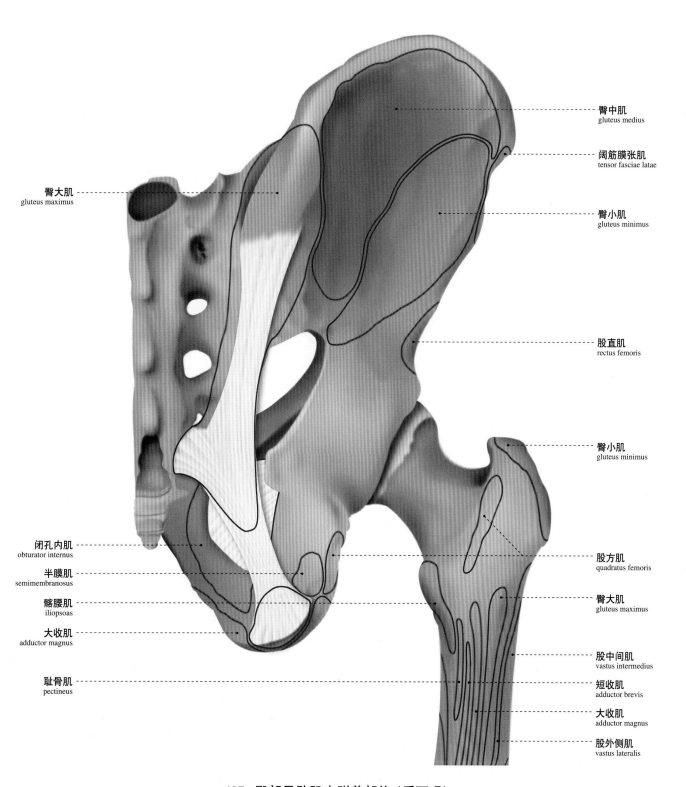

臀中肌
gluteus medius

阔筋膜张肌
tensor fasciae latae

臀大肌
gluteus maximus

臀小肌
gluteus minimus

股直肌
rectus femoris

臀小肌
gluteus minimus

闭孔内肌
obturator internus

半膜肌
semimembranosus

髂腰肌
iliopsoas

大收肌
adductor magnus

股方肌
quadratus femoris

臀大肌
gluteus maximus

股中间肌
vastus intermedius

耻骨肌
pectineus

短收肌
adductor brevis

大收肌
adductor magnus

股外侧肌
vastus lateralis

407. 臀部骨骼肌肉附着部位（后面观）
Muscle attachment sites of the gluteal bones (posterior aspect)

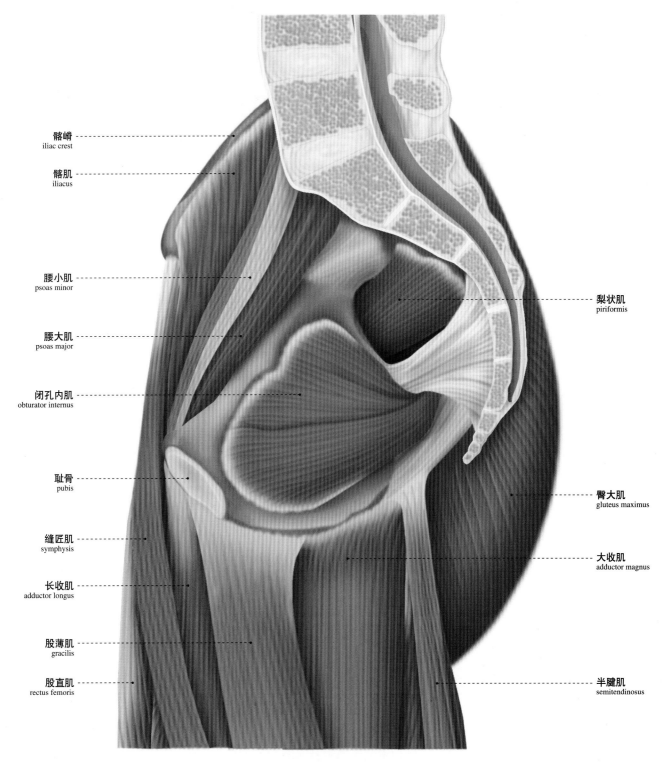

髂嵴
iliac crest

髂肌
iliacus

腰小肌
psoas minor

腰大肌
psoas major

闭孔内肌
obturator internus

耻骨
pubis

缝匠肌
symphysis

长收肌
adductor longus

股薄肌
gracilis

股直肌
rectus femoris

梨状肌
piriformis

臀大肌
gluteus maximus

大收肌
adductor magnus

半腱肌
semitendinosus

408. 髋内侧面肌肉
Muscles of the medial aspect of the hip

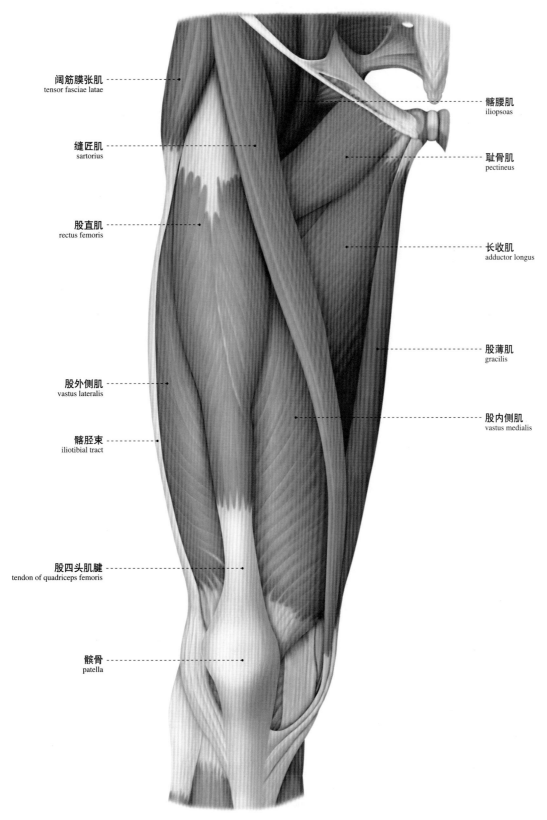

阔筋膜张肌
tensor fasciae latae

髂腰肌
iliopsoas

缝匠肌
sartorius

耻骨肌
pectineus

股直肌
rectus femoris

长收肌
adductor longus

股薄肌
gracilis

股外侧肌
vastus lateralis

股内侧肌
vastus medialis

髂胫束
iliotibial tract

股四头肌腱
tendon of quadriceps femoris

髌骨
patella

409. 股前区肌肉 1
Muscles of the anterior femoral region 1

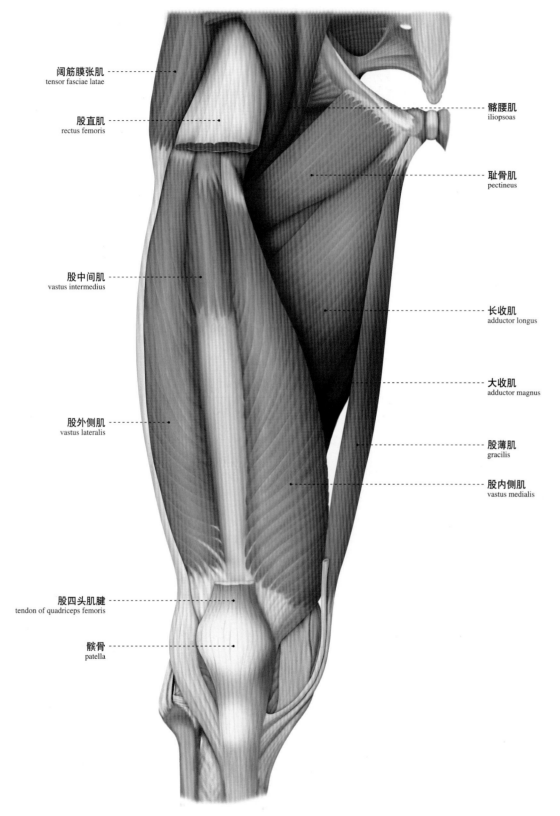

阔筋膜张肌
tensor fasciae latae

股直肌
rectus femoris

股中间肌
vastus intermedius

股外侧肌
vastus lateralis

股四头肌腱
tendon of quadriceps femoris

髌骨
patella

髂腰肌
iliopsoas

耻骨肌
pectineus

长收肌
adductor longus

大收肌
adductor magnus

股薄肌
gracilis

股内侧肌
vastus medialis

410. 股前区肌肉 2

Muscles of the anterior femoral region 2

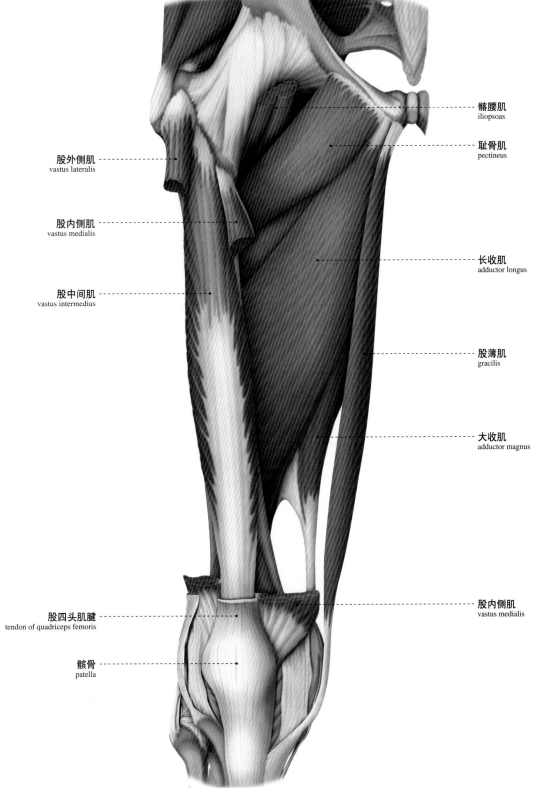

股外侧肌
vastus lateralis

股内侧肌
vastus medialis

股中间肌
vastus intermedius

股四头肌腱
tendon of quadriceps femoris

髌骨
patella

髂腰肌
iliopsoas

耻骨肌
pectineus

长收肌
adductor longus

股薄肌
gracilis

大收肌
adductor magnus

股内侧肌
vastus medialis

411. 股前区肌肉 3
Muscles of the anterior femoral region 3

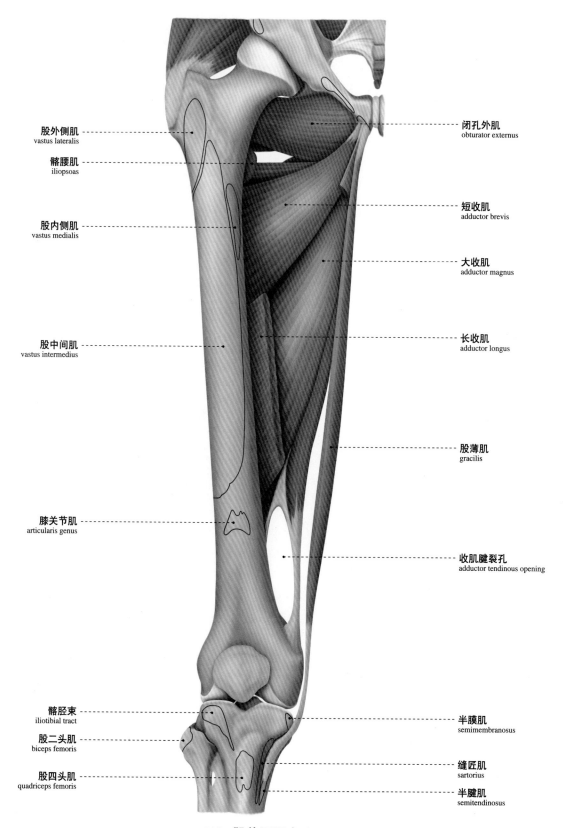

股外侧肌
vastus lateralis

髂腰肌
iliopsoas

股内侧肌
vastus medialis

股中间肌
vastus intermedius

膝关节肌
articularis genus

髂胫束
iliotibial tract

股二头肌
biceps femoris

股四头肌
quadriceps femoris

闭孔外肌
obturator externus

短收肌
adductor brevis

大收肌
adductor magnus

长收肌
adductor longus

股薄肌
gracilis

收肌腱裂孔
adductor tendinous opening

半膜肌
semimembranosus

缝匠肌
sartorius

半腱肌
semitendinosus

412. 股前区肌肉 4

Muscles of the anterior femoral region 4

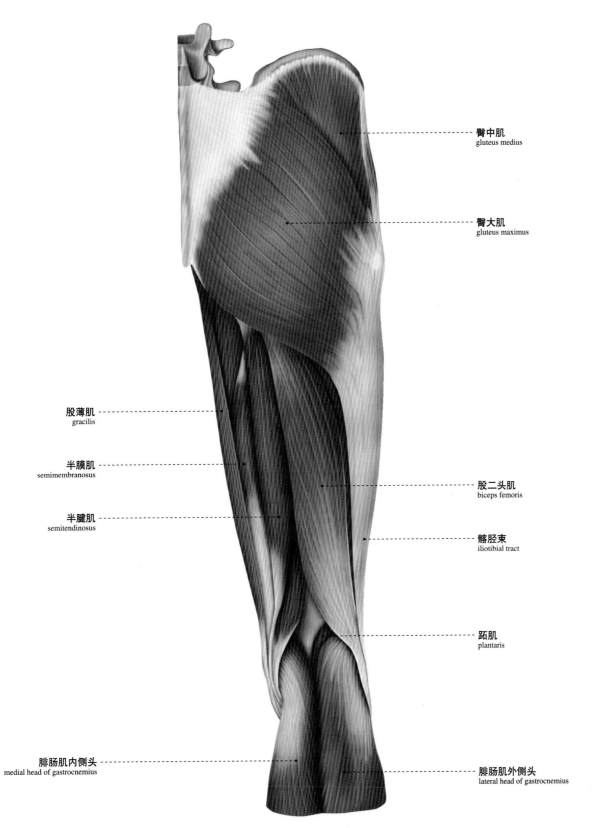

臀中肌
gluteus medius

臀大肌
gluteus maximus

股薄肌
gracilis

半膜肌
semimembranosus

半腱肌
semitendinosus

股二头肌
biceps femoris

髂胫束
iliotibial tract

跖肌
plantaris

腓肠肌内侧头
medial head of gastrocnemius

腓肠肌外侧头
lateral head of gastrocnemius

413. 股后区肌肉 1
Muscles of the posterior femoral region 1

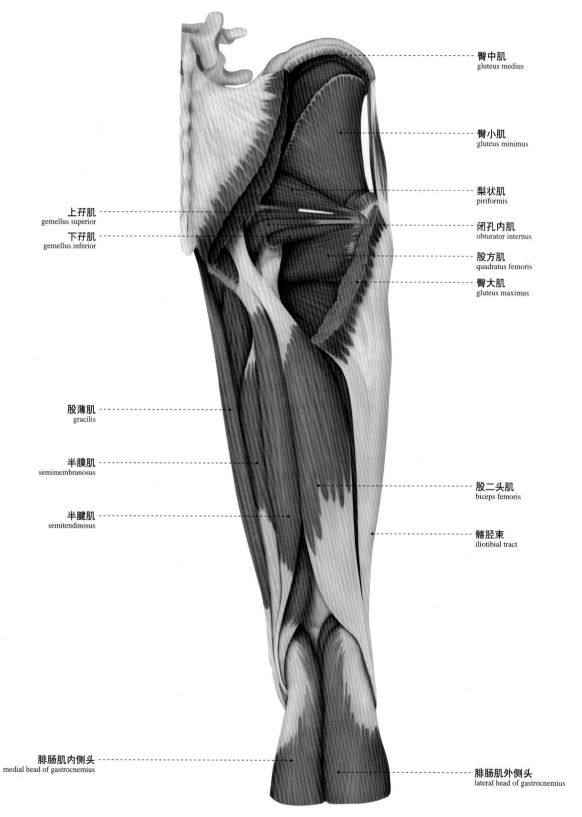

臀中肌
gluteus medius

臀小肌
gluteus minimus

梨状肌
piriformis

上孖肌
gemellus superior

下孖肌
gemellus inferior

闭孔内肌
obturator internus

股方肌
quadratus femoris

臀大肌
gluteus maximus

股薄肌
gracilis

半膜肌
semimembranosus

股二头肌
biceps femoris

半腱肌
semitendinosus

髂胫束
iliotibial tract

腓肠肌内侧头
medial head of gastrocnemius

腓肠肌外侧头
lateral head of gastrocnemius

414. 股后区肌肉 2
Muscles of the posterior femoral region 2

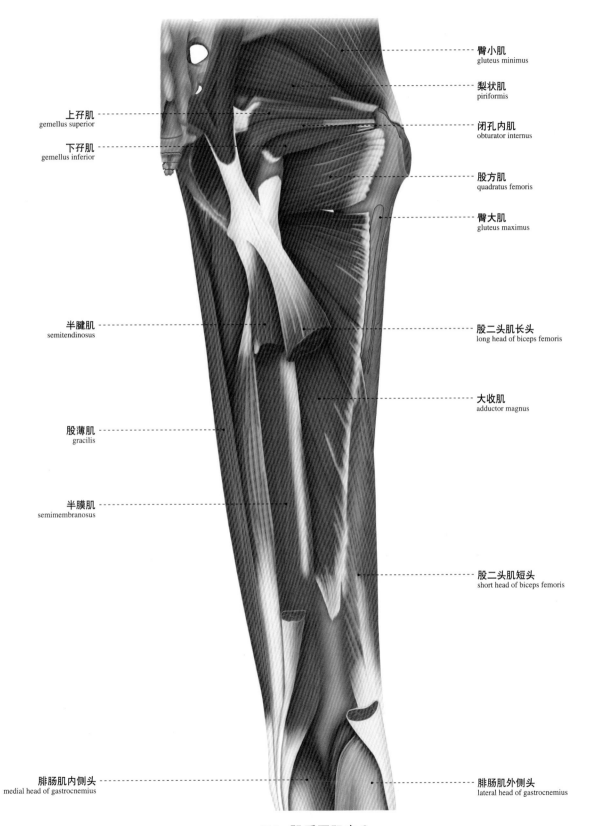

臀小肌
gluteus minimus

梨状肌
piriformis

上孖肌
gemellus superior

闭孔内肌
obturator internus

下孖肌
gemellus inferior

股方肌
quadratus femoris

臀大肌
gluteus maximus

半腱肌
semitendinosus

股二头肌长头
long head of biceps femoris

大收肌
adductor magnus

股薄肌
gracilis

半膜肌
semimembranosus

股二头肌短头
short head of biceps femoris

腓肠肌内侧头
medial head of gastrocnemius

腓肠肌外侧头
lateral head of gastrocnemius

415. 股后区肌肉 3

Muscles of the posterior femoral region 3

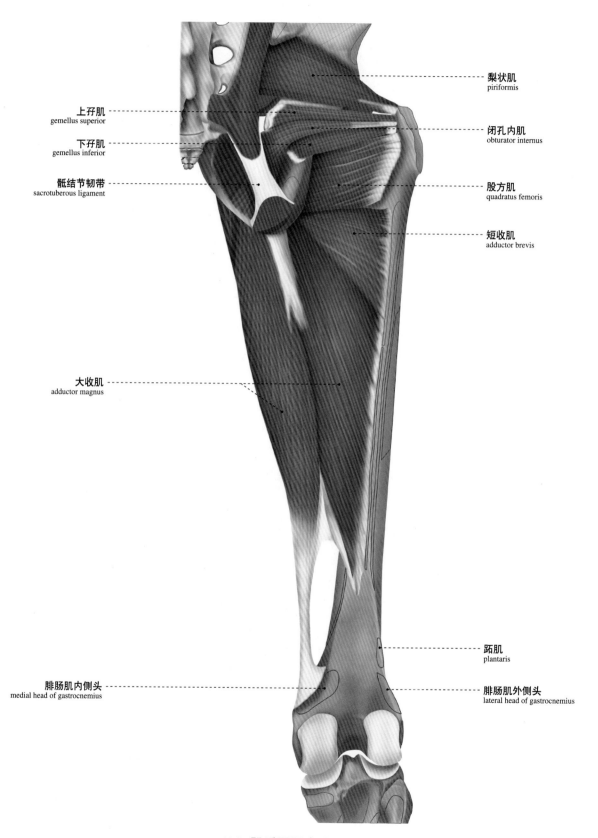

梨状肌
piriformis

上孖肌
gemellus superior

下孖肌
gemellus inferior

骶结节韧带
sacrotuberous ligament

闭孔内肌
obturator internus

股方肌
quadratus femoris

短收肌
adductor brevis

大收肌
adductor magnus

跖肌
plantaris

腓肠肌内侧头
medial head of gastrocnemius

腓肠肌外侧头
lateral head of gastrocnemius

416. 股后区肌肉 4

Muscles of the posterior femoral region 4

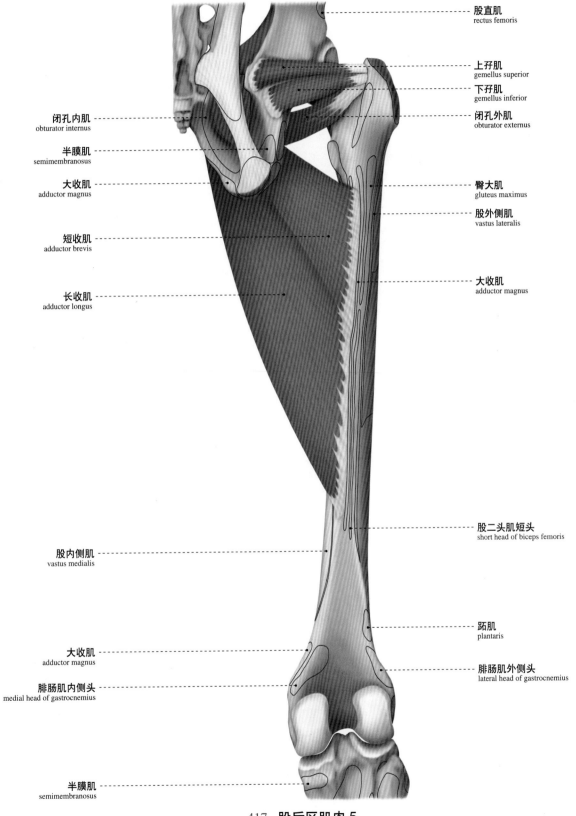

股直肌
rectus femoris

上孖肌
gemellus superior

下孖肌
gemellus inferior

闭孔内肌
obturator internus

闭孔外肌
obturator externus

半膜肌
semimembranosus

大收肌
adductor magnus

臀大肌
gluteus maximus

短收肌
adductor brevis

股外侧肌
vastus lateralis

长收肌
adductor longus

大收肌
adductor magnus

股二头肌短头
short head of biceps femoris

股内侧肌
vastus medialis

跖肌
plantaris

大收肌
adductor magnus

腓肠肌外侧头
lateral head of gastrocnemius

腓肠肌内侧头
medial head of gastrocnemius

半膜肌
semimembranosus

417. 股后区肌肉 5

Muscles of the posterior femoral region 5

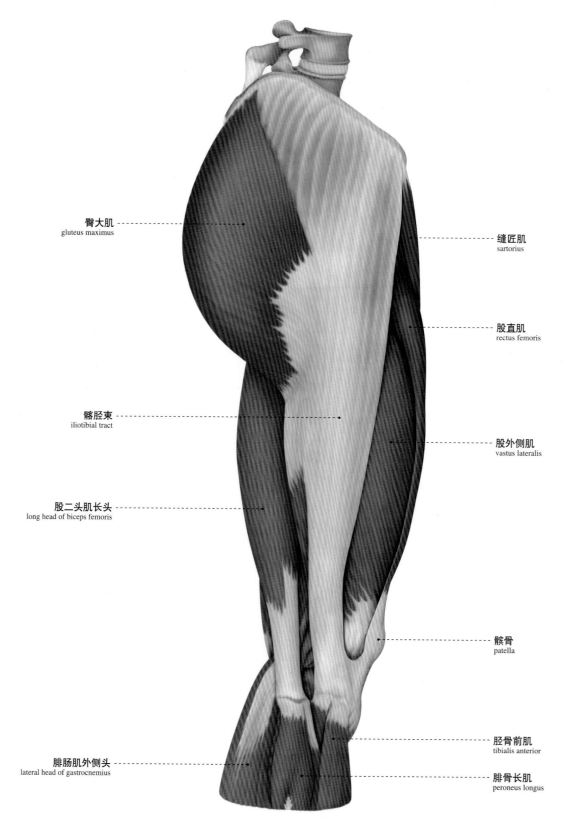

臀大肌
gluteus maximus

缝匠肌
sartorius

股直肌
rectus femoris

髂胫束
iliotibial tract

股外侧肌
vastus lateralis

股二头肌长头
long head of biceps femoris

髌骨
patella

胫骨前肌
tibialis anterior

腓肠肌外侧头
lateral head of gastrocnemius

腓骨长肌
peroneus longus

418. 股外侧面肌肉
Muscles of the lateral femoral aspect

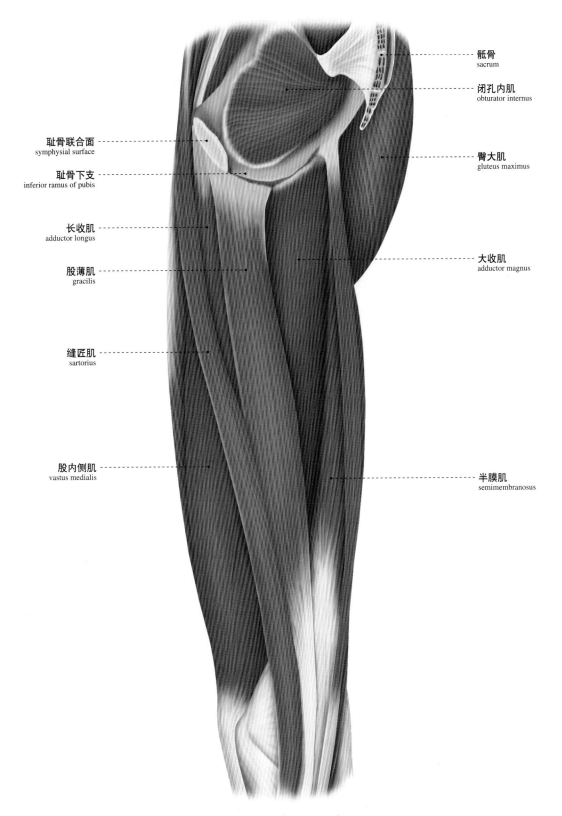

骶骨
sacrum

闭孔内肌
obturator internus

耻骨联合面
symphysial surface

耻骨下支
inferior ramus of pubis

臀大肌
gluteus maximus

长收肌
adductor longus

股薄肌
gracilis

大收肌
adductor magnus

缝匠肌
sartorius

股内侧肌
vastus medialis

半膜肌
semimembranosus

419. 股内侧面肌肉
Muscles of the medial femoral aspect

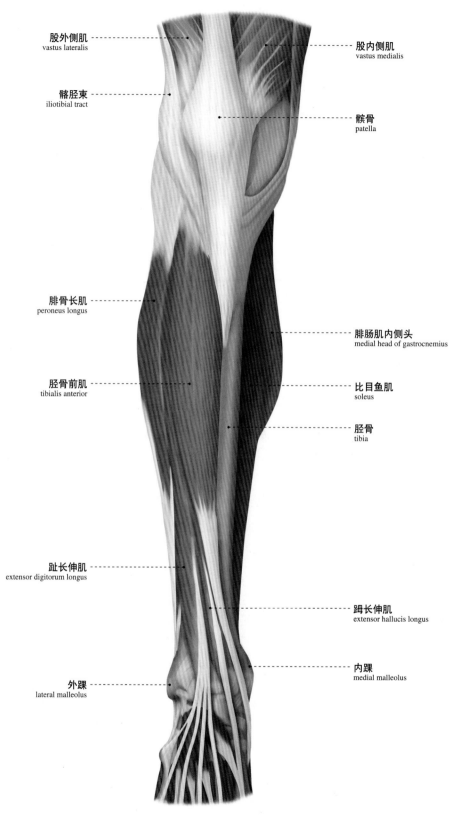

股外侧肌
vastus lateralis

股内侧肌
vastus medialis

髂胫束
iliotibial tract

髌骨
patella

腓骨长肌
peroneus longus

腓肠肌内侧头
medial head of gastrocnemius

胫骨前肌
tibialis anterior

比目鱼肌
soleus

胫骨
tibia

趾长伸肌
extensor digitorum longus

踇长伸肌
extensor hallucis longus

内踝
medial malleolus

外踝
lateral malleolus

420. 小腿前区肌肉 1

Muscles of the anterior crural region 1

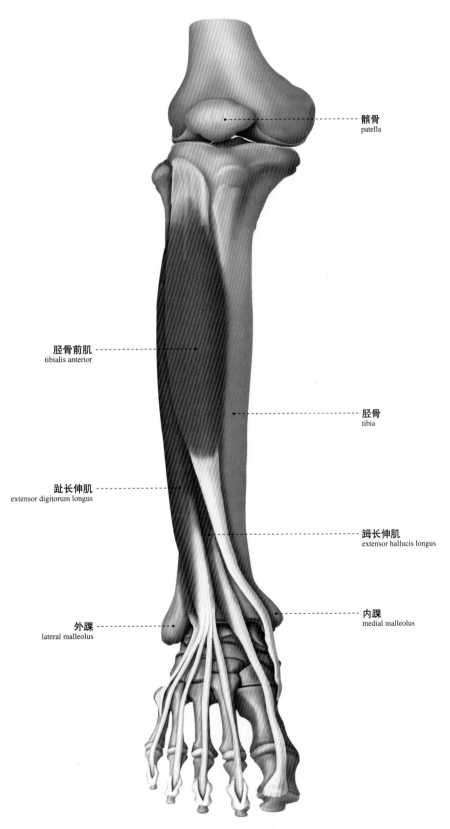

髌骨
patella

胫骨前肌
tibialis anterior

胫骨
tibia

趾长伸肌
extensor digitorum longus

姆长伸肌
extensor hallucis longus

外踝
lateral malleolus

内踝
medial malleolus

421. 小腿前区肌肉 2
Muscles of the anterior crural region 2

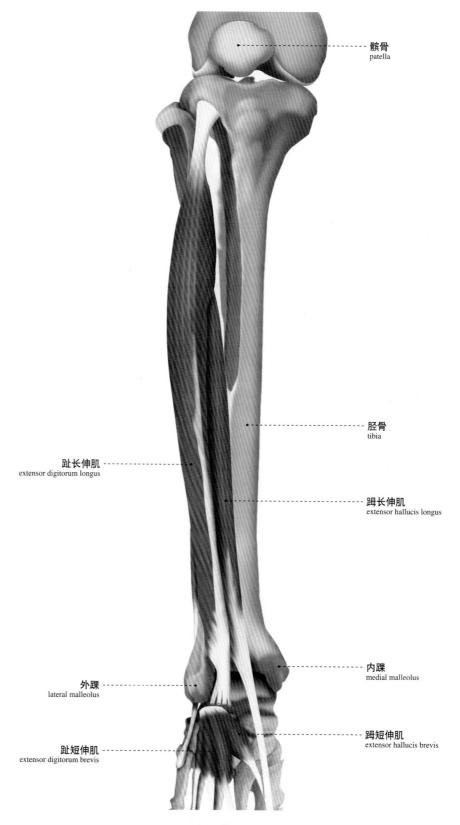

髌骨
patella

胫骨
tibia

趾长伸肌
extensor digitorum longus

拇长伸肌
extensor hallucis longus

内踝
medial malleolus

外踝
lateral malleolus

拇短伸肌
extensor hallucis brevis

趾短伸肌
extensor digitorum brevis

422. 小腿前区肌肉 3

Muscles of the anterior crural region 3

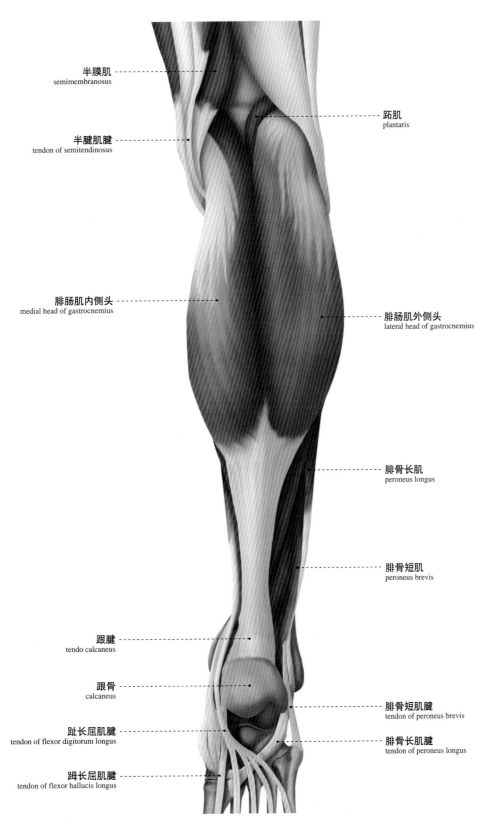

半膜肌
semimembranosus

跖肌
plantaris

半腱肌腱
tendon of semitendinosus

腓肠肌内侧头
medial head of gastrocnemius

腓肠肌外侧头
lateral head of gastrocnemius

腓骨长肌
peroneus longus

腓骨短肌
peroneus brevis

跟腱
tendo calcaneus

跟骨
calcaneus

腓骨短肌腱
tendon of peroneus brevis

趾长屈肌腱
tendon of flexor digitorum longus

腓骨长肌腱
tendon of peroneus longus

蹈长屈肌腱
tendon of flexor hallucis longus

423. 小腿后区肌肉 1
Muscles of the posterior crural region 1

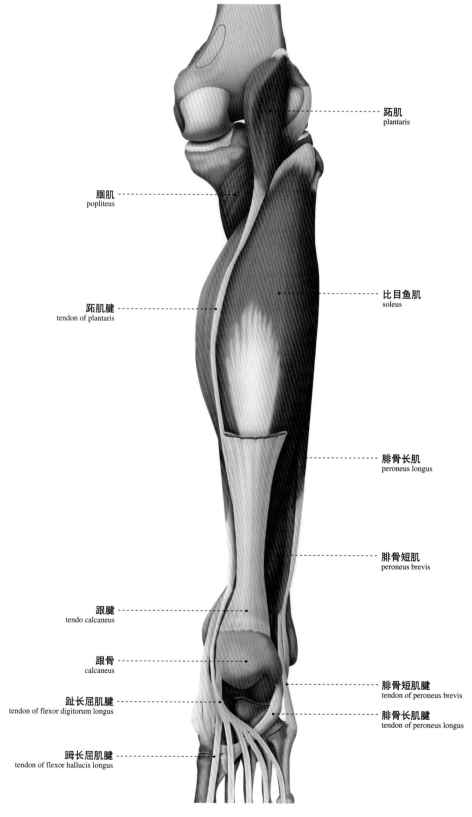

跖肌
plantaris

腘肌
popliteus

比目鱼肌
soleus

跖肌腱
tendon of plantaris

腓骨长肌
peroneus longus

腓骨短肌
peroneus brevis

跟腱
tendo calcaneus

跟骨
calcaneus

腓骨短肌腱
tendon of peroneus brevis

趾长屈肌腱
tendon of flexor digitorum longus

腓骨长肌腱
tendon of peroneus longus

踇长屈肌腱
tendon of flexor hallucis longus

424. 小腿后区肌肉 2

Muscles of the posterior crural region 2

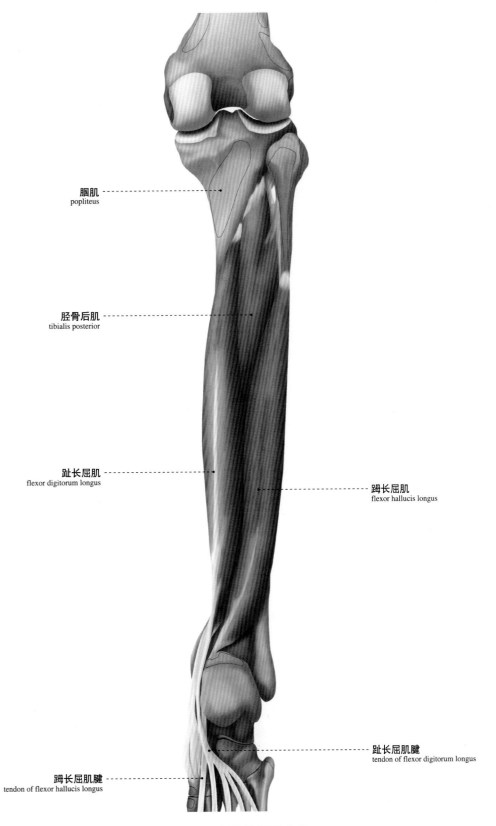

腘肌
popliteus

胫骨后肌
tibialis posterior

趾长屈肌
flexor digitorum longus

𧿹长屈肌
flexor hallucis longus

趾长屈肌腱
tendon of flexor digitorum longus

𧿹长屈肌腱
tendon of flexor hallucis longus

425. 小腿后区肌肉 3
Muscles of the posterior crural region 3

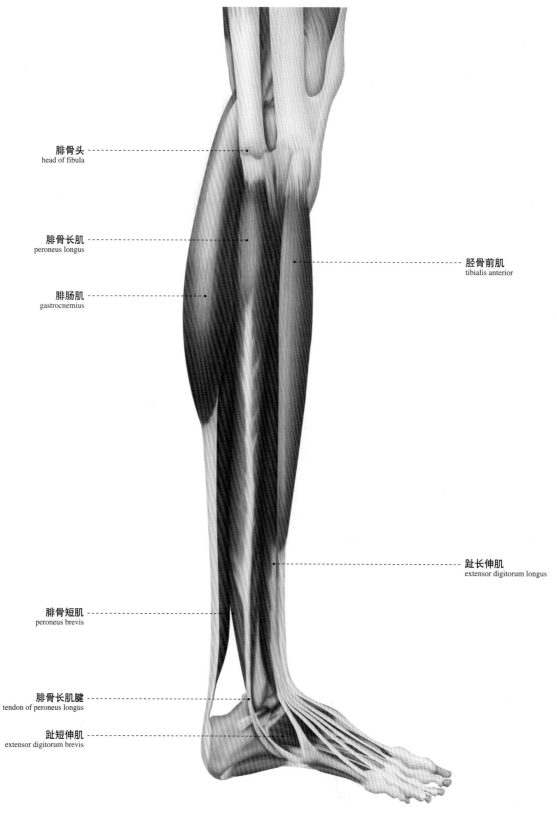

腓骨头
head of fibula

腓骨长肌
peroneus longus

腓肠肌
gastrocnemius

胫骨前肌
tibialis anterior

趾长伸肌
extensor digitorum longus

腓骨短肌
peroneus brevis

腓骨长肌腱
tendon of peroneus longus

趾短伸肌
extensor digitorum brevis

426. 小腿外侧面肌肉
Muscles of the lateral crural aspect

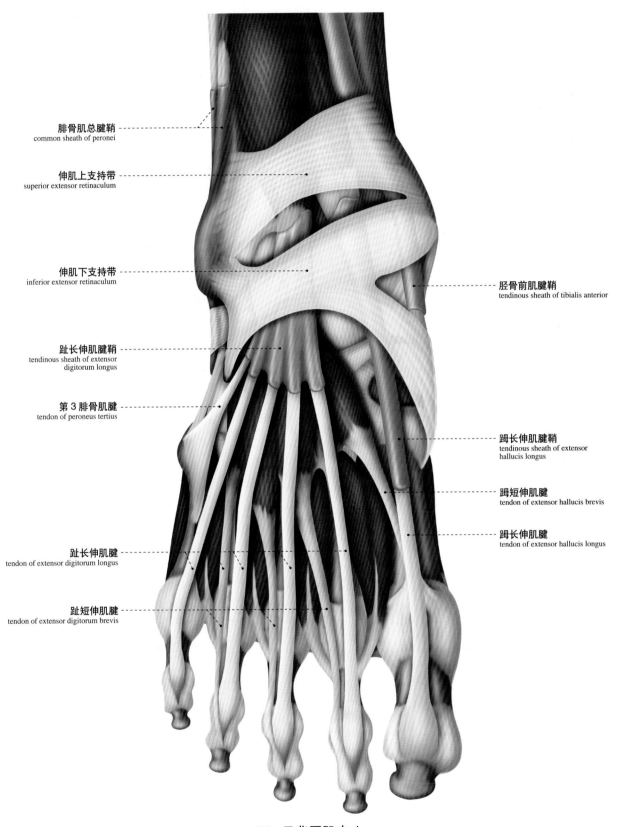

腓骨肌总腱鞘
common sheath of peronei

伸肌上支持带
superior extensor retinaculum

伸肌下支持带
inferior extensor retinaculum

趾长伸肌腱鞘
tendinous sheath of extensor digitorum longus

第 3 腓骨肌腱
tendon of peroneus tertius

趾长伸肌腱
tendon of extensor digitorum longus

趾短伸肌腱
tendon of extensor digitorum brevis

胫骨前肌腱鞘
tendinous sheath of tibialis anterior

踇长伸肌腱鞘
tendinous sheath of extensor hallucis longus

踇短伸肌腱
tendon of extensor hallucis brevis

踇长伸肌腱
tendon of extensor hallucis longus

427. 足背区肌肉 1
Muscles of the dorsal region of the foot 1

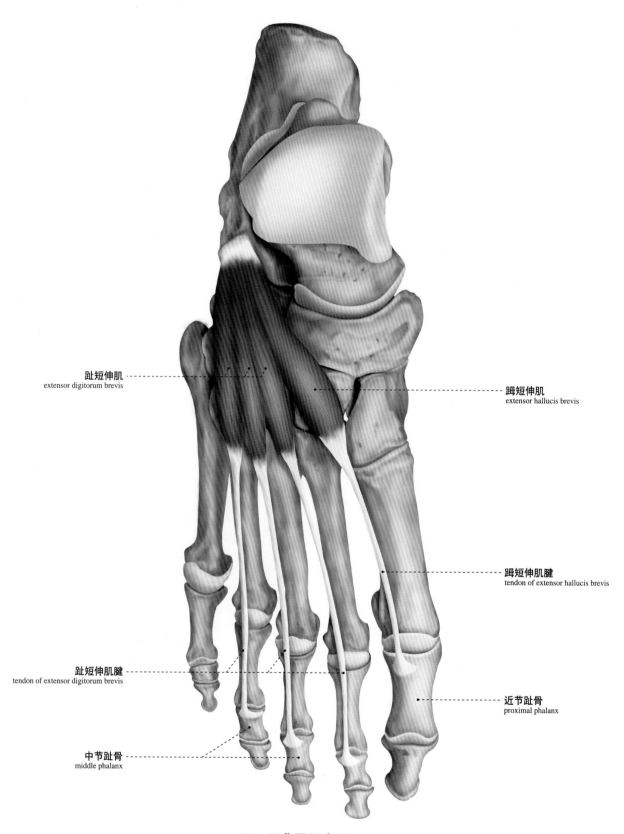

趾短伸肌
extensor digitorum brevis

蹈短伸肌
extensor hallucis brevis

蹈短伸肌腱
tendon of extensor hallucis brevis

趾短伸肌腱
tendon of extensor digitorum brevis

近节趾骨
proximal phalanx

中节趾骨
middle phalanx

428. 足背区肌肉 2
Muscles of the dorsal region of the foot 2

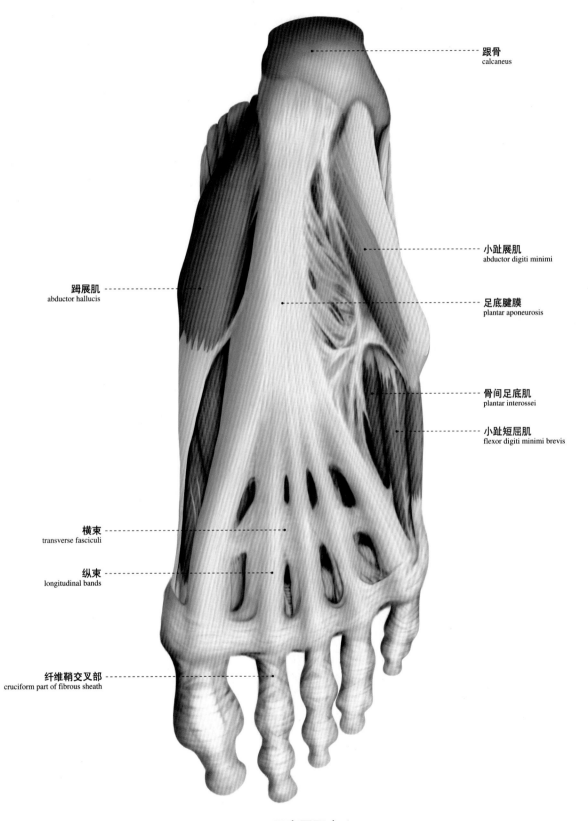

跟骨
calcaneus

小趾展肌
abductor digiti minimi

足底腱膜
plantar aponeurosis

骨间足底肌
plantar interossei

小趾短屈肌
flexor digiti minimi brevis

蹈展肌
abductor hallucis

横束
transverse fasciculi

纵束
longitudinal bands

纤维鞘交叉部
cruciform part of fibrous sheath

429. 足底区肌肉 1
Muscles of the plantar region of the foot 1

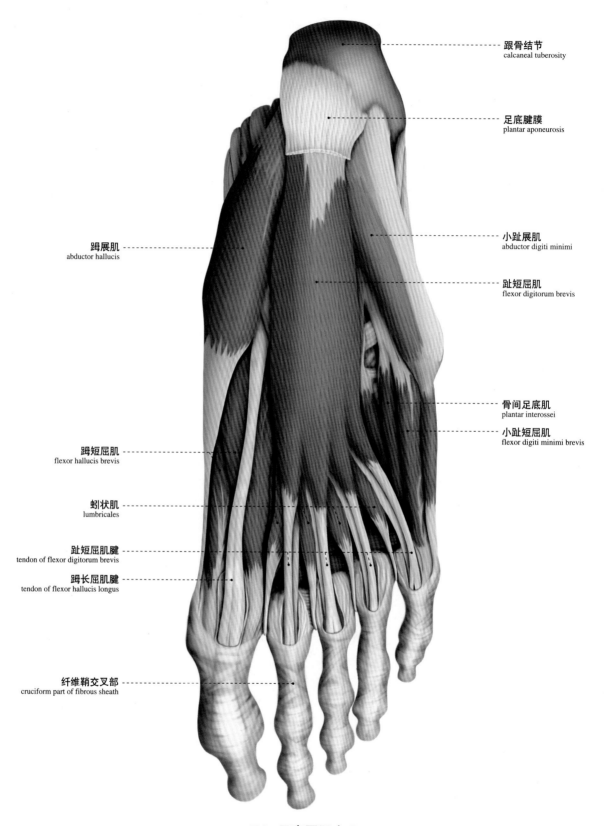

跟骨结节
calcaneal tuberosity

足底腱膜
plantar aponeurosis

小趾展肌
abductor digiti minimi

趾短屈肌
flexor digitorum brevis

骨间足底肌
plantar interossei

小趾短屈肌
flexor digiti minimi brevis

姆展肌
abductor hallucis

姆短屈肌
flexor hallucis brevis

蚓状肌
lumbricales

趾短屈肌腱
tendon of flexor digitorum brevis

姆长屈肌腱
tendon of flexor hallucis longus

纤维鞘交叉部
cruciform part of fibrous sheath

430. 足底区肌肉 2
Muscles of the plantar region of the foot 2

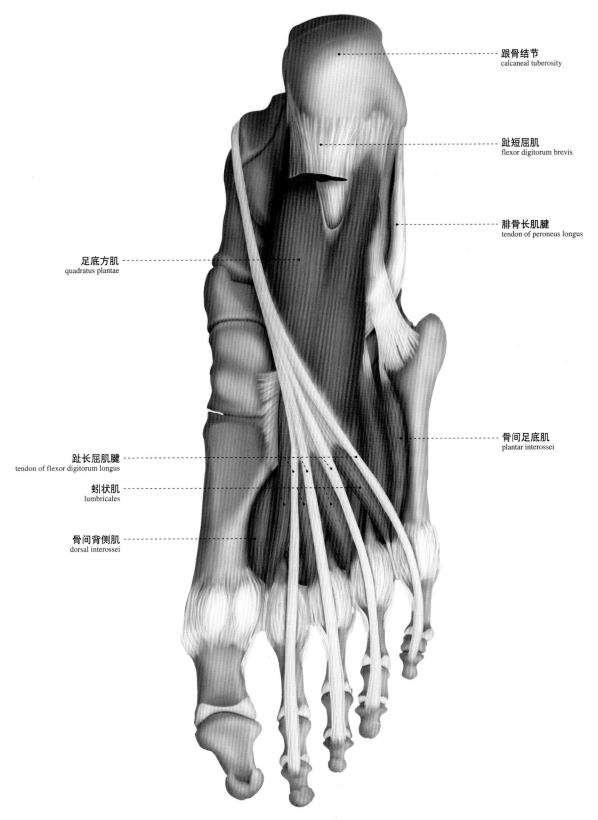

跟骨结节
calcaneal tuberosity

趾短屈肌
flexor digitorum brevis

腓骨长肌腱
tendon of peroneus longus

足底方肌
quadratus plantae

骨间足底肌
plantar interossei

趾长屈肌腱
tendon of flexor digitorum longus

蚓状肌
lumbricales

骨间背侧肌
dorsal interossei

431. 足底区肌肉 3
Muscles of the plantar region of the foot 3

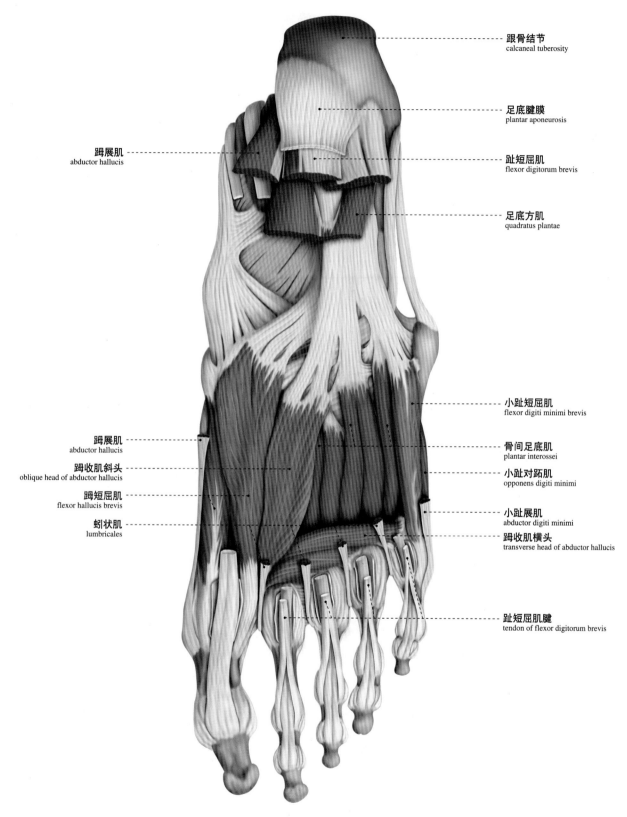

跟骨结节
calcaneal tuberosity

足底腱膜
plantar aponeurosis

路展肌
abductor hallucis

趾短屈肌
flexor digitorum brevis

足底方肌
quadratus plantae

小趾短屈肌
flexor digiti minimi brevis

路展肌
abductor hallucis

骨间足底肌
plantar interossei

路收肌斜头
oblique head of abductor hallucis

小趾对跖肌
opponens digiti minimi

路短屈肌
flexor hallucis brevis

小趾展肌
abductor digiti minimi

蚓状肌
lumbricales

路收肌横头
transverse head of abductor hallucis

趾短屈肌腱
tendon of flexor digitorum brevis

432. 足底区肌肉 4
Muscles of the plantar region of the foot 4

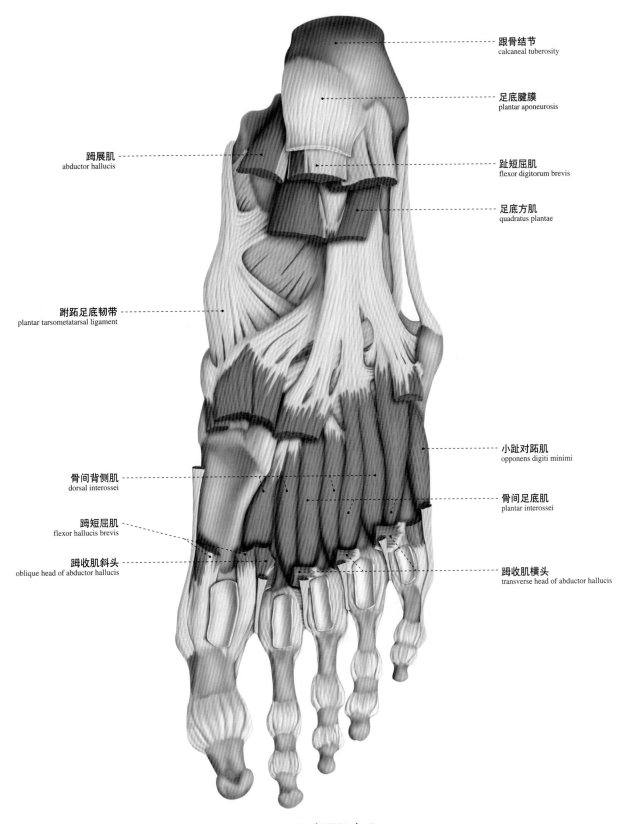

跟骨结节
calcaneal tuberosity

足底腱膜
plantar aponeurosis

蹈展肌
abductor hallucis

趾短屈肌
flexor digitorum brevis

足底方肌
quadratus plantae

跗跖足底韧带
plantar tarsometatarsal ligament

小趾对跖肌
opponens digiti minimi

骨间背侧肌
dorsal interossei

骨间足底肌
plantar interossei

蹈短屈肌
flexor hallucis brevis

蹈收肌斜头
oblique head of abductor hallucis

蹈收肌横头
transverse head of abductor hallucis

433. 足底区肌肉 5
Muscles of the plantar region of the foot 5

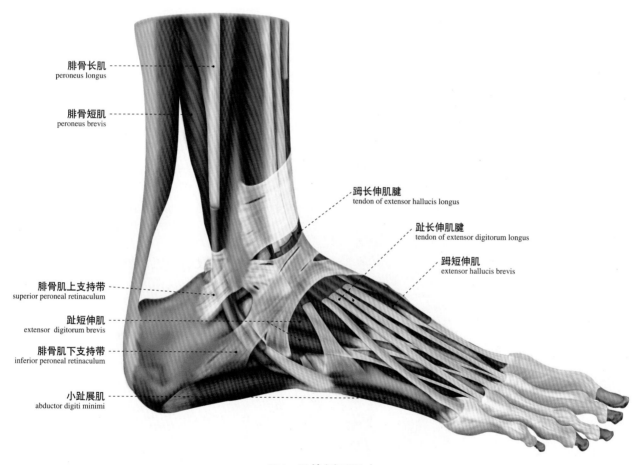

腓骨长肌
peroneus longus

腓骨短肌
peroneus brevis

蹈长伸肌腱
tendon of extensor hallucis longus

趾长伸肌腱
tendon of extensor digitorum longus

蹈短伸肌
extensor hallucis brevis

腓骨肌上支持带
superior peroneal retinaculum

趾短伸肌
extensor digitorum brevis

腓骨肌下支持带
inferior peroneal retinaculum

小趾展肌
abductor digiti minimi

434. 足外侧面肌肉
Muscles of the lateral aspect of the foot

下肢肌

髂肌

肌 肉		起 始	抵 止	作 用	神经与节段
髂腰肌	髂肌	髂窝	股骨小转子和髋关节囊	屈曲并外旋大腿；大腿固定时可使骨盆和躯干前屈	腰丛，股神经 L1～L4
	腰大肌	第1～4腰椎体和全部腰椎横突			
	腰小肌	第12胸椎体和第1腰椎体侧面	髂耻隆起	侧屈躯干并紧张髂筋膜	腰丛 L1、L2

臀肌

肌 肉	起 始	抵 止	作 用	神经与节段
臀大肌	骶尾骨背面 髂骨翼面	股骨臀肌粗隆髂胫束	后伸及外旋大腿；大腿固定时防止躯干前倾	臀下神经 L5、S1
臀中肌	髂骨翼外面中部	股骨大转子	外展大腿；大腿固定时使骨盆侧倾	臀上神经 L4、L5
臀小肌	髂骨翼外面前部			
梨状肌	骶骨盆面	大转子尖	使大腿外旋	骶丛分支 L5 和 S1、S2
闭孔内肌	闭孔膜内面及周围骨面	股骨转子窝		
上孖肌	坐骨棘			
下孖肌	坐骨结节			
股方肌	坐骨结节外面	转子间嵴		
闭孔外肌	闭孔膜外面及周围骨面	股骨转子窝		

大腿肌

肌 肉			起 始	抵 止	作 用	神经与节段
前群		阔筋膜张肌	髂前上棘	移行于髂胫束，止于胫骨外侧髁	紧张髂胫束，屈大腿，伸小腿	臀上神经 L4、L5
		缝匠肌	髂前下棘	胫骨上端内面	屈大腿，内旋小腿	股神经 L2、L3
	股四头肌	股直肌	直头：髂前下棘 反折头：髋臼上部	四个头通过髌骨，借髌韧带止于胫骨粗隆	伸小腿，屈大腿	股神经 L2、L4
		股外侧肌	粗线外侧唇		伸小腿	
		股中间肌	股骨干			
		股内侧肌	粗线内侧唇			
内侧群		耻骨肌	耻骨梳	小转子下方的耻骨线	使大腿内收，稍外旋	闭孔神经 L2～L4
		股薄肌	耻骨下支前面	胫骨粗隆内下方		
		长收肌	耻骨上支	股骨粗线		
		短收肌	耻骨下支			
		大收肌	闭孔下缘和坐骨结节			
后群		股二头肌	长头：坐骨结节 短头：股骨粗线中部	腓骨头	屈小腿，伸大腿，使小腿外旋	坐骨神经 L5～S3
		半腱肌	坐骨结节	胫骨近端内侧面	伸大腿，屈小腿，使大腿内旋	
		半膜肌				

小腿肌

	肌 肉			起 始	抵 止	作 用	神经与节段
前群	胫骨前肌			胫骨外面 2/3 及邻近骨间膜	第 1 楔骨和第 1 跖骨底	使足背屈、内翻和内收	腓深神经 L4～S1
	踇长伸肌			腓骨内面下 2/3 及邻近骨间膜	踇趾远节趾骨背面	伸踇趾，助足内翻和背屈	
	趾长伸肌			腓骨前嵴、胫骨上端及骨间膜	借趾背腱膜止于第 2～5 趾	伸趾，助足背屈	
后群	浅层	小腿三头肌	腓肠肌	内、外侧头起于股骨内、外侧髁	以跟腱止于跟结	屈小腿，提起足跟，固定膝关节，防止身体前倾	胫神经 L4～S2
			比目鱼肌	胫、腓骨近端后面			
		跖肌		股骨外上髁及膝关节囊	移行于跟腱内侧或单独止于跟骨	可牵引膝关节囊	胫神经 L5、S1
	深层	腘肌		股骨外上髁	胫骨近端后面	屈、内旋小腿	胫神经 L5、S1
		趾长屈肌		胫骨后面中 1/3	第 2～5 趾远节趾骨底	屈第 2～5 趾，使足跖屈	胫神经 S1、S2
		胫骨后肌		胫、腓骨后面及骨间膜上 2/3	舟骨粗隆、第 1～3 楔骨	使足内翻并跖屈	胫神经 L4、L5
		踇长屈肌		腓骨后面下 2/3 及骨间膜	于足底与趾长屈肌腱交叉，止于踇趾远节趾骨底	屈踇趾并使足跖屈	胫神经 S1、S2
外侧群	腓骨长肌			腓骨上 2/3 外面	第 1 楔骨和第 1 跖骨底外面	使足外翻、跖屈	腓浅神经 L5、S1
	腓骨短肌			腓骨下 2/3 外面	第 5 跖骨粗隆		

足肌

	肌 肉			起 始	抵 止	作 用	神经与节段
足背肌	踇短伸肌			跟骨前端上外面	踇趾近节趾骨底背面	协助伸趾	腓深神经 L4～S1
	趾短伸肌				第 2～4 趾趾背腱膜		
足底肌	内侧群	踇展肌		跟骨、舟骨、楔骨、足底长韧带及肌腱等	踇趾近节趾骨底跖面	外展、内收和屈踇趾	足底内侧神经 L5～S2
		踇短屈肌					
		踇收肌					
	外侧群	小趾展肌		跟骨结节跖侧	小趾近节趾骨底跖面	外展及屈曲小趾	足底外侧神经 S1、S2
		小趾短屈肌		第 5 跖骨底和足底长韧带			
	中间群	趾短屈肌		跟骨结节及足底腱膜	第 2～5 趾中节趾骨底	屈趾	足底内侧神经 L5、S1
		足底方肌		跟骨底面	趾长屈肌腱外缘	协助屈趾	足底外侧神经 S1、S2
		蚓状肌		4 块，起于趾长屈肌腱	移行于第 2～5 趾趾背腱膜	屈跖趾关节，伸趾间关节	足底内、外侧神经 L5～S2
		骨间背侧肌		4 块，起自相邻两跖骨相对面	第 2～4 趾近节趾骨底及趾背腱膜	屈跖趾关节，伸趾间关节，使第 2～4 趾外展	腓深神经 S1、S2
		骨间跖侧肌		3 块，起自第 3～5 跖骨近端内面	第 3～5 趾近节趾骨底及趾背腱膜	屈跖趾关节，伸趾间关节，使第 3～5 趾内收	足底外侧神经 S1、S2

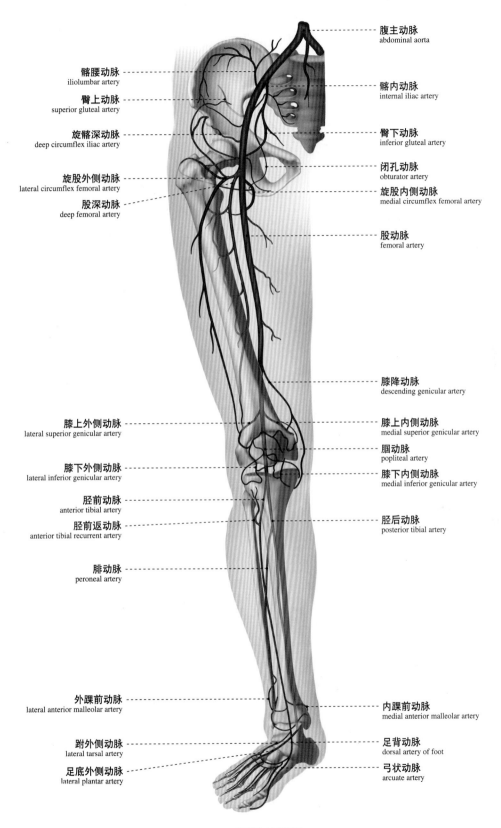

髂腰动脉
iliolumbar artery

臀上动脉
superior gluteal artery

旋髂深动脉
deep circumflex iliac artery

旋股外侧动脉
lateral circumflex femoral artery

股深动脉
deep femoral artery

腹主动脉
abdominal aorta

髂内动脉
internal iliac artery

臀下动脉
inferior gluteal artery

闭孔动脉
obturator artery

旋股内侧动脉
medial circumflex femoral artery

股动脉
femoral artery

膝降动脉
descending genicular artery

膝上外侧动脉
lateral superior genicular artery

膝上内侧动脉
medial superior genicular artery

腘动脉
popliteal artery

膝下外侧动脉
lateral inferior genicular artery

膝下内侧动脉
medial inferior genicular artery

胫前动脉
anterior tibial artery

胫前返动脉
anterior tibial recurrent artery

胫后动脉
posterior tibial artery

腓动脉
peroneal artery

外踝前动脉
lateral anterior malleolar artery

内踝前动脉
medial anterior malleolar artery

跗外侧动脉
lateral tarsal artery

足背动脉
dorsal artery of foot

足底外侧动脉
lateral plantar artery

弓状动脉
arcuate artery

435. 下肢的动脉
Arteries of the lower limb

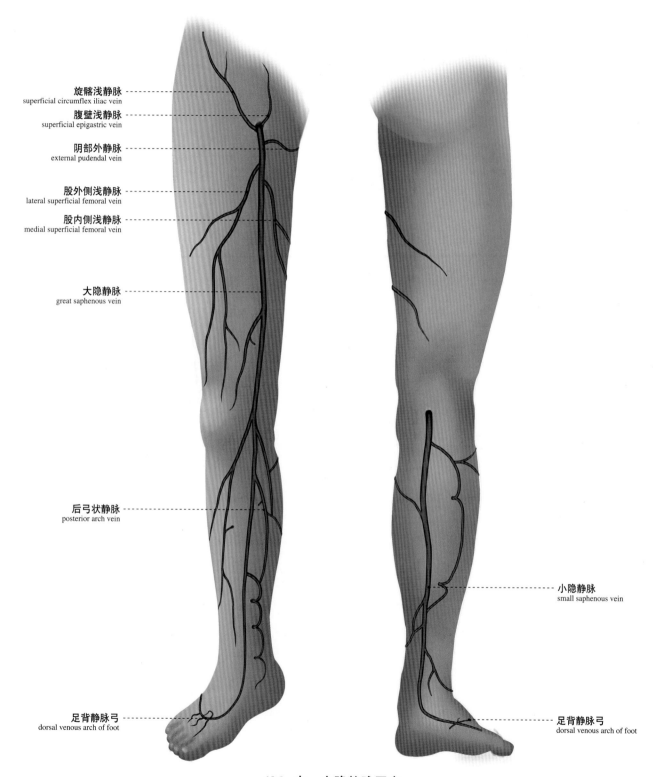

旋髂浅静脉
superficial circumflex iliac vein

腹壁浅静脉
superficial epigastric vein

阴部外静脉
external pudendal vein

股外侧浅静脉
lateral superficial femoral vein

股内侧浅静脉
medial superficial femoral vein

大隐静脉
great saphenous vein

后弓状静脉
posterior arch vein

足背静脉弓
dorsal venous arch of foot

小隐静脉
small saphenous vein

足背静脉弓
dorsal venous arch of foot

436. 大、小隐静脉属支

Tributaries of the great and small saphenous veins

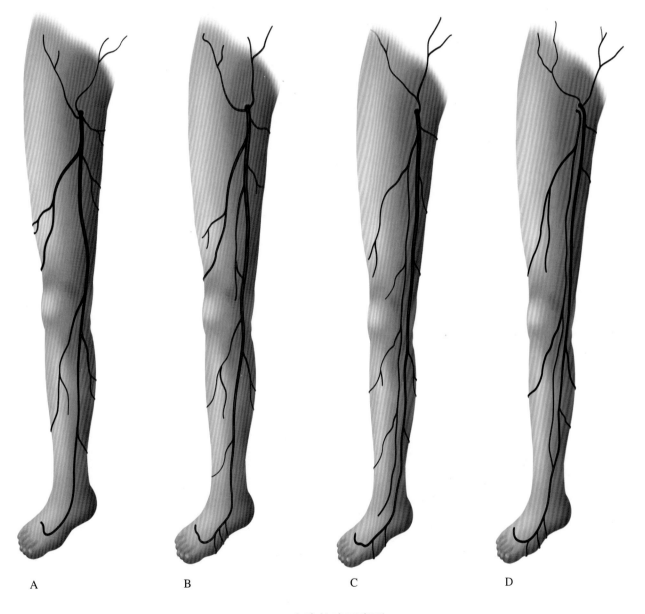

A   B   C   D

437. 大隐静脉干类型

Types of the trunk of the great saphenous vein

A. 单干型；B. 岛型；C. 副隐型；D. 双大隐型

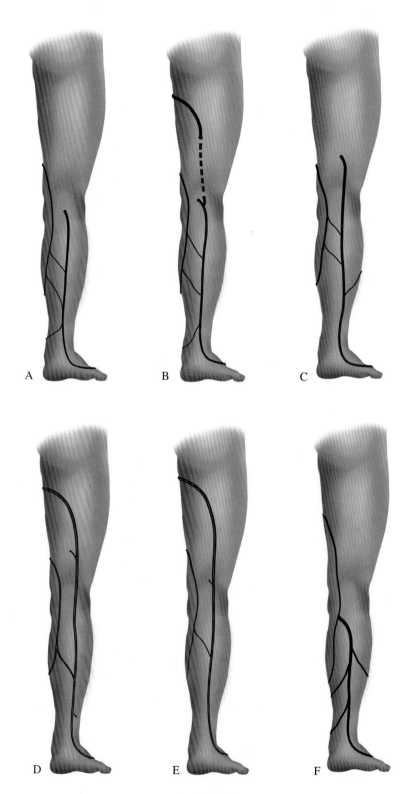

438. 小隐静脉终端变异

Variation of the termination of the small saphenous vein

A. 正常型；B. 正常亚型；C. 高位型；D. 高位型；E. 高位型；F. 低位型

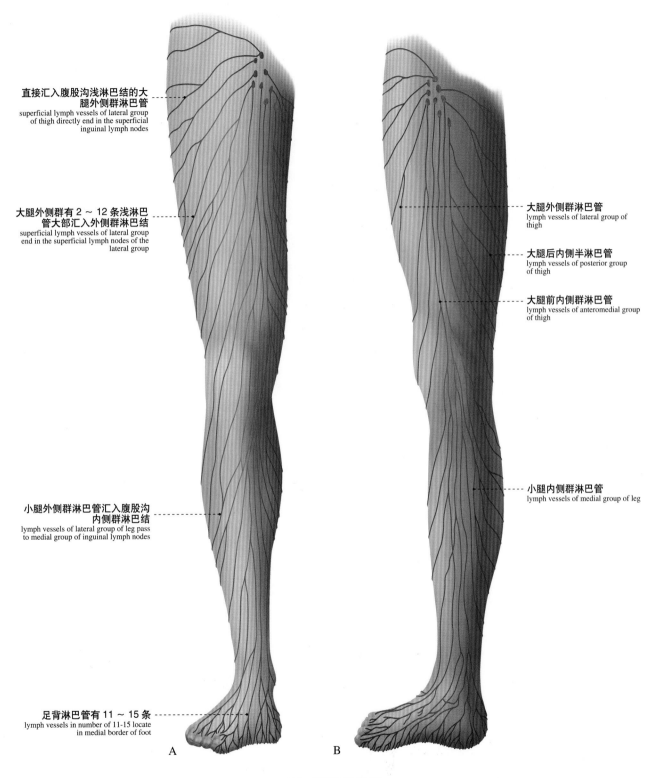

直接汇入腹股沟浅淋巴结的大腿外侧群淋巴管
superficial lymph vessels of lateral group of thigh directly end in the superficial inguinal lymph nodes

大腿外侧群有 2 ～ 12 条浅淋巴管大部汇入外侧群淋巴结
superficial lymph vessels of lateral group end in the superficial lymph nodes of the lateral group

小腿外侧群淋巴管汇入腹股沟内侧群淋巴结
lymph vessels of lateral group of leg pass to medial group of inguinal lymph nodes

足背淋巴管有 11 ～ 15 条
lymph vessels in number of 11-15 locate in medial border of foot

大腿外侧群淋巴管
lymph vessels of lateral group of thigh

大腿后内侧半淋巴管
lymph vessels of posterior group of thigh

大腿前内侧群淋巴管
lymph vessels of anteromedial group of thigh

小腿内侧群淋巴管
lymph vessels of medial group of leg

A　　　　　　B

439. 下肢的淋巴
Lymphs of the lower limb
A. 前面观；B. 内侧面观

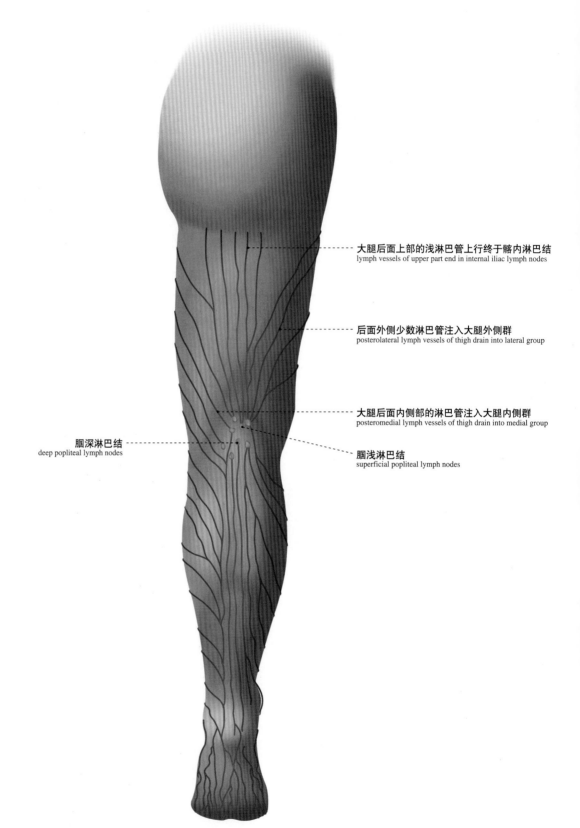

大腿后面上部的浅淋巴管上行终于髂内淋巴结
lymph vessels of upper part end in internal iliac lymph nodes

后面外侧少数淋巴管注入大腿外侧群
posterolateral lymph vessels of thigh drain into lateral group

大腿后面内侧部的淋巴管注入大腿内侧群
posteromedial lymph vessels of thigh drain into medial group

腘深淋巴结
deep popliteal lymph nodes

腘浅淋巴结
superficial popliteal lymph nodes

440. 下肢的淋巴（后面观）
Lymphs of the lower limb (posterior aspect)

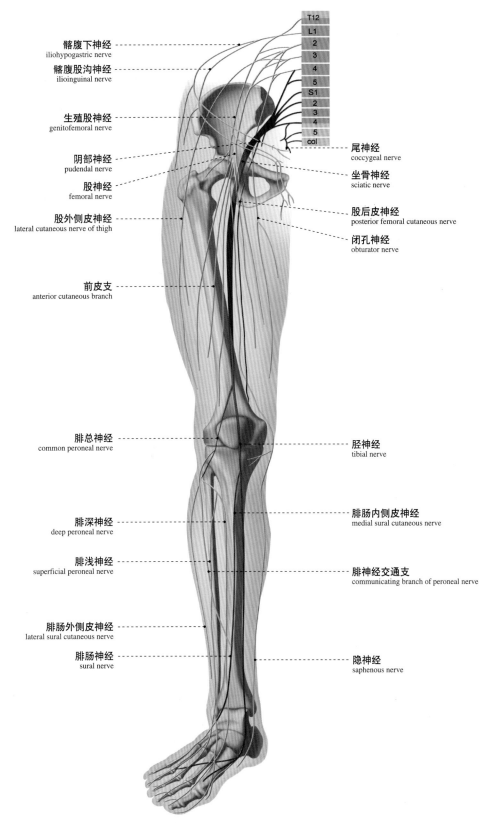

髂腹下神经
iliohypogastric nerve

髂腹股沟神经
ilioinguinal nerve

生殖股神经
genitofemoral nerve

阴部神经
pudendal nerve

股神经
femoral nerve

股外侧皮神经
lateral cutaneous nerve of thigh

前皮支
anterior cutaneous branch

腓总神经
common peroneal nerve

腓深神经
deep peroneal nerve

腓浅神经
superficial peroneal nerve

腓肠外侧皮神经
lateral sural cutaneous nerve

腓肠神经
sural nerve

尾神经
coccygeal nerve

坐骨神经
sciatic nerve

股后皮神经
posterior femoral cutaneous nerve

闭孔神经
obturator nerve

胫神经
tibial nerve

腓肠内侧皮神经
medial sural cutaneous nerve

腓神经交通支
communicating branch of peroneal nerve

隐神经
saphenous nerve

T12
L1
2
3
4
5
S1
2
3
4
5
col

441. 下肢的神经
Nerves of the lower limb

腰、骶神经后支分布于下肢的部分
 臀上皮神经（L1～L3后支的外侧支）：支配臀区皮肤
 臀中皮神经（S1～S3后支的外侧支）：支配臀区内侧皮肤
腰丛（T12前支一部、L1～L3前支、L4前支一部）
 肌支（T12～L4）：支配腰大肌、腰小肌和髂肌
 髂腹下神经（L1）：外侧皮支支配臀前部皮肤，前皮支支配耻骨区皮肤
 髂腹股沟神经（L1）：支配腹横肌和腹内斜肌，终支支配大腿上部内侧皮肤及阴茎根部及阴囊部皮肤
 生殖股神经（L1、L2）
  股支（腰腹股沟神经）：支配股三角部皮肤
  生殖支（精索外神经）：支配腰大肌、提睾肌及阴囊（或大阴唇）皮肤
 股外侧皮神经（L2、L3）：支配大腿前外侧面皮肤
 股神经（L2～L4）
  肌支：支配髂肌、耻骨肌、缝匠肌和股四头肌
  前皮支：支配大腿前面和内侧面下2/3皮肤
  隐神经：发2支。髌下支分布髌前面皮肤，小腿内侧皮支分布小腿内面和足内侧缘皮肤
 闭孔神经（L2～L4）
  前支：支配髋关节、股薄肌、长收肌及短收肌，并发皮支支配大腿内面下部皮肤及股动脉下部
  后支：支配闭孔外肌、短收肌、大收肌及膝关节囊
 副闭孔神经：支配耻骨肌和髋关节
骶丛（L4一部、L5、S1～S3、S4一部）
 股方肌神经（L4～L5、S1前股）：支配股方肌、下孖肌和髋关节
 闭孔内肌神经（L1、S1～S2前股）：支配闭孔内肌、上孖肌
 梨状肌神经（S1～S2后股）：支配梨状肌
 臀上神经（L4～S1后股）：支配臀中、小肌及阔筋膜张肌
 臀下神经（L5、S1～S2后股）：支配臀大肌
 股后皮神经（S1～S2后股、S2～S3前股）：分布大腿后面、腘窝、小腿后面上部皮肤
  会阴支：分布阴囊（或大阴唇）皮肤
  臀下皮神经：分布臀区下部及外侧部皮肤
 坐骨神经（L4、L5及S1～S3前段）
  关节支：分布髋关节
  股支：支配股二头肌长、半腱肌、半膜肌和大收肌
  胫神经（L4、L5、S1～S3前股）
   腓肠内侧皮神经：分布小腿后面下部皮肤，与腓神经交通支合并后，称腓肠神经，至足背外侧皮神经，分布足及小趾外侧缘皮肤
   肌支：支配腓肠肌内、外侧头，跖肌，比目鱼肌，腘肌，胫骨后肌，拇长屈肌及趾长屈肌
   小腿骨间神经：分布足跟外侧皮肤
   跟内侧支：分布足跟内侧皮肤
   足底内侧神经
    皮支：分布足底内侧皮肤
    趾底总神经：3条，远端各分2条趾底固有神经
    趾底固有神经：分布于拇趾内缘和第1～4趾相对缘
    肌支：由趾底总神经或固有神经发生，支配拇展肌、拇短屈肌及第一蚓状肌
   足底外侧神经
    肌支：至足底方肌、小趾展肌
    皮支：分布足底外侧部皮肤
    浅支：趾底总神经2条；趾底固有神经3条，分布第4、5趾相对缘及小趾外缘
    深支：支配第2～4蚓状肌、收肌拇内侧3个跖骨间隙的骨间肌
  腓总神经
   腓肠外侧皮神经：分布小腿外面远侧部皮肤
   腓神经交通支：与腓内侧皮神经吻合形成腓肠神经
   关节支：至膝关节和胫腓关节
   腓浅神经
    肌支：支配腓骨长肌和腓骨短肌
    足背内侧皮神经：分布于足和拇趾内侧和第2、3趾背面对缘皮肤
    足背中间皮神经：分布于第3～5趾相对缘皮肤
   腓深神经
    肌支：至胫骨前、趾长伸肌、拇长伸肌及第三腓骨肌
    关节支：至踝关节
   外侧终支：支配拇短伸肌、趾短伸肌、第2骨间背侧肌及跗骨关节
   内侧终支：发2条趾背神经分布拇趾外侧和第1、2趾相对缘、第1骨间背侧肌等
 阴部神经（S1～S3前段）：分布肛门、会阴及外生殖器
  肛直肠下神经：支配肛门外括约肌运动及肛管下部和肛门周围皮肤
  会阴神经
   阴囊/阴唇后神经：分布阴囊和阴唇的皮肤
   肌支：支配会阴浅、深横肌、坐骨海绵体肌、球海绵体肌、尿道膜部括约肌及肛门外括约肌前部
   阴茎/阴蒂背神经：分布阴茎（或阴蒂）海绵体、阴茎背侧皮肤、包皮及阴茎头等
 盆神经（S1～S4）：运动直肠、膀胱肌肉，抑制膀胱内括约肌，舒张血管，使阴茎（阴蒂）勃起
  肌支：支配肛提肌、尾骨肌和肛门外括约肌收缩
尾丛（S4一小支、S5、Co1前支）
 肛尾神经：分布于尾骨附近的皮肤

下
肢
神
经

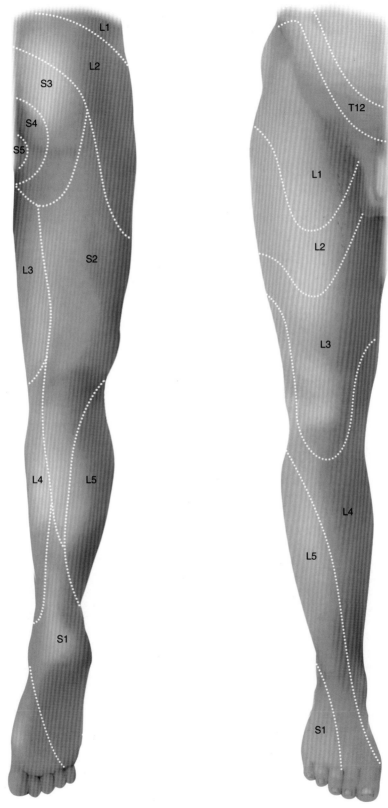

442. **下肢皮肤脊神经节段分布**
Segmental distribution of the spinal nerves of the lower limb

第二章

髋 部

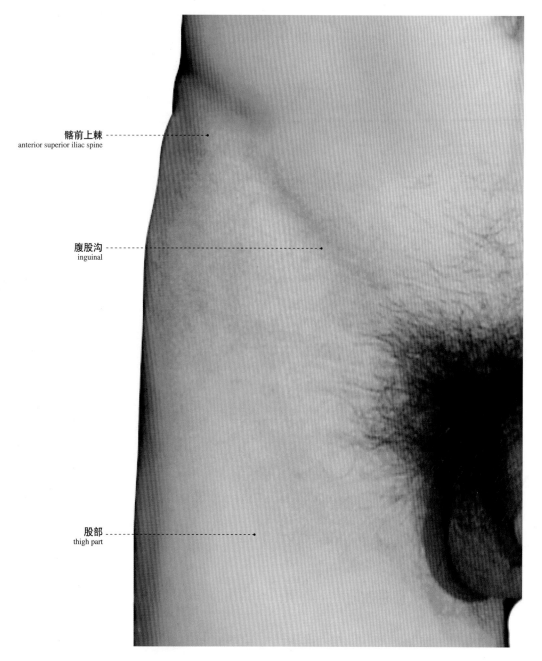

髂前上棘
anterior superior iliac spine

腹股沟
inguinal

股部
thigh part

443. 髋前区体表
Surface of the anterior hip region

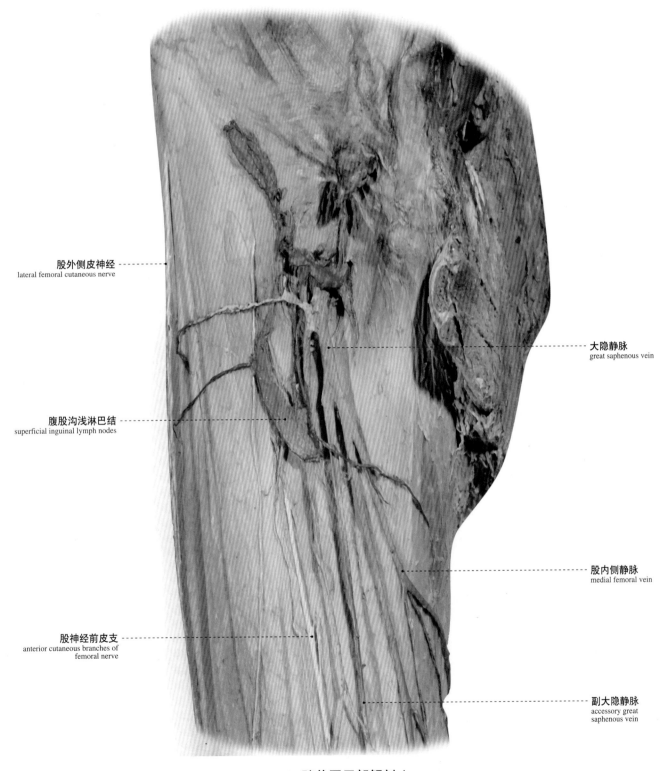

股外侧皮神经
lateral femoral cutaneous nerve

腹股沟浅淋巴结
superficial inguinal lymph nodes

股神经前皮支
anterior cutaneous branches of
femoral nerve

大隐静脉
great saphenous vein

股内侧静脉
medial femoral vein

副大隐静脉
accessory great
saphenous vein

444. 髋前区局部解剖 1

Topography of the anterior hip region 1

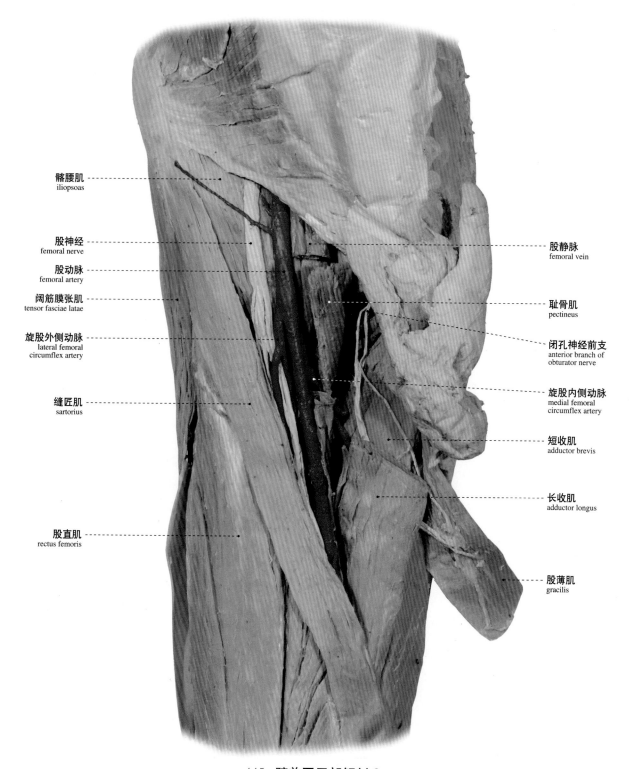

髂腰肌
iliopsoas

股神经
femoral nerve

股动脉
femoral artery

阔筋膜张肌
tensor fasciae latae

旋股外侧动脉
lateral femoral
circumflex artery

缝匠肌
sartorius

股直肌
rectus femoris

股静脉
femoral vein

耻骨肌
pectineus

闭孔神经前支
anterior branch of
obturator nerve

旋股内侧动脉
medial femoral
circumflex artery

短收肌
adductor brevis

长收肌
adductor longus

股薄肌
gracilis

445. 髋前区局部解剖 2
Topography of the anterior hip region 2

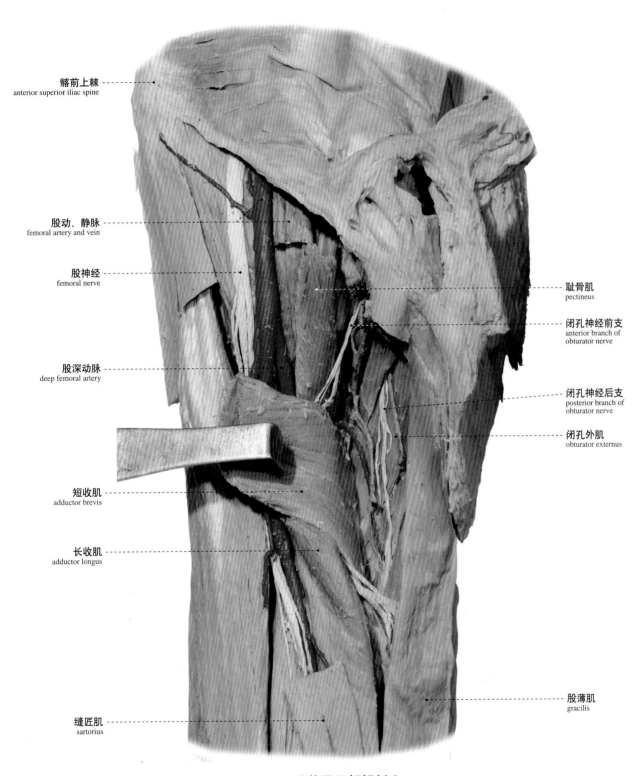

髂前上棘
anterior superior iliac spine

股动、静脉
femoral artery and vein

股神经
femoral nerve

股深动脉
deep femoral artery

短收肌
adductor brevis

长收肌
adductor longus

缝匠肌
sartorius

耻骨肌
pectineus

闭孔神经前支
anterior branch of obturator nerve

闭孔神经后支
posterior branch of obturator nerve

闭孔外肌
obturator externus

股薄肌
gracilis

446. 髋前区局部解剖 3

Topography of the anterior hip region 3

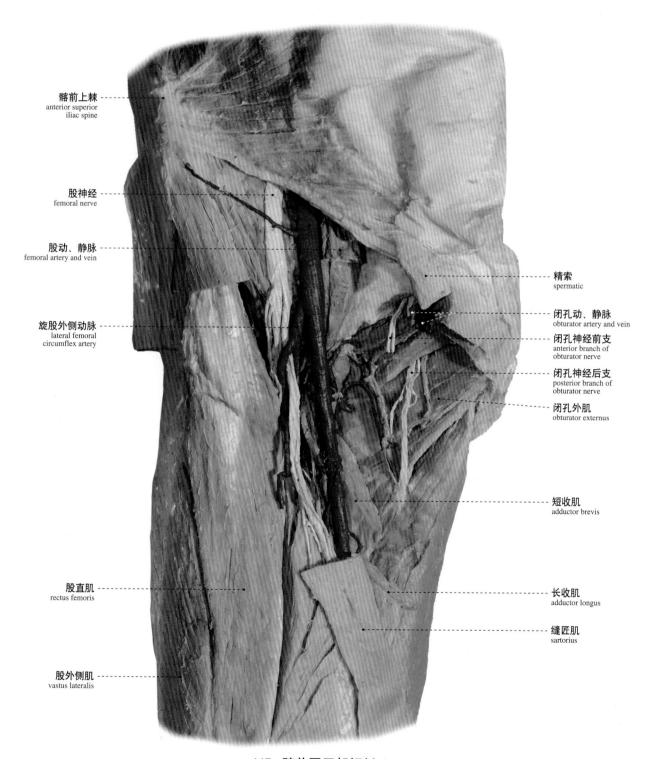

髂前上棘
anterior superior
iliac spine

股神经
femoral nerve

股动、静脉
femoral artery and vein

旋股外侧动脉
lateral femoral
circumflex artery

股直肌
rectus femoris

股外侧肌
vastus lateralis

精索
spermatic

闭孔动、静脉
obturator artery and vein

闭孔神经前支
anterior branch of
obturator nerve

闭孔神经后支
posterior branch of
obturator nerve

闭孔外肌
obturator externus

短收肌
adductor brevis

长收肌
adductor longus

缝匠肌
sartorius

447. 髋前区局部解剖 4

Topography of the anterior hip region 4

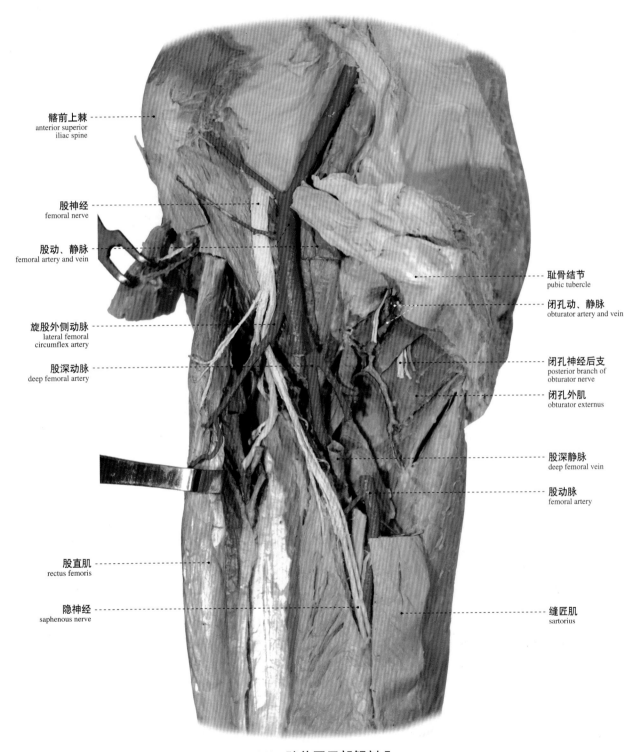

髂前上棘
anterior superior
iliac spine

股神经
femoral nerve

股动、静脉
femoral artery and vein

旋股外侧动脉
lateral femoral
circumflex artery

股深动脉
deep femoral artery

股直肌
rectus femoris

隐神经
saphenous nerve

耻骨结节
pubic tubercle

闭孔动、静脉
obturator artery and vein

闭孔神经后支
posterior branch of
obturator nerve

闭孔外肌
obturator externus

股深静脉
deep femoral vein

股动脉
femoral artery

缝匠肌
sartorius

448. 髋前区局部解剖 5
Topography of the anterior hip region 5

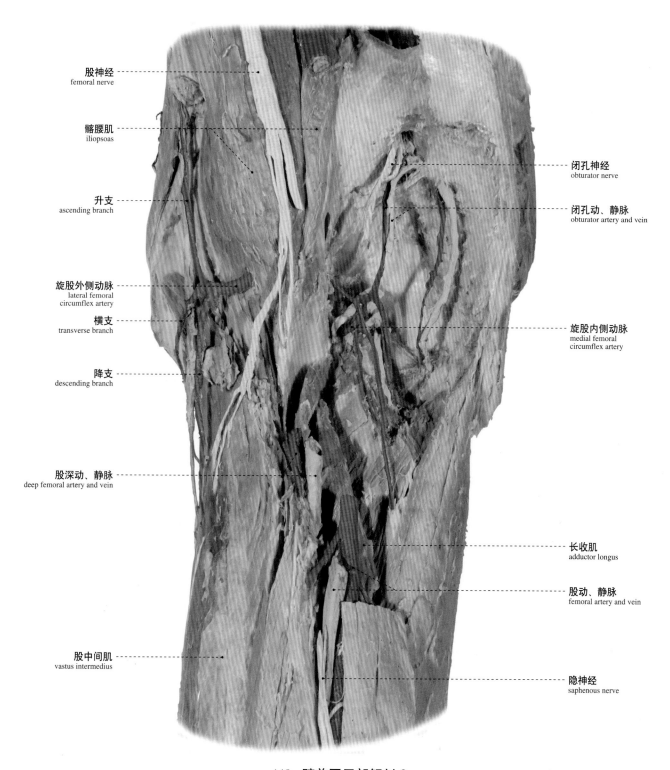

股神经
femoral nerve

髂腰肌
iliopsoas

升支
ascending branch

旋股外侧动脉
lateral femoral
circumflex artery

横支
transverse branch

降支
descending branch

股深动、静脉
deep femoral artery and vein

股中间肌
vastus intermedius

闭孔神经
obturator nerve

闭孔动、静脉
obturator artery and vein

旋股内侧动脉
medial femoral
circumflex artery

长收肌
adductor longus

股动、静脉
femoral artery and vein

隐神经
saphenous nerve

449. 髋前区局部解剖 6

Topography of the anterior hip region 6

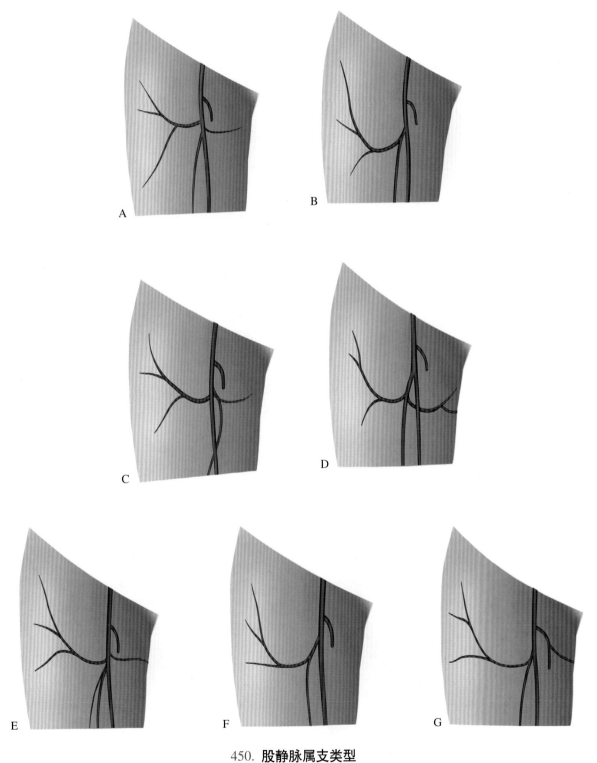

450. 股静脉属支类型
Types of tributaries of the femoral vein

A. 股深静脉、旋股内侧和外侧静脉各自直接汇入股静脉；B. 旋股外侧静脉汇入股静脉；C. 旋股内侧静脉汇入股深静脉；D. 旋股内、外侧静脉皆汇入股深静脉；E. 双股深静脉；F. 股深静脉与旋股外侧静脉共干汇入股静脉；G. 旋股内侧静脉汇入大隐静脉根部

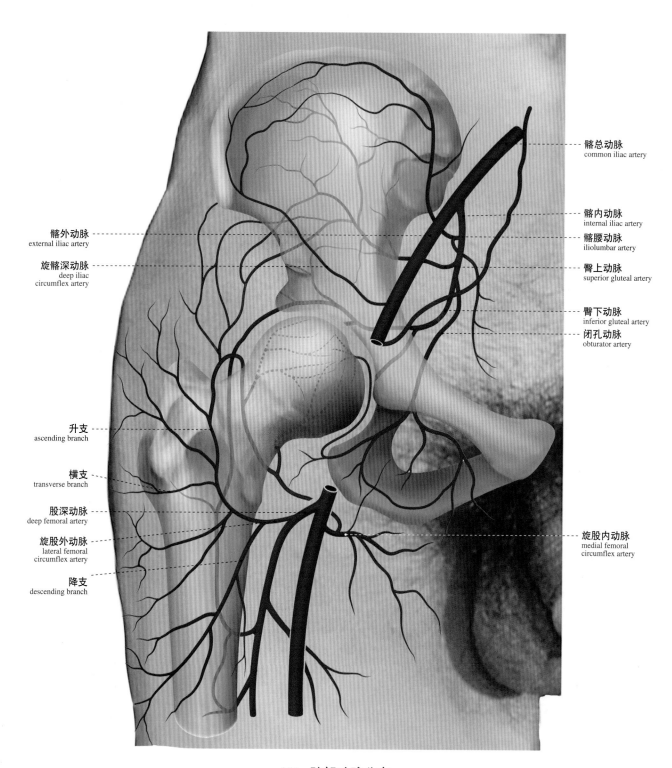

髂外动脉
external iliac artery

旋髂深动脉
deep iliac
circumflex artery

升支
ascending branch

横支
transverse branch

股深动脉
deep femoral artery

旋股外动脉
lateral femoral
circumflex artery

降支
descending branch

髂总动脉
common iliac artery

髂内动脉
internal iliac artery

髂腰动脉
iliolumbar artery

臀上动脉
superior gluteal artery

臀下动脉
inferior gluteal artery

闭孔动脉
obturator artery

旋股内动脉
medial femoral
circumflex artery

451. 髋部动脉分布
Arterial distribution in the hip region

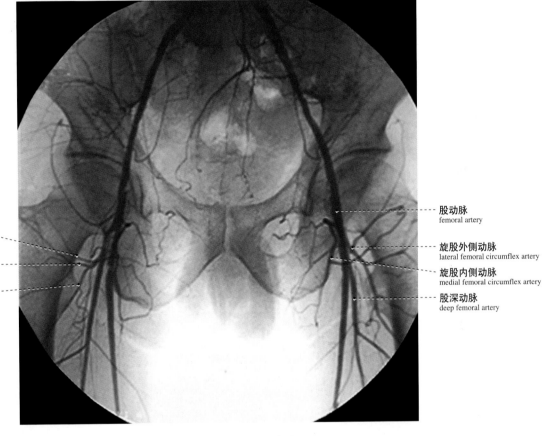

升支
ascending branch

横支
transverse branch

降支
descending branch

股动脉
femoral artery

旋股外侧动脉
lateral femoral circumflex artery

旋股内侧动脉
medial femoral circumflex artery

股深动脉
deep femoral artery

452. 股动脉数字减影血管造影
DSA of the femoral artery

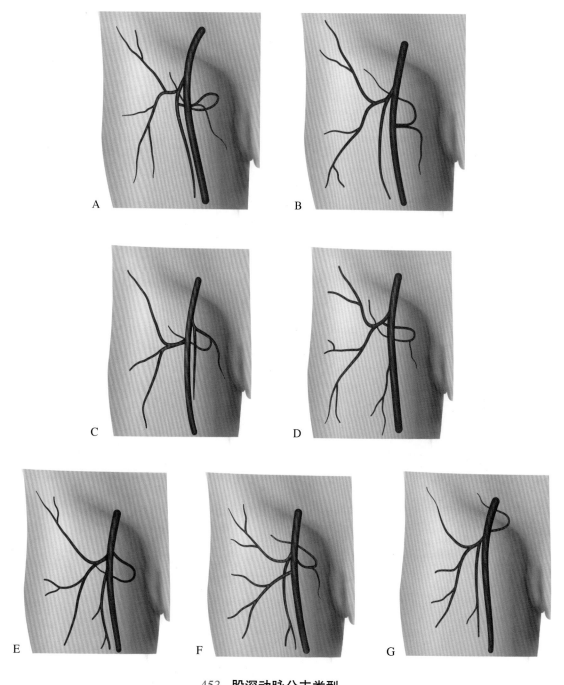

453. 股深动脉分支类型
Types of branches of the arteria profunda femoris

A. 深全干型: 旋股内、外侧动脉皆发自股深动脉, 为常见型; B. 深外干型: 旋股外侧动脉起自股深动脉, 旋股内侧动脉起自股动脉; C. 深内干型: 旋股内侧动脉起自股深动脉, 旋股外侧动脉起自股动脉; D. 旋股内、外侧动脉以一总干从股动脉发出; E. 旋股内、外侧动脉和股深动脉分别由股动脉发出; F. 旋股外侧动脉升支发自股深动脉, 降支发自股动脉; G. 旋股外侧动脉起自股深动脉, 旋股内侧动脉缺如, 由闭孔动脉代替

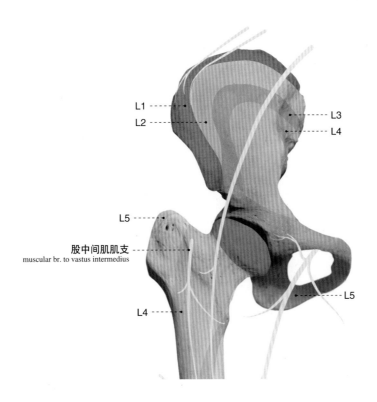

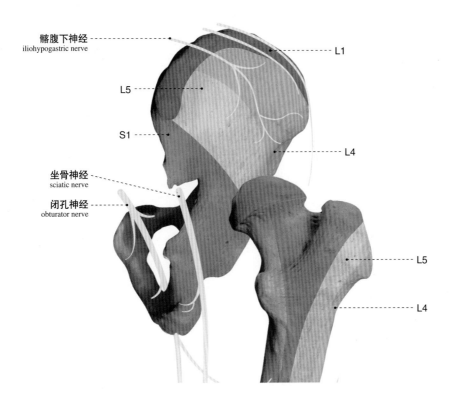

L1
L2
L3
L4
L5
股中间肌肌支
muscular br. to vastus intermedius
L4
L5

髂腹下神经
iliohypogastric nerve
L1
L5
S1
L4
坐骨神经
sciatic nerve
闭孔神经
obturator nerve
L5
L4

454. 髋部骨骼神经节段和周围神经供给
Segmental innervation and peripheral nerves supply of the hip bones

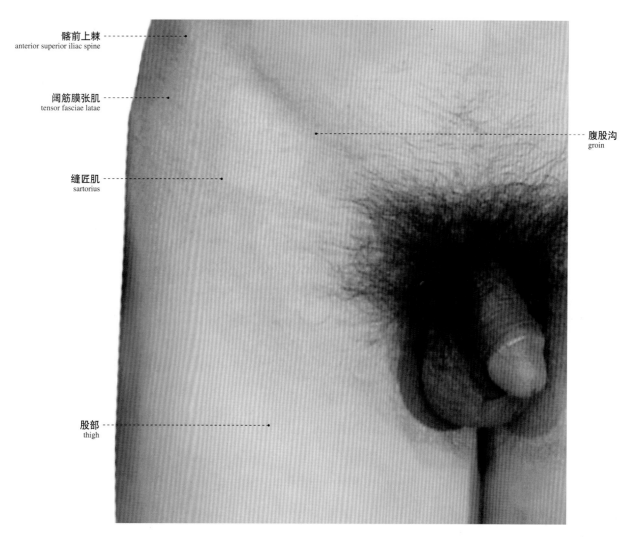

髂前上棘
anterior superior iliac spine

阔筋膜张肌
tensor fasciae latae

缝匠肌
sartorius

股部
thigh

腹股沟
groin

455. 闭孔区体表
Surface of the obturator region

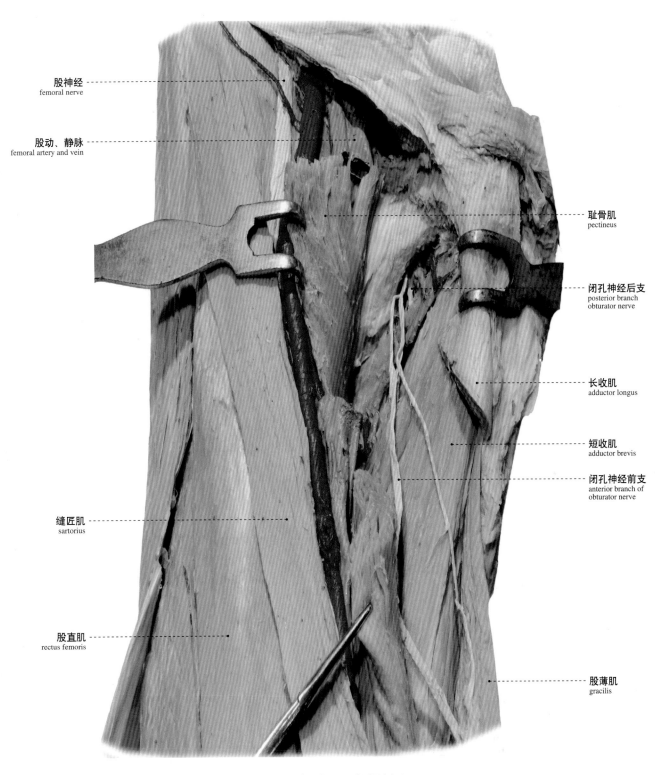

股神经
femoral nerve

股动、静脉
femoral artery and vein

耻骨肌
pectineus

闭孔神经后支
posterior branch
obturator nerve

长收肌
adductor longus

短收肌
adductor brevis

闭孔神经前支
anterior branch of
obturator nerve

缝匠肌
sartorius

股直肌
rectus femoris

股薄肌
gracilis

456. 闭孔区局部解剖 1
Topography of the obturator region 1

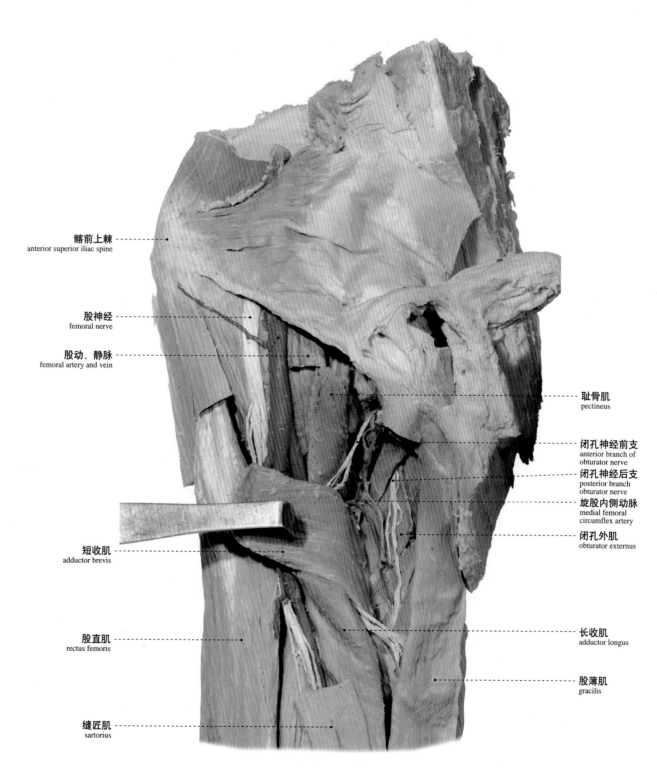

髂前上棘
anterior superior iliac spine

股神经
femoral nerve

股动、静脉
femoral artery and vein

耻骨肌
pectineus

闭孔神经前支
anterior branch of
obturator nerve

闭孔神经后支
posterior branch
obturator nerve

旋股内侧动脉
medial femoral
circumflex artery

闭孔外肌
obturator externus

短收肌
adductor brevis

长收肌
adductor longus

股直肌
rectus femoris

股薄肌
gracilis

缝匠肌
sartorius

457. 闭孔区局部解剖 2
Topography of the obturator region 2

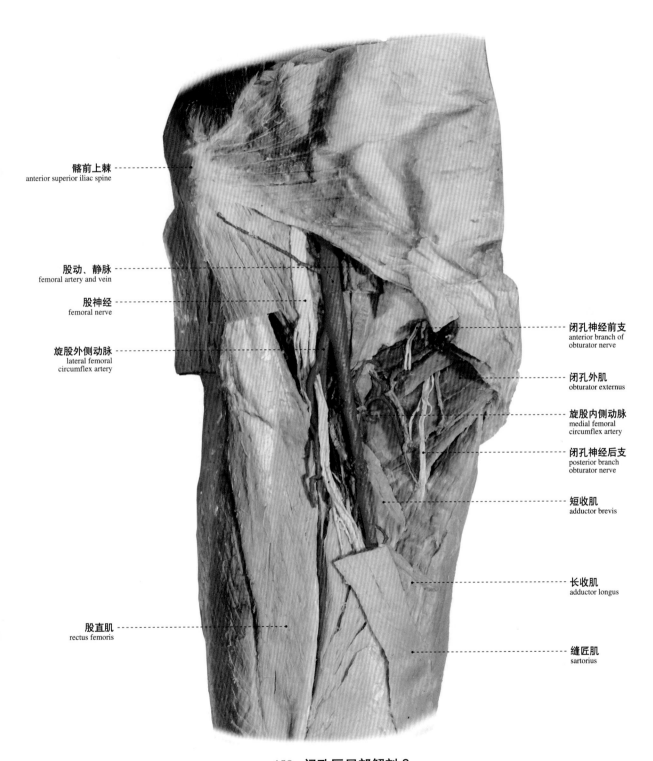

髂前上棘
anterior superior iliac spine

股动、静脉
femoral artery and vein

股神经
femoral nerve

旋股外侧动脉
lateral femoral
circumflex artery

股直肌
rectus femoris

闭孔神经前支
anterior branch of
obturator nerve

闭孔外肌
obturator externus

旋股内侧动脉
medial femoral
circumflex artery

闭孔神经后支
posterior branch
obturator nerve

短收肌
adductor brevis

长收肌
adductor longus

缝匠肌
sartorius

458. 闭孔区局部解剖 3
Topography of the obturator region 3

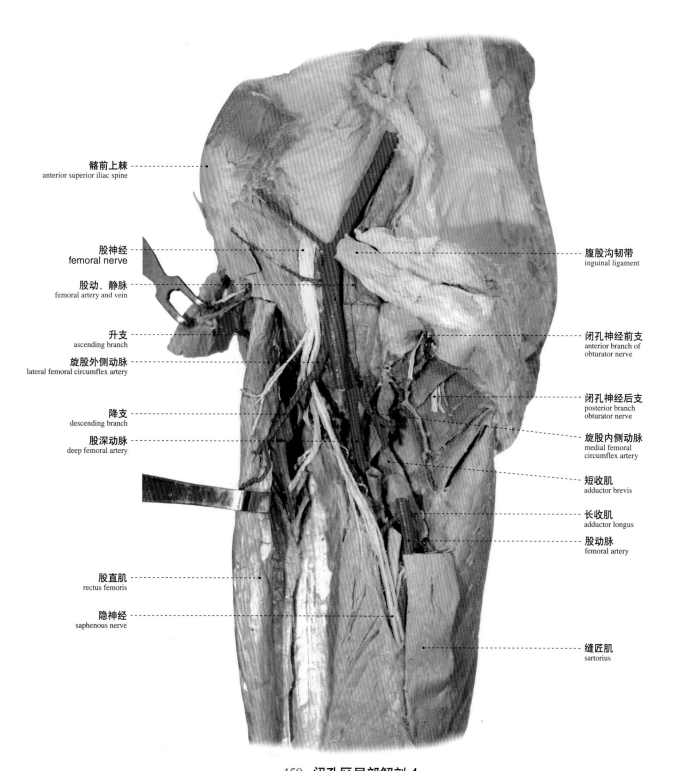

髂前上棘
anterior superior iliac spine

股神经
femoral nerve

股动、静脉
femoral artery and vein

升支
ascending branch

旋股外侧动脉
lateral femoral circumflex artery

降支
descending branch

股深动脉
deep femoral artery

股直肌
rectus femoris

隐神经
saphenous nerve

腹股沟韧带
inguinal ligament

闭孔神经前支
anterior branch of obturator nerve

闭孔神经后支
posterior branch obturator nerve

旋股内侧动脉
medial femoral circumflex artery

短收肌
adductor brevis

长收肌
adductor longus

股动脉
femoral artery

缝匠肌
sartorius

459. 闭孔区局部解剖 4

Topography of the obturator region 4

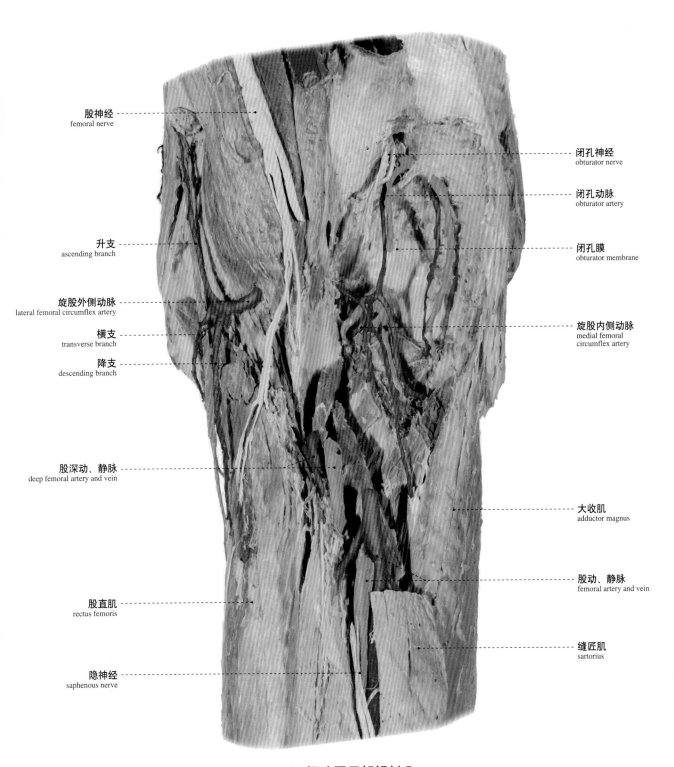

股神经
femoral nerve

升支
ascending branch

旋股外侧动脉
lateral femoral circumflex artery

横支
transverse branch

降支
descending branch

股深动、静脉
deep femoral artery and vein

股直肌
rectus femoris

隐神经
saphenous nerve

闭孔神经
obturator nerve

闭孔动脉
obturator artery

闭孔膜
obturator membrane

旋股内侧动脉
medial femoral
circumflex artery

大收肌
adductor magnus

股动、静脉
femoral artery and vein

缝匠肌
sartorius

460. 闭孔区局部解剖 5

Topography of the obturator region 5

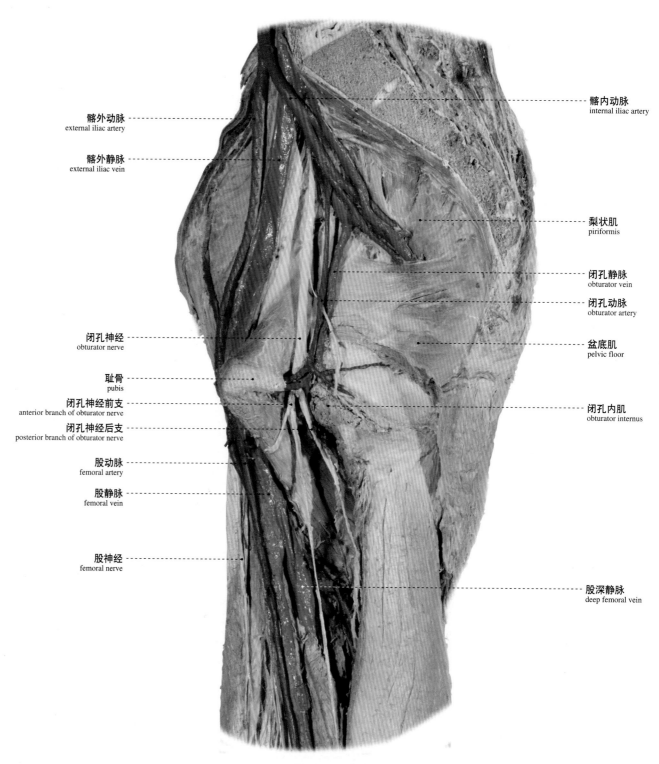

髂外动脉
external iliac artery

髂外静脉
external iliac vein

闭孔神经
obturator nerve

耻骨
pubis

闭孔神经前支
anterior branch of obturator nerve

闭孔神经后支
posterior branch of obturator nerve

股动脉
femoral artery

股静脉
femoral vein

股神经
femoral nerve

髂内动脉
internal iliac artery

梨状肌
piriformis

闭孔静脉
obturator vein

闭孔动脉
obturator artery

盆底肌
pelvic floor

闭孔内肌
obturator internus

股深静脉
deep femoral vein

461. 闭孔区局部解剖 6
Topography of the obturator region 6

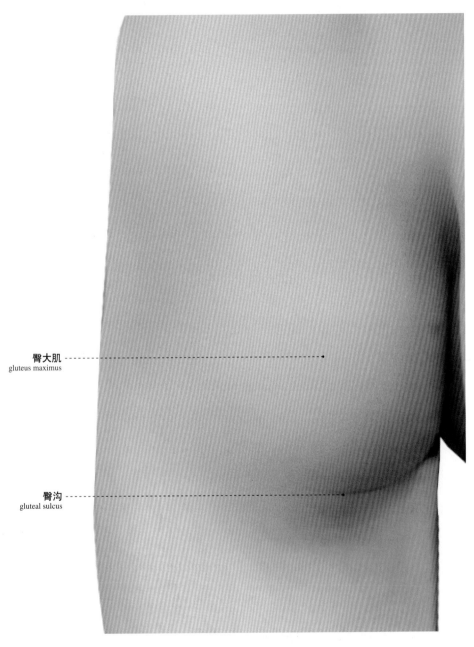

臀大肌
gluteus maximus

臀沟
gluteal sulcus

462. 臀区体表
Surface of the gluteal region

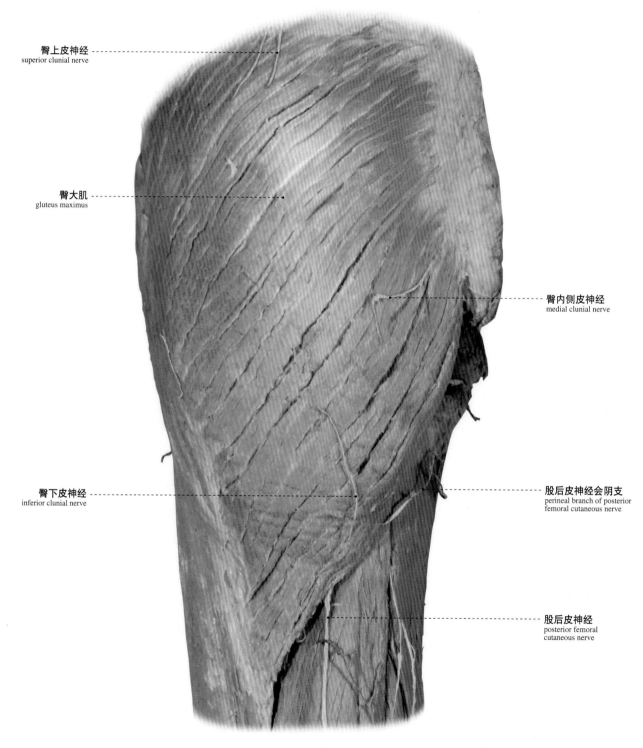

臀上皮神经
superior clunial nerve

臀大肌
gluteus maximus

臀内侧皮神经
medial clunial nerve

臀下皮神经
inferior clunial nerve

股后皮神经会阴支
perineal branch of posterior femoral cutaneous nerve

股后皮神经
posterior femoral cutaneous nerve

463. 臀区局部解剖 1
Topography of the gluteal region 1

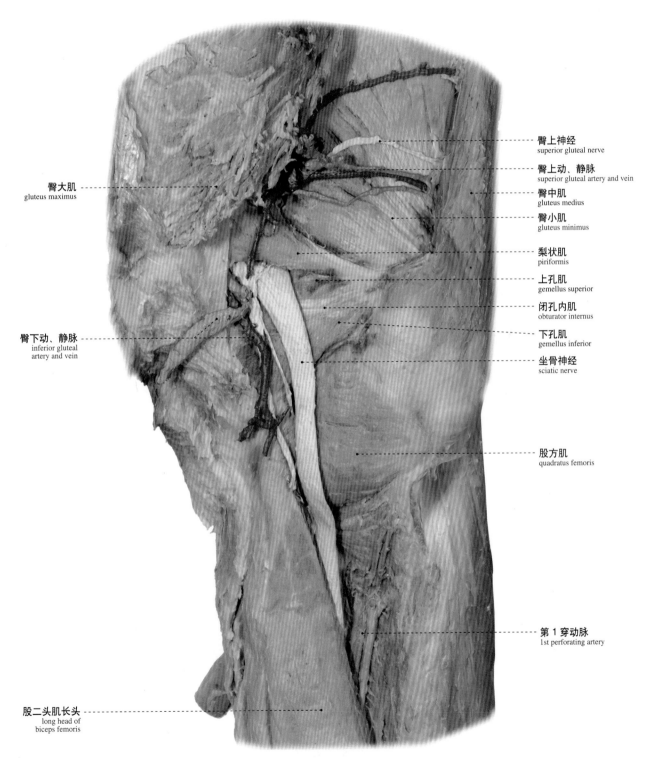

臀大肌
gluteus maximus

臀下动、静脉
inferior gluteal
artery and vein

股二头肌长头
long head of
biceps femoris

臀上神经
superior gluteal nerve

臀上动、静脉
superior gluteal artery and vein

臀中肌
gluteus medius

臀小肌
gluteus minimus

梨状肌
piriformis

上孔肌
gemellus superior

闭孔内肌
obturator internus

下孔肌
gemellus inferior

坐骨神经
sciatic nerve

股方肌
quadratus femoris

第 1 穿动脉
1st perforating artery

464. 臀区局部解剖 2
Topography of the gluteal region 2

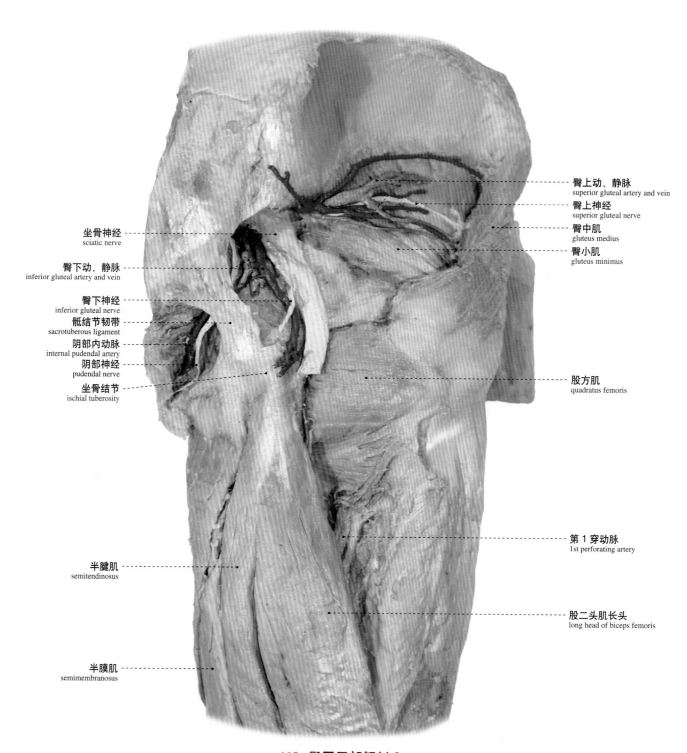

坐骨神经
sciatic nerve

臀下动、静脉
inferior gluteal artery and vein

臀下神经
inferior gluteal nerve

骶结节韧带
sacrotuberous ligament

阴部内动脉
internal pudendal artery

阴部神经
pudendal nerve

坐骨结节
ischial tuberosity

半腱肌
semitendinosus

半膜肌
semimembranosus

臀上动、静脉
superior gluteal artery and vein

臀上神经
superior gluteal nerve

臀中肌
gluteus medius

臀小肌
gluteus minimus

股方肌
quadratus femoris

第 1 穿动脉
1st perforating artery

股二头肌长头
long head of biceps femoris

465. 臀区局部解剖 3
Topography of the gluteal region 3

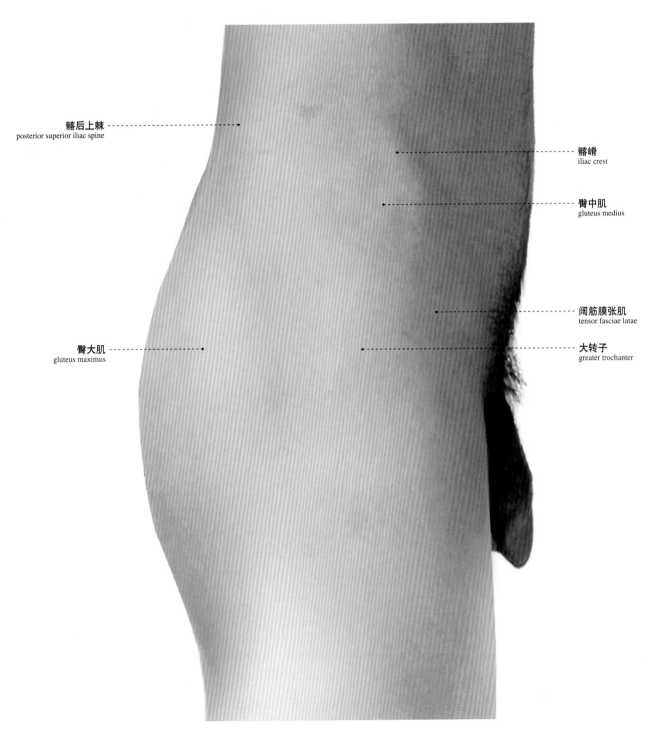

髂后上棘
posterior superior iliac spine

髂嵴
iliac crest

臀中肌
gluteus medius

阔筋膜张肌
tensor fasciae latae

臀大肌
gluteus maximus

大转子
greater trochanter

466. 髋外侧面体表
Surface of the lateral hip aspect

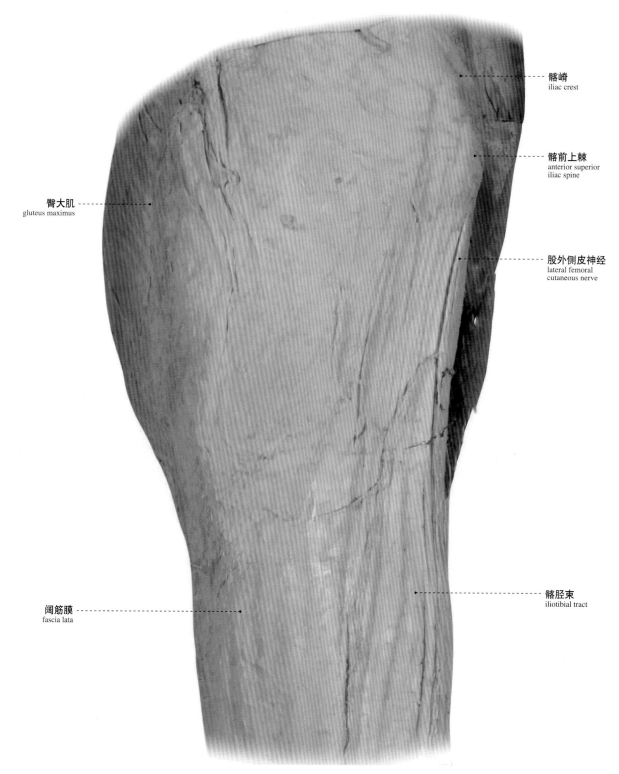

髂嵴
iliac crest

髂前上棘
anterior superior
iliac spine

臀大肌
gluteus maximus

股外侧皮神经
lateral femoral
cutaneous nerve

阔筋膜
fascia lata

髂胫束
iliotibial tract

467. 髋外侧面局部解剖 1

Topography of the lateral hip aspect 1

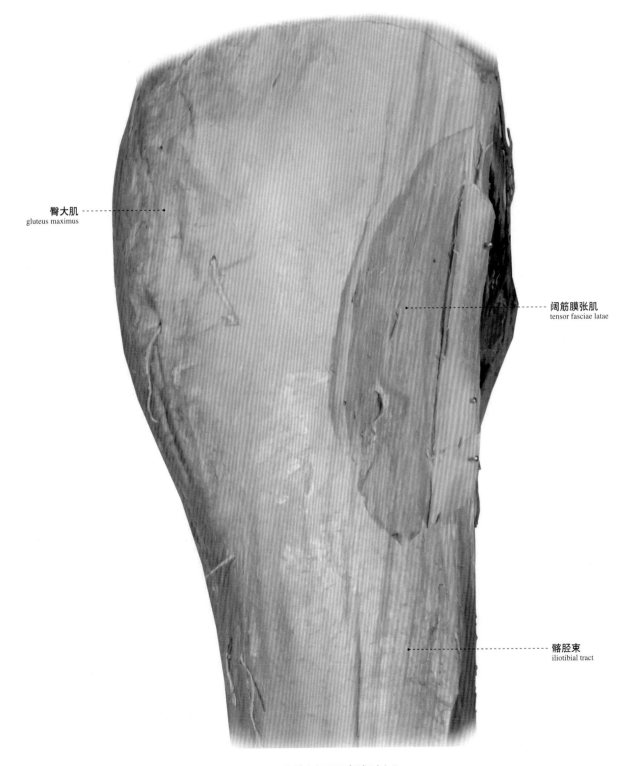

臀大肌
gluteus maximus

阔筋膜张肌
tensor fasciae latae

髂胫束
iliotibial tract

468. 髋外侧面局部解剖 2
Topography of the lateral hip aspect 2

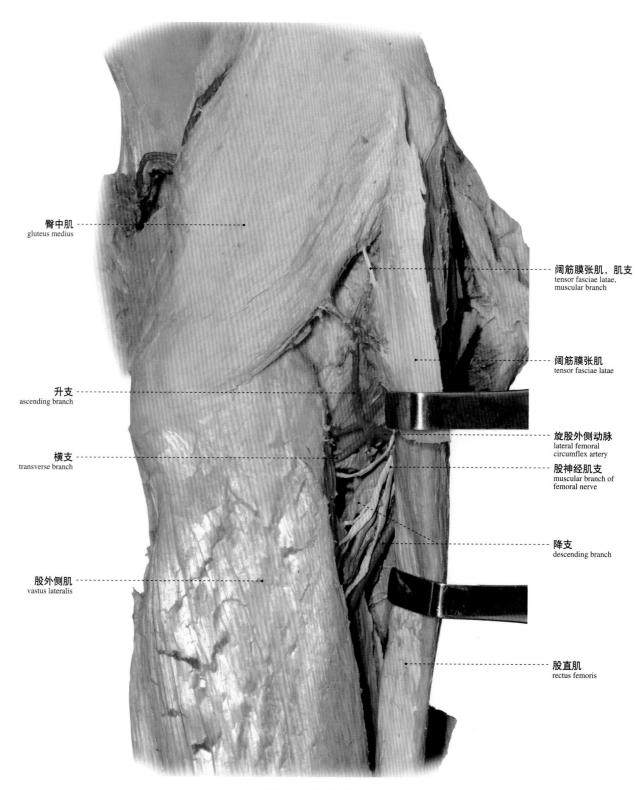

臀中肌
gluteus medius

阔筋膜张肌，肌支
tensor fasciae latae,
muscular branch

阔筋膜张肌
tensor fasciae latae

升支
ascending branch

旋股外侧动脉
lateral femoral
circumflex artery

股神经肌支
muscular branch of
femoral nerve

横支
transverse branch

降支
descending branch

股外侧肌
vastus lateralis

股直肌
rectus femoris

469. 髋外侧面局部解剖 3
Topography of the lateral hip aspect 3

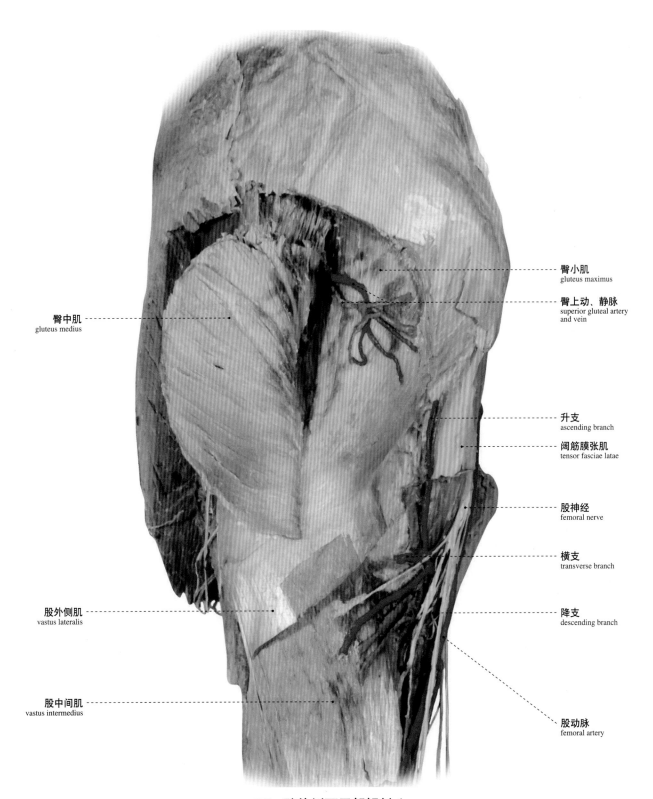

臀小肌
gluteus maximus

臀上动、静脉
superior gluteal artery
and vein

臀中肌
gluteus medius

升支
ascending branch

阔筋膜张肌
tensor fasciae latae

股神经
femoral nerve

横支
transverse branch

股外侧肌
vastus lateralis

降支
descending branch

股中间肌
vastus intermedius

股动脉
femoral artery

470. 髋外侧面局部解剖 4

Topography of the lateral hip aspect 4

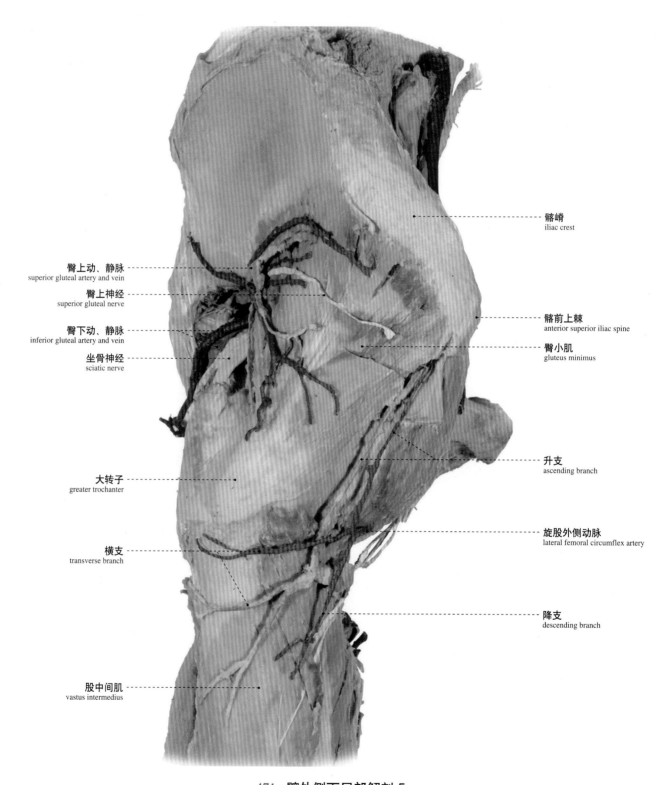

髂嵴
iliac crest

臀上动、静脉
superior gluteal artery and vein

臀上神经
superior gluteal nerve

臀下动、静脉
inferior gluteal artery and vein

坐骨神经
sciatic nerve

髂前上棘
anterior superior iliac spine

臀小肌
gluteus minimus

升支
ascending branch

大转子
greater trochanter

旋股外侧动脉
lateral femoral circumflex artery

横支
transverse branch

降支
descending branch

股中间肌
vastus intermedius

471. 髋外侧面局部解剖 5
Topography of the lateral hip aspect 5

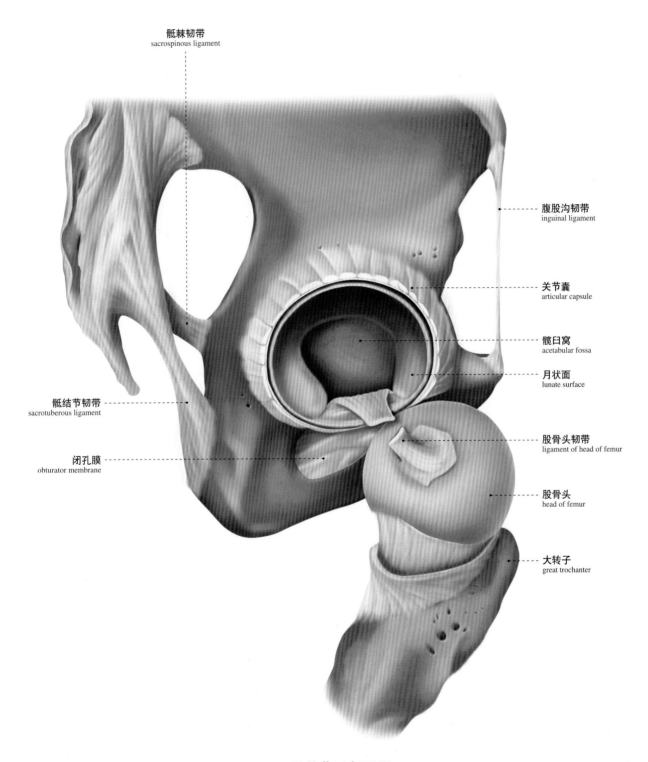

骶棘韧带
sacrospinous ligament

腹股沟韧带
inguinal ligament

关节囊
articular capsule

髋臼窝
acetabular fossa

月状面
lunate surface

骶结节韧带
sacrotuberous ligament

股骨头韧带
ligament of head of femur

闭孔膜
obturator membrane

股骨头
head of femur

大转子
great trochanter

472. 髋关节（内面观）
Hip joint (internal aspect)

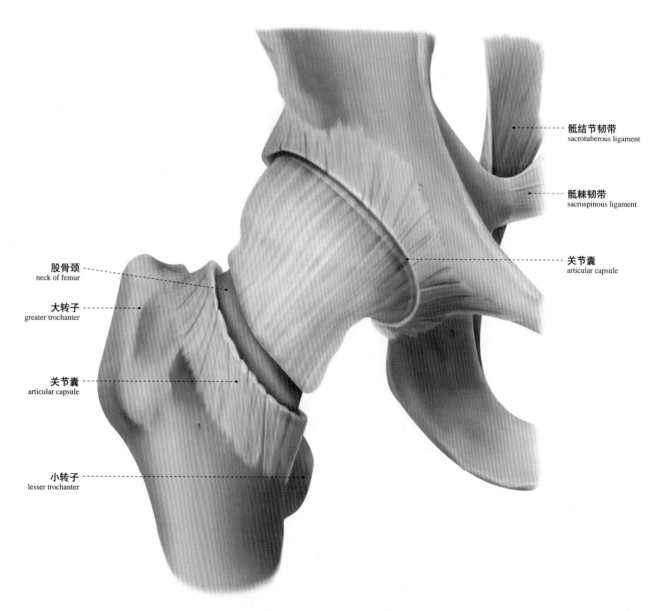

股骨颈
neck of femur

大转子
greater trochanter

关节囊
articular capsule

小转子
lesser trochanter

骶结节韧带
sacrotuberous ligament

骶棘韧带
sacrospinous ligament

关节囊
articular capsule

473. 髋关节囊（前面观）
Capsule of the hip joint (anterior aspect)

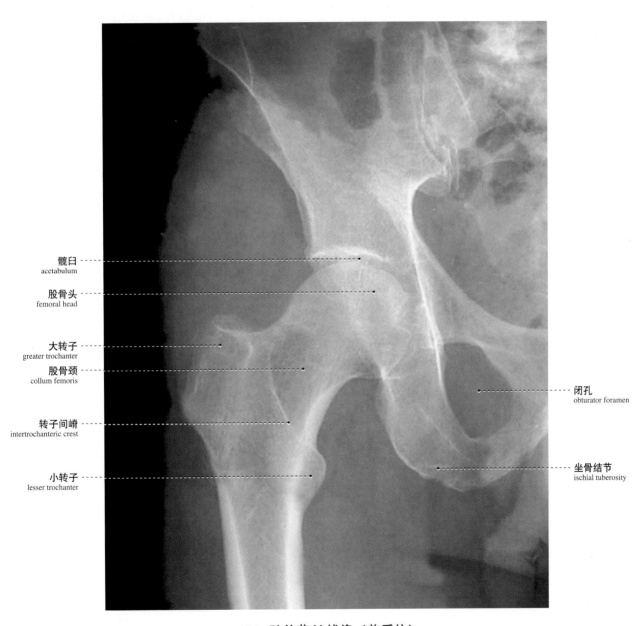

髋臼
acetabulum

股骨头
femoral head

大转子
greater trochanter

股骨颈
collum femoris

转子间嵴
intertrochanteric crest

小转子
lesser trochanter

闭孔
obturator foramen

坐骨结节
ischial tuberosity

474. 髋关节 X 线像（前后位）
Radiograph of the hip joint (anteroposterior view)

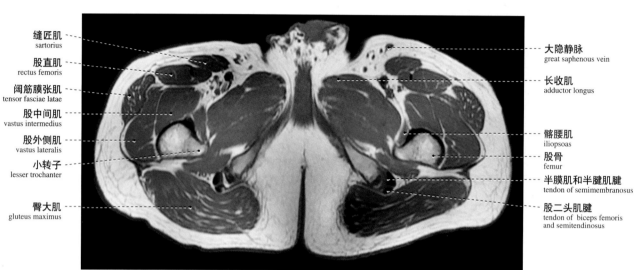

缝匠肌
sartorius

股直肌
rectus femoris

阔筋膜张肌
tensor fasciae latae

股中间肌
vastus intermedius

股外侧肌
vastus lateralis

小转子
lesser trochanter

臀大肌
gluteus maximus

大隐静脉
great saphenous vein

长收肌
adductor longus

髂腰肌
iliopsoas

股骨
femur

半膜肌和半腱肌腱
tendon of semimembranosus

股二头肌腱
tendon of biceps femoris and semitendinosus

475. 髋部磁共振成像（轴位 1）
MRI of the hip (axial view 1)

缝匠肌
sartorius

股直肌
rectus femoris

阔筋膜张肌
tensor fasciae latae

股中间肌
vastus intermedius

股外侧肌
vastus lateralis

坐骨结节
ischial tuberosity

坐骨神经
sciatic nerve

臀大肌
gluteus maximus

大隐静脉
great saphenous vein

股动、静脉
femoral artery and vein

股深动脉
deep femoral artery

耻骨肌
pectineus

短收肌
adductor brevis

大收肌
adductor magnus

476. 髋部磁共振成像（轴位 2）
MRI of the hip (axial view 2)

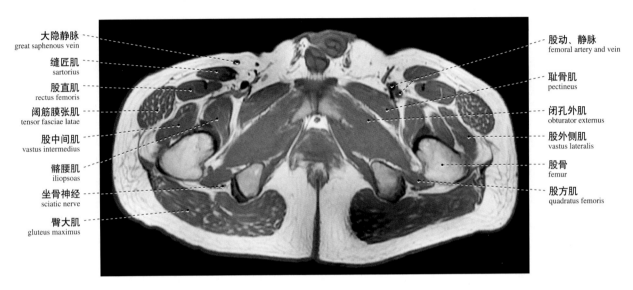

大隐静脉
great saphenous vein

缝匠肌
sartorius

股直肌
rectus femoris

阔筋膜张肌
tensor fasciae latae

股中间肌
vastus intermedius

髂腰肌
iliopsoas

坐骨神经
sciatic nerve

臀大肌
gluteus maximus

股动、静脉
femoral artery and vein

耻骨肌
pectineus

闭孔外肌
obturator externus

股外侧肌
vastus lateralis

股骨
femur

股方肌
quadratus femoris

477. 髋部磁共振成像（轴位 3）
MRI of the hip (axial view 3)

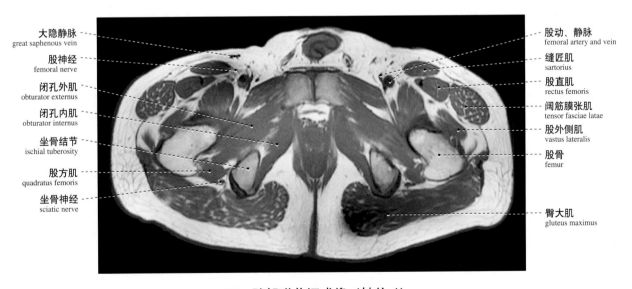

大隐静脉
great saphenous vein

股神经
femoral nerve

闭孔外肌
obturator externus

闭孔内肌
obturator internus

坐骨结节
ischial tuberosity

股方肌
quadratus femoris

坐骨神经
sciatic nerve

股动、静脉
femoral artery and vein

缝匠肌
sartorius

股直肌
rectus femoris

阔筋膜张肌
tensor fasciae latae

股外侧肌
vastus lateralis

股骨
femur

臀大肌
gluteus maximus

478. 髋部磁共振成像（轴位 4）
MRI of the hip (axial view 4)

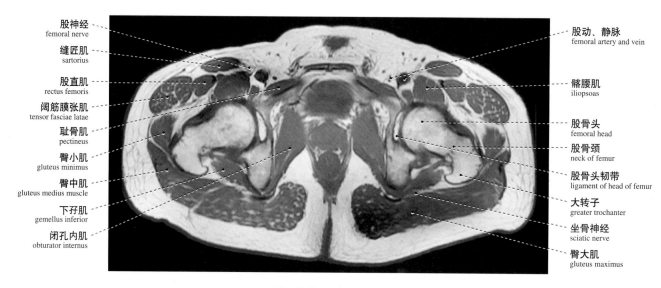

股神经
femoral nerve

缝匠肌
sartorius

股直肌
rectus femoris

阔筋膜张肌
tensor fasciae latae

耻骨肌
pectineus

臀小肌
gluteus minimus

臀中肌
gluteus medius muscle

下孖肌
gemellus inferior

闭孔内肌
obturator internus

股动、静脉
femoral artery and vein

髂腰肌
iliopsoas

股骨头
femoral head

股骨颈
neck of femur

股骨头韧带
ligament of head of femur

大转子
greater trochanter

坐骨神经
sciatic nerve

臀大肌
gluteus maximus

479. 髋部磁共振成像（轴位 5）

MRI of the hip (axial view 5)

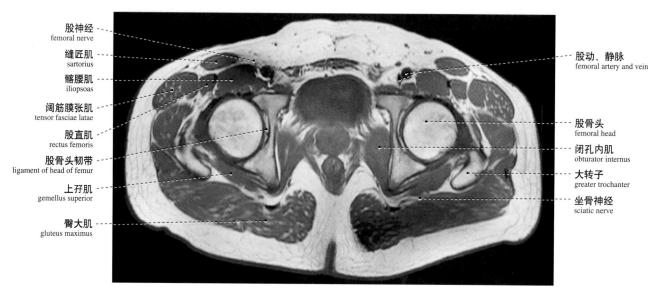

股神经
femoral nerve

缝匠肌
sartorius

髂腰肌
iliopsoas

阔筋膜张肌
tensor fasciae latae

股直肌
rectus femoris

股骨头韧带
ligament of head of femur

上孖肌
gemellus superior

臀大肌
gluteus maximus

股动、静脉
femoral artery and vein

股骨头
femoral head

闭孔内肌
obturator internus

大转子
greater trochanter

坐骨神经
sciatic nerve

480. 髋部磁共振成像（轴位 6）

MRI of the hip (axial view 6)

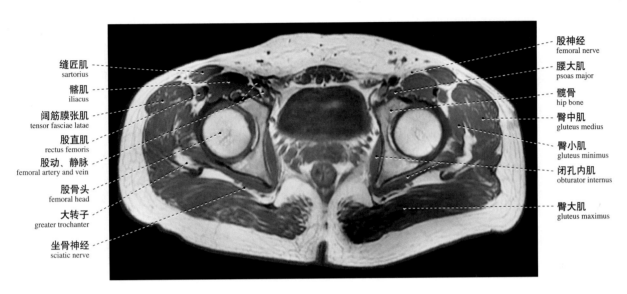

缝匠肌
sartorius

髂肌
iliacus

阔筋膜张肌
tensor fasciae latae

股直肌
rectus femoris

股动、静脉
femoral artery and vein

股骨头
femoral head

大转子
greater trochanter

坐骨神经
sciatic nerve

股神经
femoral nerve

腰大肌
psoas major

髋骨
hip bone

臀中肌
gluteus medius

臀小肌
gluteus minimus

闭孔内肌
obturator internus

臀大肌
gluteus maximus

481. 髋部磁共振成像（轴位 7）
MRI of the hip (axial view 7)

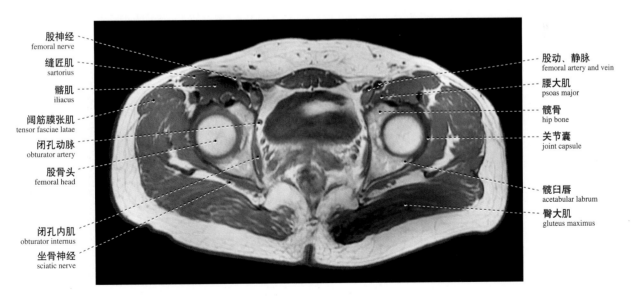

股神经
femoral nerve

缝匠肌
sartorius

髂肌
iliacus

阔筋膜张肌
tensor fasciae latae

闭孔动脉
obturator artery

股骨头
femoral head

闭孔内肌
obturator internus

坐骨神经
sciatic nerve

股动、静脉
femoral artery and vein

腰大肌
psoas major

髋骨
hip bone

关节囊
joint capsule

髋臼唇
acetabular labrum

臀大肌
gluteus maximus

482. 髋部磁共振成像（轴位 8）
MRI of the hip (axial view 8)

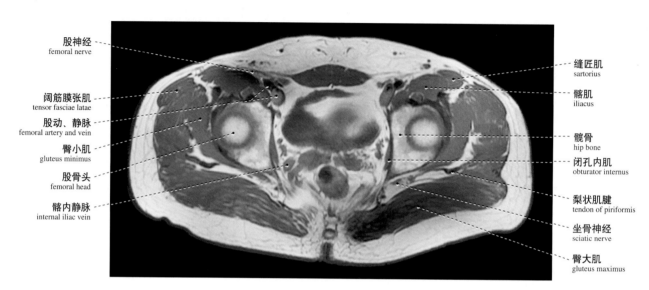

股神经
femoral nerve

阔筋膜张肌
tensor fasciae latae

股动、静脉
femoral artery and vein

臀小肌
gluteus minimus

股骨头
femoral head

髂内静脉
internal iliac vein

缝匠肌
sartorius

髂肌
iliacus

髋骨
hip bone

闭孔内肌
obturator internus

梨状肌腱
tendon of piriformis

坐骨神经
sciatic nerve

臀大肌
gluteus maximus

483. 髋部磁共振成像（轴位 9）
MRI of the hip (axial view 9)

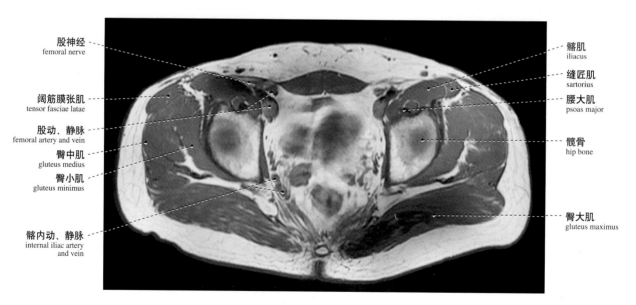

股神经
femoral nerve

阔筋膜张肌
tensor fasciae latae

股动、静脉
femoral artery and vein

臀中肌
gluteus medius

臀小肌
gluteus minimus

髂内动、静脉
internal iliac artery
and vein

髂肌
iliacus

缝匠肌
sartorius

腰大肌
psoas major

髋骨
hip bone

臀大肌
gluteus maximus

484. 髋部磁共振成像（轴位 10）
MRI of the hip (axial view 10)

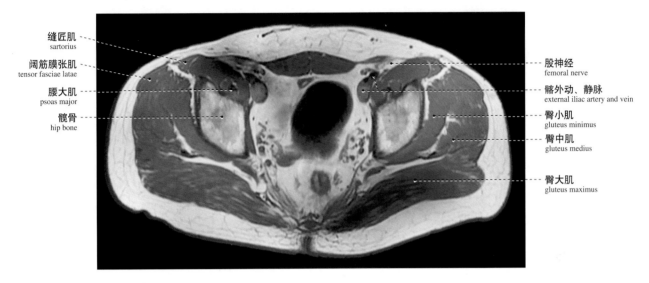

缝匠肌
sartorius

阔筋膜张肌
tensor fasciae latae

腰大肌
psoas major

髋骨
hip bone

股神经
femoral nerve

髂外动、静脉
external iliac artery and vein

臀小肌
gluteus minimus

臀中肌
gluteus medius

臀大肌
gluteus maximus

485. 髋部磁共振成像（轴位 11）

MRI of the hip (axial view 11)

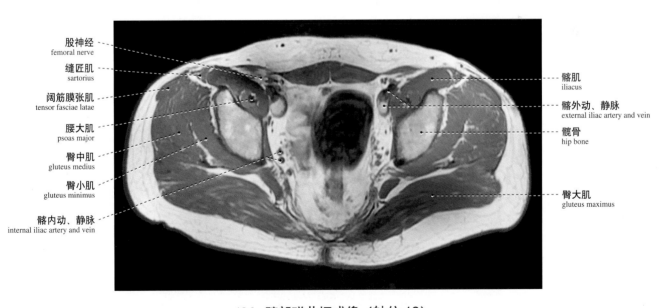

股神经
femoral nerve

缝匠肌
sartorius

阔筋膜张肌
tensor fasciae latae

腰大肌
psoas major

臀中肌
gluteus medius

臀小肌
gluteus minimus

髂内动、静脉
internal iliac artery and vein

髂肌
iliacus

髂外动、静脉
external iliac artery and vein

髋骨
hip bone

臀大肌
gluteus maximus

486. 髋部磁共振成像（轴位 12）

MRI of the hip (axial view 12)

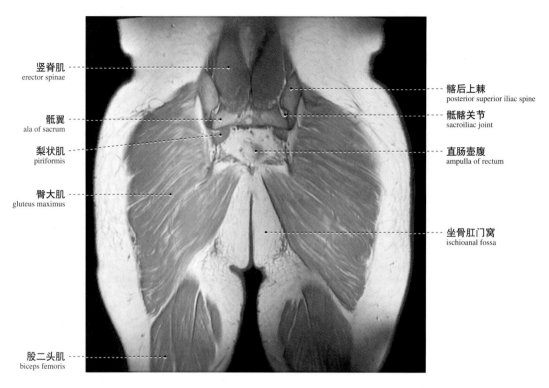

竖脊肌
erector spinae

骶翼
ala of sacrum

梨状肌
piriformis

臀大肌
gluteus maximus

股二头肌
biceps femoris

髂后上棘
posterior superior iliac spine

骶髂关节
sacroiliac joint

直肠壶腹
ampulla of rectum

坐骨肛门窝
ischioanal fossa

487. 髋部磁共振成像（冠状位1）
MRI of the hip (coronal view 1)

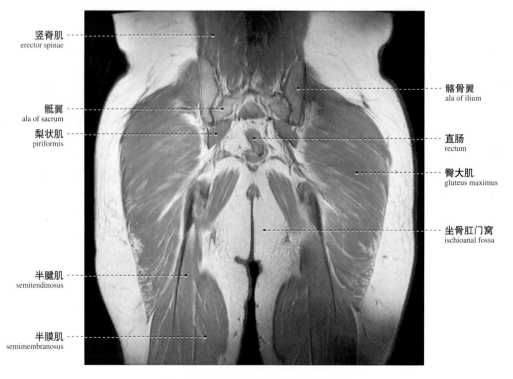

竖脊肌
erector spinae

骶翼
ala of sacrum

梨状肌
piriformis

半腱肌
semitendinosus

半膜肌
semimembranosus

髂骨翼
ala of ilium

直肠
rectum

臀大肌
gluteus maximus

坐骨肛门窝
ischioanal fossa

488. 髋部磁共振成像（冠状位2）
MRI of the hip (coronal view 2)

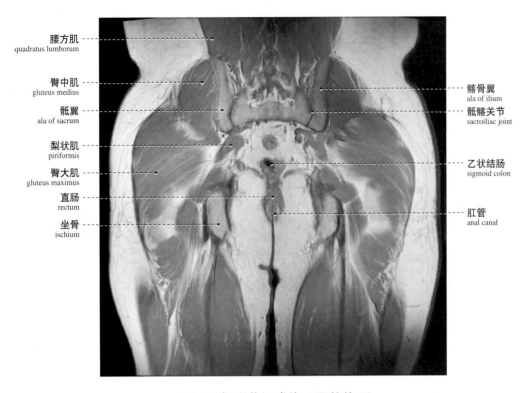

腰方肌
quadratus lumborum

臀中肌
gluteus medius

骶翼
ala of sacrum

梨状肌
piriformis

臀大肌
gluteus maximus

直肠
rectum

坐骨
ischium

髂骨翼
ala of ilium

骶髂关节
sacroiliac joint

乙状结肠
sigmoid colon

肛管
anal canal

489. 髋部磁共振成像（冠状位 3）
MRI of the hip (coronal view 3)

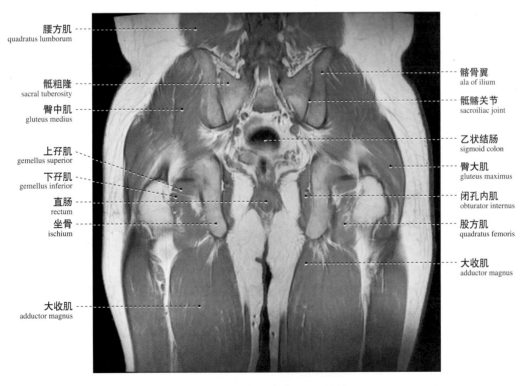

腰方肌
quadratus lumborum

骶粗隆
sacral tuberosity

臀中肌
gluteus medius

上孖肌
gemellus superior

下孖肌
gemellus inferior

直肠
rectum

坐骨
ischium

大收肌
adductor magnus

髂骨翼
ala of ilium

骶髂关节
sacroiliac joint

乙状结肠
sigmoid colon

臀大肌
gluteus maximus

闭孔内肌
obturator internus

股方肌
quadratus femoris

大收肌
adductor magnus

490. 髋部磁共振成像（冠状位 4）
MRI of the hip (coronal view 4)

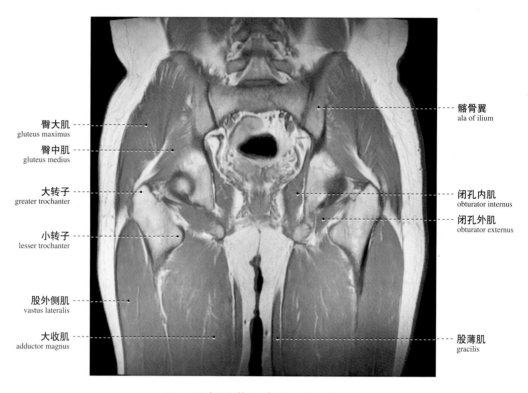

臀大肌
gluteus maximus

臀中肌
gluteus medius

大转子
greater trochanter

小转子
lesser trochanter

股外侧肌
vastus lateralis

大收肌
adductor magnus

髂骨翼
ala of ilium

闭孔内肌
obturator internus

闭孔外肌
obturator externus

股薄肌
gracilis

491. 髋部磁共振成像（冠状位5）
MRI of the hip (coronal view 5)

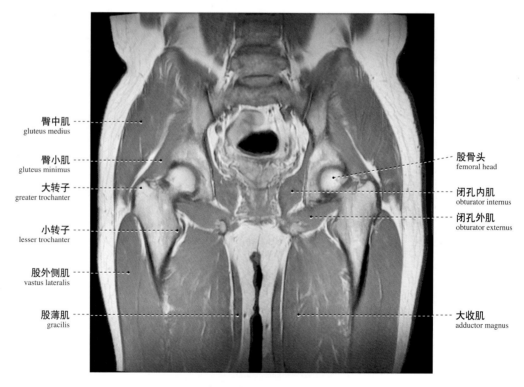

臀中肌
gluteus medius

臀小肌
gluteus minimus

大转子
greater trochanter

小转子
lesser trochanter

股外侧肌
vastus lateralis

股薄肌
gracilis

股骨头
femoral head

闭孔内肌
obturator internus

闭孔外肌
obturator externus

大收肌
adductor magnus

492. 髋部磁共振成像（冠状位6）
MRI of the hip (coronal view 6)

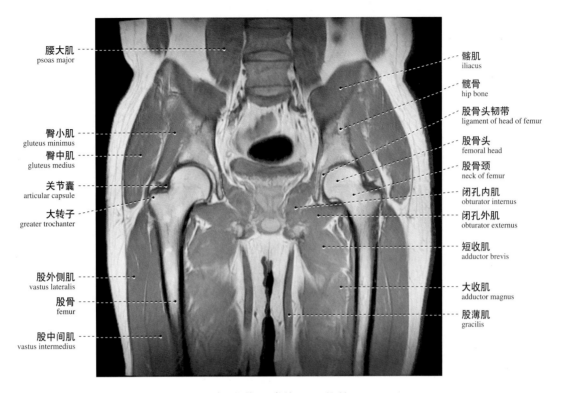

腰大肌
psoas major

臀小肌
gluteus minimus

臀中肌
gluteus medius

关节囊
articular capsule

大转子
greater trochanter

股外侧肌
vastus lateralis

股骨
femur

股中间肌
vastus intermedius

髂肌
iliacus

髋骨
hip bone

股骨头韧带
ligament of head of femur

股骨头
femoral head

股骨颈
neck of femur

闭孔内肌
obturator internus

闭孔外肌
obturator externus

短收肌
adductor brevis

大收肌
adductor magnus

股薄肌
gracilis

493. 髋部磁共振成像（冠状位 7）
MRI of the hip (coronal view 7)

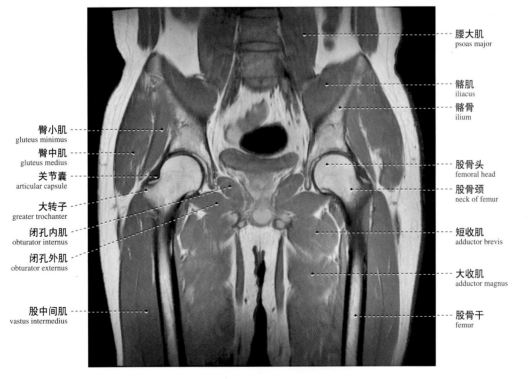

臀小肌
gluteus minimus

臀中肌
gluteus medius

关节囊
articular capsule

大转子
greater trochanter

闭孔内肌
obturator internus

闭孔外肌
obturator externus

股中间肌
vastus intermedius

腰大肌
psoas major

髂肌
iliacus

髂骨
ilium

股骨头
femoral head

股骨颈
neck of femur

短收肌
adductor brevis

大收肌
adductor magnus

股骨干
femur

494. 髋部磁共振成像（冠状位 8）
MRI of the hip (coronal view 8)

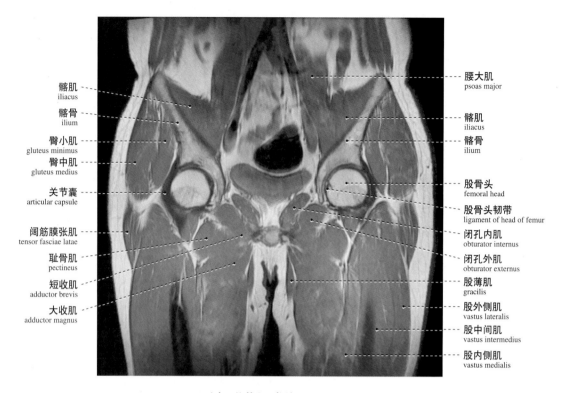

髂肌
iliacus

髂骨
ilium

臀小肌
gluteus minimus

臀中肌
gluteus medius

关节囊
articular capsule

阔筋膜张肌
tensor fasciae latae

耻骨肌
pectineus

短收肌
adductor brevis

大收肌
adductor magnus

腰大肌
psoas major

髂肌
iliacus

髂骨
ilium

股骨头
femoral head

股骨头韧带
ligament of head of femur

闭孔内肌
obturator internus

闭孔外肌
obturator externus

股薄肌
gracilis

股外侧肌
vastus lateralis

股中间肌
vastus intermedius

股内侧肌
vastus medialis

495. 髋部磁共振成像（冠状位 9）
MRI of the hip (coronal view 9)

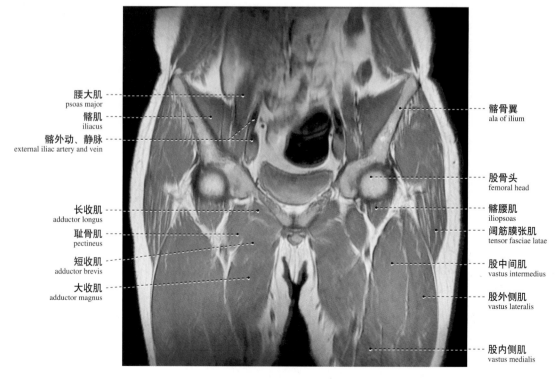

腰大肌
psoas major

髂肌
iliacus

髂外动、静脉
external iliac artery and vein

长收肌
adductor longus

耻骨肌
pectineus

短收肌
adductor brevis

大收肌
adductor magnus

髂骨翼
ala of ilium

股骨头
femoral head

髂腰肌
iliopsoas

阔筋膜张肌
tensor fasciae latae

股中间肌
vastus intermedius

股外侧肌
vastus lateralis

股内侧肌
vastus medialis

496. 髋部磁共振成像（冠状位 10）
MRI of the hip (coronal view 10)

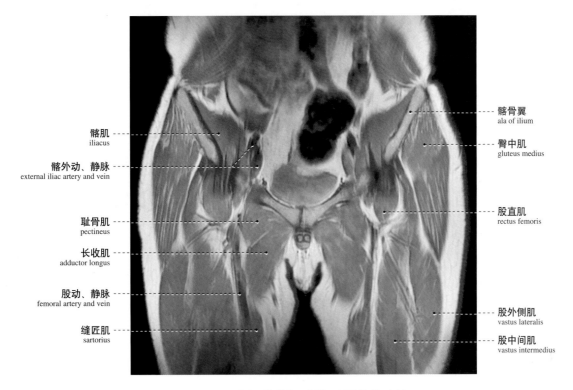

髂肌
iliacus

髂外动、静脉
external iliac artery and vein

耻骨肌
pectineus

长收肌
adductor longus

股动、静脉
femoral artery and vein

缝匠肌
sartorius

髂骨翼
ala of ilium

臀中肌
gluteus medius

股直肌
rectus femoris

股外侧肌
vastus lateralis

股中间肌
vastus intermedius

497. 髋部磁共振成像（冠状位 11）
MRI of the hip (coronal view 11)

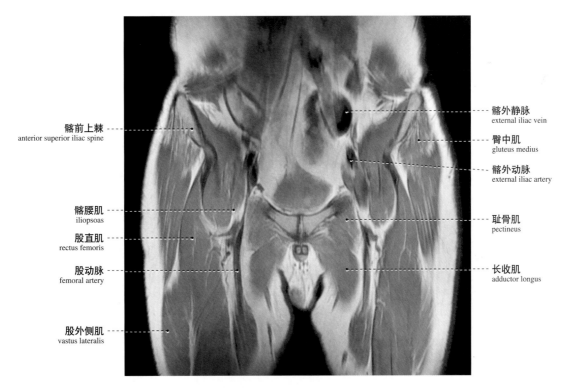

髂前上棘
anterior superior iliac spine

髂腰肌
iliopsoas

股直肌
rectus femoris

股动脉
femoral artery

股外侧肌
vastus lateralis

髂外静脉
external iliac vein

臀中肌
gluteus medius

髂外动脉
external iliac artery

耻骨肌
pectineus

长收肌
adductor longus

498. 髋部磁共振成像（冠状位 12）
MRI of the hip (coronal view 12)

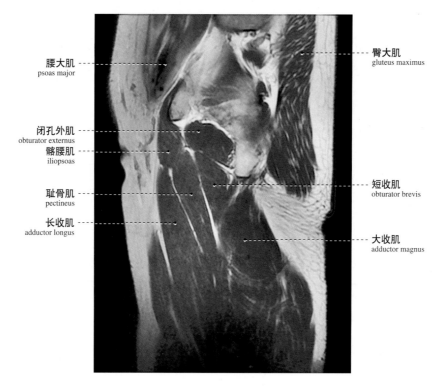

腰大肌
psoas major

闭孔外肌
obturator externus
髂腰肌
iliopsoas

耻骨肌
pectineus

长收肌
adductor longus

臀大肌
gluteus maximus

短收肌
obturator brevis

大收肌
adductor magnus

499. 髋部磁共振成像（矢状位 1）
MRI of the hip (sagittal view 1)

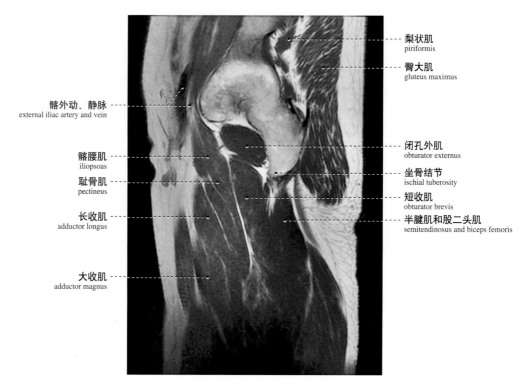

髂外动、静脉
external iliac artery and vein

髂腰肌
iliopsoas

耻骨肌
pectineus

长收肌
adductor longus

大收肌
adductor magnus

梨状肌
piriformis

臀大肌
gluteus maximus

闭孔外肌
obturator externus

坐骨结节
ischial tuberosity

短收肌
obturator brevis

半腱肌和股二头肌
semitendinosus and biceps femoris

500. 髋部磁共振成像（矢状位 2）
MRI of the hip (sagittal view 2)

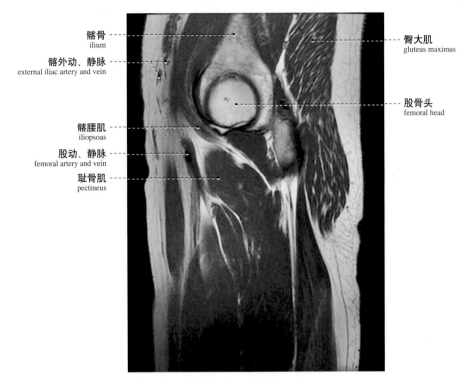

髂骨
ilium

髂外动、静脉
external iliac artery and vein

髂腰肌
iliopsoas

股动、静脉
femoral artery and vein

耻骨肌
pectineus

臀大肌
gluteus maximus

股骨头
femoral head

501. 髋部磁共振成像（矢状位 3）
MRI of the hip (sagittal view 3)

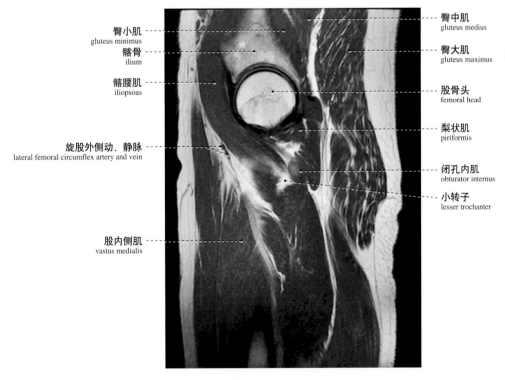

臀小肌
gluteus minimus

髂骨
ilium

髂腰肌
iliopsoas

旋股外侧动、静脉
lateral femoral circumflex artery and vein

股内侧肌
vastus medialis

臀中肌
gluteus medius

臀大肌
gluteus maximus

股骨头
femoral head

梨状肌
piriformis

闭孔内肌
obturator internus

小转子
lesser trochanter

502. 髋部磁共振成像（矢状位 4）
MRI of the hip (sagittal view 4)

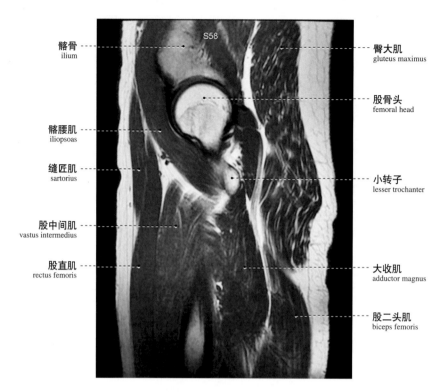

髂骨
ilium

髂腰肌
iliopsoas

缝匠肌
sartorius

股中间肌
vastus intermedius

股直肌
rectus femoris

臀大肌
gluteus maximus

股骨头
femoral head

小转子
lesser trochanter

大收肌
adductor magnus

股二头肌
biceps femoris

503. 髋部磁共振成像（矢状位 5）
MRI of the hip (sagittal view 5)

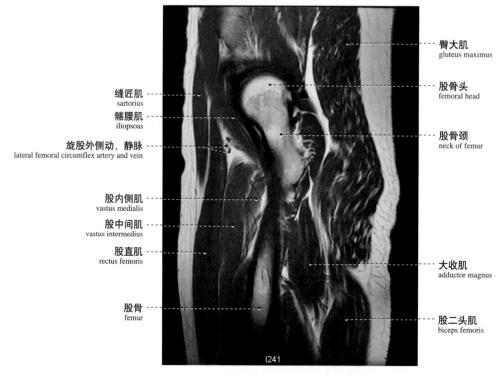

缝匠肌
sartorius

髂腰肌
iliopsoas

旋股外侧动、静脉
lateral femoral circumflex artery and vein

股内侧肌
vastus medialis

股中间肌
vastus intermedius

股直肌
rectus femoris

股骨
femur

臀大肌
gluteus maximus

股骨头
femoral head

股骨颈
neck of femur

大收肌
adductor magnus

股二头肌
biceps femoris

504. 髋部磁共振成像（矢状位 6）
MRI of the hip (sagittal view 6)

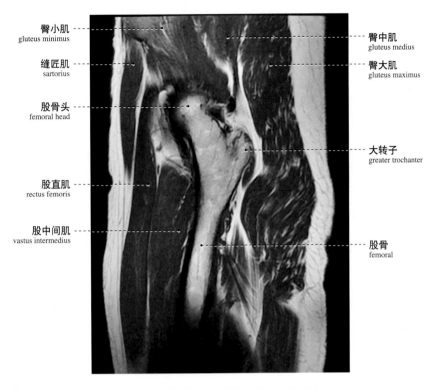

臀小肌
gluteus minimus

缝匠肌
sartorius

股骨头
femoral head

股直肌
rectus femoris

股中间肌
vastus intermedius

臀中肌
gluteus medius

臀大肌
gluteus maximus

大转子
greater trochanter

股骨
femoral

505. 髋部磁共振成像（矢状位 7）
MRI of the hip (sagittal view 7)

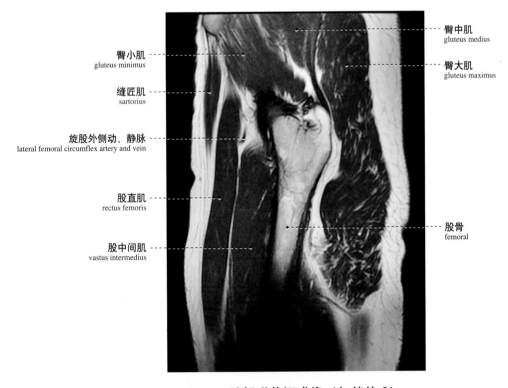

臀小肌
gluteus minimus

缝匠肌
sartorius

旋股外侧动、静脉
lateral femoral circumflex artery and vein

股直肌
rectus femoris

股中间肌
vastus intermedius

臀中肌
gluteus medius

臀大肌
gluteus maximus

股骨
femoral

506. 髋部磁共振成像（矢状位 8）
MRI of the hip (sagittal view 8)

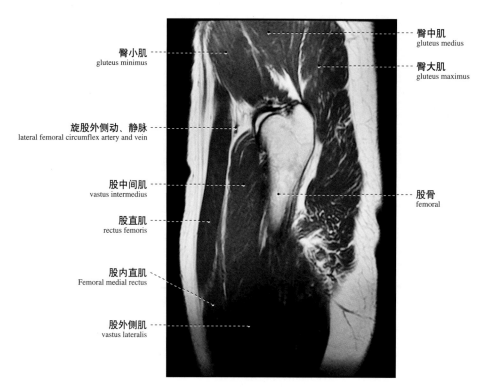

臀小肌
gluteus minimus

旋股外侧动、静脉
lateral femoral circumflex artery and vein

股中间肌
vastus intermedius

股直肌
rectus femoris

股内直肌
Femoral medial rectus

股外侧肌
vastus lateralis

臀中肌
gluteus medius

臀大肌
gluteus maximus

股骨
femoral

507. 髋部磁共振成像（矢状位 9）
MRI of the hip (sagittal view 9)

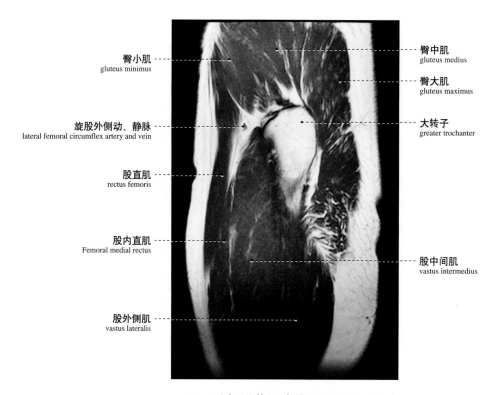

臀小肌
gluteus minimus

旋股外侧动、静脉
lateral femoral circumflex artery and vein

股直肌
rectus femoris

股内直肌
Femoral medial rectus

股外侧肌
vastus lateralis

臀中肌
gluteus medius

臀大肌
gluteus maximus

大转子
greater trochanter

股中间肌
vastus intermedius

508. 髋部磁共振成像（矢状位 10）
MRI of the hip (sagittal view 10)

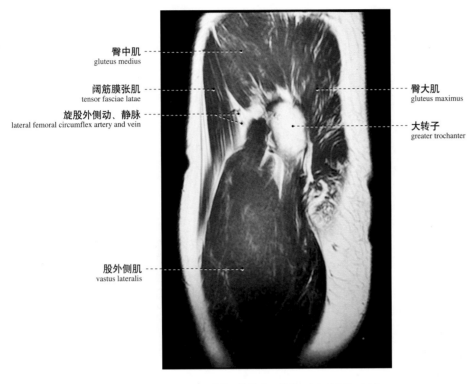

臀中肌
gluteus medius

阔筋膜张肌
tensor fasciae latae

旋股外侧动、静脉
lateral femoral circumflex artery and vein

股外侧肌
vastus lateralis

臀大肌
gluteus maximus

大转子
greater trochanter

509. 髋部磁共振成像（矢状位 11）
MRI of the hip (sagittal view 11)

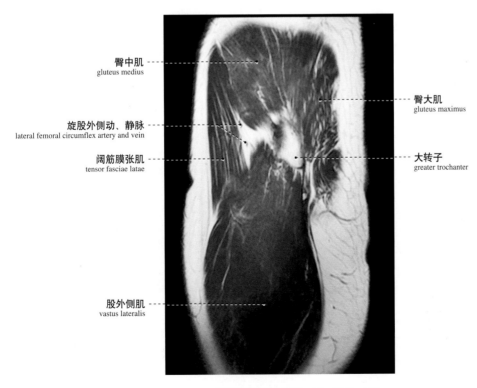

臀中肌
gluteus medius

旋股外侧动、静脉
lateral femoral circumflex artery and vein

阔筋膜张肌
tensor fasciae latae

股外侧肌
vastus lateralis

臀大肌
gluteus maximus

大转子
greater trochanter

510. 髋部磁共振成像（矢状位 12）
MRI of the hip (sagittal view 12)

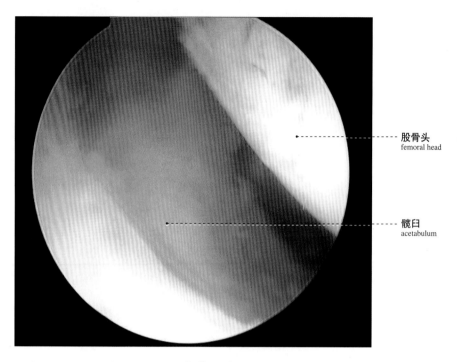

股骨头
femoral head

髋臼
acetabulum

511. 髋关节镜像 1
Arthroscopic image of the hip joint 1

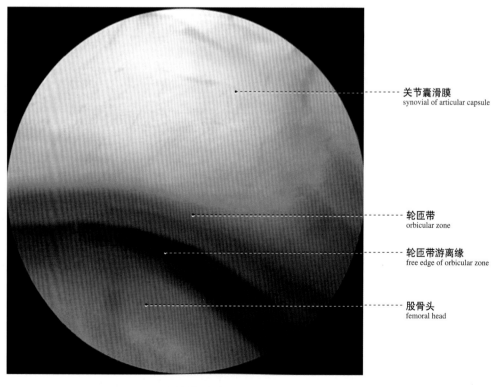

关节囊滑膜
synovial of articular capsule

轮匝带
orbicular zone

轮匝带游离缘
free edge of orbicular zone

股骨头
femoral head

512. 髋关节镜像 2
Arthroscopic image of the hip joint 2

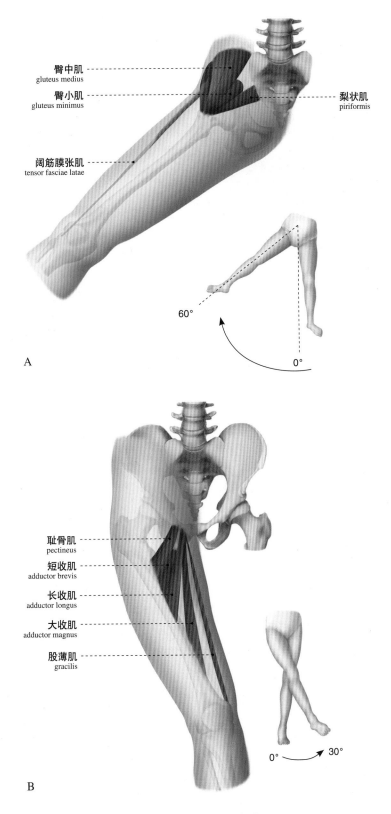

臀中肌
gluteus medius

臀小肌
gluteus minimus

梨状肌
piriformis

阔筋膜张肌
tensor fasciae latae

60°

0°

A

耻骨肌
pectineus

短收肌
adductor brevis

长收肌
adductor longus

大收肌
adductor magnus

股薄肌
gracilis

0°　30°

B

513. 髋的外展和内收
Abduction and adduction of the hip

A. 外展；B. 内收

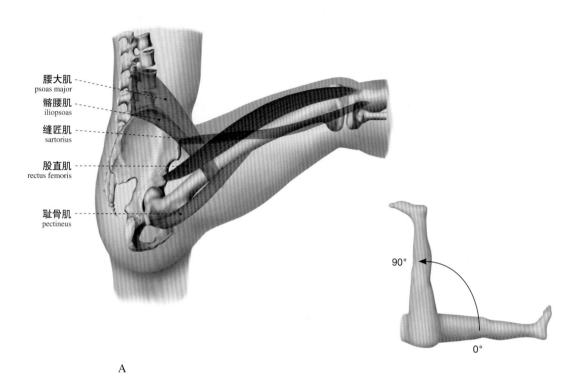

腰大肌
psoas major

髂腰肌
iliopsoas

缝匠肌
sartorius

股直肌
rectus femoris

耻骨肌
pectineus

90°

0°

A

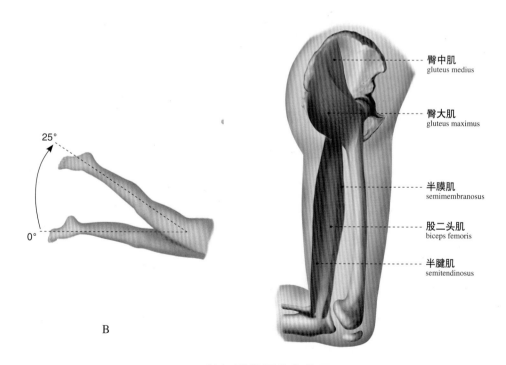

臀中肌
gluteus medius

臀大肌
gluteus maximus

半膜肌
semimembranosus

股二头肌
biceps femoris

半腱肌
semitendinosus

25°

0°

B

514. 髋的屈曲和伸展

Flexion and extension of the hip

A. 屈曲；B. 伸展

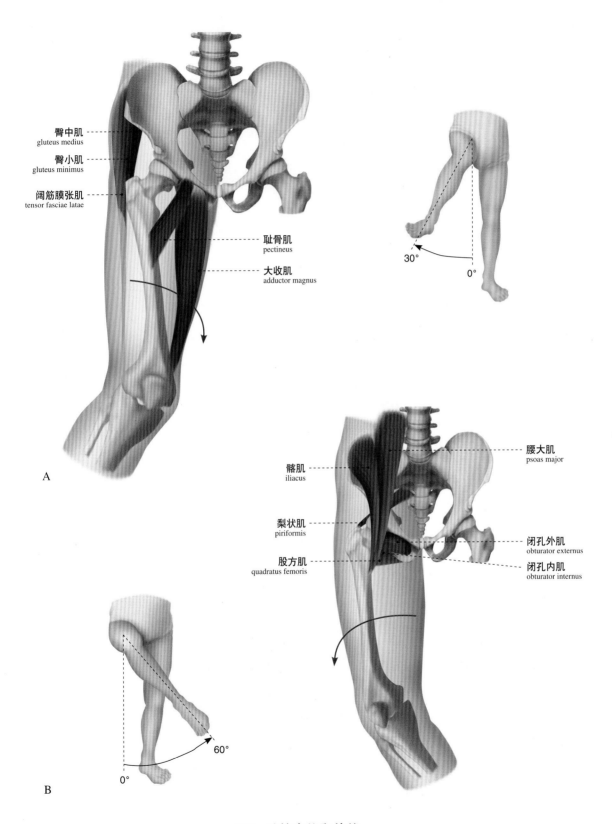

臀中肌
gluteus medius

臀小肌
gluteus minimus

阔筋膜张肌
tensor fasciae latae

耻骨肌
pectineus

大收肌
adductor magnus

30°

0°

A

腰大肌
psoas major

髂肌
iliacus

梨状肌
piriformis

闭孔外肌
obturator externus

股方肌
quadratus femoris

闭孔内肌
obturator internus

60°

0°

B

515. 髋的内旋和外旋

Internal and external rotation of the hip

A. 内旋；B. 外旋

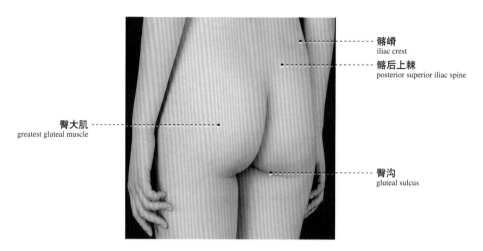

髂嵴
iliac crest

髂后上棘
posterior superior iliac spine

臀大肌
greatest gluteal muscle

臀沟
gluteal sulcus

516. 髋部表面解剖 1
Surface anatomy of the hip 1

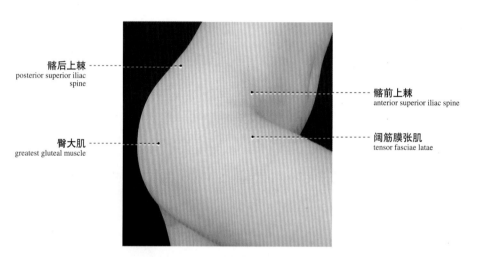

髂后上棘
posterior superior iliac spine

臀大肌
greatest gluteal muscle

髂前上棘
anterior superior iliac spine

阔筋膜张肌
tensor fasciae latae

517. 髋部表面解剖 2
Surface anatomy of the hip 2

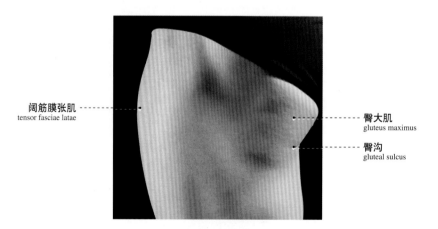

阔筋膜张肌
tensor fasciae latae

臀大肌
gluteus maximus

臀沟
gluteal sulcus

518. 髋部表面解剖 3
Surface anatomy of the hip 3

第三章

股 部

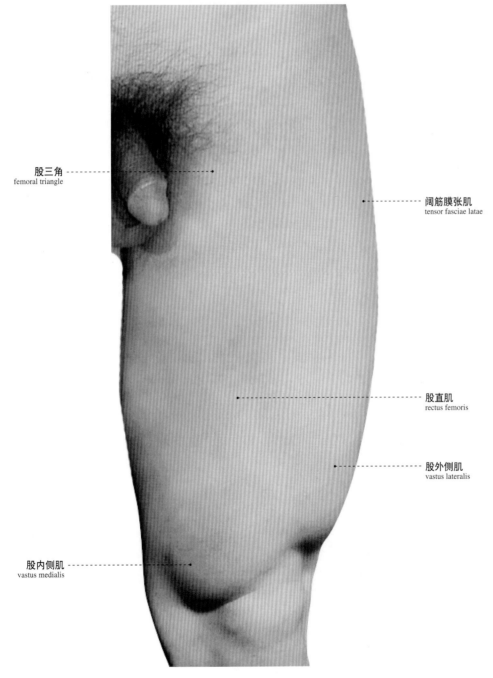

股三角
femoral triangle

阔筋膜张肌
tensor fasciae latae

股直肌
rectus femoris

股外侧肌
vastus lateralis

股内侧肌
vastus medialis

519. 股前区体表
Surface of the anterior femoral region

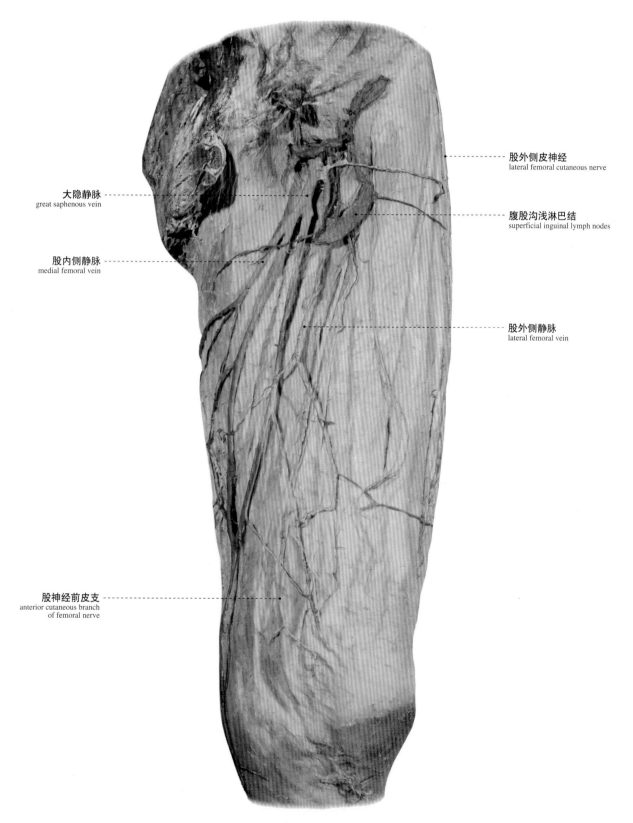

股外侧皮神经
lateral femoral cutaneous nerve

大隐静脉
great saphenous vein

腹股沟浅淋巴结
superficial inguinal lymph nodes

股内侧静脉
medial femoral vein

股外侧静脉
lateral femoral vein

股神经前皮支
anterior cutaneous branch
of femoral nerve

520. 股前区局部解剖 1
Topography of the anterior femoral region 1

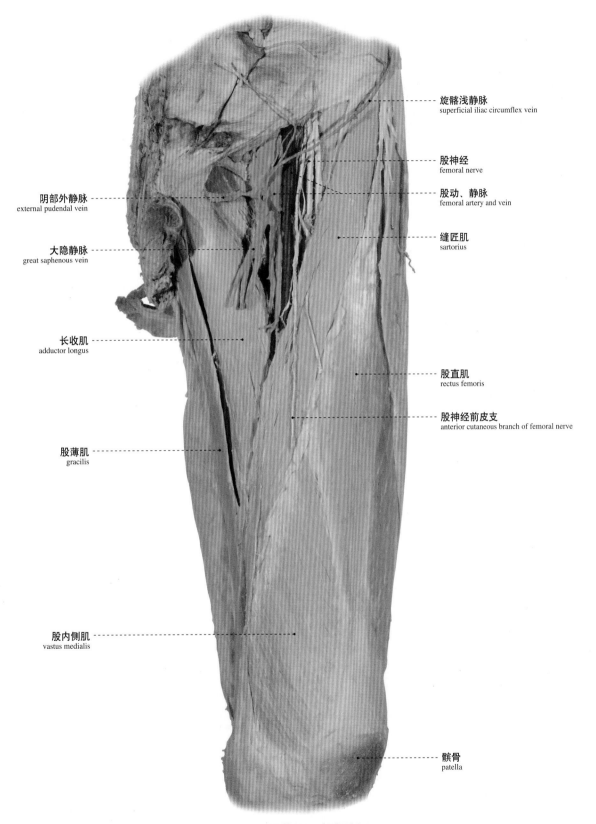

旋髂浅静脉
superficial iliac circumflex vein

股神经
femoral nerve

股动、静脉
femoral artery and vein

缝匠肌
sartorius

股直肌
rectus femoris

股神经前皮支
anterior cutaneous branch of femoral nerve

髌骨
patella

阴部外静脉
external pudendal vein

大隐静脉
great saphenous vein

长收肌
adductor longus

股薄肌
gracilis

股内侧肌
vastus medialis

521. 股前区局部解剖 2
Topography of the anterior femoral region 2

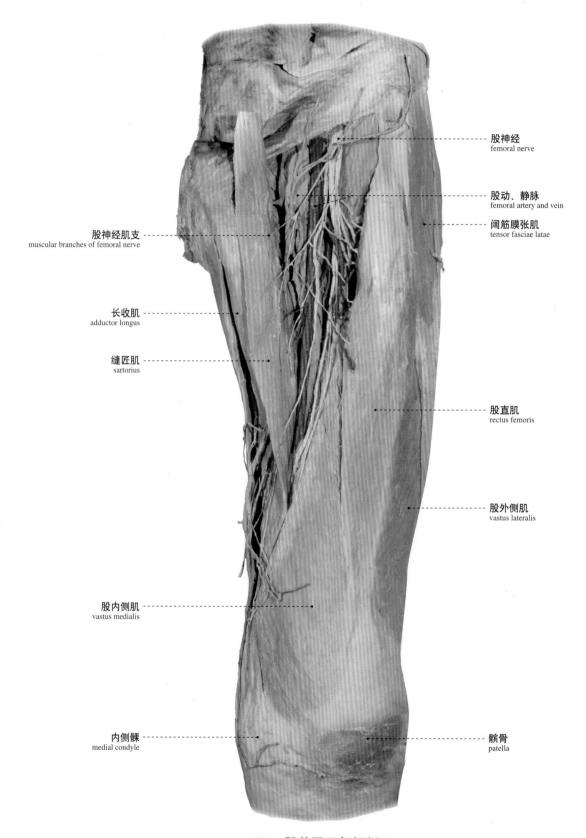

股神经肌支
muscular branches of femoral nerve

长收肌
adductor longus

缝匠肌
sartorius

股内侧肌
vastus medialis

内侧髁
medial condyle

股神经
femoral nerve

股动、静脉
femoral artery and vein

阔筋膜张肌
tensor fasciae latae

股直肌
rectus femoris

股外侧肌
vastus lateralis

髌骨
patella

522. 股前区局部解剖 3
Topography of the anterior femoral region 3

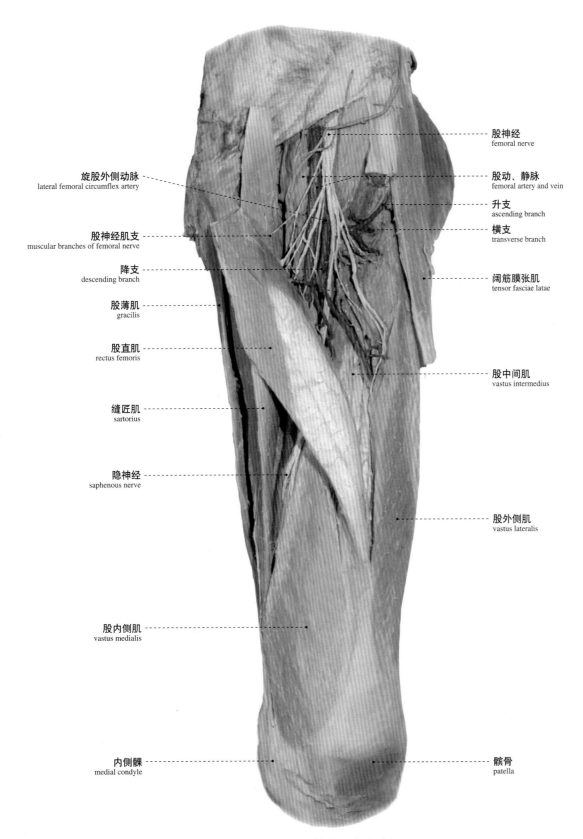

股神经
femoral nerve

旋股外侧动脉
lateral femoral circumflex artery

股动、静脉
femoral artery and vein

升支
ascending branch

股神经肌支
muscular branches of femoral nerve

横支
transverse branch

降支
descending branch

阔筋膜张肌
tensor fasciae latae

股薄肌
gracilis

股直肌
rectus femoris

缝匠肌
sartorius

股中间肌
vastus intermedius

隐神经
saphenous nerve

股外侧肌
vastus lateralis

股内侧肌
vastus medialis

内侧髁
medial condyle

髌骨
patella

523. 股前区局部解剖 4
Topography of the anterior femoral region 4

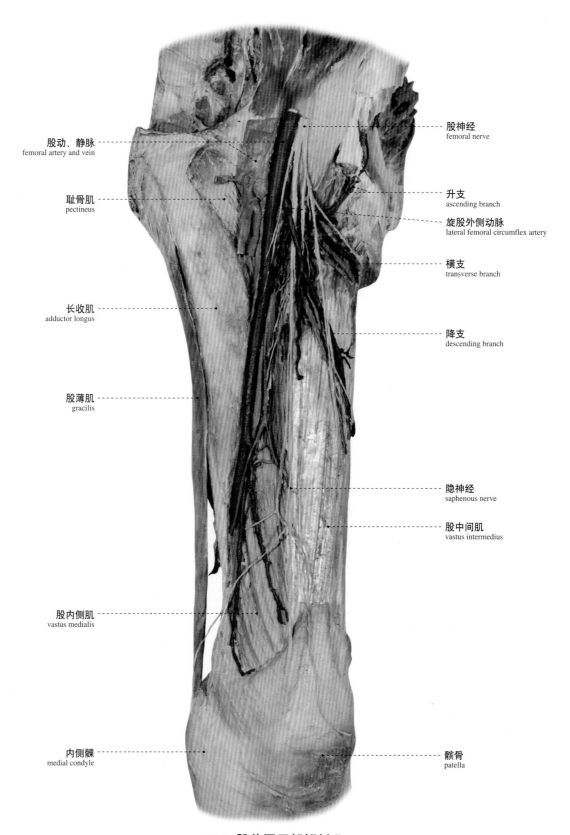

股动、静脉
femoral artery and vein

耻骨肌
pectineus

长收肌
adductor longus

股薄肌
gracilis

股内侧肌
vastus medialis

内侧髁
medial condyle

股神经
femoral nerve

升支
ascending branch

旋股外侧动脉
lateral femoral circumflex artery

横支
transverse branch

降支
descending branch

隐神经
saphenous nerve

股中间肌
vastus intermedius

髌骨
patella

524. 股前区局部解剖 5
Topography of the anterior femoral region 5

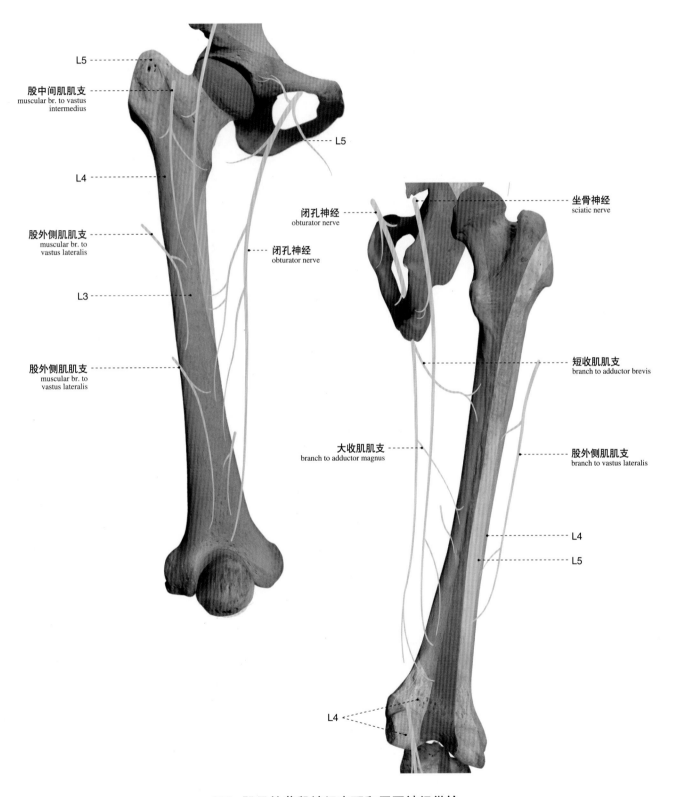

L5

股中间肌肌支
muscular br. to vastus intermedius

L4

股外侧肌肌支
muscular br. to vastus lateralis

L3

股外侧肌肌支
muscular br. to vastus lateralis

L5

闭孔神经
obturator nerve

闭孔神经
obturator nerve

坐骨神经
sciatic nerve

短收肌肌支
branch to adductor brevis

大收肌肌支
branch to adductor magnus

股外侧肌肌支
branch to vastus lateralis

L4

L5

L4

525. 股骨的节段神经支配和周围神经供给
Segmental innervation and peripheral nerves supply of the femur

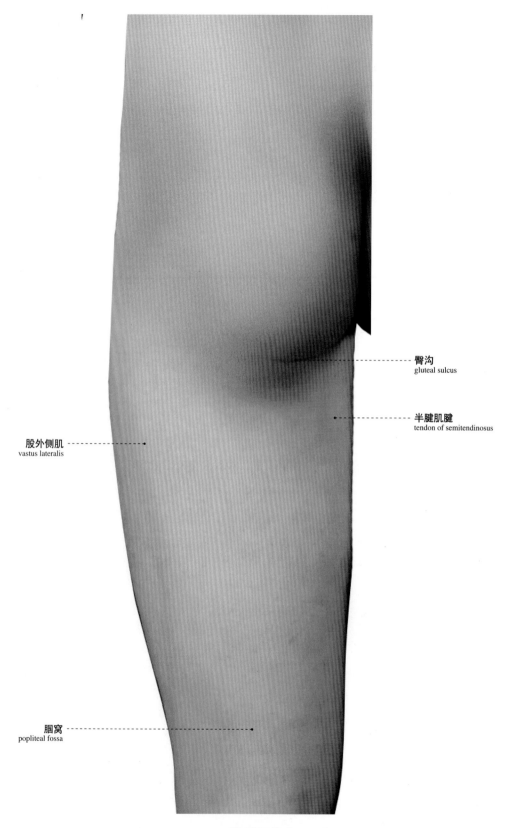

臀沟
gluteal sulcus

半腱肌腱
tendon of semitendinosus

股外侧肌
vastus lateralis

腘窝
popliteal fossa

526. 股后区体表
Surface of the posterior femoral region

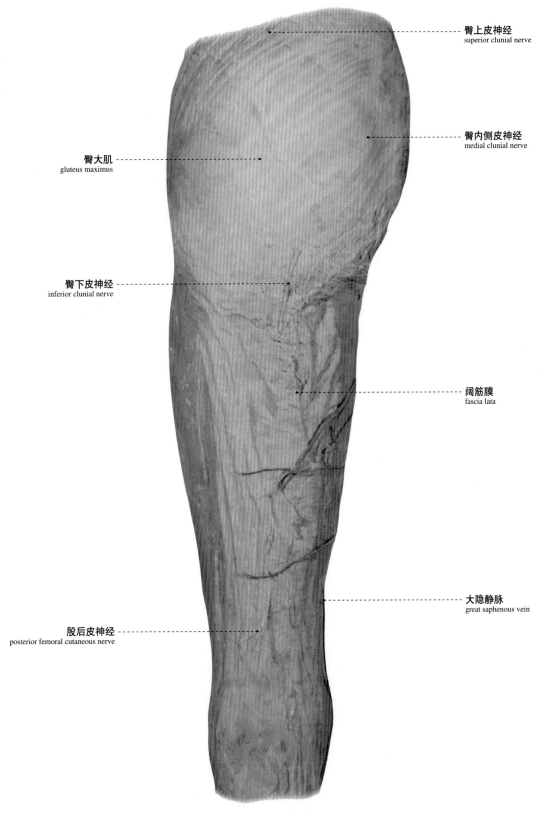

臀上皮神经
superior clunial nerve

臀内侧皮神经
medial clunial nerve

臀大肌
gluteus maximus

臀下皮神经
inferior clunial nerve

阔筋膜
fascia lata

大隐静脉
great saphenous vein

股后皮神经
posterior femoral cutaneous nerve

527. 股后区局部解剖 1

Topography of the posterior femoral region 1

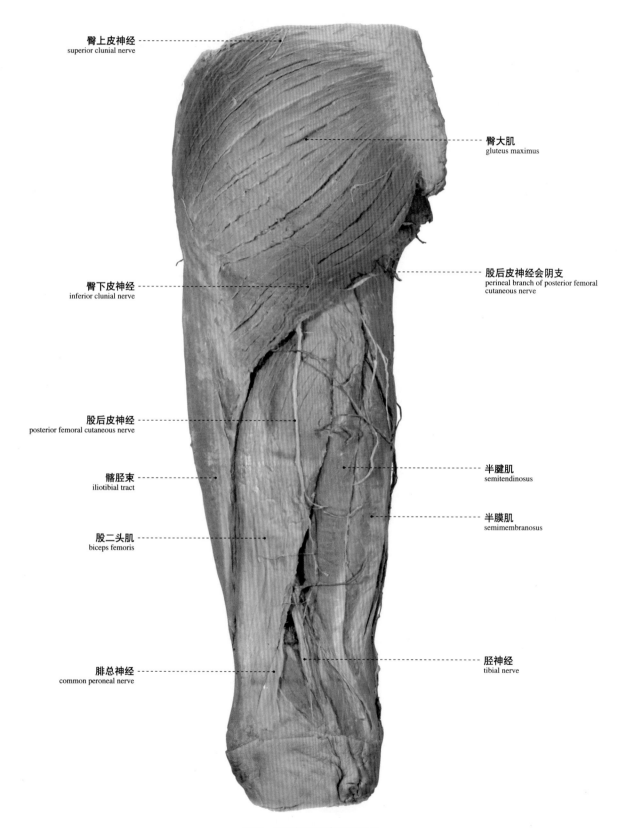

臀上皮神经
superior clunial nerve

臀大肌
gluteus maximus

臀下皮神经
inferior clunial nerve

股后皮神经会阴支
perineal branch of posterior femoral cutaneous nerve

股后皮神经
posterior femoral cutaneous nerve

半腱肌
semitendinosus

髂胫束
iliotibial tract

半膜肌
semimembranosus

股二头肌
biceps femoris

腓总神经
common peroneal nerve

胫神经
tibial nerve

528. 股后区局部解剖 2
Topography of the posterior femoral region 2

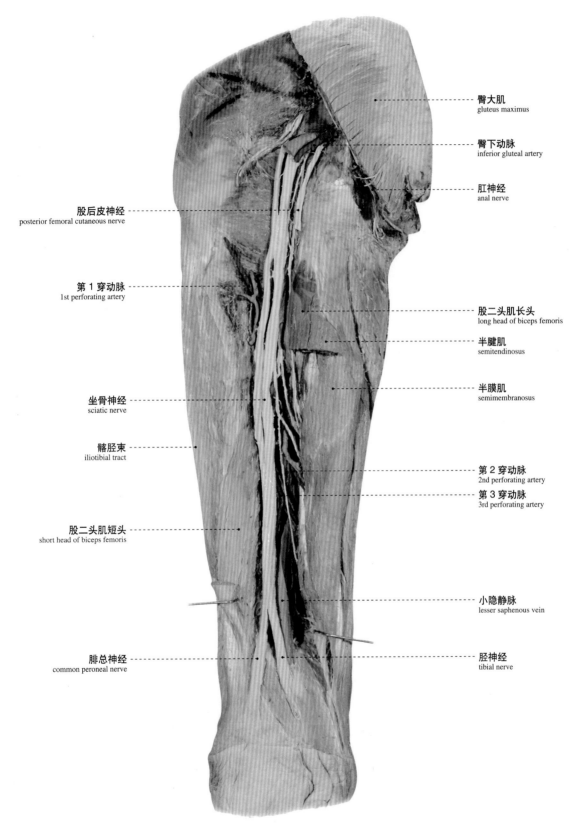

臀大肌
gluteus maximus

臀下动脉
inferior gluteal artery

肛神经
anal nerve

股后皮神经
posterior femoral cutaneous nerve

第 1 穿动脉
1st perforating artery

股二头肌长头
long head of biceps femoris

半腱肌
semitendinosus

半膜肌
semimembranosus

坐骨神经
sciatic nerve

髂胫束
iliotibial tract

第 2 穿动脉
2nd perforating artery

第 3 穿动脉
3rd perforating artery

股二头肌短头
short head of biceps femoris

小隐静脉
lesser saphenous vein

腓总神经
common peroneal nerve

胫神经
tibial nerve

529. 股后区局部解剖 3
Topography of the posterior femoral region 3

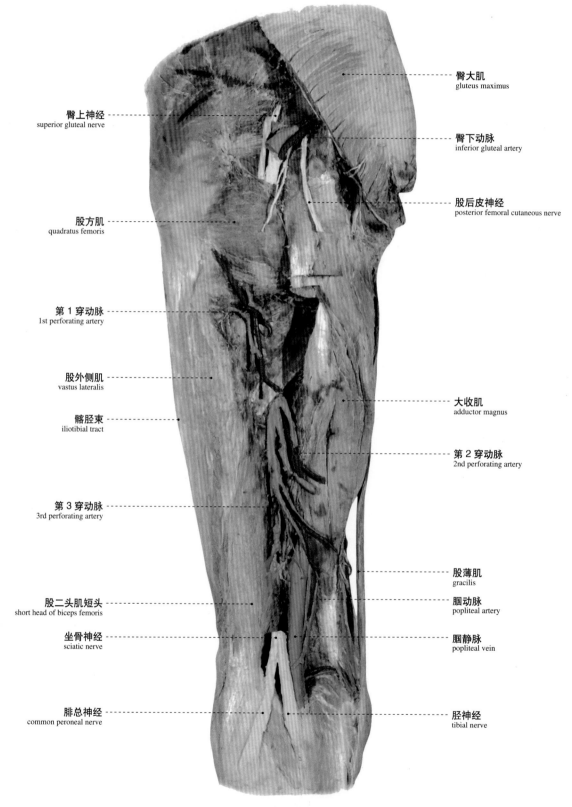

臀大肌
gluteus maximus

臀上神经
superior gluteal nerve

臀下动脉
inferior gluteal artery

股后皮神经
posterior femoral cutaneous nerve

股方肌
quadratus femoris

第 1 穿动脉
1st perforating artery

股外侧肌
vastus lateralis

大收肌
adductor magnus

髂胫束
iliotibial tract

第 2 穿动脉
2nd perforating artery

第 3 穿动脉
3rd perforating artery

股薄肌
gracilis

股二头肌短头
short head of biceps femoris

腘动脉
popliteal artery

坐骨神经
sciatic nerve

腘静脉
popliteal vein

腓总神经
common peroneal nerve

胫神经
tibial nerve

530. 股后区局部解剖 4
Topography of the posterior femoral region 4

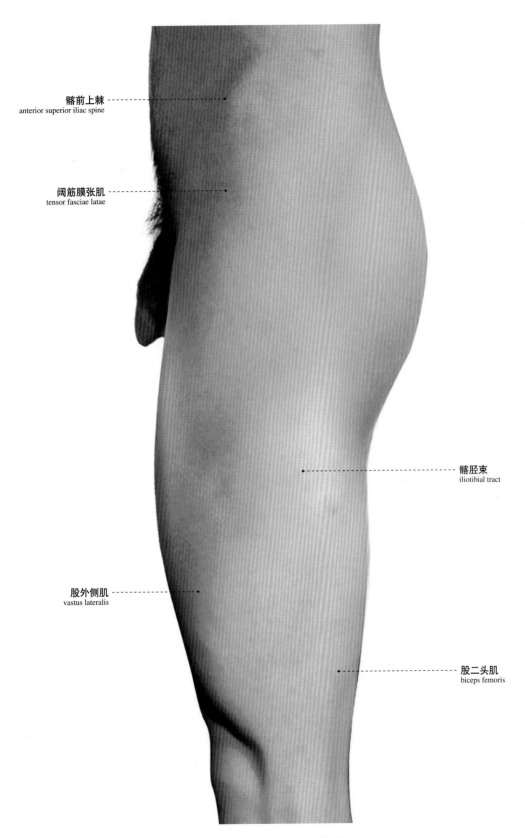

髂前上棘
anterior superior iliac spine

阔筋膜张肌
tensor fasciae latae

髂胫束
iliotibial tract

股外侧肌
vastus lateralis

股二头肌
biceps femoris

531. 股外侧面体表
Surface of the lateral femoral aspect

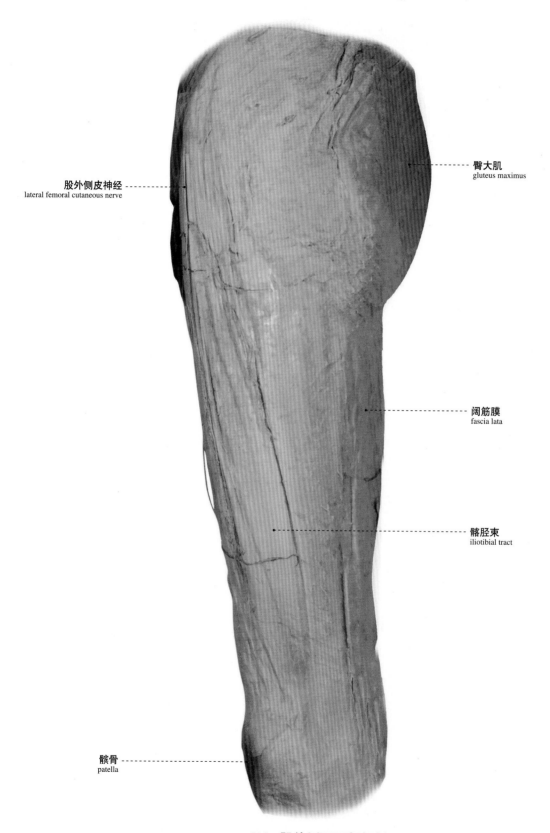

股外侧皮神经
lateral femoral cutaneous nerve

臀大肌
gluteus maximus

阔筋膜
fascia lata

髂胫束
iliotibial tract

髌骨
patella

532. 股外侧面局部解剖 1
Topography of the lateral femoral aspect 1

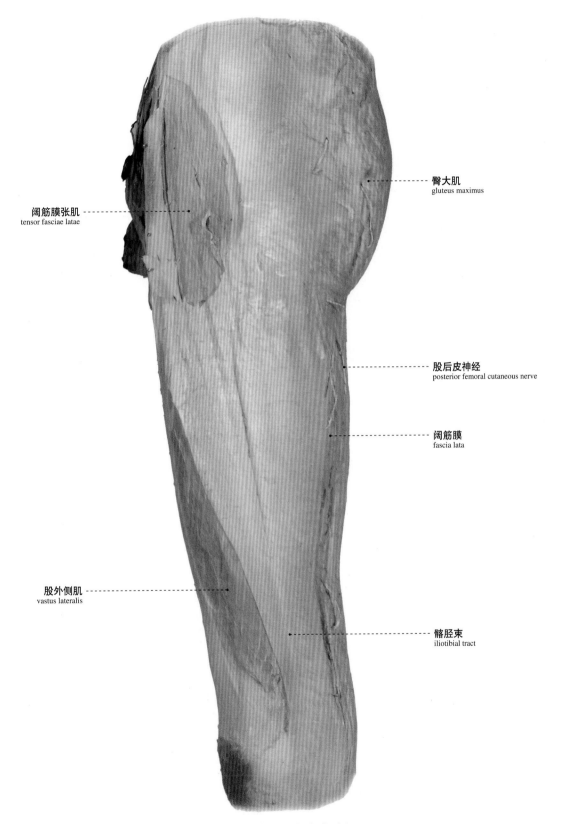

阔筋膜张肌
tensor fasciae latae

臀大肌
gluteus maximus

股后皮神经
posterior femoral cutaneous nerve

阔筋膜
fascia lata

股外侧肌
vastus lateralis

髂胫束
iliotibial tract

533. 股外侧面局部解剖 2
Topography of the lateral femoral aspect 2

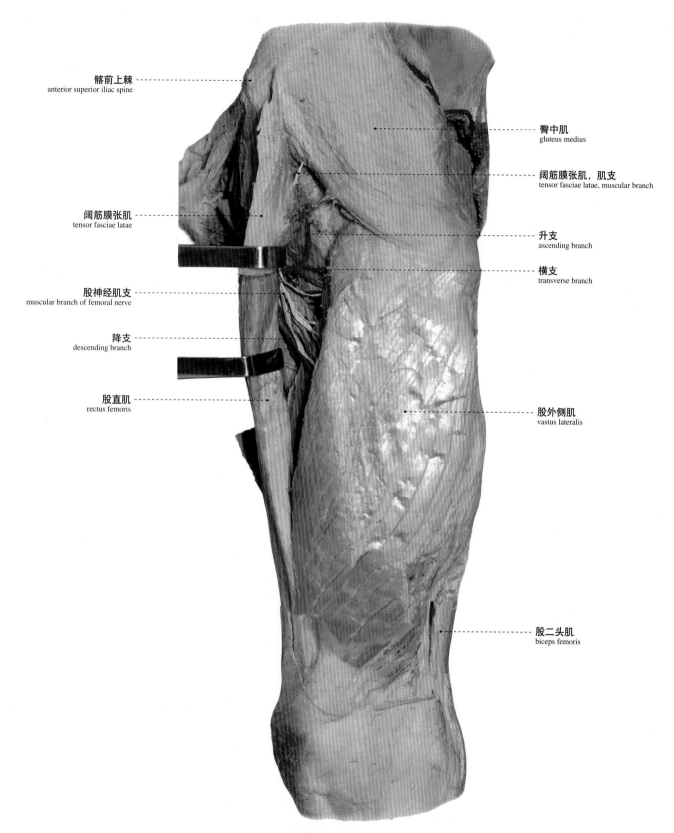

髂前上棘
anterior superior iliac spine

臀中肌
gluteus medius

阔筋膜张肌，肌支
tensor fasciae latae, muscular branch

阔筋膜张肌
tensor fasciae latae

升支
ascending branch

横支
transverse branch

股神经肌支
muscular branch of femoral nerve

降支
descending branch

股直肌
rectus femoris

股外侧肌
vastus lateralis

股二头肌
biceps femoris

534. 股外侧面局部解剖 3
Topography of the lateral femoral aspect 3

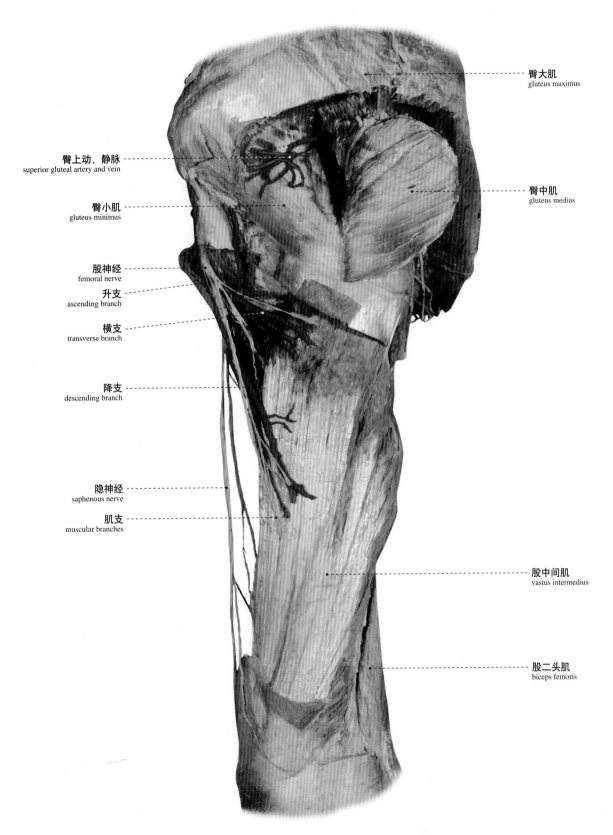

臀大肌
gluteus maximus

臀上动、静脉
superior gluteal artery and vein

臀小肌
gluteus minimus

股神经
femoral nerve

升支
ascending branch

横支
transverse branch

降支
descending branch

隐神经
saphenous nerve

肌支
muscular branches

臀中肌
gluteus medius

股中间肌
vastus intermedius

股二头肌
biceps femoris

535. 股外侧面局部解剖 4

Topography of the lateral femoral aspect 4

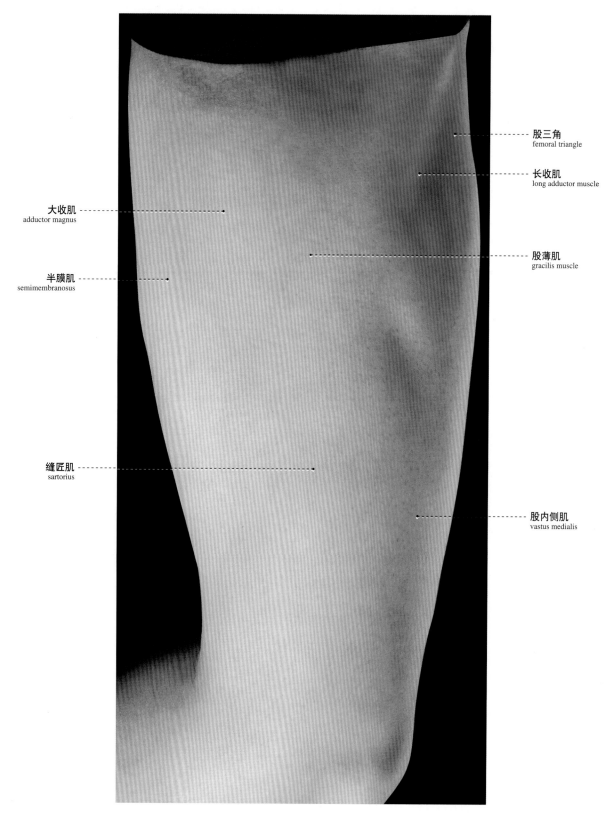

股三角
femoral triangle

长收肌
long adductor muscle

大收肌
adductor magnus

股薄肌
gracilis muscle

半膜肌
semimembranosus

缝匠肌
sartorius

股内侧肌
vastus medialis

536. 股内侧面体表
Surface of the medial femoral aspect

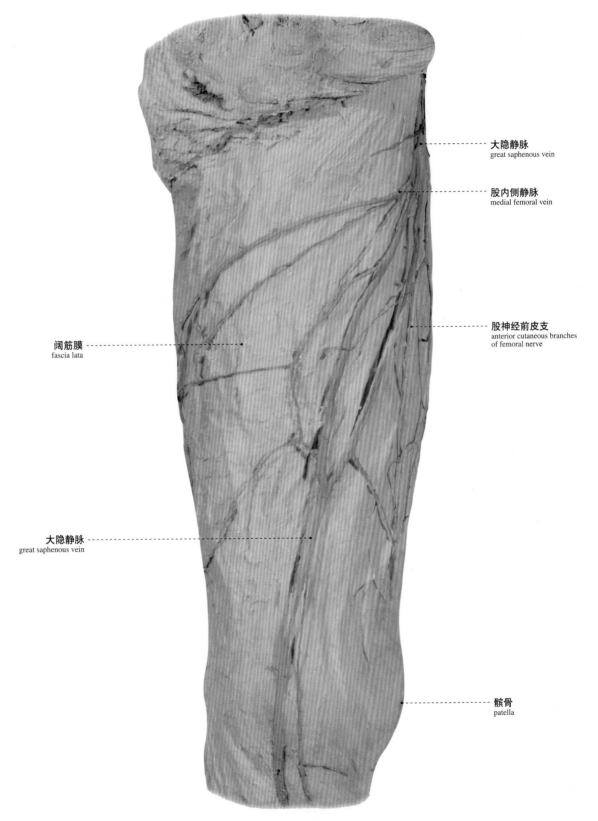

大隐静脉
great saphenous vein

股内侧静脉
medial femoral vein

股神经前皮支
anterior cutaneous branches
of femoral nerve

阔筋膜
fascia lata

大隐静脉
great saphenous vein

髌骨
patella

537. 股内侧面局部解剖 1

Topography of the medial femoral aspect 1

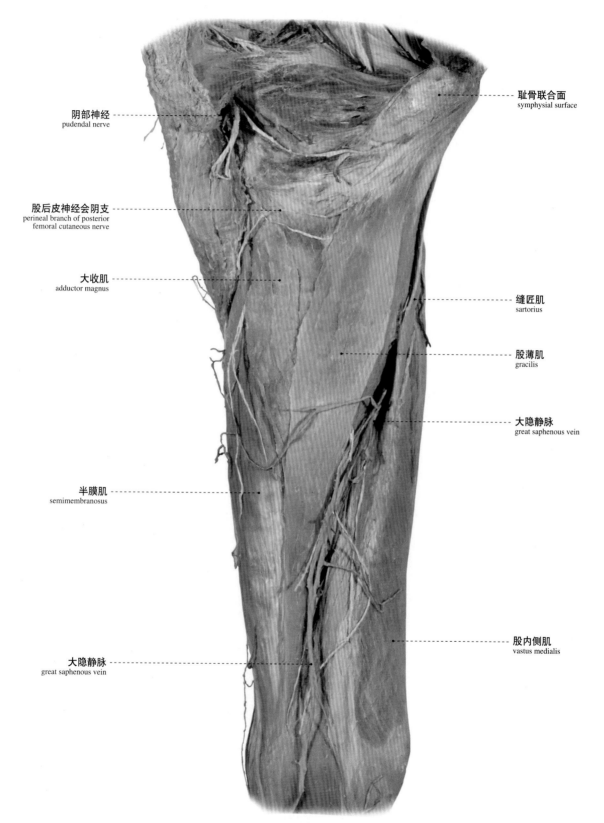

阴部神经
pudendal nerve

股后皮神经会阴支
perineal branch of posterior
femoral cutaneous nerve

大收肌
adductor magnus

半膜肌
semimembranosus

大隐静脉
great saphenous vein

耻骨联合面
symphysial surface

缝匠肌
sartorius

股薄肌
gracilis

大隐静脉
great saphenous vein

股内侧肌
vastus medialis

538. 股内侧面局部解剖 2
Topography of the medial femoral aspect 2

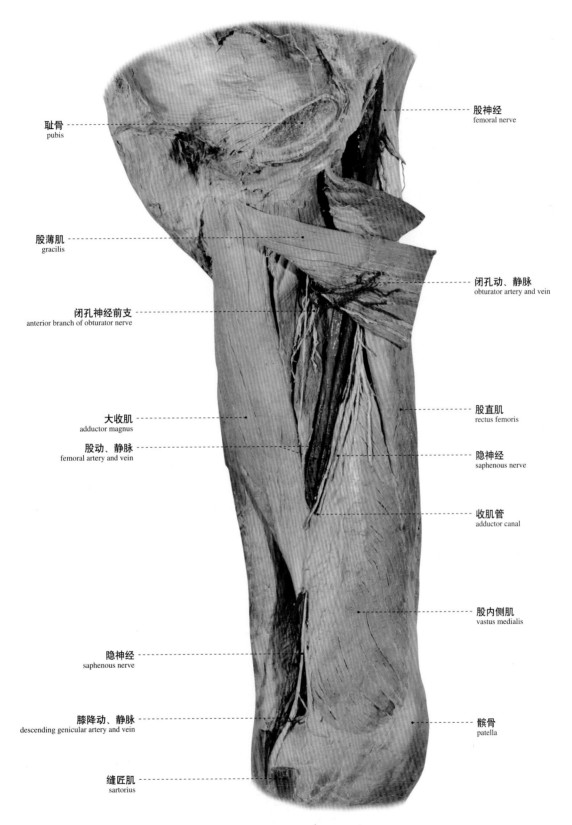

耻骨
pubis

股神经
femoral nerve

股薄肌
gracilis

闭孔动、静脉
obturator artery and vein

闭孔神经前支
anterior branch of obturator nerve

大收肌
adductor magnus

股直肌
rectus femoris

股动、静脉
femoral artery and vein

隐神经
saphenous nerve

收肌管
adductor canal

股内侧肌
vastus medialis

隐神经
saphenous nerve

膝降动、静脉
descending genicular artery and vein

髌骨
patella

缝匠肌
sartorius

539. 股内侧面局部解剖 3
Topography of the medial femoral aspect 3

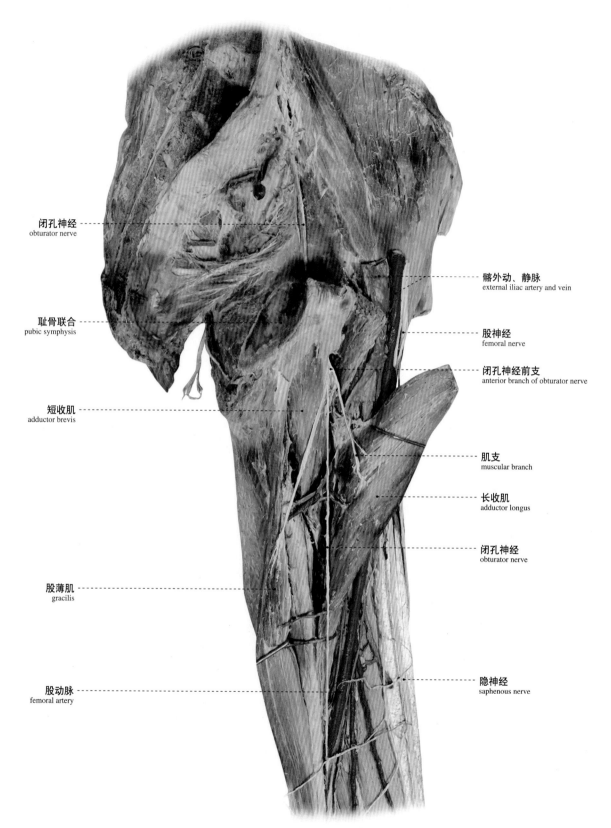

闭孔神经
obturator nerve

耻骨联合
pubic symphysis

短收肌
adductor brevis

股薄肌
gracilis

股动脉
femoral artery

髂外动、静脉
external iliac artery and vein

股神经
femoral nerve

闭孔神经前支
anterior branch of obturator nerve

肌支
muscular branch

长收肌
adductor longus

闭孔神经
obturator nerve

隐神经
saphenous nerve

540. 股内侧面局部解剖 4
Topography of the medial femoral aspect 4

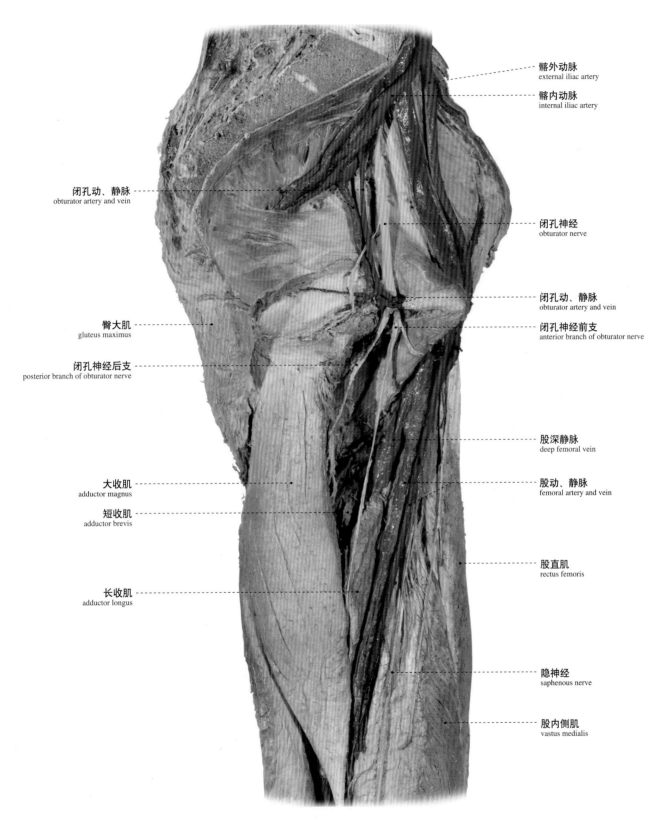

髂外动脉
external iliac artery

髂内动脉
internal iliac artery

闭孔动、静脉
obturator artery and vein

闭孔神经
obturator nerve

闭孔动、静脉
obturator artery and vein

臀大肌
gluteus maximus

闭孔神经前支
anterior branch of obturator nerve

闭孔神经后支
posterior branch of obturator nerve

股深静脉
deep femoral vein

大收肌
adductor magnus

股动、静脉
femoral artery and vein

短收肌
adductor brevis

股直肌
rectus femoris

长收肌
adductor longus

隐神经
saphenous nerve

股内侧肌
vastus medialis

541. 股内侧面局部解剖 5
Topography of the medial femoral aspect 5

第四章

膝 部

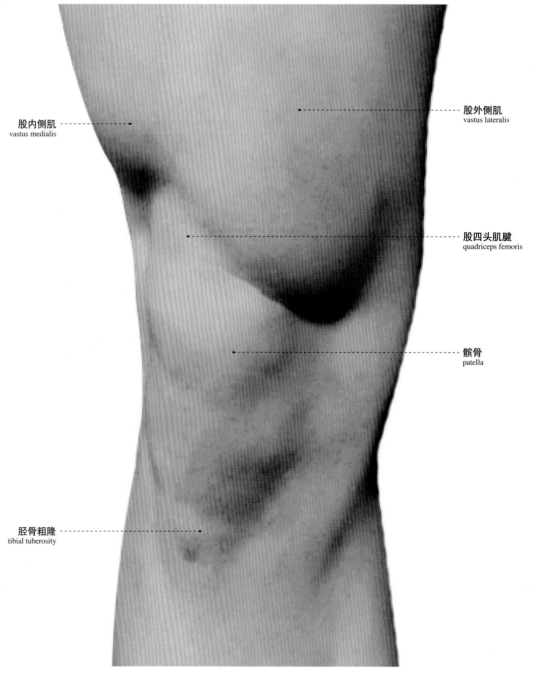

股内侧肌
vastus medialis

股外侧肌
vastus lateralis

股四头肌腱
quadriceps femoris

髌骨
patella

胫骨粗隆
tibial tuberosity

542. 膝前区体表

Surface of the anterior region of the knee

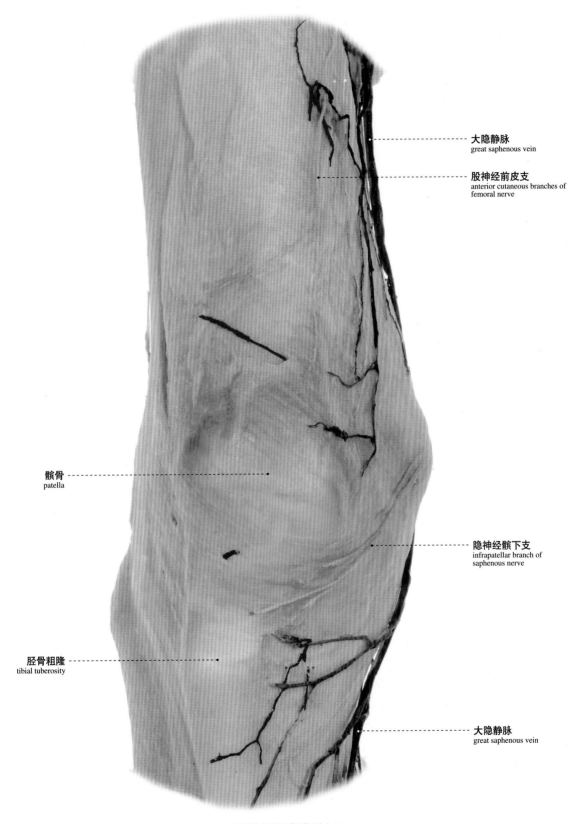

大隐静脉
great saphenous vein

股神经前皮支
anterior cutaneous branches of
femoral nerve

髌骨
patella

隐神经髌下支
infrapatellar branch of
saphenous nerve

胫骨粗隆
tibial tuberosity

大隐静脉
great saphenous vein

543. 膝前区局部解剖 1
Topography of the anterior region of the knee 1

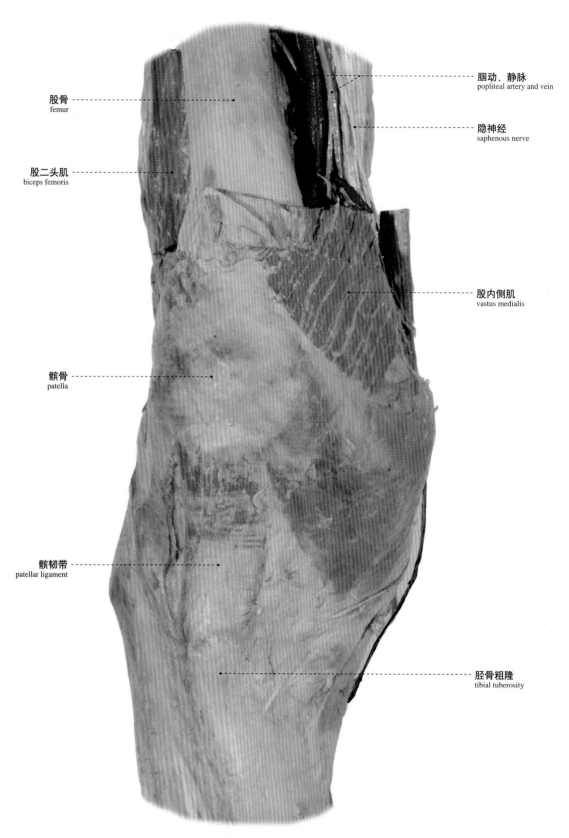

股骨
femur

股二头肌
biceps femoris

髌骨
patella

髌韧带
patellar ligament

腘动、静脉
popliteal artery and vein

隐神经
saphenous nerve

股内侧肌
vastus medialis

胫骨粗隆
tibial tuberosity

544. 膝前区局部解剖 2
Topography of the anterior region of the knee 2

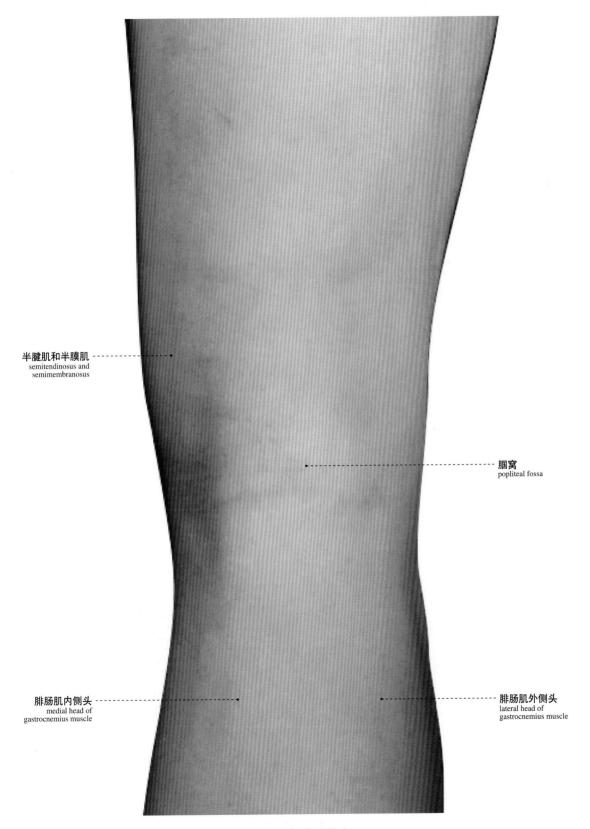

半腱肌和半膜肌
semitendinosus and
semimembranosus

腘窝
popliteal fossa

腓肠肌内侧头
medial head of
gastrocnemius muscle

腓肠肌外侧头
lateral head of
gastrocnemius muscle

545. 膝后区体表
Surface of the posterior region of the knee

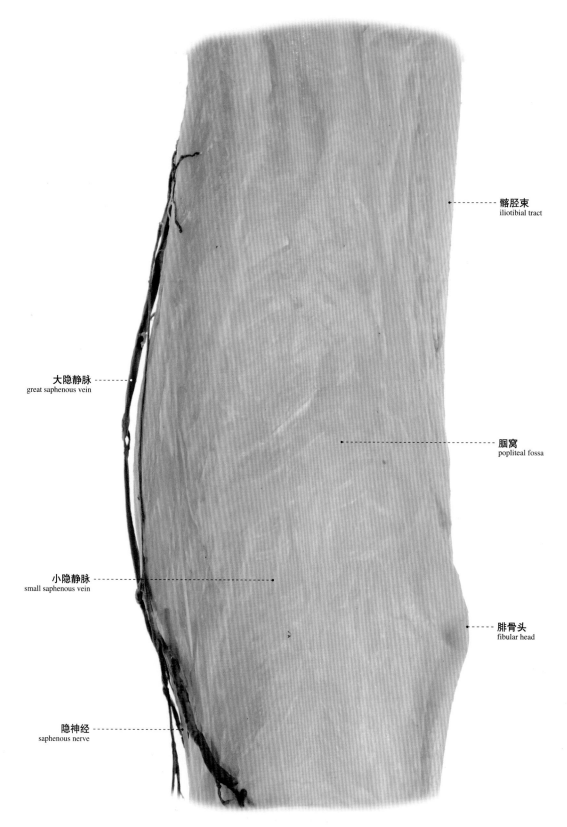

髂胫束
iliotibial tract

大隐静脉
great saphenous vein

腘窝
popliteal fossa

小隐静脉
small saphenous vein

腓骨头
fibular head

隐神经
saphenous nerve

546. 膝后区局部解剖 1
Topography of the posterior region of the knee 1

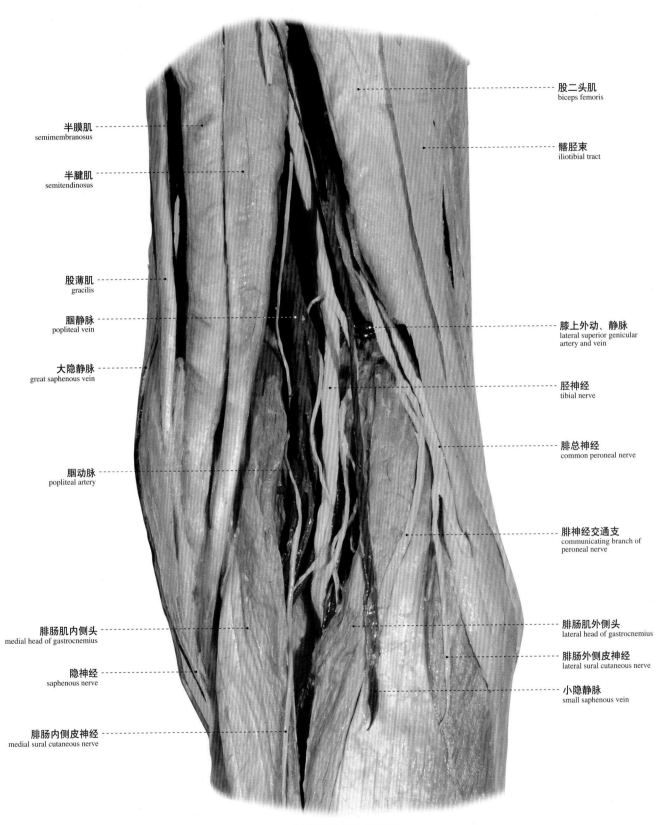

半膜肌
semimembranosus

半腱肌
semitendinosus

股薄肌
gracilis

腘静脉
popliteal vein

大隐静脉
great saphenous vein

腘动脉
popliteal artery

腓肠肌内侧头
medial head of gastrocnemius

隐神经
saphenous nerve

腓肠内侧皮神经
medial sural cutaneous nerve

股二头肌
biceps femoris

髂胫束
iliotibial tract

膝上外动、静脉
lateral superior genicular
artery and vein

胫神经
tibial nerve

腓总神经
common peroneal nerve

腓神经交通支
communicating branch of
peroneal nerve

腓肠肌外侧头
lateral head of gastrocnemius

腓肠外侧皮神经
lateral sural cutaneous nerve

小隐静脉
small saphenous vein

547. 膝后区局部解剖 2
Topography of the posterior region of the knee 2

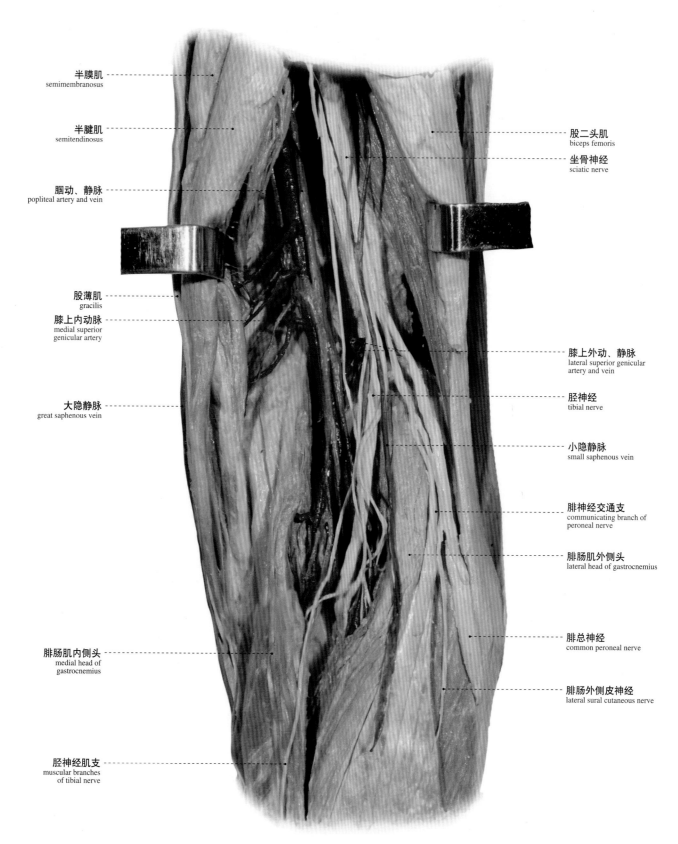

半膜肌
semimembranosus

半腱肌
semitendinosus

腘动、静脉
popliteal artery and vein

股薄肌
gracilis

膝上内动脉
medial superior
genicular artery

大隐静脉
great saphenous vein

腓肠肌内侧头
medial head of
gastrocnemius

胫神经肌支
muscular branches
of tibial nerve

股二头肌
biceps femoris

坐骨神经
sciatic nerve

膝上外动、静脉
lateral superior genicular
artery and vein

胫神经
tibial nerve

小隐静脉
small saphenous vein

腓神经交通支
communicating branch of
peroneal nerve

腓肠肌外侧头
lateral head of gastrocnemius

腓总神经
common peroneal nerve

腓肠外侧皮神经
lateral sural cutaneous nerve

548. 膝后区局部解剖 3
Topography of the posterior region of the knee 3

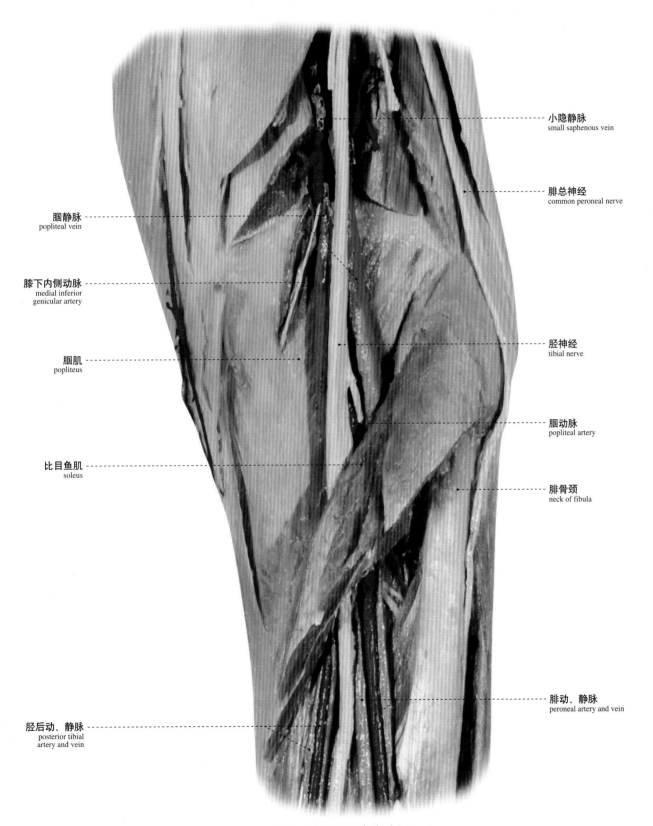

小隐静脉
small saphenous vein

腓总神经
common peroneal nerve

腘静脉
popliteal vein

膝下内侧动脉
medial inferior
genicular artery

腘肌
popliteus

比目鱼肌
soleus

胫神经
tibial nerve

腘动脉
popliteal artery

腓骨颈
neck of fibula

腓动、静脉
peroneal artery and vein

胫后动、静脉
posterior tibial
artery and vein

549. 膝后区局部解剖 4
Topography of the posterior region of the knee 4

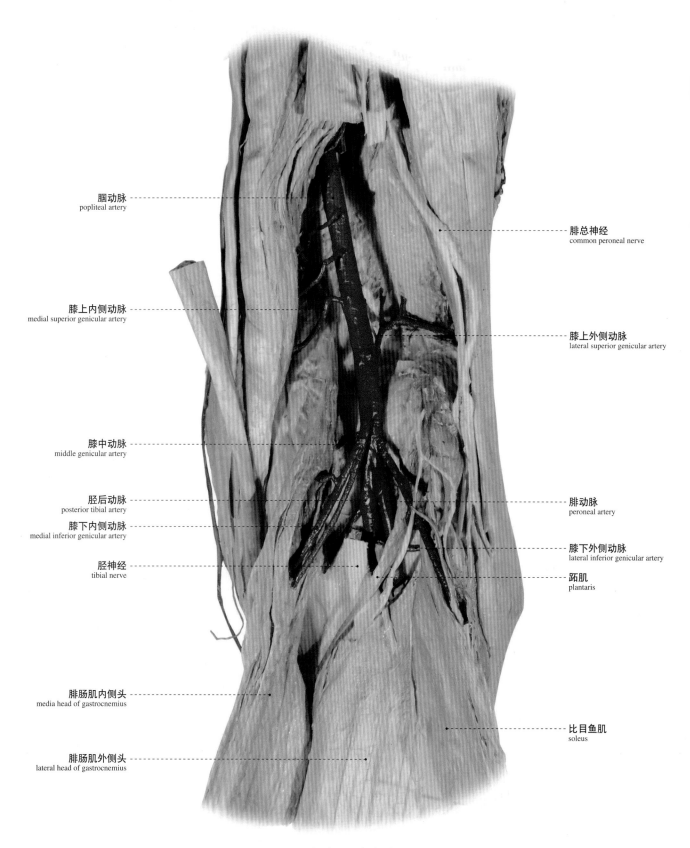

腘动脉
popliteal artery

腓总神经
common peroneal nerve

膝上内侧动脉
medial superior genicular artery

膝上外侧动脉
lateral superior genicular artery

膝中动脉
middle genicular artery

胫后动脉
posterior tibial artery

腓动脉
peroneal artery

膝下内侧动脉
medial inferior genicular artery

膝下外侧动脉
lateral inferior genicular artery

胫神经
tibial nerve

跖肌
plantaris

腓肠肌内侧头
media head of gastrocnemius

比目鱼肌
soleus

腓肠肌外侧头
lateral head of gastrocnemius

550. 膝后区局部解剖 5
Topography of the posterior region of the knee 5

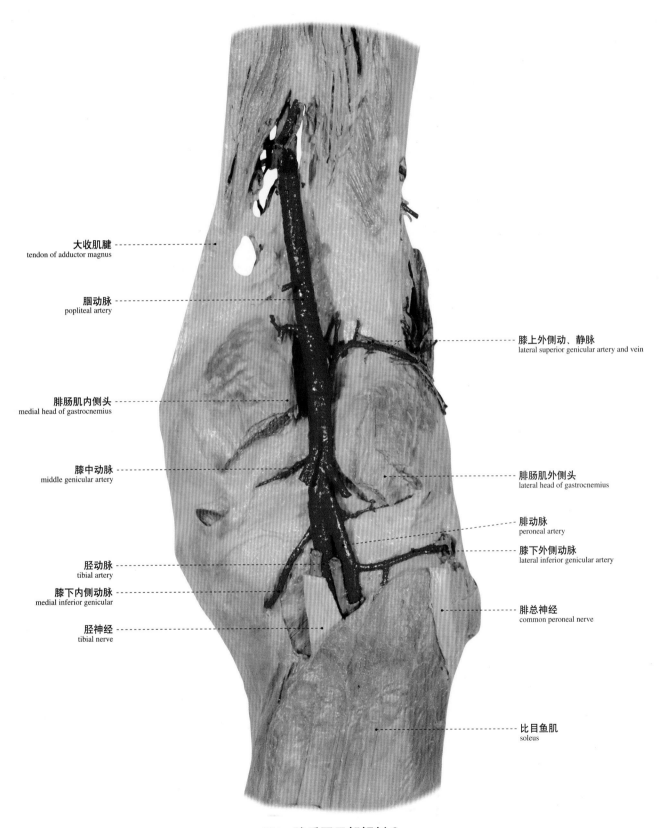

大收肌腱
tendon of adductor magnus

腘动脉
popliteal artery

腓肠肌内侧头
medial head of gastrocnemius

膝中动脉
middle genicular artery

胫动脉
tibial artery

膝下内侧动脉
medial inferior genicular

胫神经
tibial nerve

膝上外侧动、静脉
lateral superior genicular artery and vein

腓肠肌外侧头
lateral head of gastrocnemius

腓动脉
peroneal artery

膝下外侧动脉
lateral inferior genicular artery

腓总神经
common peroneal nerve

比目鱼肌
soleus

551. 膝后区局部解剖 6
Topography of the posterior region of the knee 6

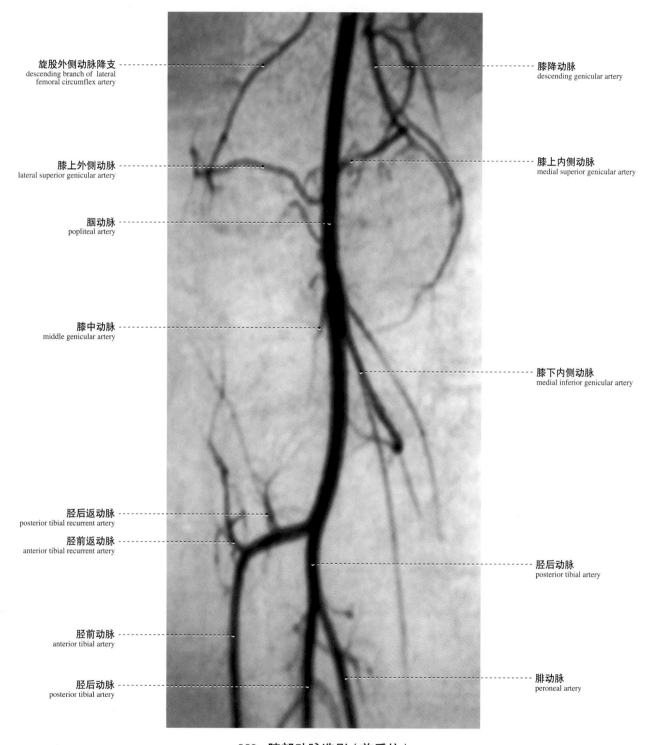

旋股外侧动脉降支
descending branch of lateral
femoral circumflex artery

膝降动脉
descending genicular artery

膝上外侧动脉
lateral superior genicular artery

膝上内侧动脉
medial superior genicular artery

腘动脉
popliteal artery

膝中动脉
middle genicular artery

膝下内侧动脉
medial inferior genicular artery

胫后返动脉
posterior tibial recurrent artery

胫前返动脉
anterior tibial recurrent artery

胫后动脉
posterior tibial artery

胫前动脉
anterior tibial artery

胫后动脉
posterior tibial artery

腓动脉
peroneal artery

552. 膝部动脉造影（前后位）
Angiography of the knee (anteroposterior view)

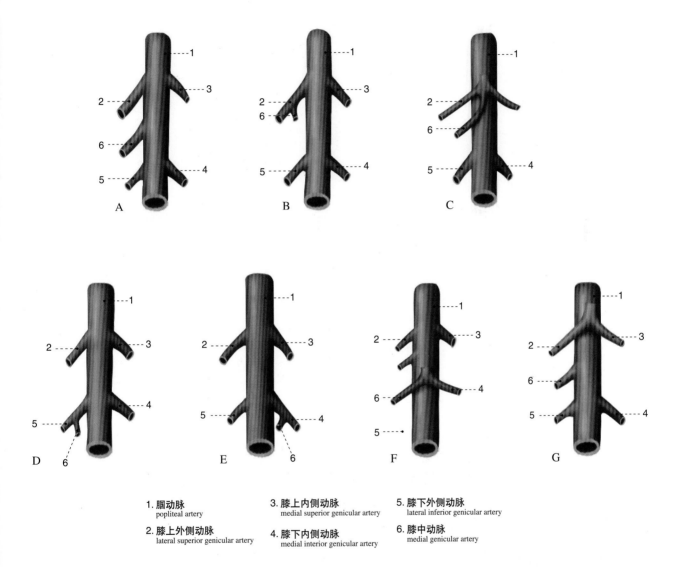

1. **腘动脉**
   popliteal artery

2. **膝上外侧动脉**
   lateral superior genicular artery

3. **膝上内侧动脉**
   medial superior genicular artery

4. **膝下内侧动脉**
   medial interior genicular artery

5. **膝下外侧动脉**
   lateral inferior genicular artery

6. **膝中动脉**
   medial genicular artery

553. 腘动脉分支类型
Types of branches of the popliteal artery

A. 膝中动脉起自腘动脉；B. 膝中动脉起自膝上外侧动脉；C. 膝上内、外侧动脉共干，并发出膝中动脉；D. 膝中动脉起自膝下外侧动脉；E. 膝中动脉起自膝下内侧动脉；F. 膝下内、外侧动脉共干，膝中动脉起自腘动脉；G. 膝上内、外侧动脉共干，膝中动脉起自腘动脉

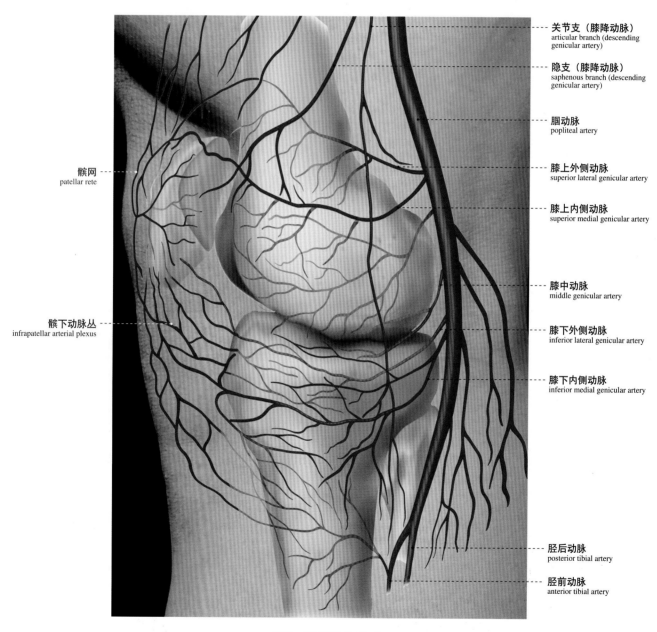

关节支（膝降动脉）
articular branch (descending genicular artery)

隐支（膝降动脉）
saphenous branch (descending genicular artery)

腘动脉
popliteal artery

膝上外侧动脉
superior lateral genicular artery

膝上内侧动脉
superior medial genicular artery

膝中动脉
middle genicular artery

膝下外侧动脉
inferior lateral genicular artery

膝下内侧动脉
inferior medial genicular artery

胫后动脉
posterior tibial artery

胫前动脉
anterior tibial artery

髌网
patellar rete

髌下动脉丛
infrapatellar arterial plexus

554. 膝部动脉分布
Arterial distribution of the knee region

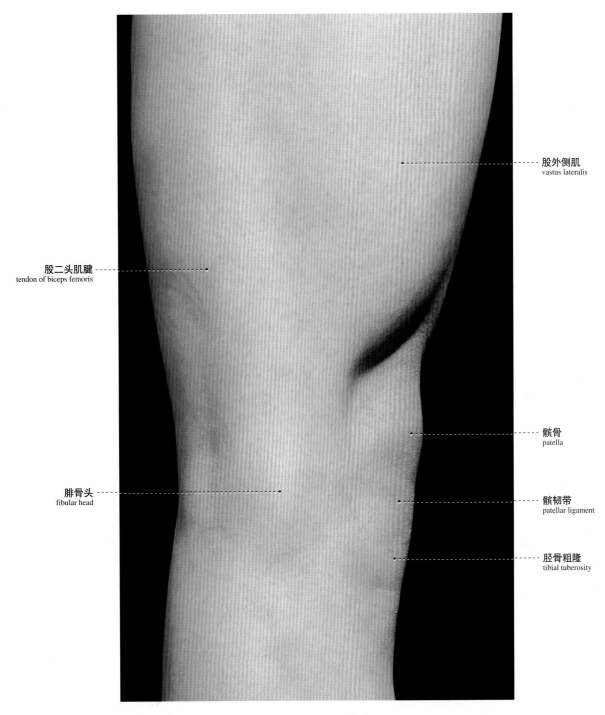

股外侧肌
vastus lateralis

股二头肌腱
tendon of biceps femoris

髌骨
patella

腓骨头
fibular head

髌韧带
patellar ligament

胫骨粗隆
tibial tuberosity

555. 膝外侧面体表
Surface of the lateral aspect of the knee

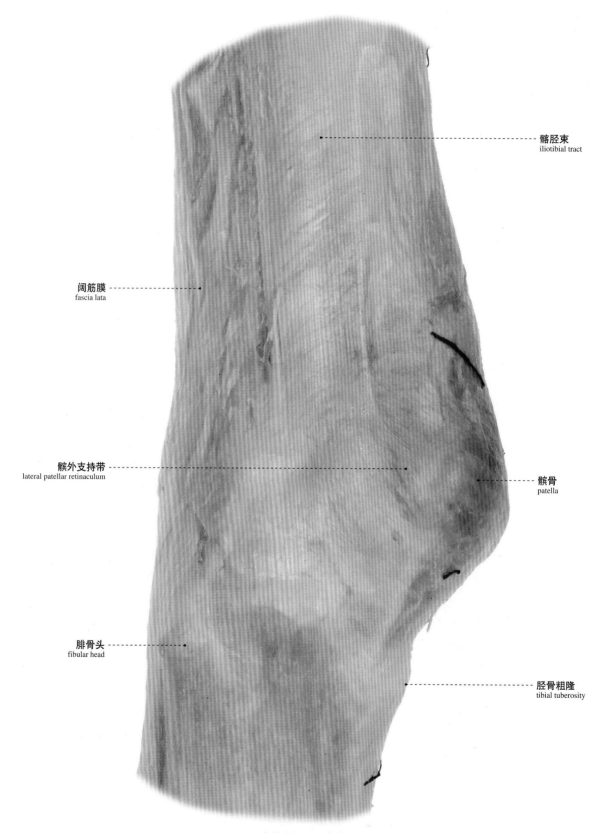

髂胫束
iliotibial tract

阔筋膜
fascia lata

髌外支持带
lateral patellar retinaculum

髌骨
patella

腓骨头
fibular head

胫骨粗隆
tibial tuberosity

556. 膝外侧面局部解剖 1
Topography of the lateral aspect of the knee 1

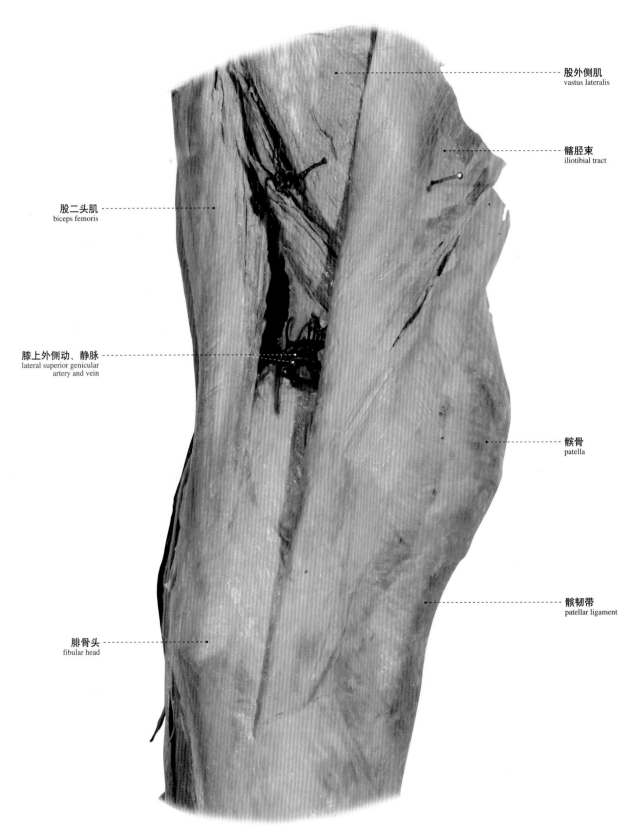

股外侧肌
vastus lateralis

髂胫束
iliotibial tract

股二头肌
biceps femoris

膝上外侧动、静脉
lateral superior genicular
artery and vein

髌骨
patella

髌韧带
patellar ligament

腓骨头
fibular head

557. 膝外侧面局部解剖 2

Topography of the lateral aspect of the knee 2

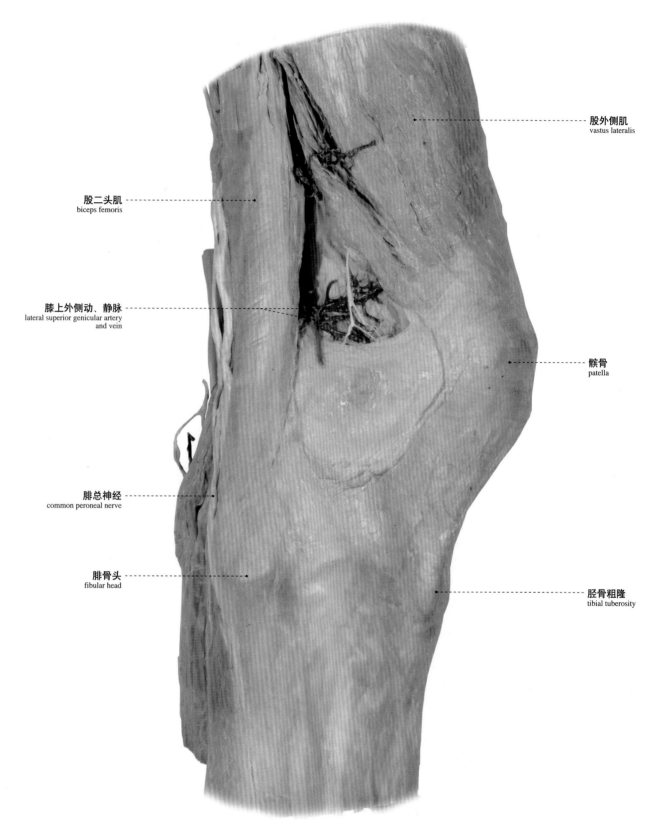

股外侧肌
vastus lateralis

股二头肌
biceps femoris

膝上外侧动、静脉
lateral superior genicular artery
and vein

髌骨
patella

腓总神经
common peroneal nerve

腓骨头
fibular head

胫骨粗隆
tibial tuberosity

558. 膝外侧面局部解剖 3
Topography of the lateral aspect of the knee 3

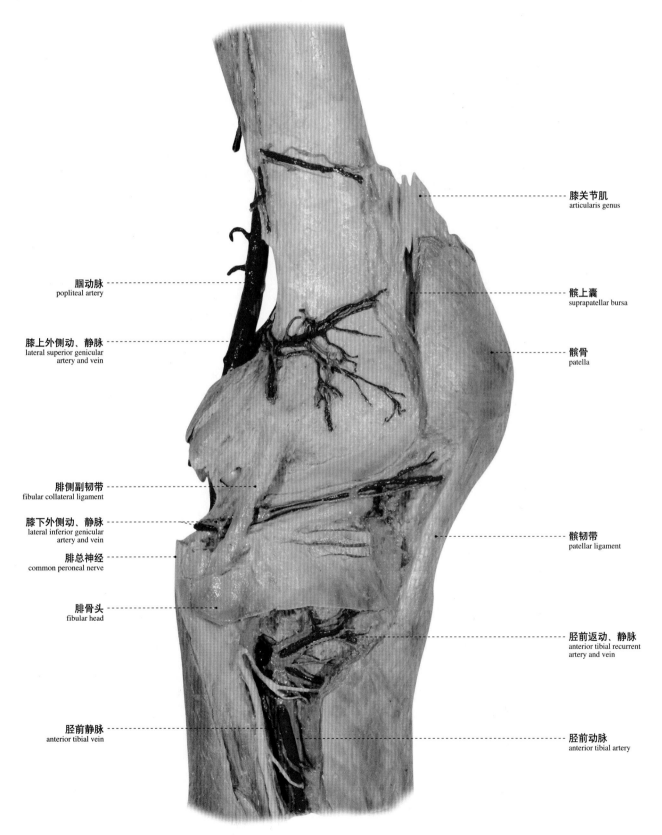

膝关节肌
articularis genus

胭动脉
popliteal artery

膝上外侧动、静脉
lateral superior genicular
artery and vein

髌上囊
suprapatellar bursa

髌骨
patella

腓侧副韧带
fibular collateral ligament

膝下外侧动、静脉
lateral inferior genicular
artery and vein

腓总神经
common peroneal nerve

髌韧带
patellar ligament

腓骨头
fibular head

胫前返动、静脉
anterior tibial recurrent
artery and vein

胫前静脉
anterior tibial vein

胫前动脉
anterior tibial artery

559. 膝外侧面局部解剖 4
Topography of the lateral aspect of the knee 4

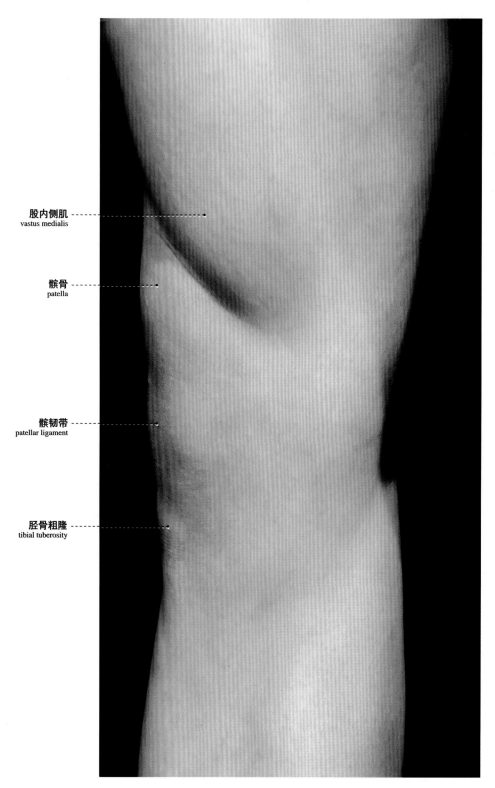

股内侧肌
vastus medialis

髌骨
patella

髌韧带
patellar ligament

胫骨粗隆
tibial tuberosity

560. 膝内侧面体表
Surface of the medial aspect of the knee

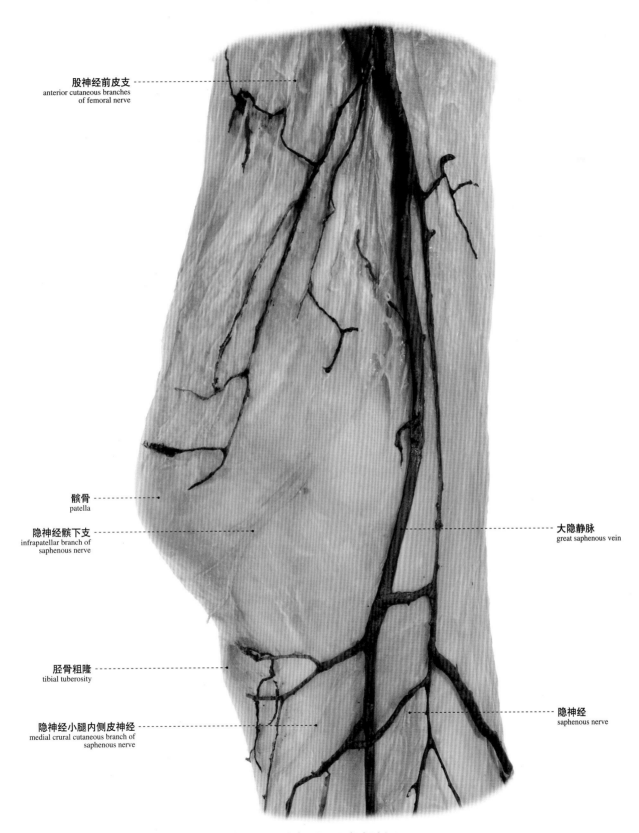

股神经前皮支
anterior cutaneous branches
of femoral nerve

髌骨
patella

隐神经髌下支
infrapatellar branch of
saphenous nerve

胫骨粗隆
tibial tuberosity

隐神经小腿内侧皮神经
medial crural cutaneous branch of
saphenous nerve

大隐静脉
great saphenous vein

隐神经
saphenous nerve

561. 膝内侧面局部解剖 1

Topography of the medial aspect of the knee 1

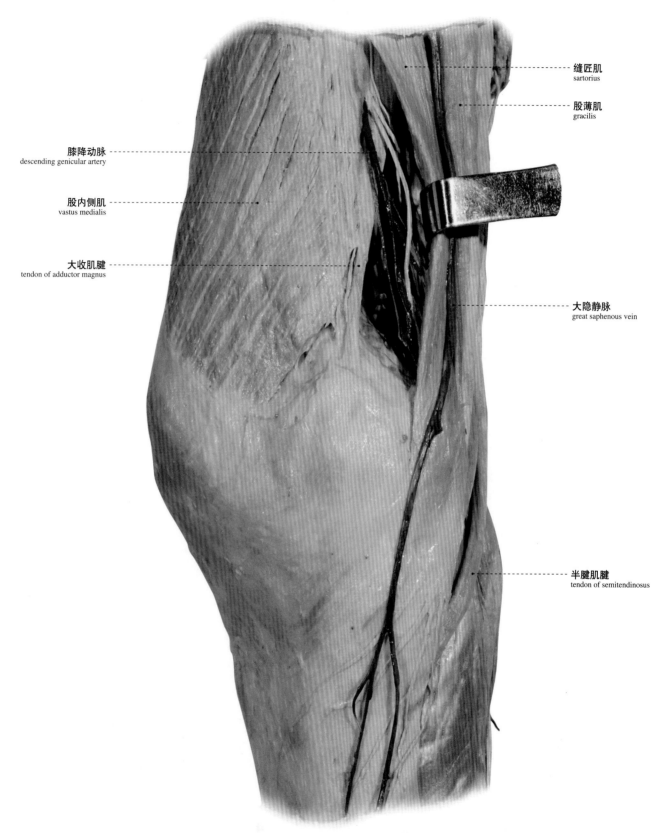

缝匠肌
sartorius

股薄肌
gracilis

膝降动脉
descending genicular artery

股内侧肌
vastus medialis

大收肌腱
tendon of adductor magnus

大隐静脉
great saphenous vein

半腱肌腱
tendon of semitendinosus

562. 膝内侧面局部解剖 2
Topography of the medial aspect of the knee 2

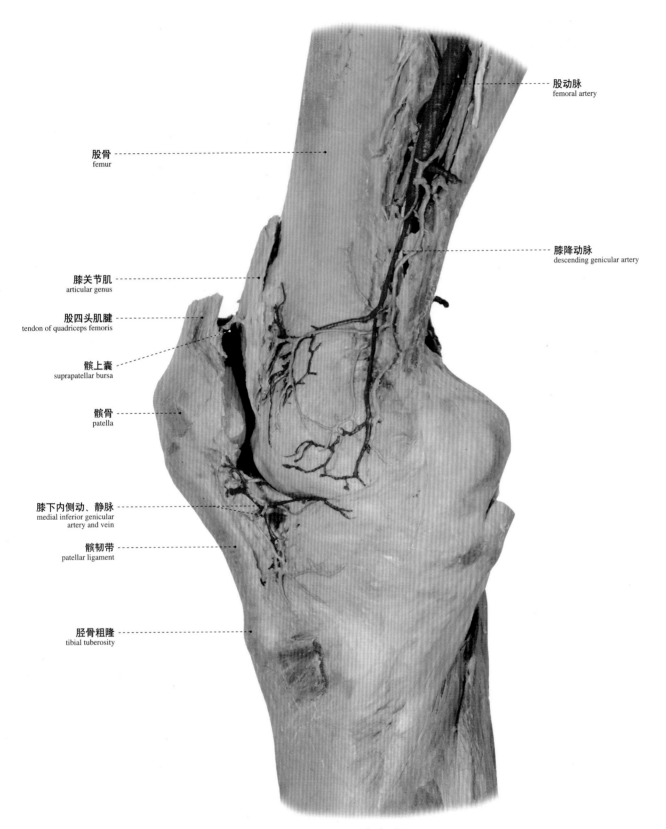

股动脉
femoral artery

股骨
femur

膝降动脉
descending genicular artery

膝关节肌
articular genus

股四头肌腱
tendon of quadriceps femoris

髌上囊
suprapatellar bursa

髌骨
patella

膝下内侧动、静脉
medial inferior genicular
artery and vein

髌韧带
patellar ligament

胫骨粗隆
tibial tuberosity

563. 膝内侧面局部解剖 3
Topography of the medial aspect of the knee 3

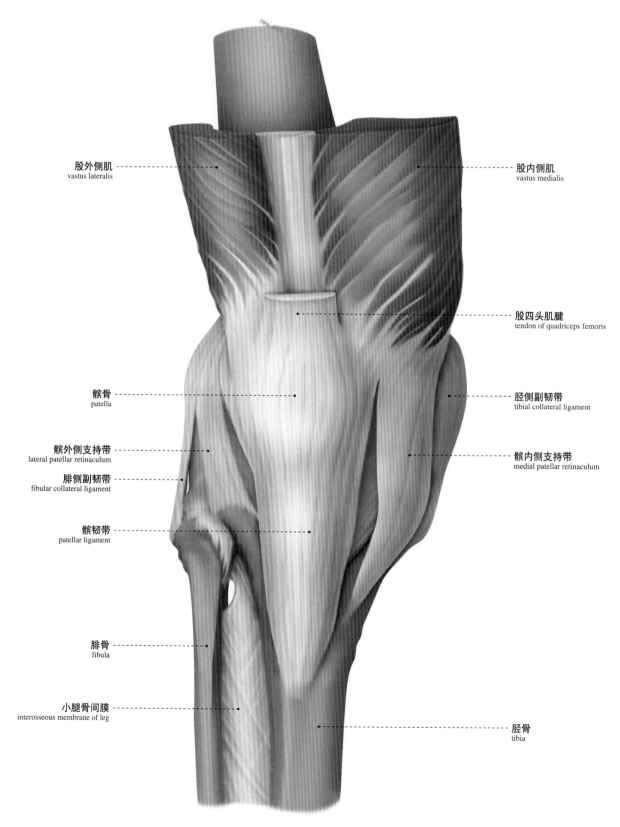

股外侧肌
vastus lateralis

股内侧肌
vastus medialis

股四头肌腱
tendon of quadriceps femoris

髌骨
patella

胫侧副韧带
tibial collateral ligament

髌外侧支持带
lateral patellar retinaculum

髌内侧支持带
medial patellar retinaculum

腓侧副韧带
fibular collateral ligament

髌韧带
patellar ligament

腓骨
fibula

小腿骨间膜
interosseous membrane of leg

胫骨
tibia

564. 膝关节囊和韧带（前面观）
Capsula and ligaments of the knee joint (anterior aspect)

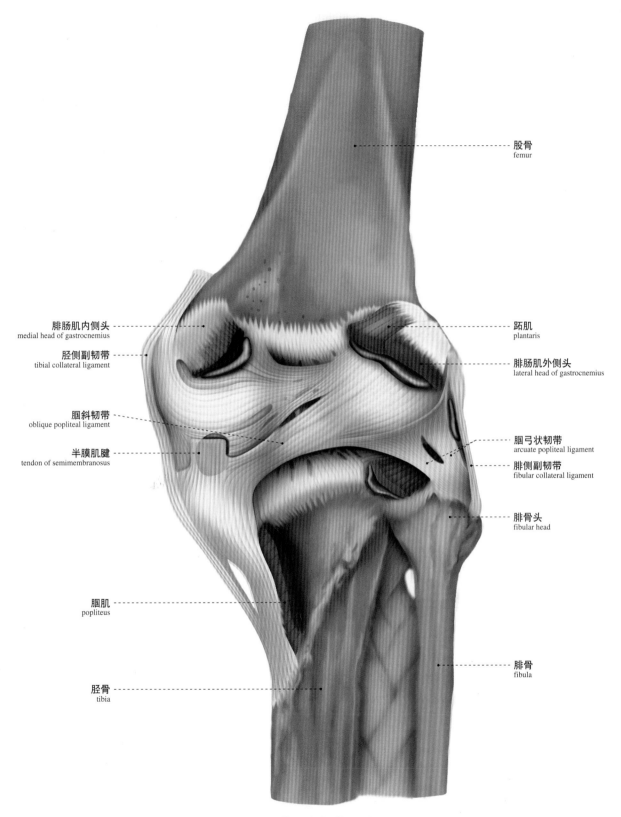

腓肠肌内侧头
medial head of gastrocnemius

胫侧副韧带
tibial collateral ligament

腘斜韧带
oblique popliteal ligament

半膜肌腱
tendon of semimembranosus

腘肌
popliteus

胫骨
tibia

股骨
femur

跖肌
plantaris

腓肠肌外侧头
lateral head of gastrocnemius

腘弓状韧带
arcuate popliteal ligament

腓侧副韧带
fibular collateral ligament

腓骨头
fibular head

腓骨
fibula

565. 膝关节囊和韧带（后面观）

Capsula and ligaments of the knee joint (posterior aspect)

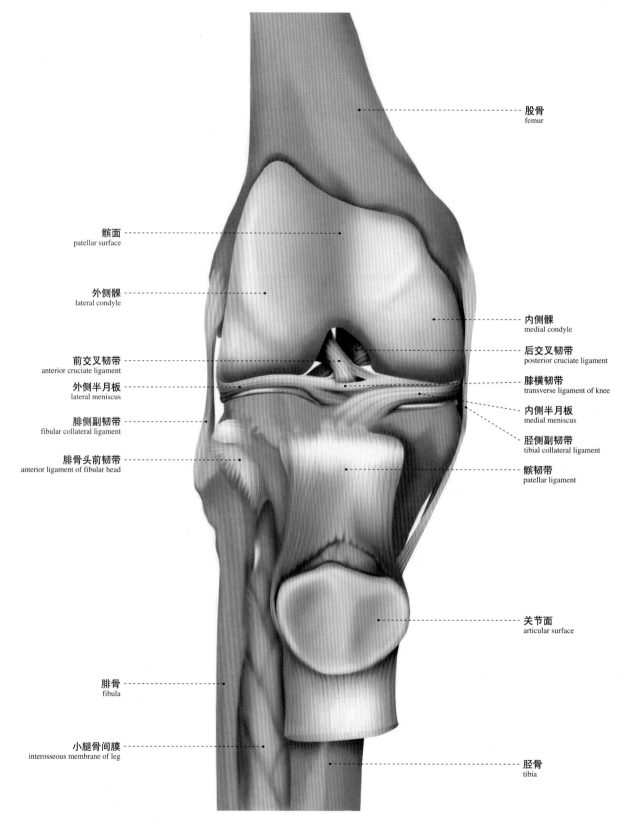

髌面
patellar surface

外侧髁
lateral condyle

前交叉韧带
anterior cruciate ligament

外侧半月板
lateral meniscus

腓侧副韧带
fibular collateral ligament

腓骨头前韧带
anterior ligament of fibular head

腓骨
fibula

小腿骨间膜
interosseous membrane of leg

股骨
femur

内侧髁
medial condyle

后交叉韧带
posterior cruciate ligament

膝横韧带
transverse ligament of knee

内侧半月板
medial meniscus

胫侧副韧带
tibial collateral ligament

髌韧带
patellar ligament

关节面
articular surface

胫骨
tibia

566. 膝关节交叉韧带（前面观）
Cruciate ligament of the knee joint (anterior aspect)

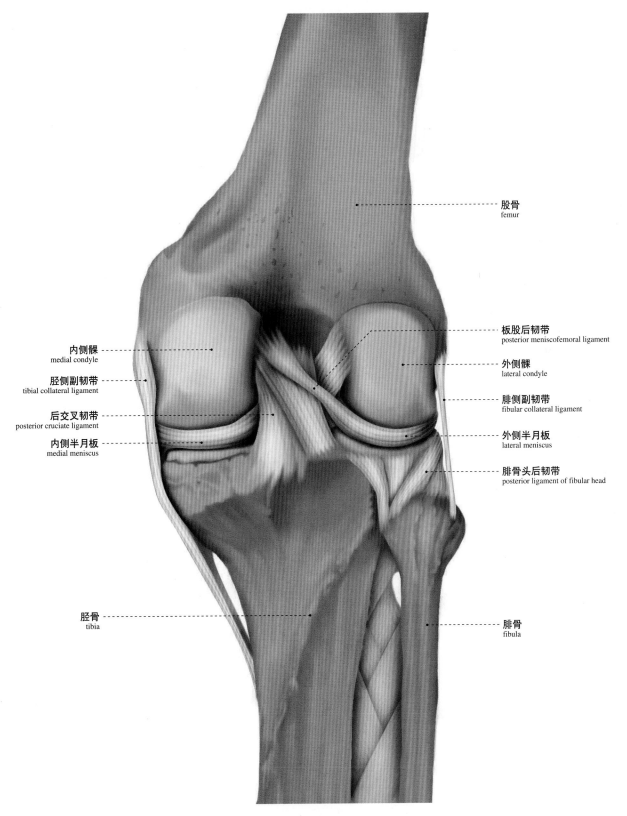

股骨
femur

板股后韧带
posterior meniscofemoral ligament

内侧髁
medial condyle

外侧髁
lateral condyle

胫侧副韧带
tibial collateral ligament

腓侧副韧带
fibular collateral ligament

后交叉韧带
posterior cruciate ligament

外侧半月板
lateral meniscus

内侧半月板
medial meniscus

腓骨头后韧带
posterior ligament of fibular head

胫骨
tibia

腓骨
fibula

567. 膝关节交叉韧带（后面观）
Cruciate ligament of the knee joint (posterior aspect)

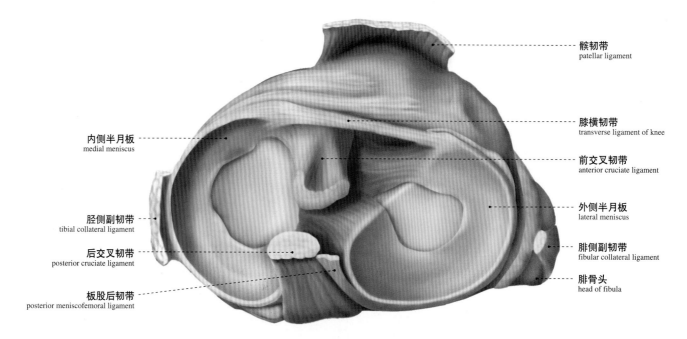

内侧半月板
medial meniscus

胫侧副韧带
tibial collateral ligament

后交叉韧带
posterior cruciate ligament

板股后韧带
posterior meniscofemoral ligament

髌韧带
patellar ligament

膝横韧带
transverse ligament of knee

前交叉韧带
anterior cruciate ligament

外侧半月板
lateral meniscus

腓侧副韧带
fibular collateral ligament

腓骨头
head of fibula

568. 膝关节半月板
Meniscus of the knee joint

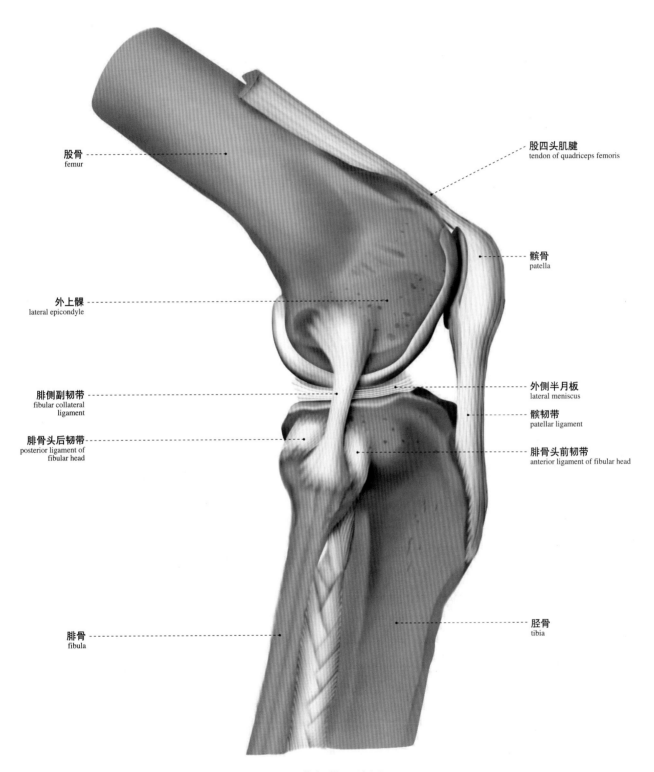

股骨
femur

股四头肌腱
tendon of quadriceps femoris

髌骨
patella

外上髁
lateral epicondyle

外侧半月板
lateral meniscus

腓侧副韧带
fibular collateral
ligament

髌韧带
patellar ligament

腓骨头后韧带
posterior ligament of
fibular head

腓骨头前韧带
anterior ligament of fibular head

胫骨
tibia

腓骨
fibula

569. 膝关节韧带（外侧面观）
Ligaments of the knee joint (lateral aspect)

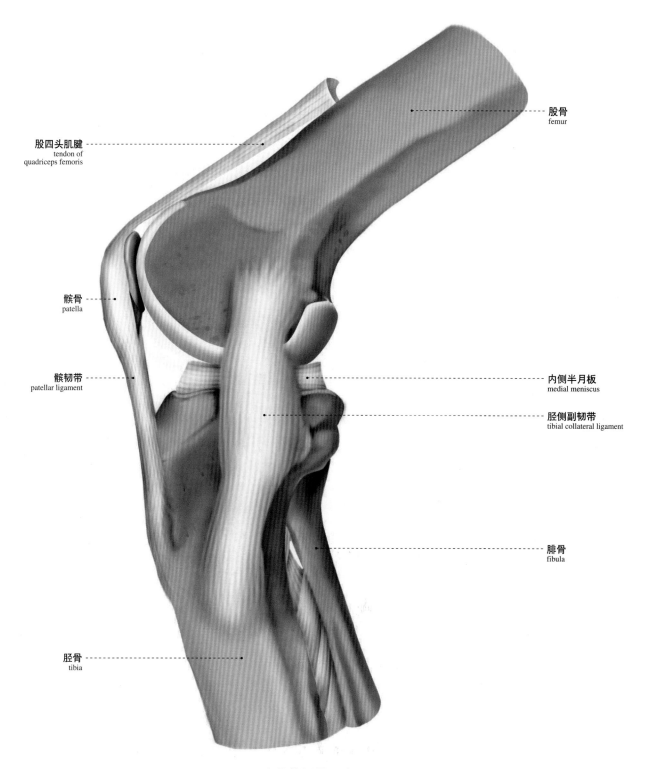

股骨
femur

股四头肌腱
tendon of
quadriceps femoris

髌骨
patella

髌韧带
patellar ligament

内侧半月板
medial meniscus

胫侧副韧带
tibial collateral ligament

腓骨
fibula

胫骨
tibia

570. 膝关节韧带（内侧面观）
Ligaments of the knee joint (medial aspect)

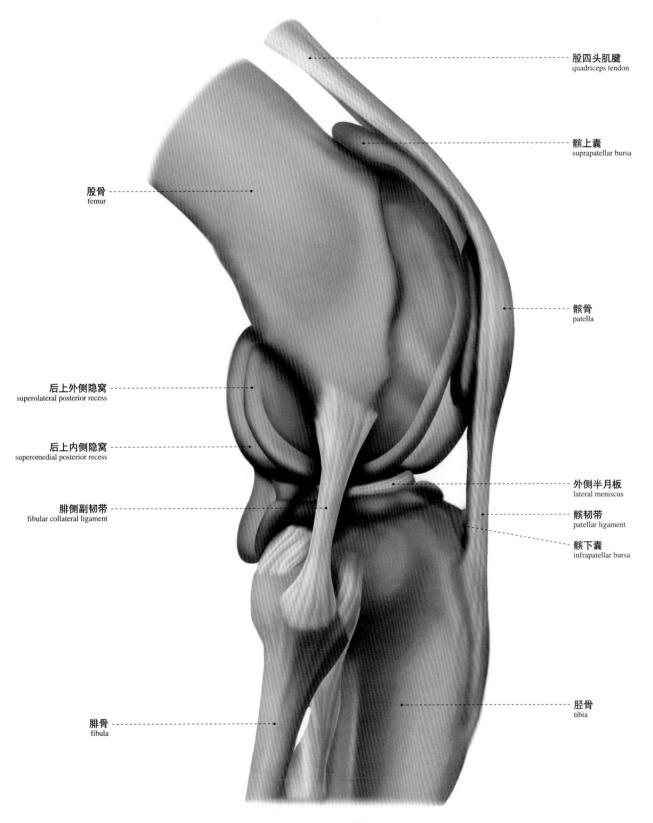

股四头肌腱
quadriceps tendon

髌上囊
suprapatellar bursa

股骨
femur

髌骨
patella

后上外侧隐窝
superolateral posterior recess

后上内侧隐窝
superomedial posterior recess

外侧半月板
lateral meniscus

腓侧副韧带
fibular collateral ligament

髌韧带
patellar ligament

髌下囊
infrapatellar bursa

胫骨
tibia

腓骨
fibula

571. 膝关节腔
Cavity of the knee joint

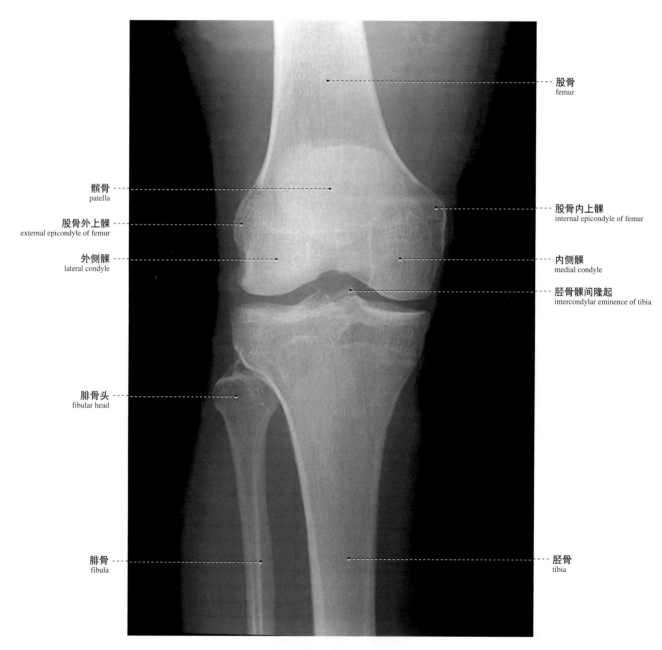

572. 膝关节 X 线像（前后位）

Radiographs of the knee joint (anteroposterior view)

髌骨
patella

股骨外上髁
external epicondyle of femur

外侧髁
lateral condyle

腓骨头
fibular head

腓骨
fibula

股骨
femur

股骨内上髁
internal epicondyle of femur

内侧髁
medial condyle

胫骨髁间隆起
intercondylar eminence of tibia

胫骨
tibia

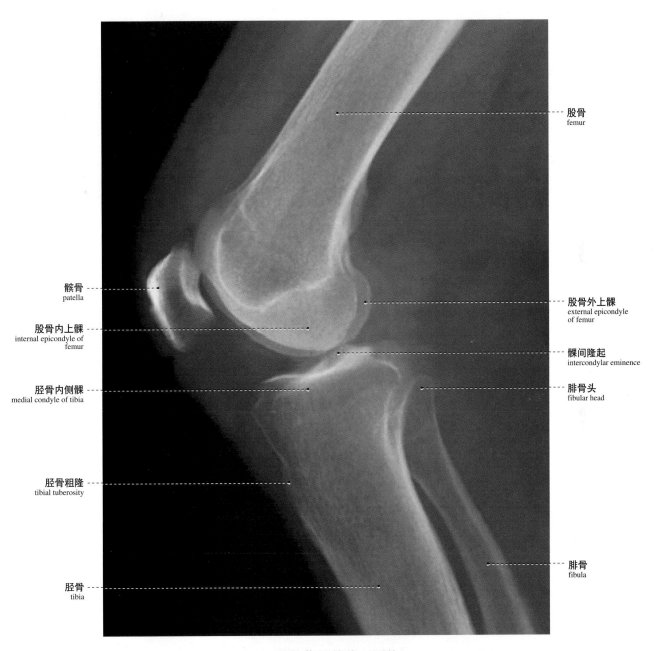

髌骨
patella

股骨内上髁
internal epicondyle of
femur

胫骨内侧髁
medial condyle of tibia

胫骨粗隆
tibial tuberosity

胫骨
tibia

股骨
femur

股骨外上髁
external epicondyle
of femur

髁间隆起
intercondylar eminence

腓骨头
fibular head

腓骨
fibula

573. 膝关节 X 线像（侧位）
Radiographs of the knee joint (lateral view)

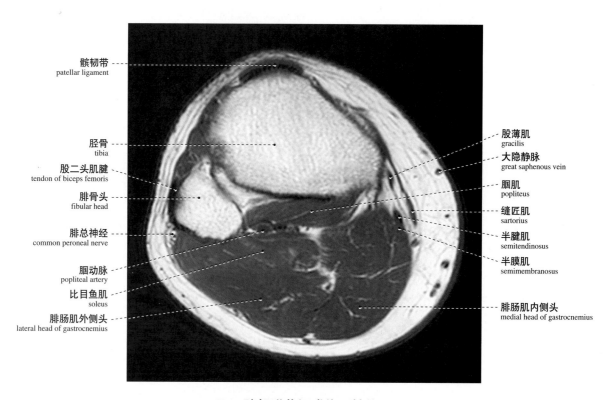

髌韧带
patellar ligament

胫骨
tibia

股二头肌腱
tendon of biceps femoris

腓骨头
fibular head

腓总神经
common peroneal nerve

腘动脉
popliteal artery

比目鱼肌
soleus

腓肠肌外侧头
lateral head of gastrocnemius

股薄肌
gracilis

大隐静脉
great saphenous vein

腘肌
popliteus

缝匠肌
sartorius

半腱肌
semitendinosus

半膜肌
semimembranosus

腓肠肌内侧头
medial head of gastrocnemius

574. 膝部磁共振成像（轴位 1）
MRI of the knee (axial view 1)

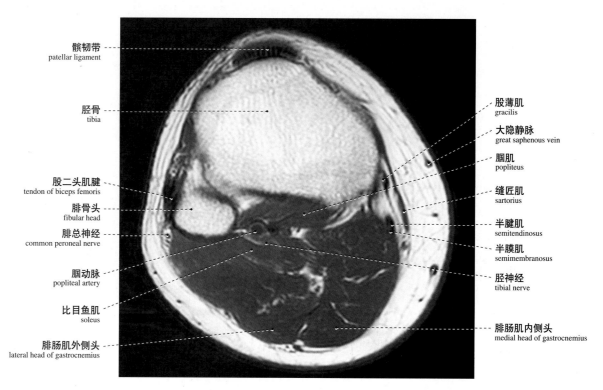

髌韧带
patellar ligament

胫骨
tibia

股二头肌腱
tendon of biceps femoris

腓骨头
fibular head

腓总神经
common peroneal nerve

腘动脉
popliteal artery

比目鱼肌
soleus

腓肠肌外侧头
lateral head of gastrocnemius

股薄肌
gracilis

大隐静脉
great saphenous vein

腘肌
popliteus

缝匠肌
sartorius

半腱肌
semitendinosus

半膜肌
semimembranosus

胫神经
tibial nerve

腓肠肌内侧头
medial head of gastrocnemius

575. 膝部磁共振成像（轴位 2）
MRI of the knee (axial view 2)

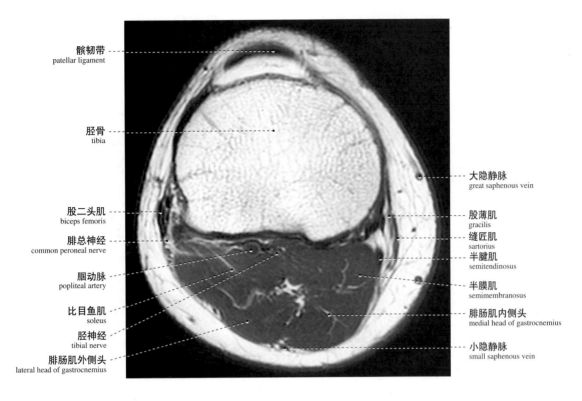

髌韧带
patellar ligament

胫骨
tibia

股二头肌
biceps femoris

腓总神经
common peroneal nerve

腘动脉
popliteal artery

比目鱼肌
soleus

胫神经
tibial nerve

腓肠肌外侧头
lateral head of gastrocnemius

大隐静脉
great saphenous vein

股薄肌
gracilis

缝匠肌
sartorius

半腱肌
semitendinosus

半膜肌
semimembranosus

腓肠肌内侧头
medial head of gastrocnemius

小隐静脉
small saphenous vein

576. 膝部磁共振成像（轴位 3）
MRI of the knee (axial view 3)

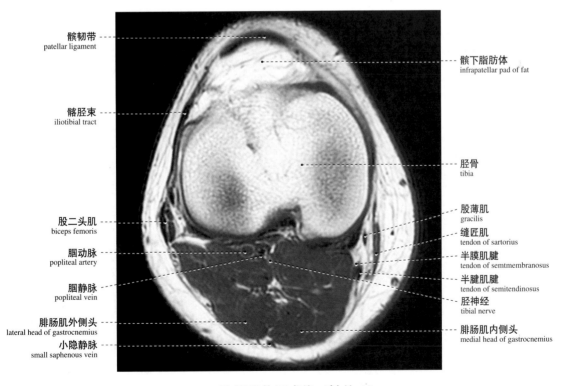

髌韧带
patellar ligament

髂胫束
iliotibial tract

股二头肌
biceps femoris

腘动脉
popliteal artery

腘静脉
popliteal vein

腓肠肌外侧头
lateral head of gastrocnemius

小隐静脉
small saphenous vein

髌下脂肪体
infrapatellar pad of fat

胫骨
tibia

股薄肌
gracilis

缝匠肌
tendon of sartorius

半膜肌腱
tendon of semtmembranosus

半腱肌腱
tendon of semitendinosus

胫神经
tibial nerve

腓肠肌内侧头
medial head of gastrocnemius

577. 膝部磁共振成像（轴位 4）
MRI of the knee (axial view 4)

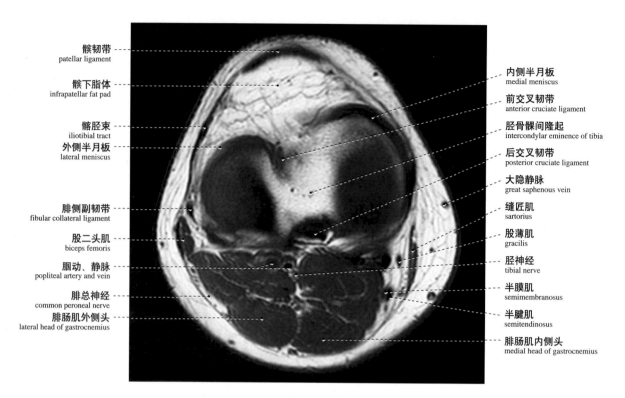

髌韧带
patellar ligament

髌下脂体
infrapatellar fat pad

髂胫束
iliotibial tract

外侧半月板
lateral meniscus

腓侧副韧带
fibular collateral ligament

股二头肌
biceps femoris

腘动、静脉
popliteal artery and vein

腓总神经
common peroneal nerve

腓肠肌外侧头
lateral head of gastrocnemius

内侧半月板
medial meniscus

前交叉韧带
anterior cruciate ligament

胫骨髁间隆起
intercondylar eminence of tibia

后交叉韧带
posterior cruciate ligament

大隐静脉
great saphenous vein

缝匠肌
sartorius

股薄肌
gracilis

胫神经
tibial nerve

半膜肌
semimembranosus

半腱肌
semitendinosus

腓肠肌内侧头
medial head of gastrocnemius

578. 膝部磁共振成像（轴位 5）
MRI of the knee (axial view 5)

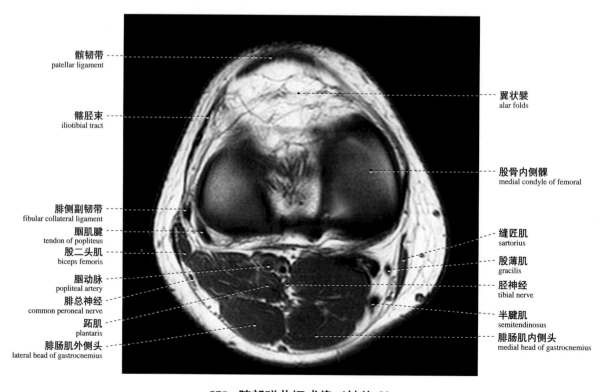

髌韧带
patellar ligament

髂胫束
iliotibial tract

腓侧副韧带
fibular collateral ligament

腘肌腱
tendon of popliteus

股二头肌
biceps femoris

腘动脉
popliteal artery

腓总神经
common peroneal nerve

跖肌
plantaris

腓肠肌外侧头
lateral head of gastrocnemius

翼状襞
alar folds

股骨内侧髁
medial condyle of femoral

缝匠肌
sartorius

股薄肌
gracilis

胫神经
tibial nerve

半腱肌
semitendinosus

腓肠肌内侧头
medial head of gastrocnemius

579. 膝部磁共振成像（轴位 6）
MRI of the knee (axial view 6)

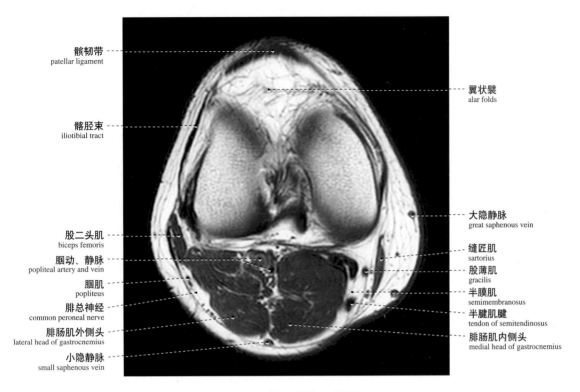

髌韧带
patellar ligament

翼状襞
alar folds

髂胫束
iliotibial tract

股二头肌
biceps femoris

腘动、静脉
popliteal artery and vein

腘肌
popliteus

腓总神经
common peroneal nerve

腓肠肌外侧头
lateral head of gastrocnemius

小隐静脉
small saphenous vein

大隐静脉
great saphenous vein

缝匠肌
sartorius

股薄肌
gracilis

半膜肌
semimembranosus

半腱肌腱
tendon of semitendinosus

腓肠肌内侧头
medial head of gastrocnemius

580. 膝部磁共振成像（轴位 7）
MRI of the knee (axial view 7)

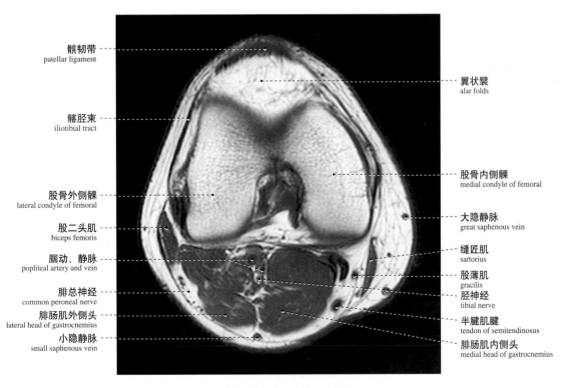

髌韧带
patellar ligament

翼状襞
alar folds

髂胫束
iliotibial tract

股骨外侧髁
lateral condyle of femoral

股骨内侧髁
medial condyle of femoral

股二头肌
biceps femoris

大隐静脉
great saphenous vein

腘动、静脉
popliteal artery and vein

缝匠肌
sartorius

腓总神经
common peroneal nerve

股薄肌
gracilis

胫神经
tibial nerve

腓肠肌外侧头
lateral head of gastrocnemius

半腱肌腱
tendon of semitendinosus

小隐静脉
small saphenous vein

腓肠肌内侧头
medial head of gastrocnemius

581. 膝部磁共振成像（轴位 8）
MRI of the knee (axial view 8)

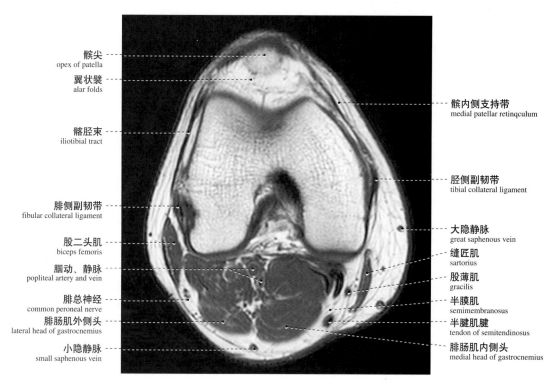

髌尖
opex of patella

翼状襞
alar folds

髂胫束
iliotibial tract

腓侧副韧带
fibular collateral ligament

股二头肌
biceps femoris

腘动、静脉
popliteal artery and vein

腓总神经
common peroneal nerve

腓肠肌外侧头
lateral head of gastrocnemius

小隐静脉
small saphenous vein

髌内侧支持带
medial patellar retinqculum

胫侧副韧带
tibial collateral ligament

大隐静脉
great saphenous vein

缝匠肌
sartorius

股薄肌
gracilis

半膜肌
semimembranosus

半腱肌腱
tendon of semitendinosus

腓肠肌内侧头
medial head of gastrocnemius

582. 膝部磁共振成像（轴位 9）
MRI of the knee (axial view 9)

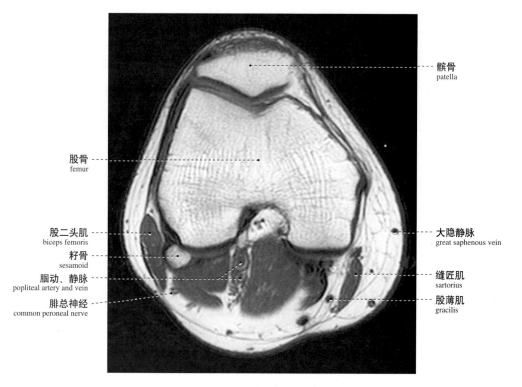

股骨
femur

股二头肌
biceps femoris

籽骨
sesamoid

腘动、静脉
popliteal artery and vein

腓总神经
common peroneal nerve

髌骨
patella

大隐静脉
great saphenous vein

缝匠肌
sartorius

股薄肌
gracilis

583. 膝部磁共振成像（轴位 10）
MRI of the knee (axial view 10)

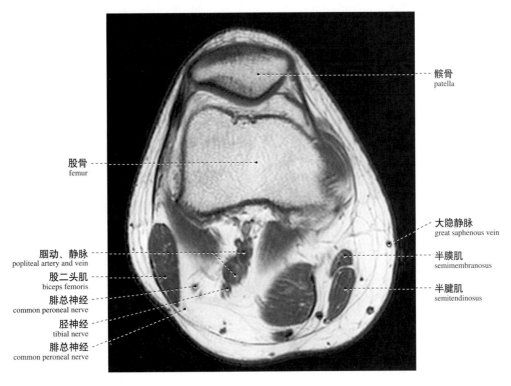

髌骨
patella

股骨
femur

大隐静脉
great saphenous vein

腘动、静脉
popliteal artery and vein

半膜肌
semimembranosus

股二头肌
biceps femoris

半腱肌
semitendinosus

腓总神经
common peroneal nerve

胫神经
tibial nerve

腓总神经
common peroneal nerve

584. 膝部磁共振成像（轴位 11）

MRI of the knee (axial view 11)

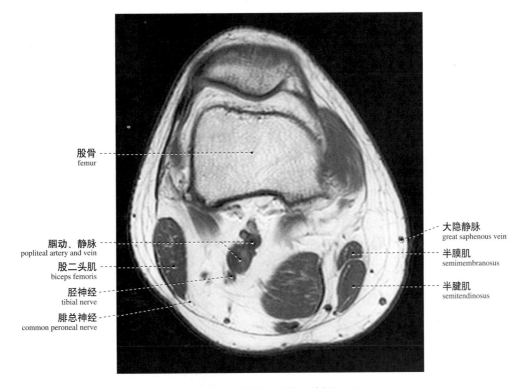

股骨
femur

大隐静脉
great saphenous vein

腘动、静脉
popliteal artery and vein

半膜肌
semimembranosus

股二头肌
biceps femoris

半腱肌
semitendinosus

胫神经
tibial nerve

腓总神经
common peroneal nerve

585. 膝部磁共振成像（轴位 12）

MRI of the knee (axial view 12)

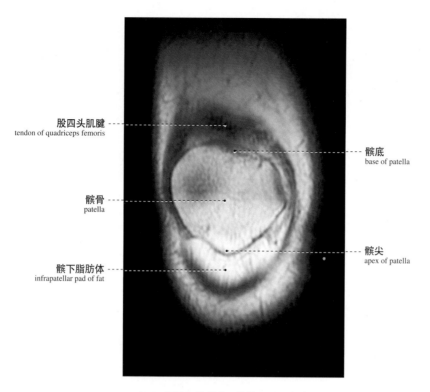

586. 膝部磁共振成像（冠状位 1）
MRI of the knee (coronal view 1)

股四头肌腱
tendon of quadriceps femoris

髌底
base of patella

髌骨
patella

髌尖
apex of patella

髌下脂肪体
infrapatellar pad of fat

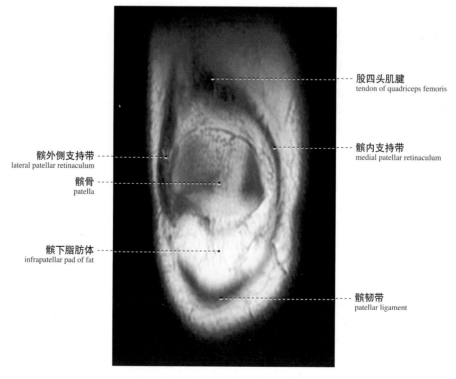

587. 膝部磁共振成像（冠状位 2）
MRI of the knee (coronal view 2)

股四头肌腱
tendon of quadriceps femoris

髌外侧支持带
lateral patellar retinaculum

髌内支持带
medial patellar retinaculum

髌骨
patella

髌下脂肪体
infrapatellar pad of fat

髌韧带
patellar ligament

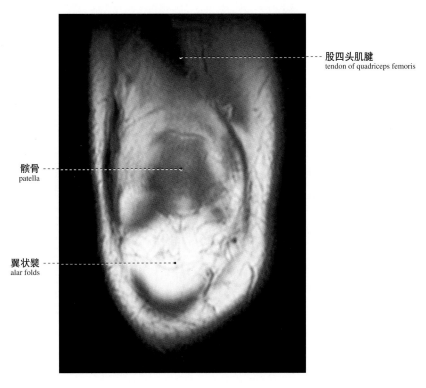

股四头肌腱
tendon of quadriceps femoris

髌骨
patella

翼状襞
alar folds

588. 膝部磁共振成像（冠状位 3）
MRI of the knee (coronal view 3)

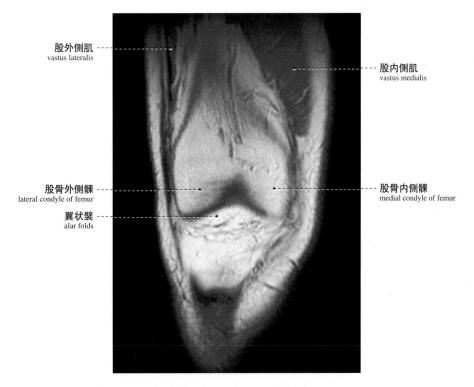

股外侧肌
vastus lateralis

股内侧肌
vastus medialis

股骨外侧髁
lateral condyle of femur

股骨内侧髁
medial condyle of femur

翼状襞
alar folds

589. 膝部磁共振成像（冠状位 4）
MRI of the knee (coronal view 4)

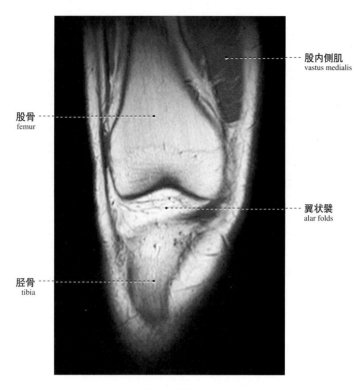

股内侧肌
vastus medialis

股骨
femur

翼状襞
alar folds

胫骨
tibia

590. 膝部磁共振成像（冠状位 5）

MRI of the knee (coronal view 5)

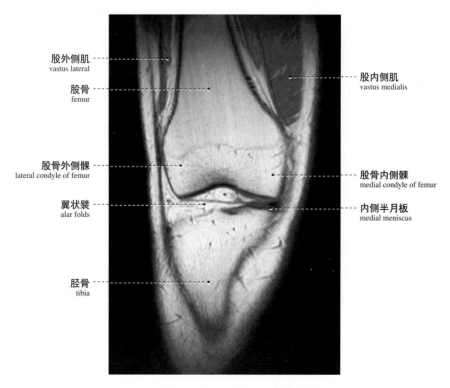

股外侧肌
vastus lateral

股骨
femur

股骨外侧髁
lateral condyle of femur

翼状襞
alar folds

胫骨
tibia

股内侧肌
vastus medialis

股骨内侧髁
medial condyle of femur

内侧半月板
medial meniscus

591. 膝部磁共振成像（冠状位 6）

MRI of the knee (coronal view 6)

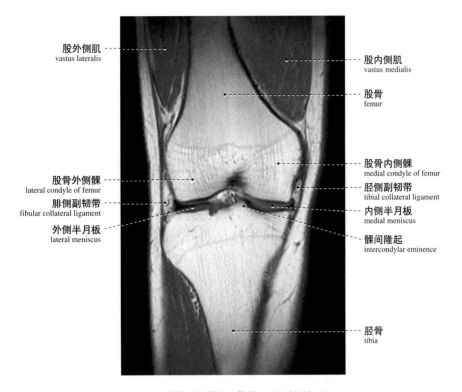

股外侧肌
vastus lateralis

股内侧肌
vastus medialis

股骨
femur

股骨内侧髁
medial condyle of femur

股骨外侧髁
lateral condyle of femur

胫侧副韧带
tibial collateral ligament

腓侧副韧带
fibular collateral ligament

内侧半月板
medial meniscus

外侧半月板
lateral meniscus

髁间隆起
intercondylar eminence

胫骨
tibia

592. 膝部磁共振成像（冠状位7）
MRI of the knee (coronal view 7)

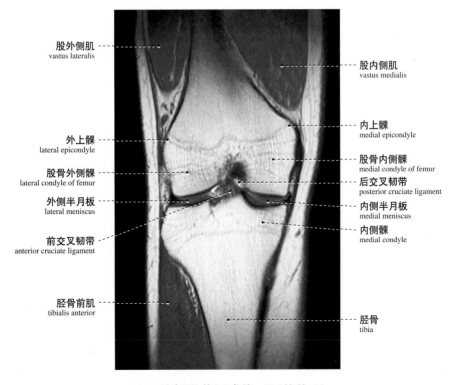

股外侧肌
vastus lateralis

股内侧肌
vastus medialis

内上髁
medial epicondyle

外上髁
lateral epicondyle

股骨内侧髁
medial condyle of femur

股骨外侧髁
lateral condyle of femur

后交叉韧带
posterior cruciate ligament

外侧半月板
lateral meniscus

内侧半月板
medial meniscus

前交叉韧带
anterior cruciate ligament

内侧髁
medial condyle

胫骨前肌
tibialis anterior

胫骨
tibia

593. 膝部磁共振成像（冠状位8）
MRI of the knee (coronal view 8)

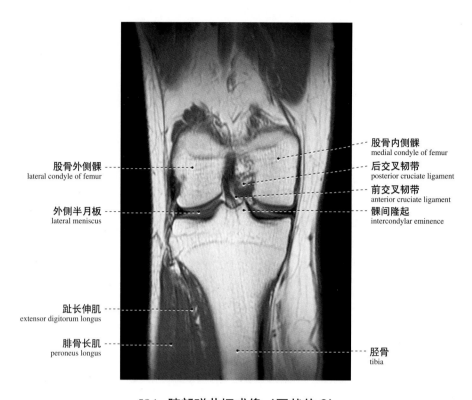

股骨外侧髁
lateral condyle of femur

外侧半月板
lateral meniscus

趾长伸肌
extensor digitorum longus

腓骨长肌
peroneus longus

股骨内侧髁
medial condyle of femur

后交叉韧带
posterior cruciate ligament

前交叉韧带
anterior cruciate ligament

髁间隆起
intercondylar eminence

胫骨
tibia

594. 膝部磁共振成像（冠状位9）
MRI of the knee (coronal view 9)

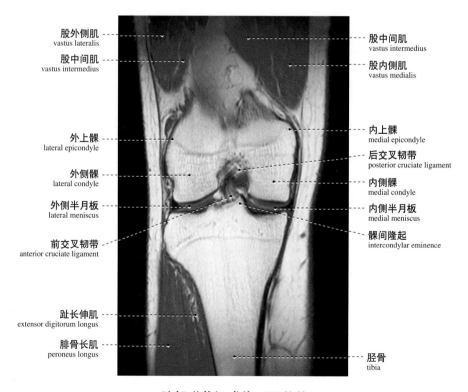

股外侧肌
vastus lateralis

股中间肌
vastus intermedius

外上髁
lateral epicondyle

外侧髁
lateral condyle

外侧半月板
lateral meniscus

前交叉韧带
anterior cruciate ligament

趾长伸肌
extensor digitorum longus

腓骨长肌
peroneus longus

股中间肌
vastus intermedius

股内侧肌
vastus medialis

内上髁
medial epicondyle

后交叉韧带
posterior cruciate ligament

内侧髁
medial condyle

内侧半月板
medial meniscus

髁间隆起
intercondylar eminence

胫骨
tibia

595. 膝部磁共振成像（冠状位10）
MRI of the knee (coronal view 10)

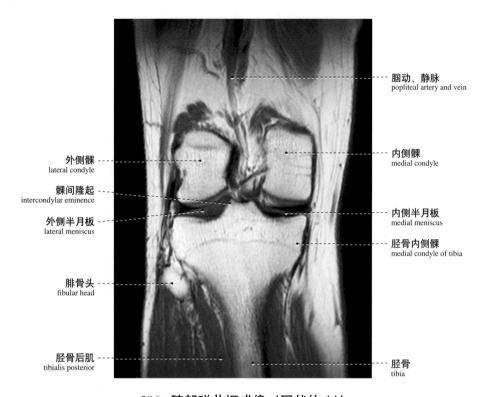

外侧髁
lateral condyle

髁间隆起
intercondylar eminence

外侧半月板
lateral meniscus

腓骨头
fibular head

胫骨后肌
tibialis posterior

腘动、静脉
popliteal artery and vein

内侧髁
medial condyle

内侧半月板
medial meniscus

胫骨内侧髁
medial condyle of tibia

胫骨
tibia

596. 膝部磁共振成像（冠状位 11）
MRI of the knee (coronal view 11)

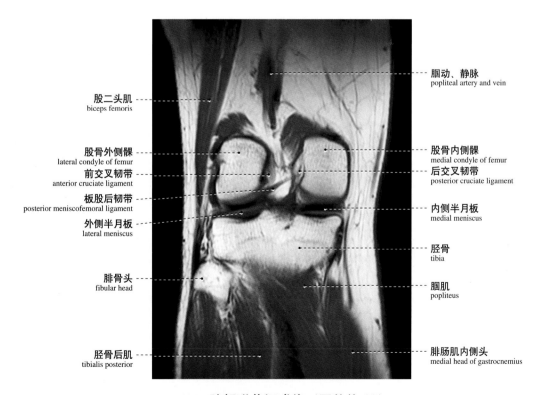

股二头肌
biceps femoris

股骨外侧髁
lateral condyle of femur

前交叉韧带
anterior cruciate ligament

板股后韧带
posterior meniscofemoral ligament

外侧半月板
lateral meniscus

腓骨头
fibular head

胫骨后肌
tibialis posterior

腘动、静脉
popliteal artery and vein

股骨内侧髁
medial condyle of femur

后交叉韧带
posterior cruciate ligament

内侧半月板
medial meniscus

胫骨
tibia

腘肌
popliteus

腓肠肌内侧头
medial head of gastrocnemius

597. 膝部磁共振成像（冠状位 12）
MRI of the knee (coronal view 12)

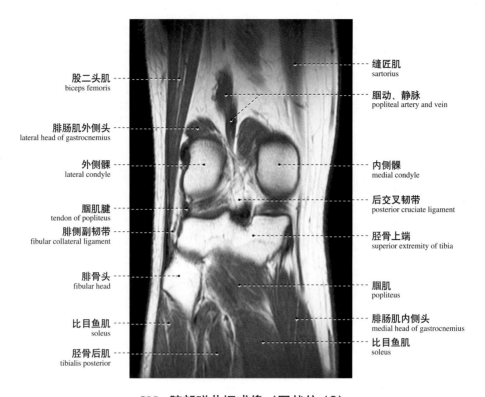

股二头肌
biceps femoris

腓肠肌外侧头
lateral head of gastrocnemius

外侧髁
lateral condyle

腘肌腱
tendon of popliteus

腓侧副韧带
fibular collateral ligament

腓骨头
fibular head

比目鱼肌
soleus

胫骨后肌
tibialis posterior

缝匠肌
sartorius

腘动、静脉
popliteal artery and vein

内侧髁
medial condyle

后交叉韧带
posterior cruciate ligament

胫骨上端
superior extremity of tibia

腘肌
popliteus

腓肠肌内侧头
medial head of gastrocnemius

比目鱼肌
soleus

598. 膝部磁共振成像（冠状位 13）
MRI of the knee (coronal view 13)

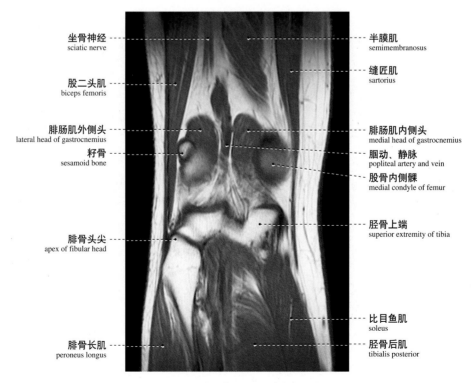

坐骨神经
sciatic nerve

股二头肌
biceps femoris

腓肠肌外侧头
lateral head of gastrocnemius

籽骨
sesamoid bone

腓骨头尖
apex of fibular head

腓骨长肌
peroneus longus

半膜肌
semimembranosus

缝匠肌
sartorius

腓肠肌内侧头
medial head of gastrocnemius

腘动、静脉
popliteal artery and vein

股骨内侧髁
medial condyle of femur

胫骨上端
superior extremity of tibia

比目鱼肌
soleus

胫骨后肌
tibialis posterior

599. 膝部磁共振成像（冠状位 14）
MRI of the knee (coronal view 14)

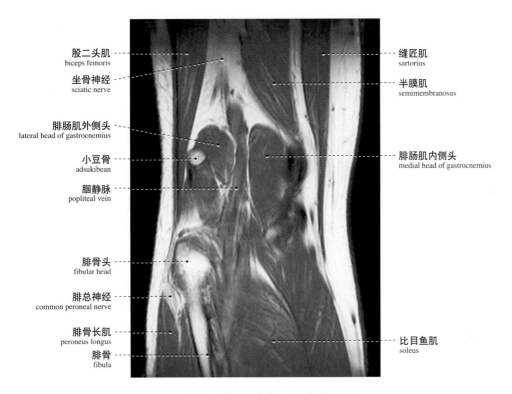

股二头肌
biceps femoris

坐骨神经
sciatic nerve

腓肠肌外侧头
lateral head of gastrocnemius

小豆骨
adsukibean

腘静脉
popliteal vein

腓骨头
fibular head

腓总神经
common peroneal nerve

腓骨长肌
peroneus longus

腓骨
fibula

缝匠肌
sartorius

半膜肌
semimembranosus

腓肠肌内侧头
medial head of gastrocnemius

比目鱼肌
soleus

600. 膝部磁共振成像（冠状位 15）
MRI of the knee (coronal view 15)

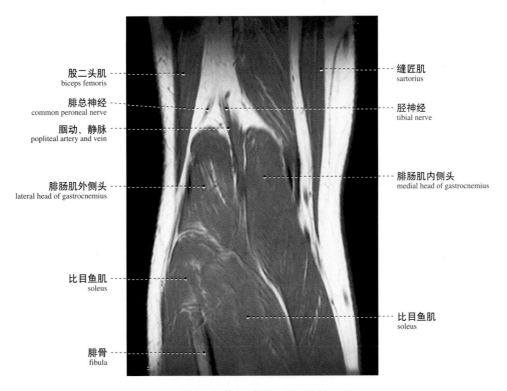

股二头肌
biceps femoris

腓总神经
common peroneal nerve

腘动、静脉
popliteal artery and vein

腓肠肌外侧头
lateral head of gastrocnemius

比目鱼肌
soleus

腓骨
fibula

缝匠肌
sartorius

胫神经
tibial nerve

腓肠肌内侧头
medial head of gastrocnemius

比目鱼肌
soleus

601. 膝部磁共振成像（冠状位 16）
MRI of the knee (coronal view 16)

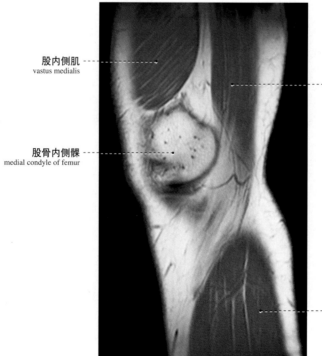

股内侧肌
vastus medialis

缝匠肌
sartorius

腓肠肌内侧头
medial head of gastrocnemius

602. 膝部磁共振成像（矢状位 1）
MRI of the knee (sagittal view 1)

股内侧肌
vastus medialis

缝匠肌
sartorius

股骨内侧髁
medial condyle of femur

腓肠肌内侧头
medial head of gastrocnemius

603. 膝部磁共振成像（矢状位 2）
MRI of the knee (sagittal view 2)

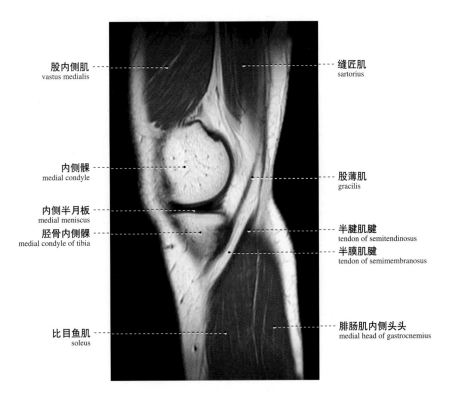

股内侧肌
vastus medialis

缝匠肌
sartorius

内侧髁
medial condyle

股薄肌
gracilis

内侧半月板
medial meniscus

胫骨内侧髁
medial condyle of tibia

半腱肌腱
tendon of semitendinosus

半膜肌腱
tendon of semimembranosus

比目鱼肌
soleus

腓肠肌内侧头头
medial head of gastrocnemius

604. 膝部磁共振成像（矢状位 3）
MRI of the knee (sagittal view 3)

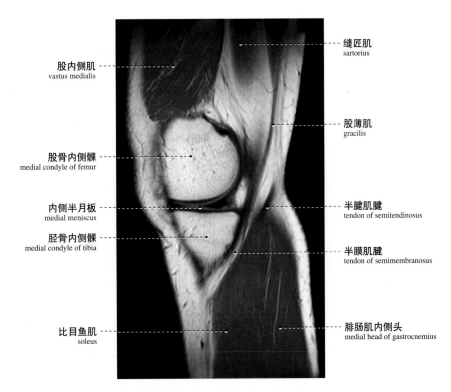

股内侧肌
vastus medialis

缝匠肌
sartorius

股薄肌
gracilis

股骨内侧髁
medial condyle of femur

内侧半月板
medial meniscus

胫骨内侧髁
medial condyle of tibia

半腱肌腱
tendon of semitendinosus

半膜肌腱
tendon of semimembranosus

比目鱼肌
soleus

腓肠肌内侧头
medial head of gastrocnemius

605. 膝部磁共振成像（矢状位 4）
MRI of the knee (sagittal view 4)

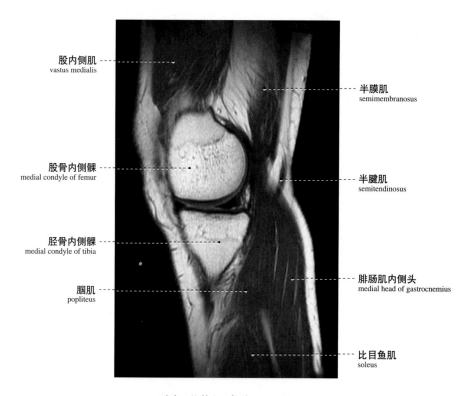

股内侧肌
vastus medialis

半膜肌
semimembranosus

股骨内侧髁
medial condyle of femur

半腱肌
semitendinosus

胫骨内侧髁
medial condyle of tibia

腓肠肌内侧头
medial head of gastrocnemius

腘肌
popliteus

比目鱼肌
soleus

606. 膝部磁共振成像（矢状位5）
MRI of the knee (sagittal view 5)

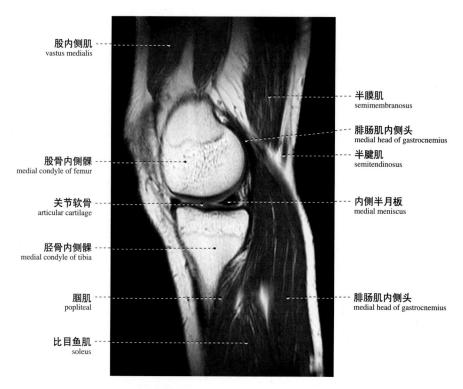

股内侧肌
vastus medialis

半膜肌
semimembranosus

腓肠肌内侧头
medial head of gastrocnemius

半腱肌
semitendinosus

股骨内侧髁
medial condyle of femur

关节软骨
articular cartilage

内侧半月板
medial meniscus

胫骨内侧髁
medial condyle of tibia

腘肌
popliteal

腓肠肌内侧头
medial head of gastrocnemius

比目鱼肌
soleus

607. 膝部磁共振成像（矢状位6）
MRI of the knee (sagittal view 6)

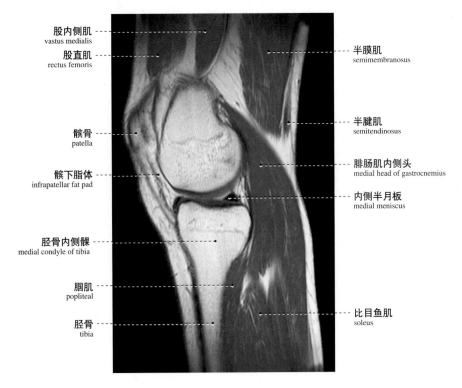

股内侧肌
vastus medialis

股直肌
rectus femoris

髌骨
patella

髌下脂体
infrapatellar fat pad

胫骨内侧髁
medial condyle of tibia

腘肌
popliteal

胫骨
tibia

半膜肌
semimembranosus

半腱肌
semitendinosus

腓肠肌内侧头
medial head of gastrocnemius

内侧半月板
medial meniscus

比目鱼肌
soleus

608. 膝部磁共振成像（矢状位7）
MRI of the knee (sagittal view 7)

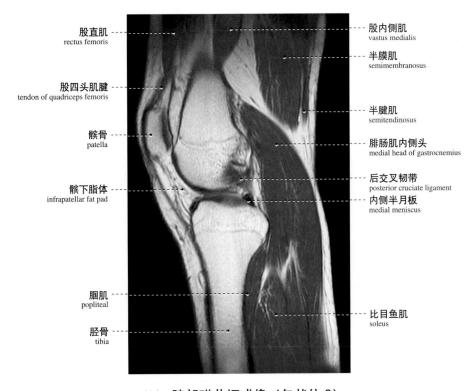

股直肌
rectus femoris

股四头肌腱
tendon of quadriceps femoris

髌骨
patella

髌下脂体
infrapatellar fat pad

腘肌
popliteal

胫骨
tibia

股内侧肌
vastus medialis

半膜肌
semimembranosus

半腱肌
semitendinosus

腓肠肌内侧头
medial head of gastrocnemius

后交叉韧带
posterior cruciate ligament

内侧半月板
medial meniscus

比目鱼肌
soleus

609. 膝部磁共振成像（矢状位8）
MRI of the knee (sagittal view 8)

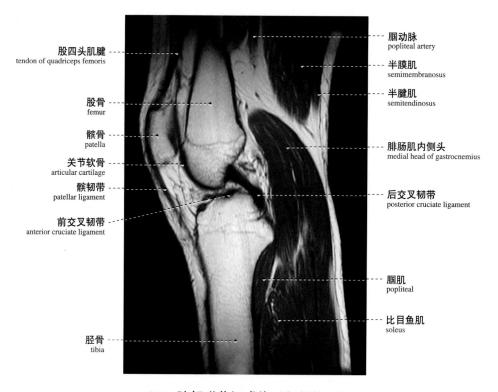

股四头肌腱
tendon of quadriceps femoris

股骨
femur

髌骨
patella

关节软骨
articular cartilage

髌韧带
patellar ligament

前交叉韧带
anterior cruciate ligament

胫骨
tibia

腘动脉
popliteal artery

半膜肌
semimembranosus

半腱肌
semitendinosus

腓肠肌内侧头
medial head of gastrocnemius

后交叉韧带
posterior cruciate ligament

腘肌
popliteal

比目鱼肌
soleus

610. 膝部磁共振成像（矢状位9）
MRI of the knee (sagittal view 9)

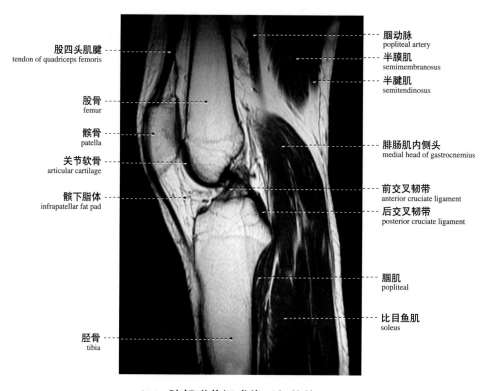

股四头肌腱
tendon of quadriceps femoris

股骨
femur

髌骨
patella

关节软骨
articular cartilage

髌下脂体
infrapatellar fat pad

胫骨
tibia

腘动脉
popliteal artery

半膜肌
semimembranosus

半腱肌
semitendinosus

腓肠肌内侧头
medial head of gastrocnemius

前交叉韧带
anterior cruciate ligament

后交叉韧带
posterior cruciate ligament

腘肌
popliteal

比目鱼肌
soleus

611. 膝部磁共振成像（矢状位10）
MRI of the knee (sagittal view 10)

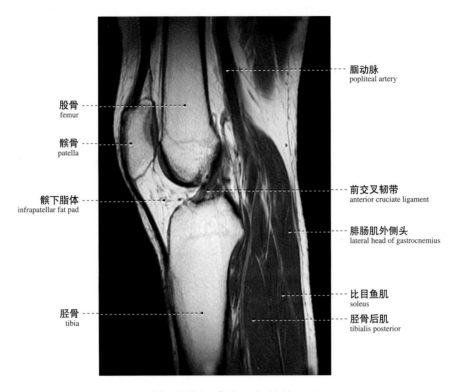

股骨
femur

髌骨
patella

髌下脂体
infrapatellar fat pad

胫骨
tibia

腘动脉
popliteal artery

前交叉韧带
anterior cruciate ligament

腓肠肌外侧头
lateral head of gastrocnemius

比目鱼肌
soleus

胫骨后肌
tibialis posterior

612. 膝部磁共振成像（矢状位 11）
MRI of the knee (sagittal view 11)

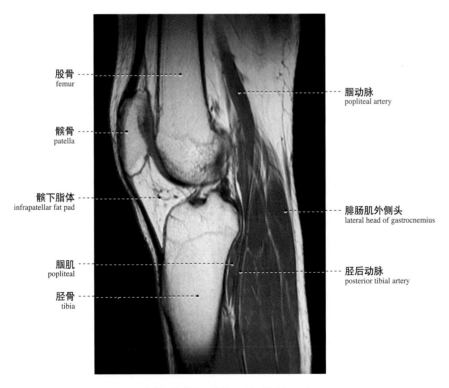

股骨
femur

髌骨
patella

髌下脂体
infrapatellar fat pad

腘肌
popliteal

胫骨
tibia

腘动脉
popliteal artery

腓肠肌外侧头
lateral head of gastrocnemius

胫后动脉
posterior tibial artery

613. 膝部磁共振成像（矢状位 12）
MRI of the knee (sagittal view 12)

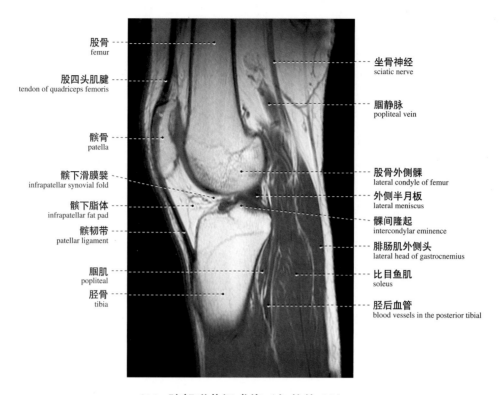

股骨
femur

股四头肌腱
tendon of quadriceps femoris

髌骨
patella

髌下滑膜襞
infrapatellar synovial fold

髌下脂体
infrapatellar fat pad

髌韧带
patellar ligament

腘肌
popliteal

胫骨
tibia

坐骨神经
sciatic nerve

腘静脉
popliteal vein

股骨外侧髁
lateral condyle of femur

外侧半月板
lateral meniscus

髁间隆起
intercondylar eminence

腓肠肌外侧头
lateral head of gastrocnemius

比目鱼肌
soleus

胫后血管
blood vessels in the posterior tibial

614. 膝部磁共振成像（矢状位 13）
MRI of the knee (sagittal view 13)

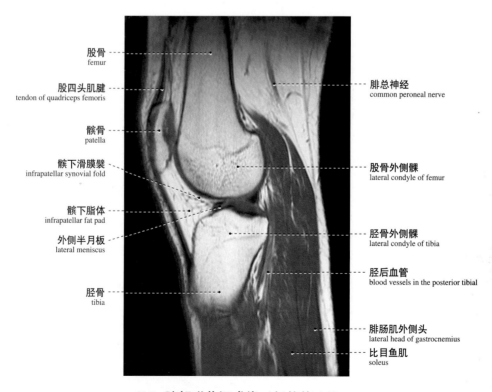

股骨
femur

股四头肌腱
tendon of quadriceps femoris

髌骨
patella

髌下滑膜襞
infrapatellar synovial fold

髌下脂体
infrapatellar fat pad

外侧半月板
lateral meniscus

胫骨
tibia

腓总神经
common peroneal nerve

股骨外侧髁
lateral condyle of femur

胫骨外侧髁
lateral condyle of tibia

胫后血管
blood vessels in the posterior tibial

腓肠肌外侧头
lateral head of gastrocnemius

比目鱼肌
soleus

615. 膝部磁共振成像（矢状位 14）
MRI of the knee (sagittal view 14)

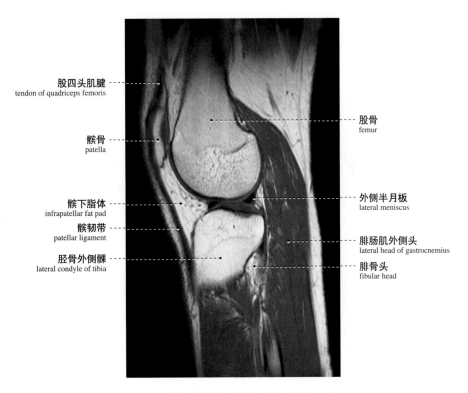

股四头肌腱
tendon of quadriceps femoris

股骨
femur

髌骨
patella

外侧半月板
lateral meniscus

髌下脂体
infrapatellar fat pad

髌韧带
patellar ligament

腓肠肌外侧头
lateral head of gastrocnemius

胫骨外侧髁
lateral condyle of tibia

腓骨头
fibular head

616. 膝部磁共振成像（矢状位 15）
MRI of the knee (sagittal view 15)

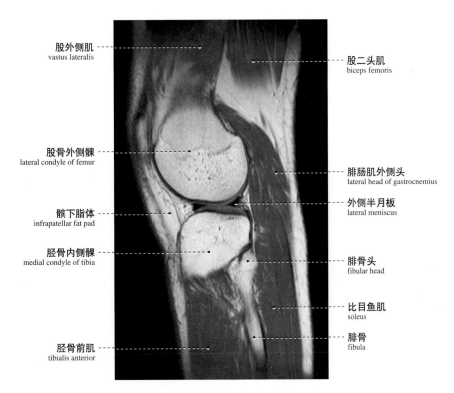

股外侧肌
vastus lateralis

股二头肌
biceps femoris

股骨外侧髁
lateral condyle of femur

腓肠肌外侧头
lateral head of gastrocnemius

外侧半月板
lateral meniscus

髌下脂体
infrapatellar fat pad

胫骨内侧髁
medial condyle of tibia

腓骨头
fibular head

比目鱼肌
soleus

胫骨前肌
tibialis anterior

腓骨
fibula

617. 膝部磁共振成像（矢状位 16）
MRI of the knee (sagittal view 16)

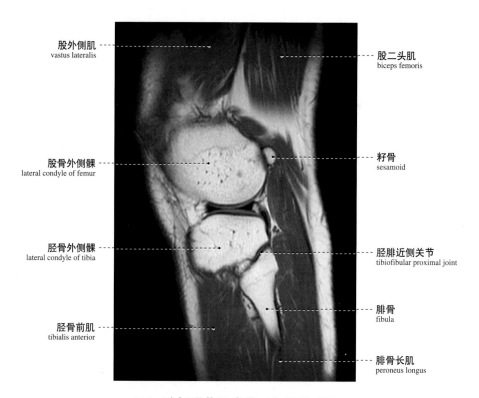

股外侧肌
vastus lateralis

股二头肌
biceps femoris

股骨外侧髁
lateral condyle of femur

籽骨
sesamoid

胫骨外侧髁
lateral condyle of tibia

胫腓近侧关节
tibiofibular proximal joint

腓骨
fibula

胫骨前肌
tibialis anterior

腓骨长肌
peroneus longus

618. 膝部磁共振成像（矢状位 17）
MRI of the knee (sagittal view 17)

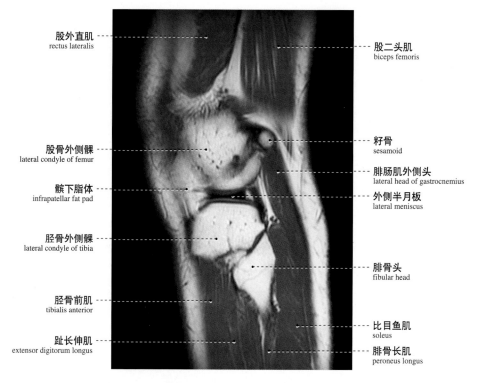

股外直肌
rectus lateralis

股二头肌
biceps femoris

股骨外侧髁
lateral condyle of femur

籽骨
sesamoid

腓肠肌外侧头
lateral head of gastrocnemius

髌下脂体
infrapatellar fat pad

外侧半月板
lateral meniscus

胫骨外侧髁
lateral condyle of tibia

腓骨头
fibular head

胫骨前肌
tibialis anterior

比目鱼肌
soleus

趾长伸肌
extensor digitorum longus

腓骨长肌
peroneus longus

619. 膝部磁共振成像（矢状位 18）
MRI of the knee (sagittal view 18)

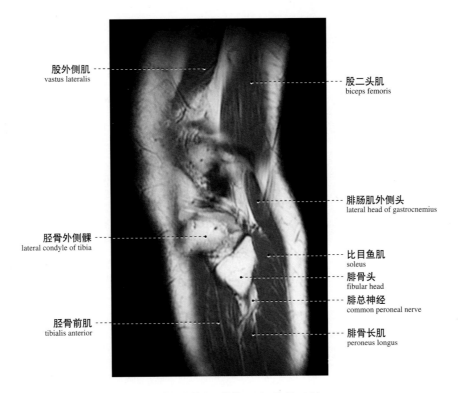

股外侧肌
vastus lateralis

股二头肌
biceps femoris

腓肠肌外侧头
lateral head of gastrocnemius

胫骨外侧髁
lateral condyle of tibia

比目鱼肌
soleus

腓骨头
fibular head

腓总神经
common peroneal nerve

胫骨前肌
tibialis anterior

腓骨长肌
peroneus longus

620. 膝部磁共振成像（矢状位19）
MRI of the knee (sagittal view 19)

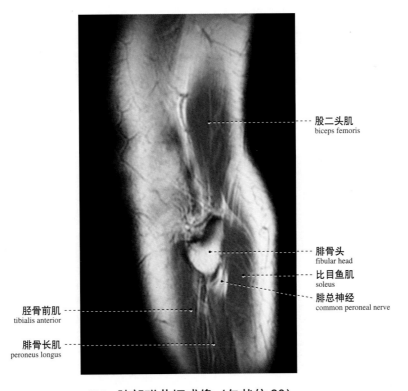

股二头肌
biceps femoris

腓骨头
fibular head

比目鱼肌
soleus

腓总神经
common peroneal nerve

胫骨前肌
tibialis anterior

腓骨长肌
peroneus longus

621. 膝部磁共振成像（矢状位20）
MRI of the knee (sagittal view 20)

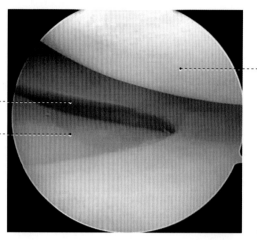

外侧半月板
lateral meniscus

胫骨关节软骨
articular cartilage of tibia

股骨髁关节软骨
articular cartilage of condyle of femur

622. 膝关节镜像 1
Arthroscopy image of the knee joint 1

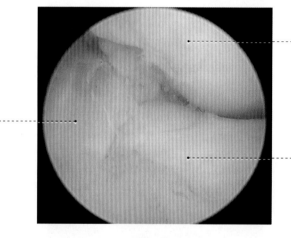

前交叉韧带
anterior cruciate ligament

股骨髁关节软骨
articular cartilage of condyle of femur

外侧半月板
lateral meniscus

623. 膝关节镜像 2
Arthroscopy image of the knee joint 2

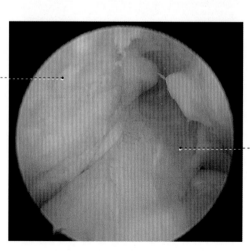

后交叉韧带
posterior cruciate ligament

前交叉韧带
anterior cruciate ligament

624. 膝关节镜像 3
Arthroscopy image of the knee joint 3

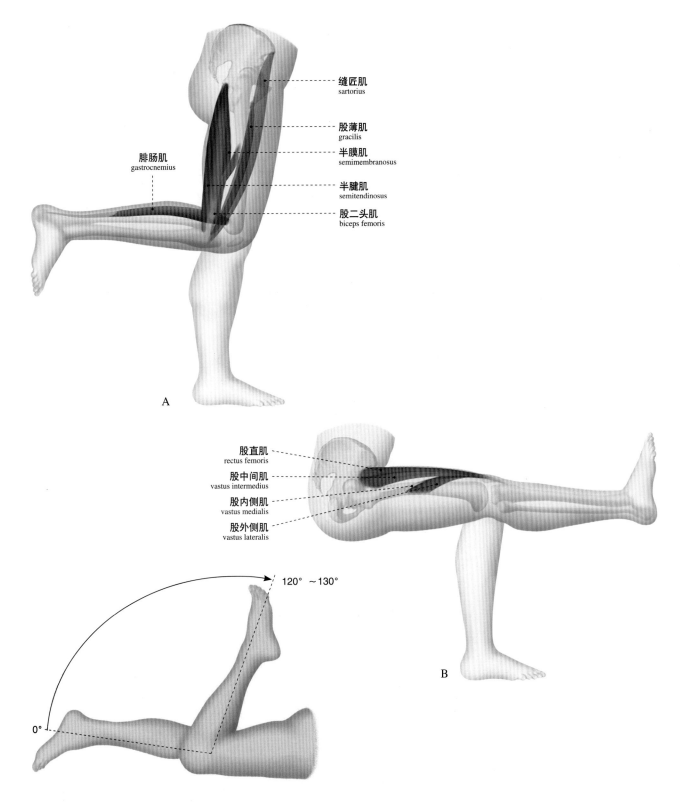

缝匠肌
sartorius

股薄肌
gracilis

半膜肌
semimembranosus

半腱肌
semitendinosus

股二头肌
biceps femoris

腓肠肌
gastrocnemius

A

股直肌
rectus femoris

股中间肌
vastus intermedius

股内侧肌
vastus medialis

股外侧肌
vastus lateralis

B

120°～130°

0°

625. 膝的屈曲和伸展

Flexion and extension of the knee

A. 屈曲；B. 伸展

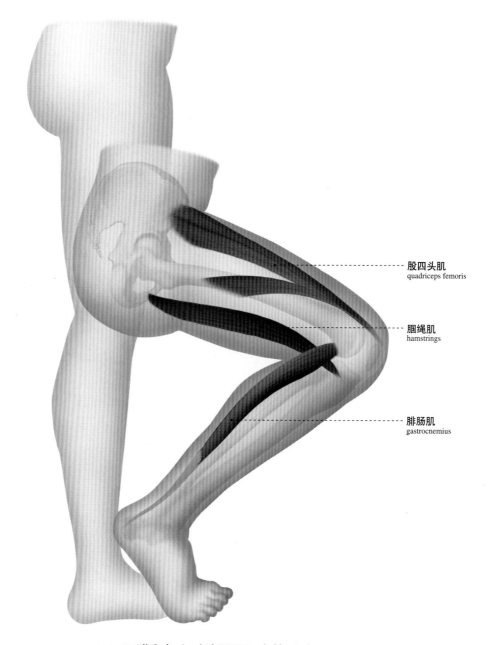

股四头肌
quadriceps femoris

腘绳肌
hamstrings

腓肠肌
gastrocnemius

626. 下蹲和起立时膝周围肌肉的活动
Action of the muscles around the knee joint during squatting down and standing to up

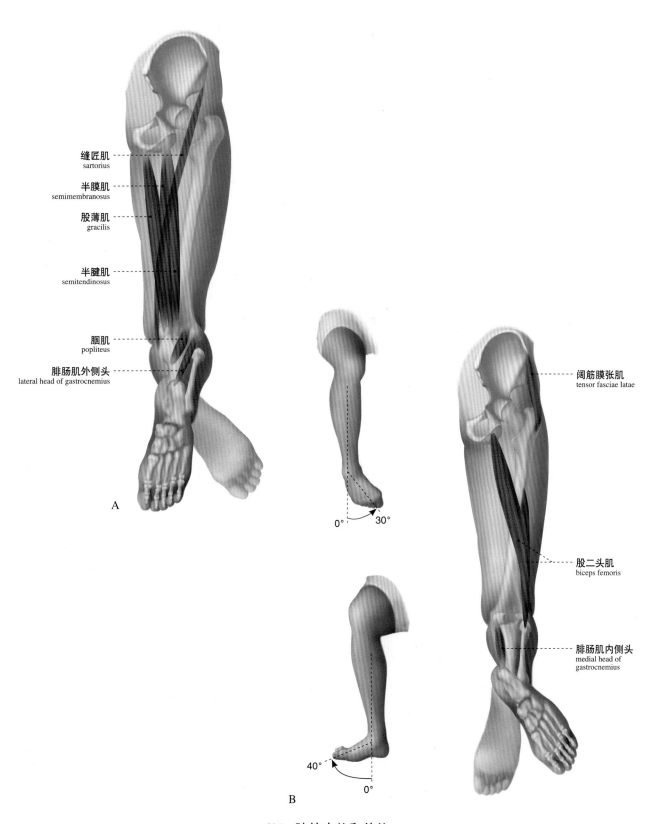

缝匠肌
sartorius

半膜肌
semimembranosus

股薄肌
gracilis

半腱肌
semitendinosus

腘肌
popliteus

腓肠肌外侧头
lateral head of gastrocnemius

阔筋膜张肌
tensor fasciae latae

股二头肌
biceps femoris

腓肠肌内侧头
medial head of gastrocnemius

A

B

0°　30°

40°　0°

627. 膝的内旋和外旋
Internal and lateral rotation of the knee

A. 内旋；B. 外旋

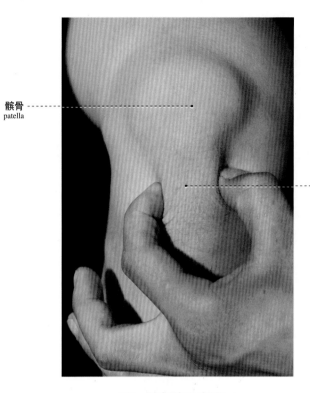

髌骨
patella

髌韧带
patellar ligament

628. 膝部表面解剖 1
Surface anatomy of the knee 1

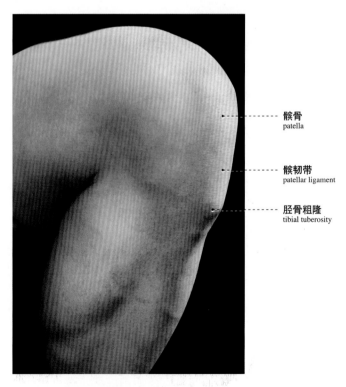

髌骨
patella

髌韧带
patellar ligament

胫骨粗隆
tibial tuberosity

629. 膝部表面解剖 2
Surface anatomy of the knee 2

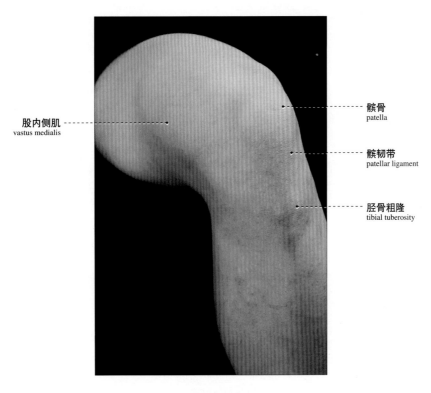

股内侧肌
vastus medialis

髌骨
patella

髌韧带
patellar ligament

胫骨粗隆
tibial tuberosity

630. 膝部表面解剖 3
Surface anatomy of the knee 3

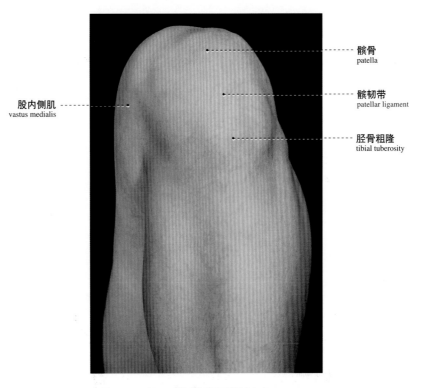

股内侧肌
vastus medialis

髌骨
patella

髌韧带
patellar ligament

胫骨粗隆
tibial tuberosity

631. 膝部表面解剖 4
Surface anatomy of the knee 4

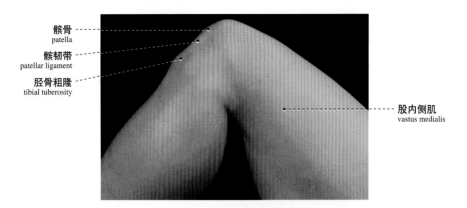

髌骨
patella

髌韧带
patellar ligament

胫骨粗隆
tibial tuberosity

股内侧肌
vastus medialis

632. 膝部表面解剖 5
Surface anatomy of the knee 5

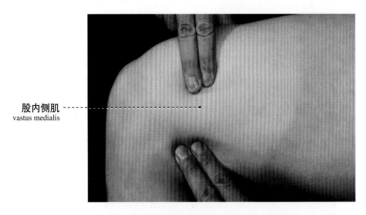

股内侧肌
vastus medialis

633. 膝部表面解剖 6
Surface anatomy of the knee 6

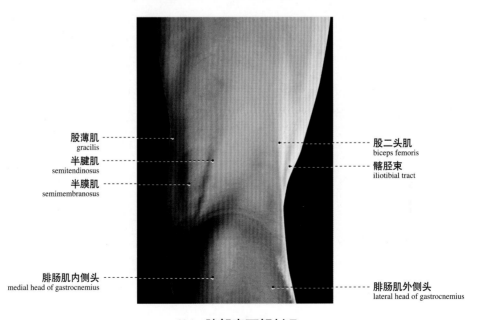

股薄肌
gracilis

半腱肌
semitendinosus

半膜肌
semimembranosus

腓肠肌内侧头
medial head of gastrocnemius

股二头肌
biceps femoris

髂胫束
iliotibial tract

腓肠肌外侧头
lateral head of gastrocnemius

634. 膝部表面解剖 7
Surface anatomy of the knee 7

第五章

小腿部

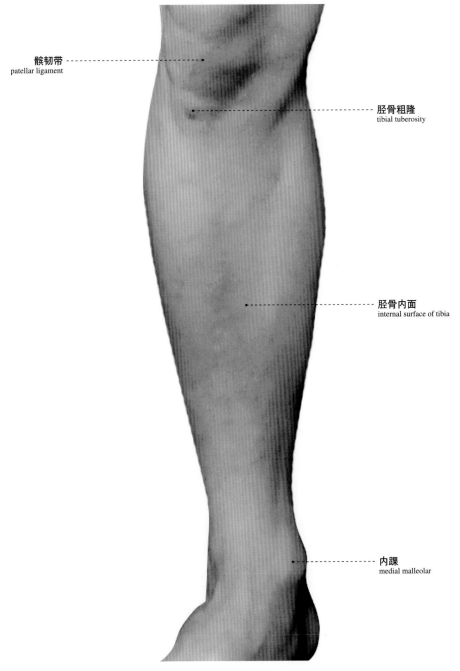

髌韧带
patellar ligament

胫骨粗隆
tibial tuberosity

胫骨内面
internal surface of tibia

内踝
medial malleolar

635. 小腿前区体表
Surface of the anterior crural region

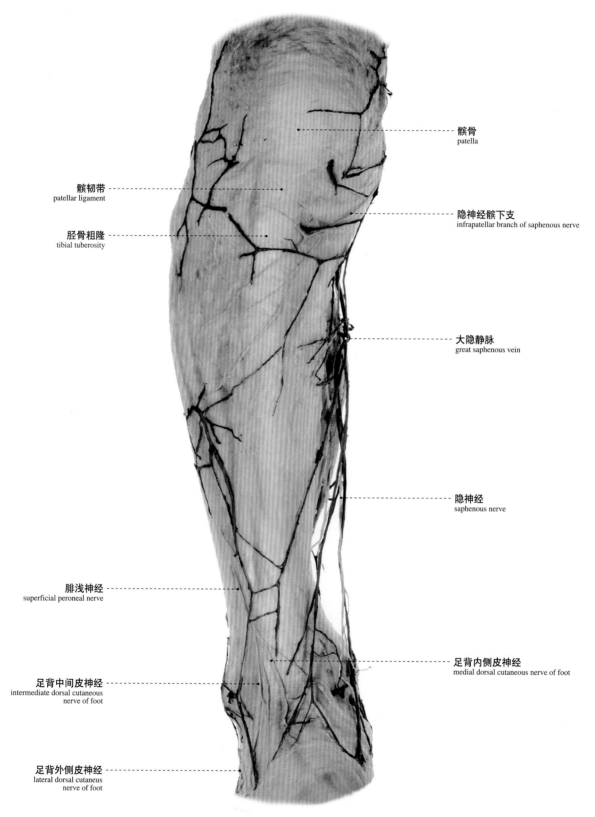

髌骨
patella

髌韧带
patellar ligament

胫骨粗隆
tibial tuberosity

隐神经髌下支
infrapatellar branch of saphenous nerve

大隐静脉
great saphenous vein

隐神经
saphenous nerve

腓浅神经
superficial peroneal nerve

足背内侧皮神经
medial dorsal cutaneous nerve of foot

足背中间皮神经
intermediate dorsal cutaneous
nerve of foot

足背外侧皮神经
lateral dorsal cutaneus
nerve of foot

636. 小腿前区局部解剖 1
Topography of the anterior crural region 1

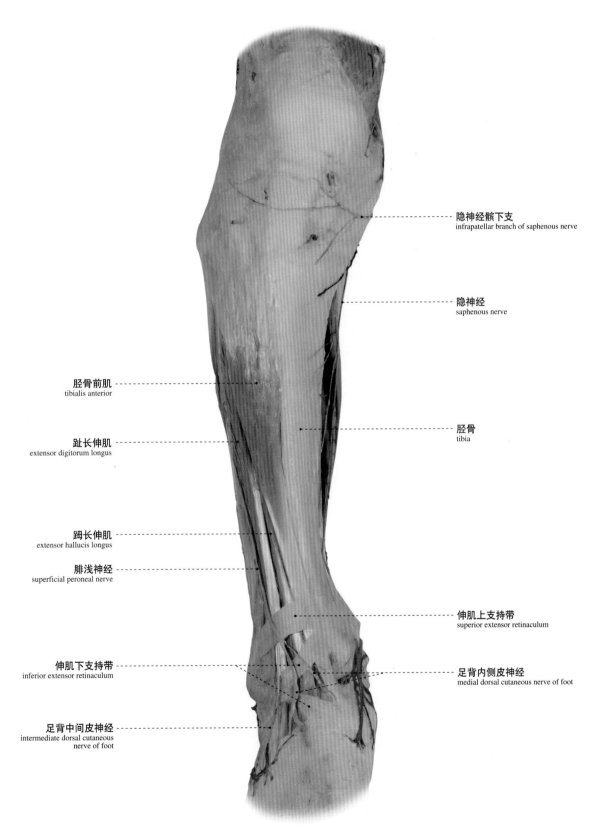

隐神经髌下支
infrapatellar branch of saphenous nerve

隐神经
saphenous nerve

胫骨前肌
tibialis anterior

趾长伸肌
extensor digitorum longus

胫骨
tibia

蹈长伸肌
extensor hallucis longus

腓浅神经
superficial peroneal nerve

伸肌上支持带
superior extensor retinaculum

伸肌下支持带
inferior extensor retinaculum

足背内侧皮神经
medial dorsal cutaneous nerve of foot

足背中间皮神经
intermediate dorsal cutaneous
nerve of foot

637. 小腿前区局部解剖 2
Topography of the anterior crural region 2

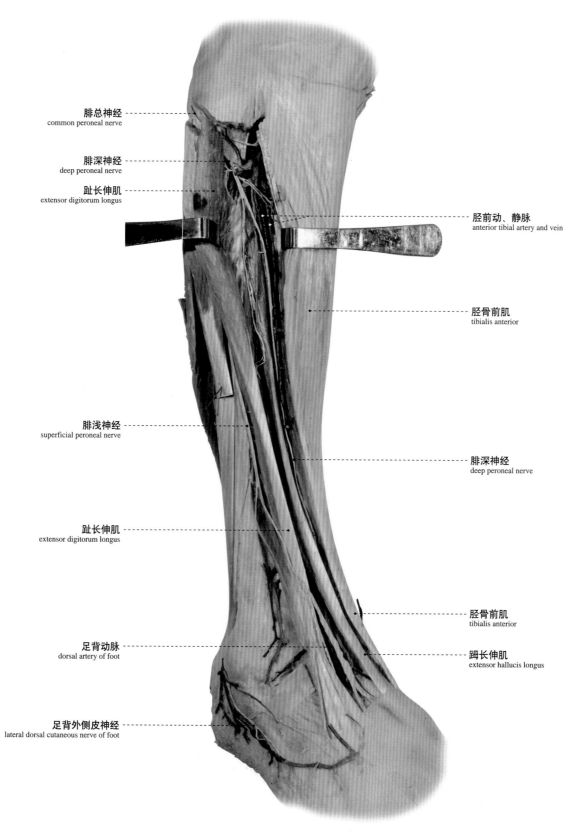

腓总神经
common peroneal nerve

腓深神经
deep peroneal nerve

趾长伸肌
extensor digitorum longus

胫前动、静脉
anterior tibial artery and vein

胫骨前肌
tibialis anterior

腓浅神经
superficial peroneal nerve

腓深神经
deep peroneal nerve

趾长伸肌
extensor digitorum longus

胫骨前肌
tibialis anterior

足背动脉
dorsal artery of foot

踇长伸肌
extensor hallucis longus

足背外侧皮神经
lateral dorsal cutaneous nerve of foot

638. 小腿前区局部解剖 3
Topography of the anterior crural region 3

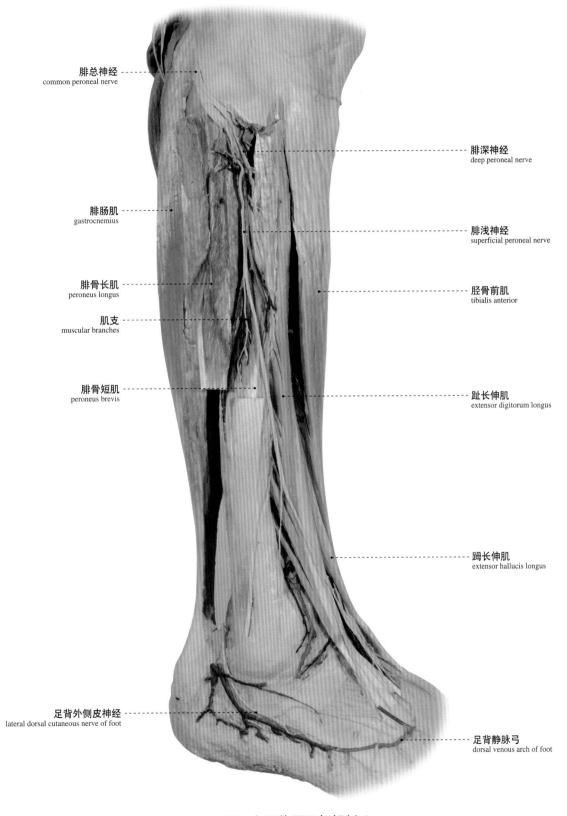

腓总神经
common peroneal nerve

腓肠肌
gastrocnemius

腓骨长肌
peroneus longus

肌支
muscular branches

腓骨短肌
peroneus brevis

足背外侧皮神经
lateral dorsal cutaneous nerve of foot

腓深神经
deep peroneal nerve

腓浅神经
superficial peroneal nerve

胫骨前肌
tibialis anterior

趾长伸肌
extensor digitorum longus

踇长伸肌
extensor hallucis longus

足背静脉弓
dorsal venous arch of foot

639. 小腿前区局部解剖 4
Topography of the anterior crural region 4

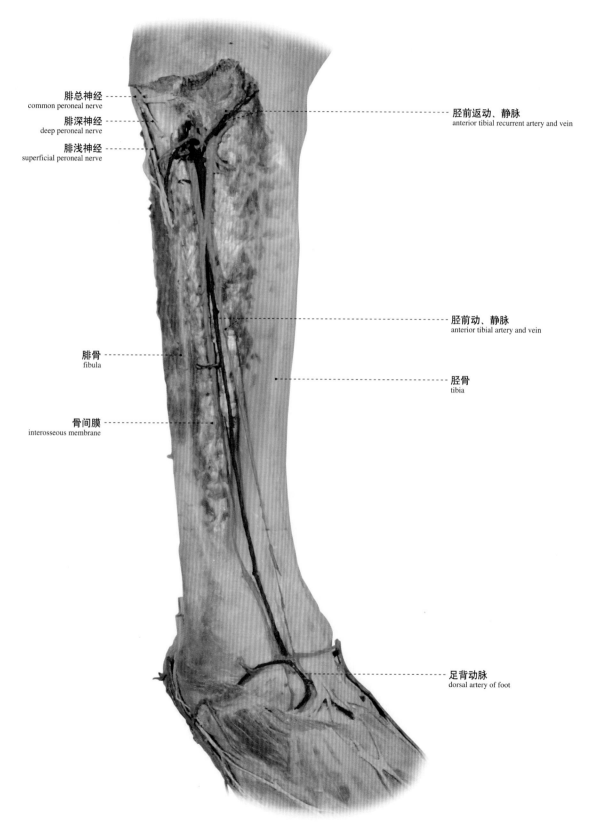

腓总神经
common peroneal nerve

腓深神经
deep peroneal nerve

腓浅神经
superficial peroneal nerve

胫前返动、静脉
anterior tibial recurrent artery and vein

胫前动、静脉
anterior tibial artery and vein

腓骨
fibula

胫骨
tibia

骨间膜
interosseous membrane

足背动脉
dorsal artery of foot

640. 小腿前区局部解剖 5
Topography of the anterior crural region 5

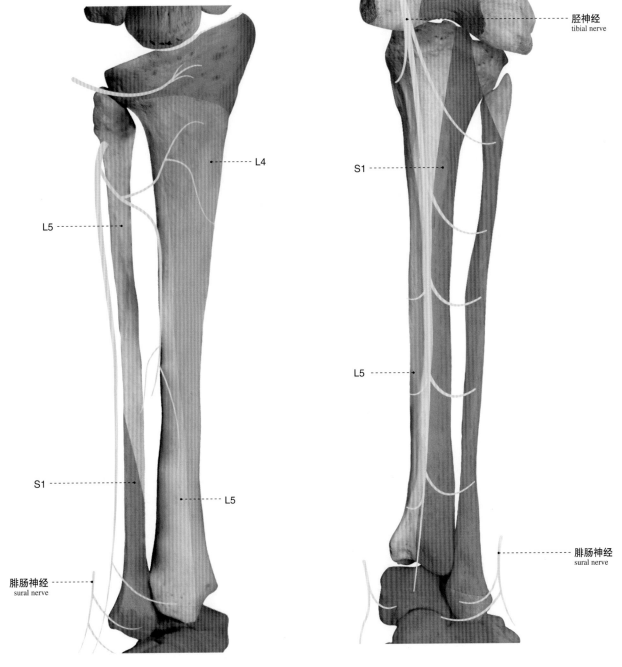

胫神经
tibial nerve

L4

L5

S1

L5

S1

L5

腓肠神经
sural nerve

腓肠神经
sural nerve

641. 胫腓骨的节段神经支配和周围神经供给
Segmental innervation and peripheral nerves supply of the tibia and the fibula

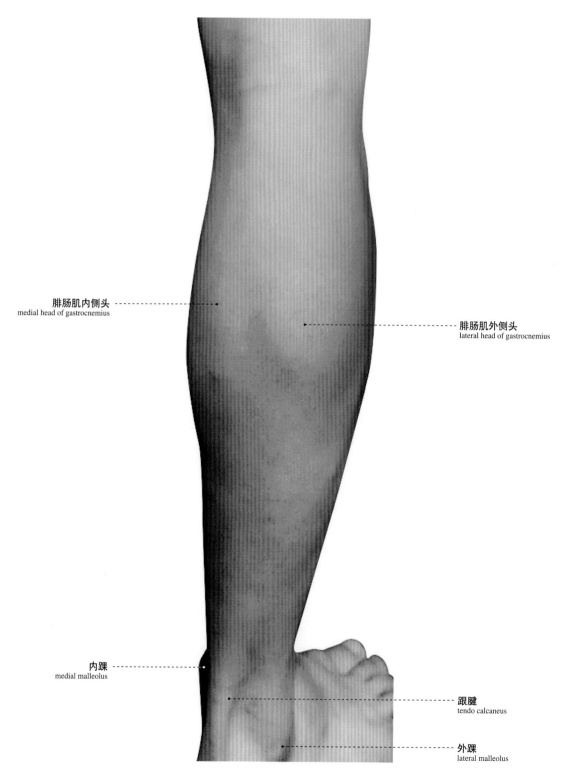

腓肠肌内侧头
medial head of gastrocnemius

腓肠肌外侧头
lateral head of gastrocnemius

内踝
medial malleolus

跟腱
tendo calcaneus

外踝
lateral malleolus

642. 小腿后区体表
Surface of the posterior crural region

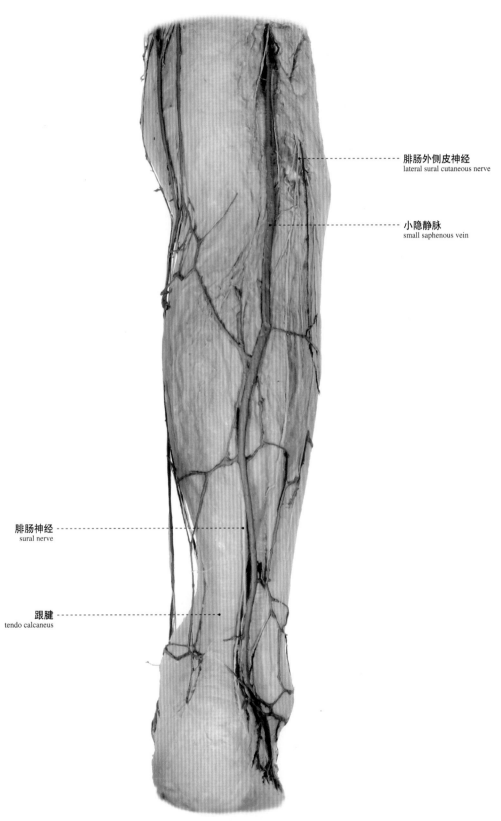

腓肠外侧皮神经
lateral sural cutaneous nerve

小隐静脉
small saphenous vein

腓肠神经
sural nerve

跟腱
tendo calcaneus

643. 小腿后区局部解剖 1
Topography of the posterior crural region 1

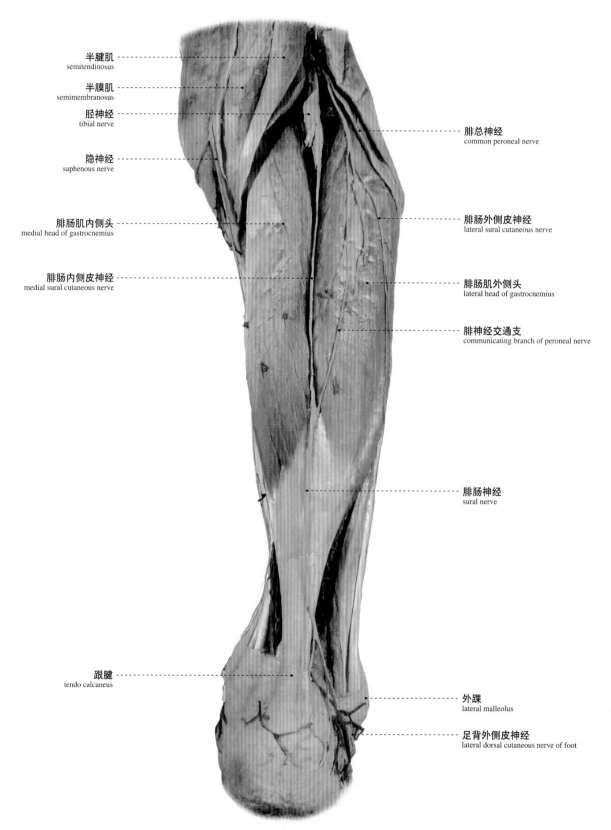

半腱肌
semitendinosus

半膜肌
semimembranosus

胫神经
tibial nerve

隐神经
saphenous nerve

腓肠肌内侧头
medial head of gastrocnemius

腓肠内侧皮神经
medial sural cutaneous nerve

跟腱
tendo calcaneus

腓总神经
common peroneal nerve

腓肠外侧皮神经
lateral sural cutaneous nerve

腓肠肌外侧头
lateral head of gastrocnemius

腓神经交通支
communicating branch of peroneal nerve

腓肠神经
sural nerve

外踝
lateral malleolus

足背外侧皮神经
lateral dorsal cutaneous nerve of foot

644. 小腿后区局部解剖 2
Topography of the posterior crural region 2

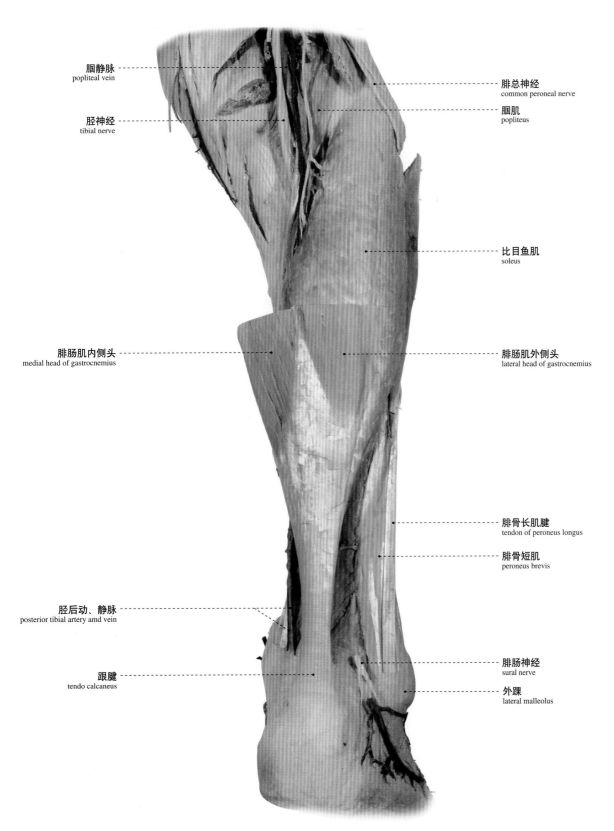

腘静脉
popliteal vein

胫神经
tibial nerve

腓总神经
common peroneal nerve

腘肌
popliteus

比目鱼肌
soleus

腓肠肌内侧头
medial head of gastrocnemius

腓肠肌外侧头
lateral head of gastrocnemius

腓骨长肌腱
tendon of peroneus longus

腓骨短肌
peroneus brevis

胫后动、静脉
posterior tibial artery amd vein

腓肠神经
sural nerve

跟腱
tendo calcaneus

外踝
lateral malleolus

645. 小腿后区局部解剖 3
Topography of the posterior crural region 3

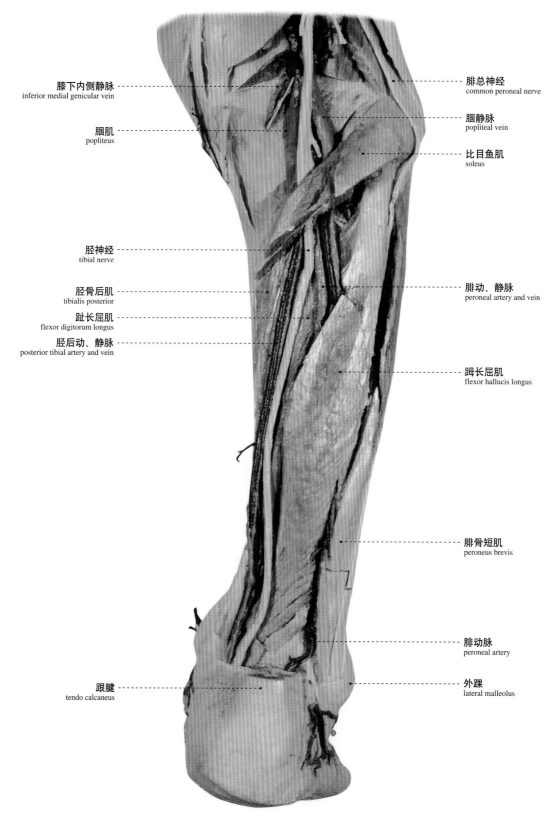

膝下内侧静脉
inferior medial genicular vein

腘肌
popliteus

胫神经
tibial nerve

胫骨后肌
tibialis posterior

趾长屈肌
flexor digitorum longus

胫后动、静脉
posterior tibial artery and vein

跟腱
tendo calcaneus

腓总神经
common peroneal nerve

腘静脉
popliteal vein

比目鱼肌
soleus

腓动、静脉
peroneal artery and vein

姆长屈肌
flexor hallucis longus

腓骨短肌
peroneus brevis

腓动脉
peroneal artery

外踝
lateral malleolus

646. 小腿后区局部解剖 4
Topography of the posterior crural region 4

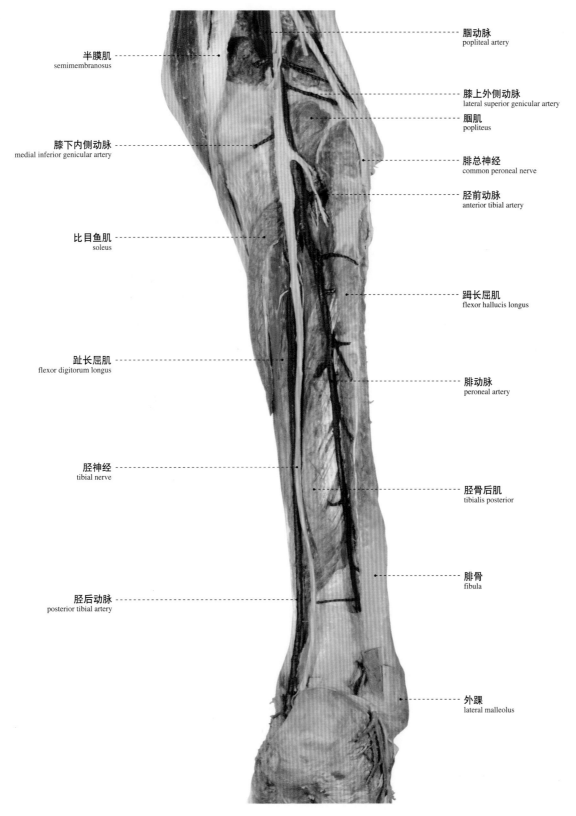

半膜肌
semimembranosus

膝下内侧动脉
medial inferior genicular artery

比目鱼肌
soleus

趾长屈肌
flexor digitorum longus

胫神经
tibial nerve

胫后动脉
posterior tibial artery

腘动脉
popliteal artery

膝上外侧动脉
lateral superior genicular artery

腘肌
popliteus

腓总神经
common peroneal nerve

胫前动脉
anterior tibial artery

踇长屈肌
flexor hallucis longus

腓动脉
peroneal artery

胫骨后肌
tibialis posterior

腓骨
fibula

外踝
lateral malleolus

647. 小腿后区局部解剖 5
Topography of the posterior crural region 5

第六章

足 部

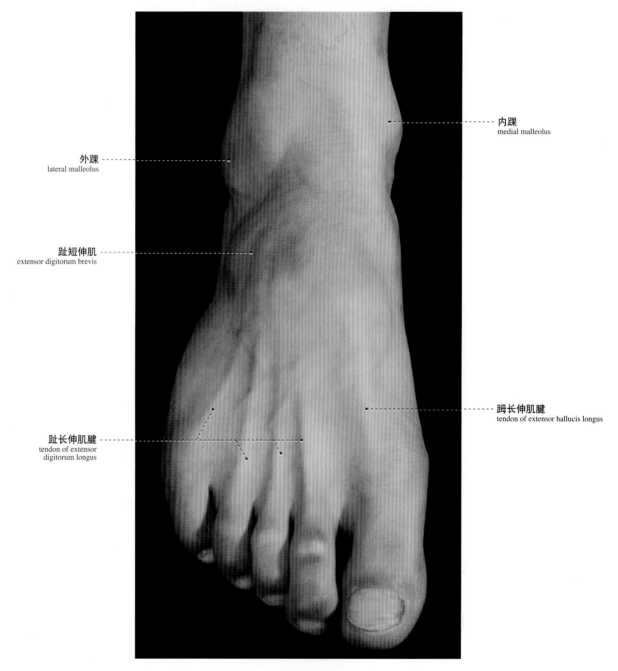

外踝
lateral malleolus

内踝
medial malleolus

趾短伸肌
extensor digitorum brevis

趾长伸肌腱
tendon of extensor
digitorum longus

踇长伸肌腱
tendon of extensor hallucis longus

648. 足背区体表
Surface of the dorsal region of the foot

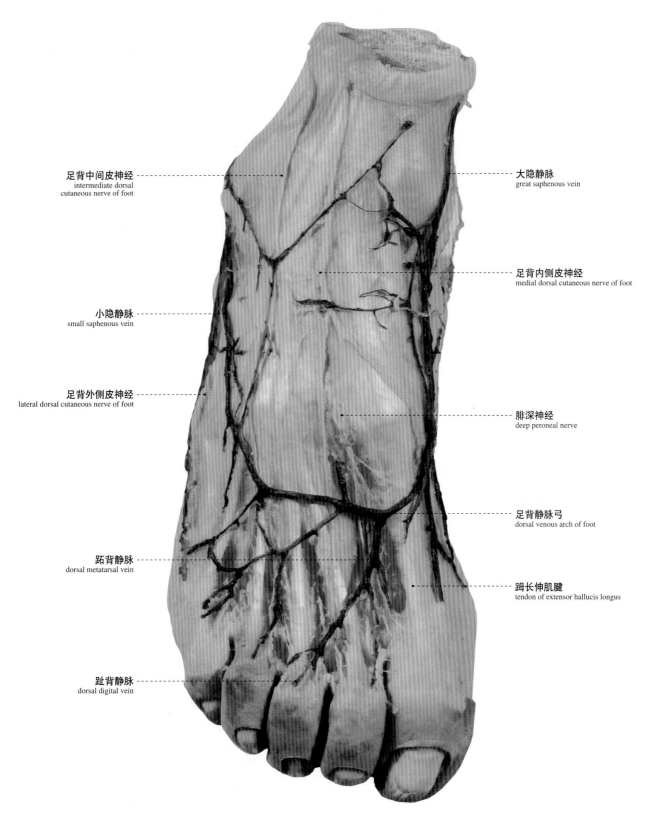

足背中间皮神经
intermediate dorsal
cutaneous nerve of foot

大隐静脉
great saphenous vein

足背内侧皮神经
medial dorsal cutaneous nerve of foot

小隐静脉
small saphenous vein

足背外侧皮神经
lateral dorsal cutaneous nerve of foot

腓深神经
deep peroneal nerve

足背静脉弓
dorsal venous arch of foot

跖背静脉
dorsal metatarsal vein

踇长伸肌腱
tendon of extensor hallucis longus

趾背静脉
dorsal digital vein

649. 足背区局部解剖 1
Topography of the dorsal region of the foot 1

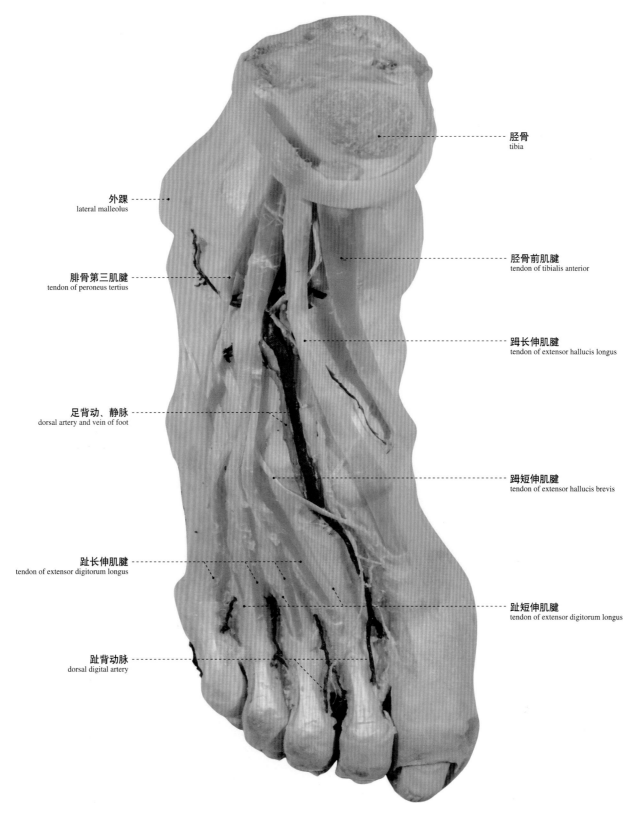

胫骨
tibia

外踝
lateral malleolus

腓骨第三肌腱
tendon of peroneus tertius

足背动、静脉
dorsal artery and vein of foot

趾长伸肌腱
tendon of extensor digitorum longus

趾背动脉
dorsal digital artery

胫骨前肌腱
tendon of tibialis anterior

踇长伸肌腱
tendon of extensor hallucis longus

踇短伸肌腱
tendon of extensor hallucis brevis

趾短伸肌腱
tendon of extensor digitorum longus

650. 足背区局部解剖 2
Topography of the dorsal region of the foot 2

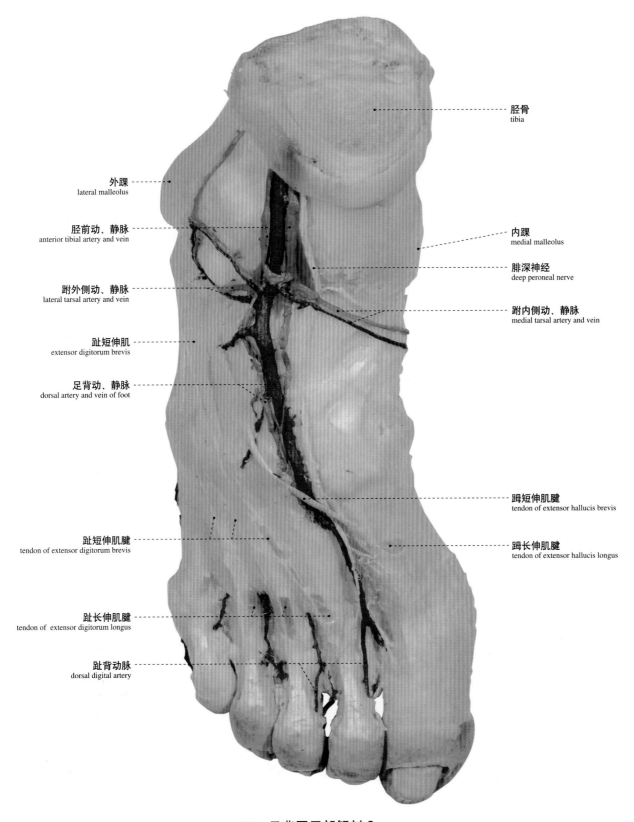

左侧标注（从上到下）：

外踝
lateral malleolus

胫前动、静脉
anterior tibial artery and vein

跗外侧动、静脉
lateral tarsal artery and vein

趾短伸肌
extensor digitorum brevis

足背动、静脉
dorsal artery and vein of foot

趾短伸肌腱
tendon of extensor digitorum brevis

趾长伸肌腱
tendon of extensor digitorum longus

趾背动脉
dorsal digital artery

右侧标注（从上到下）：

胫骨
tibia

内踝
medial malleolus

腓深神经
deep peroneal nerve

跗内侧动、静脉
medial tarsal artery and vein

踇短伸肌腱
tendon of extensor hallucis brevis

踇长伸肌腱
tendon of extensor hallucis longus

651. 足背区局部解剖 3
Topography of the dorsal region of the foot 3

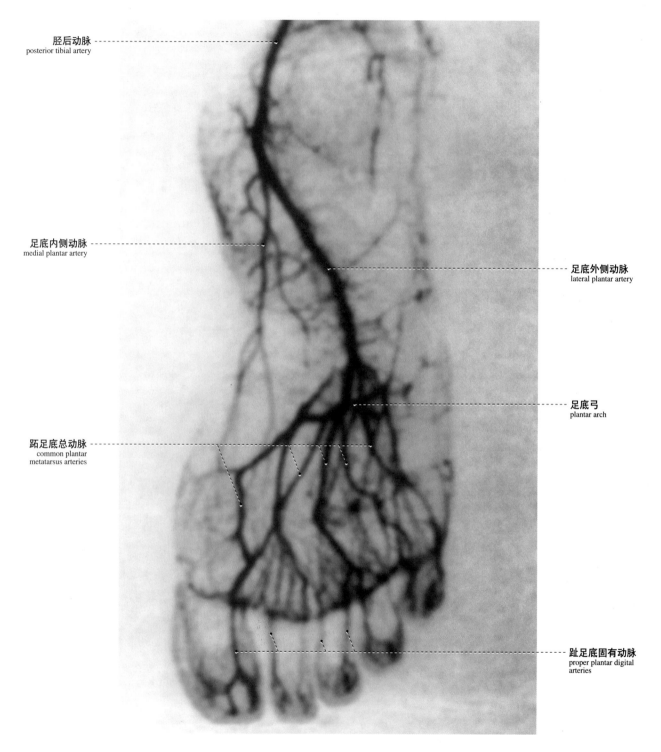

胫后动脉
posterior tibial artery

足底内侧动脉
medial plantar artery

足底外侧动脉
lateral plantar artery

足底弓
plantar arch

跖足底总动脉
common plantar
metatarsus arteries

趾足底固有动脉
proper plantar digital
arteries

652. 足动脉造影
Angiography of the foot arteries

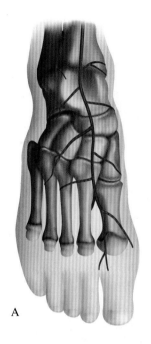

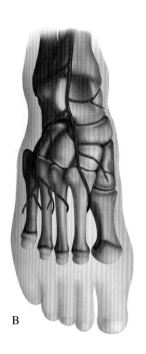

A

B

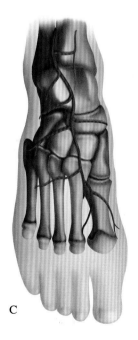

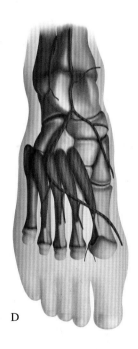

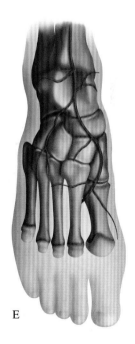

C

D

E

653. 足背动脉类型

Types of the dorsalis pedis artery

A. I 型；B. II 型；C. III 型；D. IV 型；E. V 型

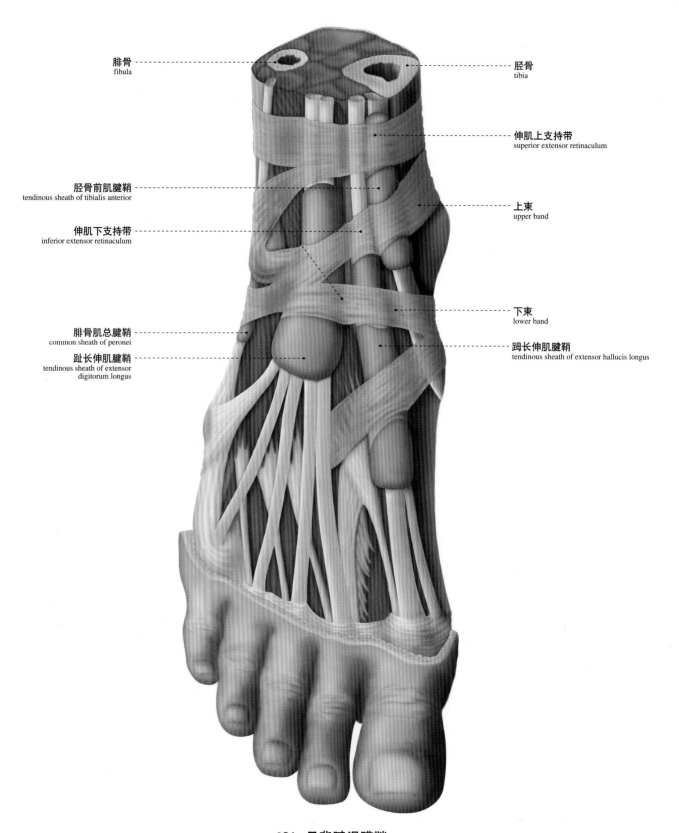

腓骨
fibula

胫骨
tibia

伸肌上支持带
superior extensor retinaculum

胫骨前肌腱鞘
tendinous sheath of tibialis anterior

上束
upper band

伸肌下支持带
inferior extensor retinaculum

下束
lower band

腓骨肌总腱鞘
common sheath of peronei

趾长伸肌腱鞘
tendinous sheath of extensor digitorum longus

踇长伸肌腱鞘
tendinous sheath of extensor hallucis longus

654. 足背腱滑膜鞘
Tendinous synovial sheaths of dorsum of the foot

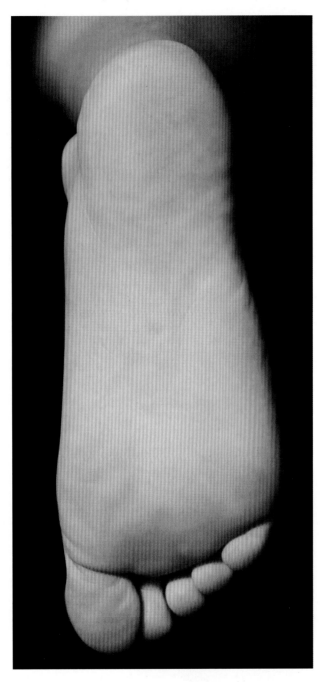

655. 足底区体表

Surface of the plantar region of the foot

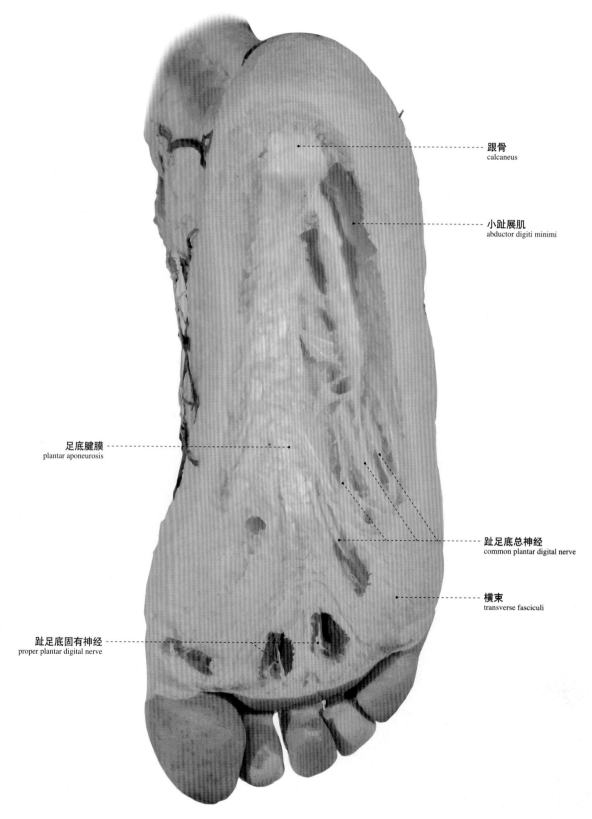

跟骨
calcaneus

小趾展肌
abductor digiti minimi

足底腱膜
plantar aponeurosis

趾足底总神经
common plantar digital nerve

横束
transverse fasciculi

趾足底固有神经
proper plantar digital nerve

656. 足底区局部解剖 1
Topography of the plantar region of the foot 1

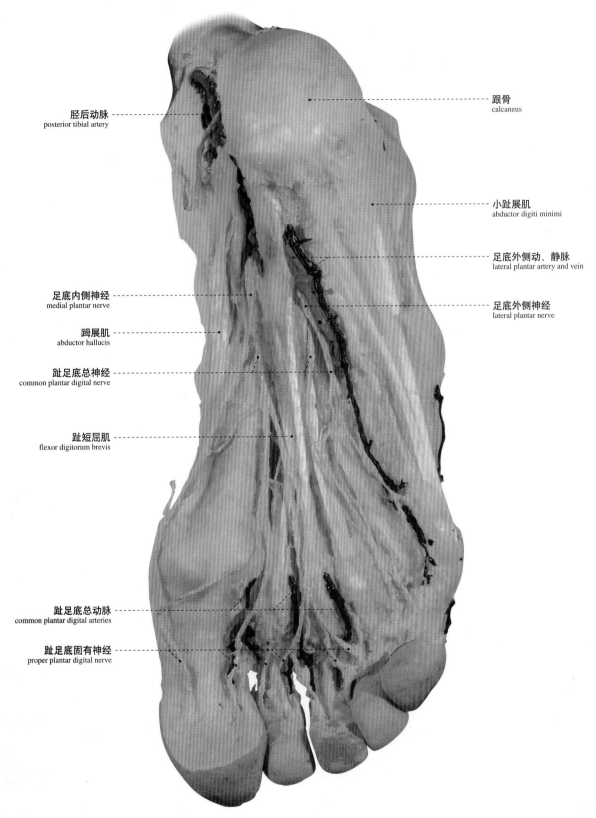

胫后动脉
posterior tibial artery

跟骨
calcaneus

小趾展肌
abductor digiti minimi

足底外侧动、静脉
lateral plantar artery and vein

足底内侧神经
medial plantar nerve

足底外侧神经
lateral plantar nerve

踇展肌
abductor hallucis

趾足底总神经
common plantar digital nerve

趾短屈肌
flexor digitorum brevis

趾足底总动脉
common plantar digital arteries

趾足底固有神经
proper plantar digital nerve

657. 足底区局部解剖 2
Topography of the plantar region of the foot 2

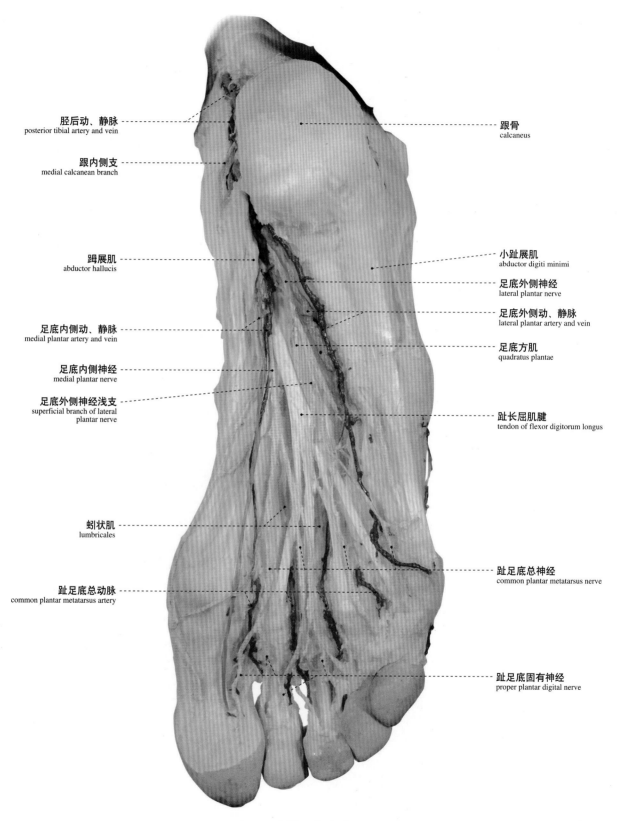

胫后动、静脉
posterior tibial artery and vein

跟内侧支
medial calcanean branch

踇展肌
abductor hallucis

足底内侧动、静脉
medial plantar artery and vein

足底内侧神经
medial plantar nerve

足底外侧神经浅支
superficial branch of lateral plantar nerve

蚓状肌
lumbricales

趾足底总动脉
common plantar metatarsus artery

跟骨
calcaneus

小趾展肌
abductor digiti minimi

足底外侧神经
lateral plantar nerve

足底外侧动、静脉
lateral plantar artery and vein

足底方肌
quadratus plantae

趾长屈肌腱
tendon of flexor digitorum longus

趾足底总神经
common plantar metatarsus nerve

趾足底固有神经
proper plantar digital nerve

658. 足底区局部解剖 3
Topography of the plantar region of the foot 3

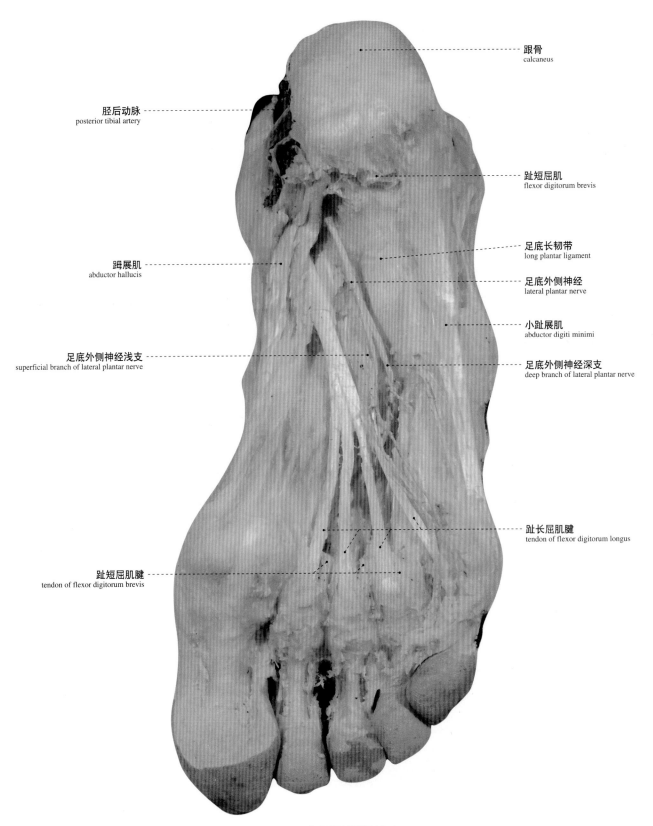

跟骨
calcaneus

胫后动脉
posterior tibial artery

趾短屈肌
flexor digitorum brevis

足底长韧带
long plantar ligament

足底外侧神经
lateral plantar nerve

姆展肌
abductor hallucis

小趾展肌
abductor digiti minimi

足底外侧神经浅支
superficial branch of lateral plantar nerve

足底外侧神经深支
deep branch of lateral plantar nerve

趾长屈肌腱
tendon of flexor digitorum longus

趾短屈肌腱
tendon of flexor digitorum brevis

659. 足底区局部解剖 4
Topography of the plantar region of the foot 4

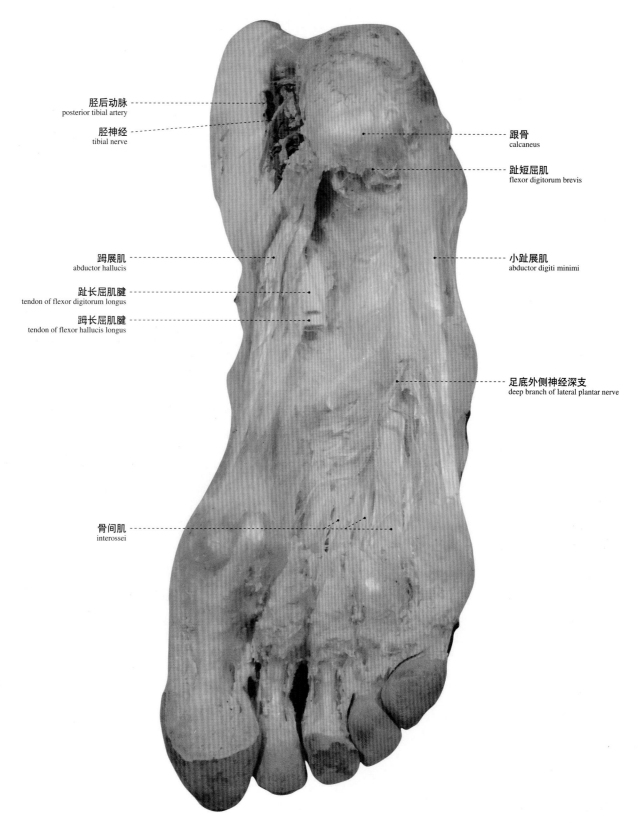

胫后动脉
posterior tibial artery

胫神经
tibial nerve

跟骨
calcaneus

趾短屈肌
flexor digitorum brevis

鉧展肌
abductor hallucis

小趾展肌
abductor digiti minimi

趾长屈肌腱
tendon of flexor digitorum longus

鉧长屈肌腱
tendon of flexor hallucis longus

足底外侧神经深支
deep branch of lateral plantar nerve

骨间肌
interossei

660. 足底区局部解剖 5
Topography of the plantar region of the foot 5

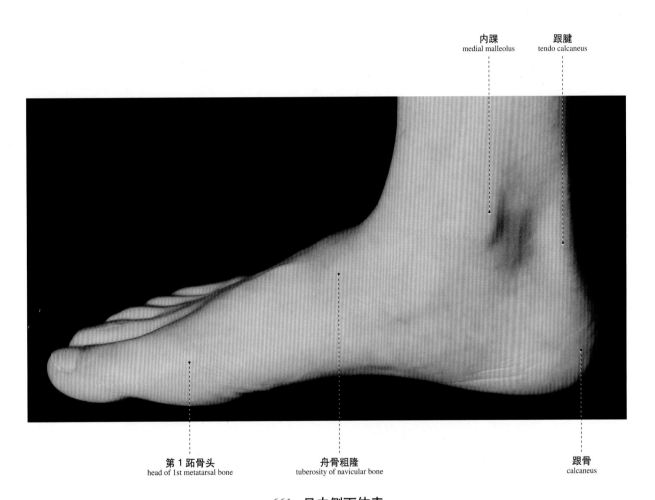

内踝
medial malleolus

跟腱
tendo calcaneus

第1跖骨头
head of 1st metatarsal bone

舟骨粗隆
tuberosity of navicular bone

跟骨
calcaneus

661. 足内侧面体表
Surface of the medial aspect of the foot

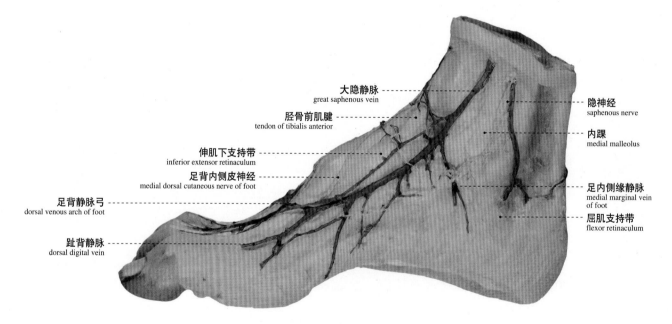

大隐静脉
great saphenous vein

隐神经
saphenous nerve

胫骨前肌腱
tendon of tibialis anterior

内踝
medial malleolus

伸肌下支持带
inferior extensor retinaculum

足背内侧皮神经
medial dorsal cutaneous nerve of foot

足内侧缘静脉
medial marginal vein
of foot

足背静脉弓
dorsal venous arch of foot

屈肌支持带
flexor retinaculum

趾背静脉
dorsal digital vein

662. 足内侧面局部解剖 1

Topography of the medial aspect of the foot 1

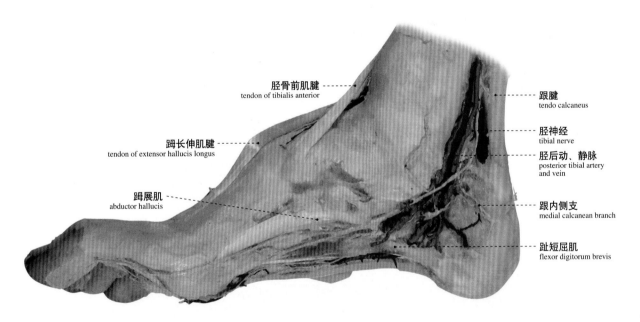

胫骨前肌腱
tendon of tibialis anterior

跨长伸肌腱
tendon of extensor hallucis longus

跨展肌
abductor hallucis

跟腱
tendo calcaneus

胫神经
tibial nerve

胫后动、静脉
posterior tibial artery
and vein

跟内侧支
medial calcanean branch

趾短屈肌
flexor digitorum brevis

663. 足内侧面局部解剖 2

Topography of the medial aspect of the foot 2

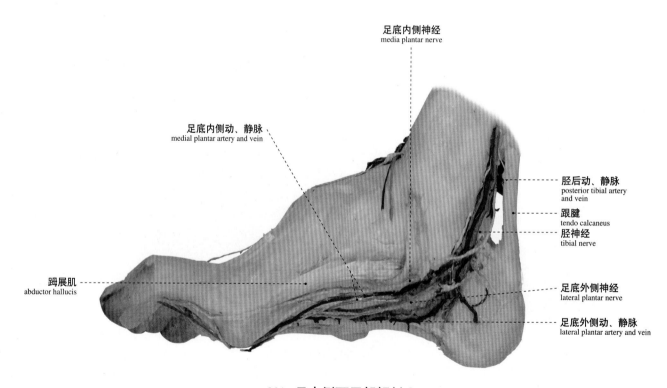

足底内侧神经
media plantar nerve

足底内侧动、静脉
medial plantar artery and vein

蹬展肌
abductor hallucis

胫后动、静脉
posterior tibial artery
and vein

跟腱
tendo calcaneus

胫神经
tibial nerve

足底外侧神经
lateral plantar nerve

足底外侧动、静脉
lateral plantar artery and vein

664. 足内侧面局部解剖 3
Topography of the medial aspect of the foot 3

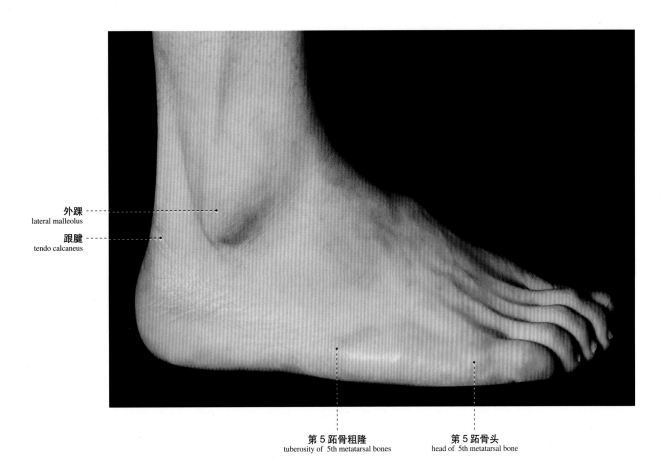

外踝
lateral malleolus

跟腱
tendo calcaneus

第 5 跖骨粗隆
tuberosity of 5th metatarsal bones

第 5 跖骨头
head of 5th metatarsal bone

665. 足外侧面体表
Surface of the lateral aspect of the foot

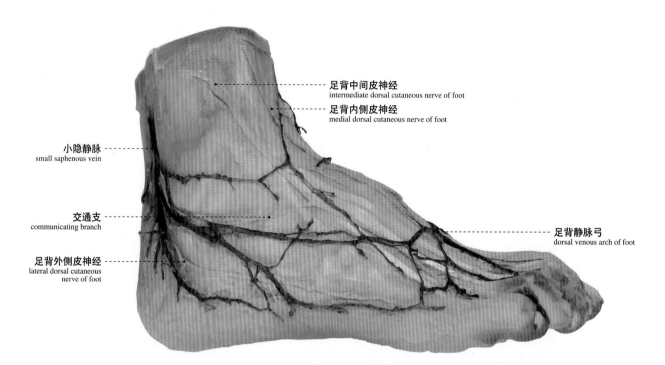

足背中间皮神经
intermediate dorsal cutaneous nerve of foot

足背内侧皮神经
medial dorsal cutaneous nerve of foot

小隐静脉
small saphenous vein

交通支
communicating branch

足背外侧皮神经
lateral dorsal cutaneous
nerve of foot

足背静脉弓
dorsal venous arch of foot

666. 足外侧面局部解剖 1

Topography of the lateral aspect of the foot 1

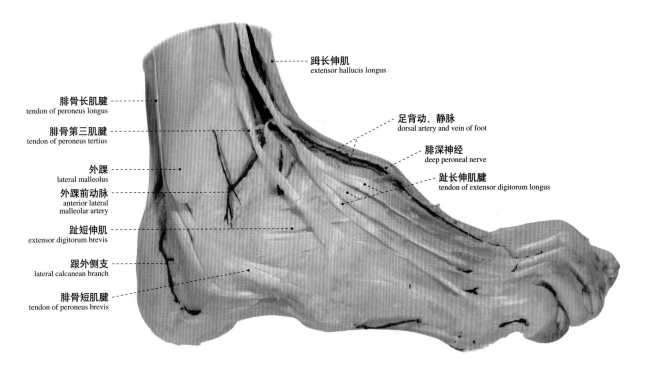

足趾长伸肌
extensor hallucis longus

腓骨长肌腱
tendon of peroneus longus

腓骨第三肌腱
tendon of peroneus tertius

外踝
lateral malleolus

外踝前动脉
anterior lateral
malleolar artery

趾短伸肌
extensor digitorum brevis

跟外侧支
lateral calcanean branch

腓骨短肌腱
tendon of peroneus brevis

足背动、静脉
dorsal artery and vein of foot

腓深神经
deep peroneal nerve

趾长伸肌腱
tendon of extensor digitorum longus

667. 足外侧面局部解剖 2

Topography of the lateral aspect of the foot 2

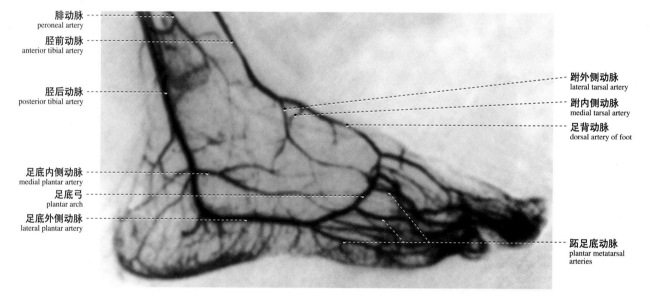

腓动脉
peroneal artery

胫前动脉
anterior tibial artery

胫后动脉
posterior tibial artery

足底内侧动脉
medial plantar artery

足底弓
plantar arch

足底外侧动脉
lateral plantar artery

跗外侧动脉
lateral tarsal artery

跗内侧动脉
medial tarsal artery

足背动脉
dorsal artery of foot

跖足底动脉
plantar metatarsal arteries

668. 足动脉造影
Angiography of the foot arteries

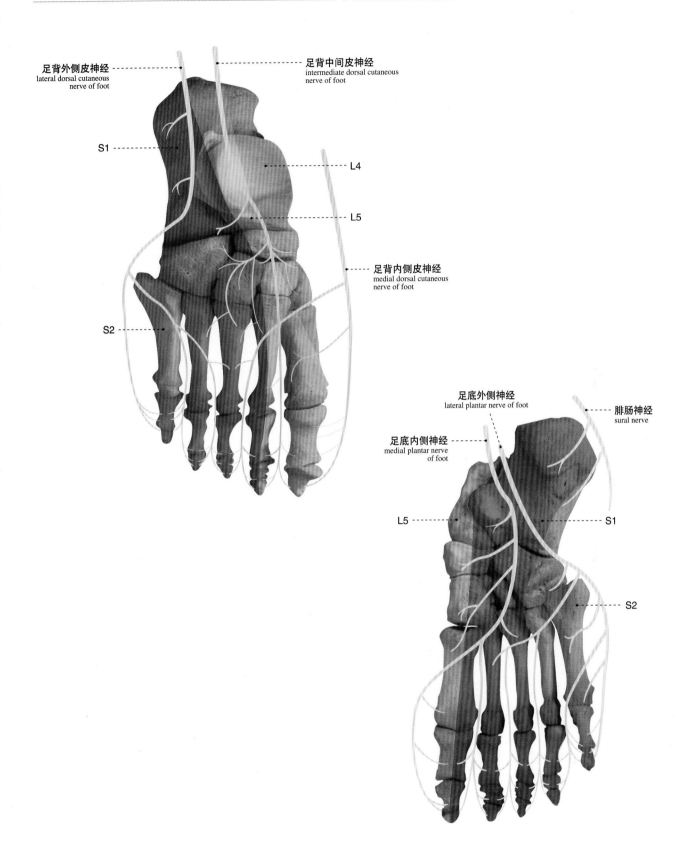

足背外侧皮神经
lateral dorsal cutaneous
nerve of foot

足背中间皮神经
intermediate dorsal cutaneous
nerve of foot

S1

L4

L5

足背内侧皮神经
medial dorsal cutaneous
nerve of foot

S2

足底外侧神经
lateral plantar nerve of foot

足底内侧神经
medial plantar nerve
of foot

腓肠神经
sural nerve

L5

S1

S2

669. 足骨的节段神经支配和周围神经供给
Segmental innervation and peripheral nerves supply of the bones of the foot

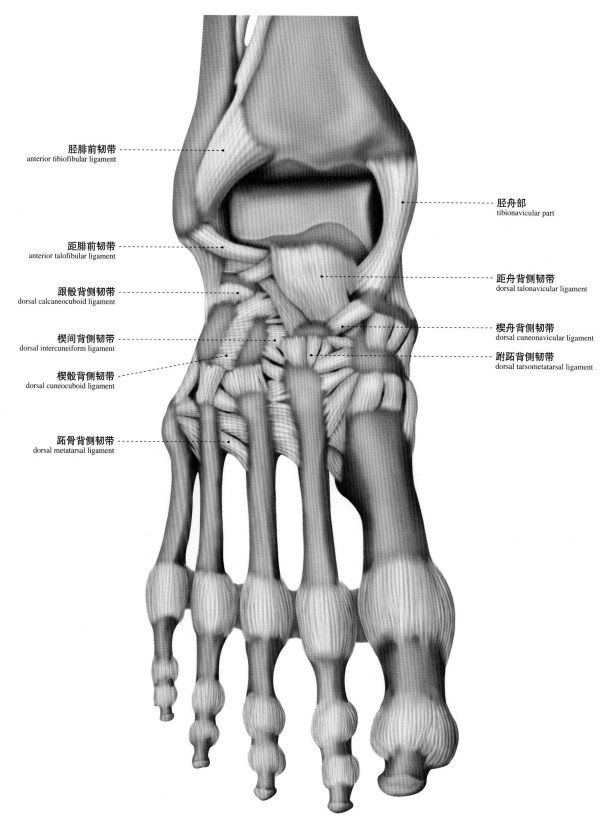

胫腓前韧带
anterior tibiofibular ligament

距腓前韧带
anterior talofibular ligament

跟骰背侧韧带
dorsal calcaneocuboid ligament

楔间背侧韧带
dorsal intercuneiform ligament

楔骰背侧韧带
dorsal cuneocuboid ligament

跖骨背侧韧带
dorsal metatarsal ligament

胫舟部
tibionavicular part

距舟背侧韧带
dorsal talonavicular ligament

楔舟背侧韧带
dorsal cuneonavicular ligament

跗跖背侧韧带
dorsal tarsometatarsal ligament

670. 足的关节和韧带（背面）
Joints and ligaments of the foot (dorsal aspect)

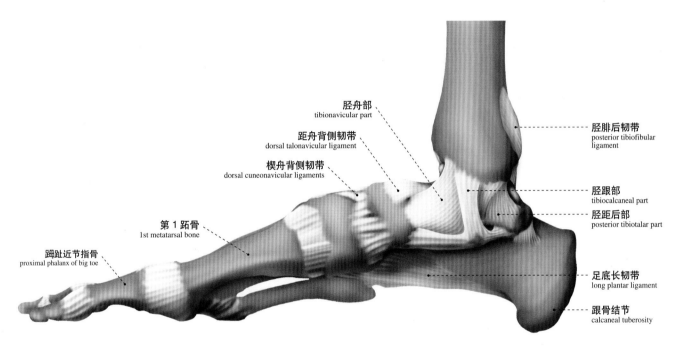

胫舟部
tibionavicular part

距舟背侧韧带
dorsal talonavicular ligament

楔舟背侧韧带
dorsal cuneonavicular ligaments

第 1 跖骨
1st metatarsal bone

踇趾近节指骨
proximal phalanx of big toe

胫腓后韧带
posterior tibiofibular ligament

胫跟部
tibiocalcaneal part

胫距后部
posterior tibiotalar part

足底长韧带
long plantar ligament

跟骨结节
calcaneal tuberosity

671. 足的关节和韧带（内侧面）
Joints and ligaments of the foot (medial aspect)

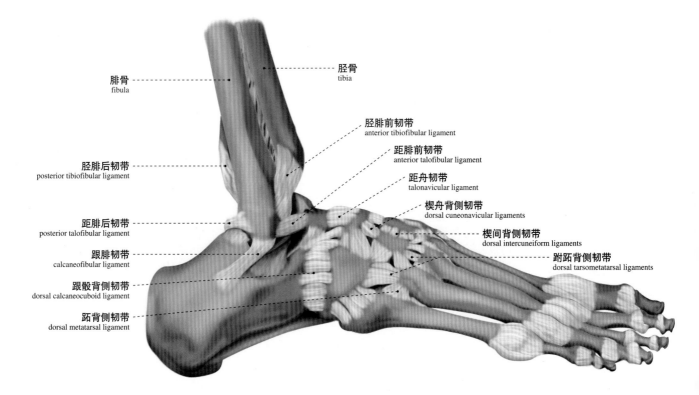

腓骨
fibula

胫骨
tibia

胫腓前韧带
anterior tibiofibular ligament

距腓前韧带
anterior talofibular ligament

距舟韧带
talonavicular ligament

楔舟背侧韧带
dorsal cuneonavicular ligaments

胫腓后韧带
posterior tibiofibular ligament

楔间背侧韧带
dorsal intercuneiform ligaments

距腓后韧带
posterior talofibular ligament

跗跖背侧韧带
dorsal tarsometatarsal ligaments

跟腓韧带
calcaneofibular ligament

跟骰背侧韧带
dorsal calcaneocuboid ligament

跖背侧韧带
dorsal metatarsal ligament

672. 足的关节和韧带（外侧面）
Joints and ligaments of the foot (lateral aspect)

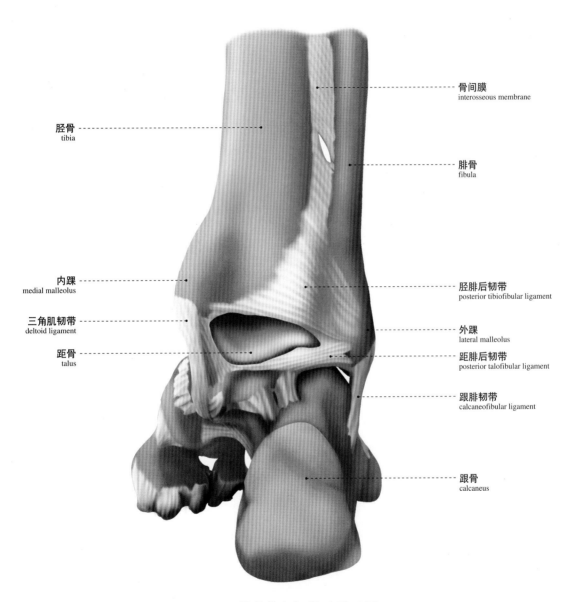

骨间膜
interosseous membrane

胫骨
tibia

腓骨
fibula

内踝
medial malleolus

胫腓后韧带
posterior tibiofibular ligament

三角肌韧带
deltoid ligament

外踝
lateral malleolus

距骨
talus

距腓后韧带
posterior talofibular ligament

跟腓韧带
calcaneofibular ligament

跟骨
calcaneus

673. 足的关节和韧带（后面观）
Joints and ligaments of the foot (posterior aspect)

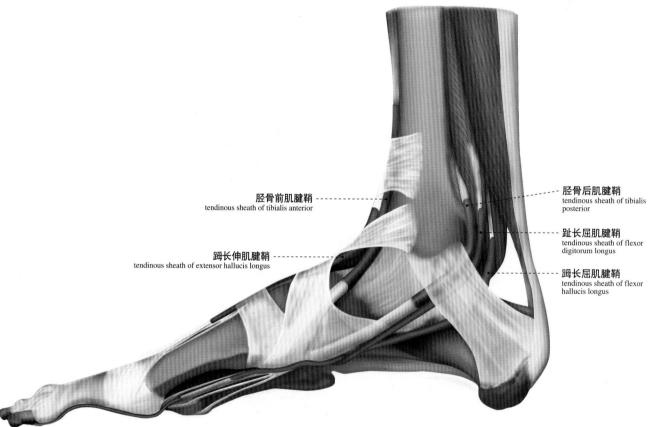

胫骨前肌腱鞘
tendinous sheath of tibialis anterior

蹬长伸肌腱鞘
tendinous sheath of extensor hallucis longus

胫骨后肌腱鞘
tendinous sheath of tibialis posterior

趾长屈肌腱鞘
tendinous sheath of flexor digitorum longus

蹬长屈肌腱鞘
tendinous sheath of flexor hallucis longus

674. 足腱滑膜鞘（内侧面）
Tendinous synovial sheaths of the foot (medial aspect)

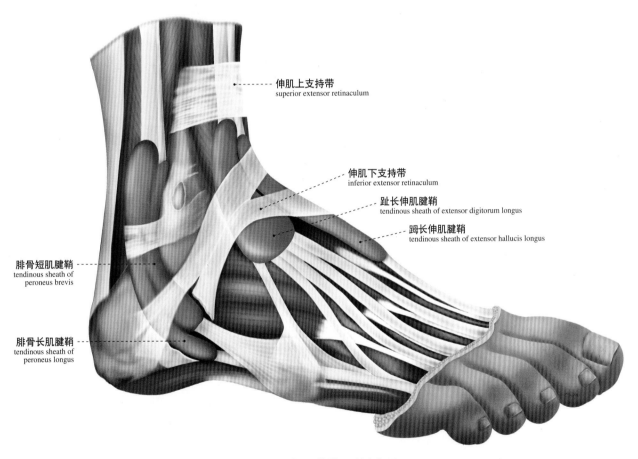

伸肌上支持带
superior extensor retinaculum

伸肌下支持带
inferior extensor retinaculum

趾长伸肌腱鞘
tendinous sheath of extensor digitorum longus

踇长伸肌腱鞘
tendinous sheath of extensor hallucis longus

腓骨短肌腱鞘
tendinous sheath of
peroneus brevis

腓骨长肌腱鞘
tendinous sheath of
peroneus longus

675. 足腱滑膜鞘（外侧面）
Tendinous synovial sheaths of the foot (lateral aspect)

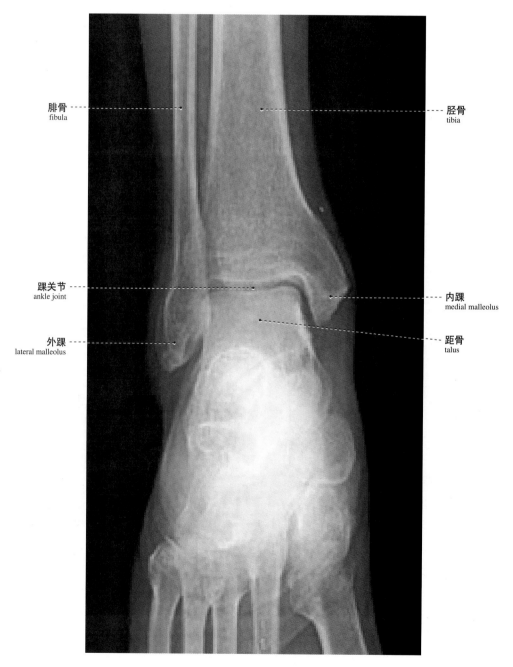

腓骨
fibula

胫骨
tibia

踝关节
ankle joint

内踝
medial malleolus

外踝
lateral malleolus

距骨
talus

676. 踝关节 X 线像（前后位）

Radiographs of the ankle joint (anteroposterior view)

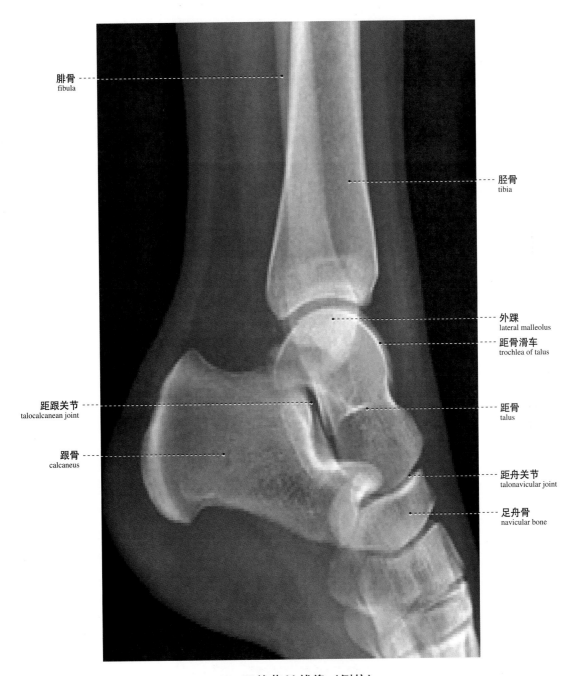

腓骨
fibula

胫骨
tibia

外踝
lateral malleolus

距骨滑车
trochlea of talus

距跟关节
talocalcanean joint

跟骨
calcaneus

距骨
talus

距舟关节
talonavicular joint

足舟骨
navicular bone

677. 踝关节 X 线像（侧位）
Radiographs of the ankle joint (lateral view)

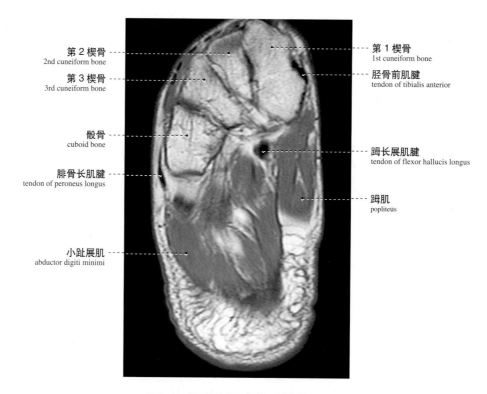

第 2 楔骨
2nd cuneiform bone

第 3 楔骨
3rd cuneiform bone

骰骨
cuboid bone

腓骨长肌腱
tendon of peroneus longus

小趾展肌
abductor digiti minimi

第 1 楔骨
1st cuneiform bone

胫骨前肌腱
tendon of tibialis anterior

𧿹长展肌腱
tendon of flexor hallucis longus

𧿹肌
popliteus

678. 踝部磁共振成像（轴位 1）
MRI of the ankle (axial view 1)

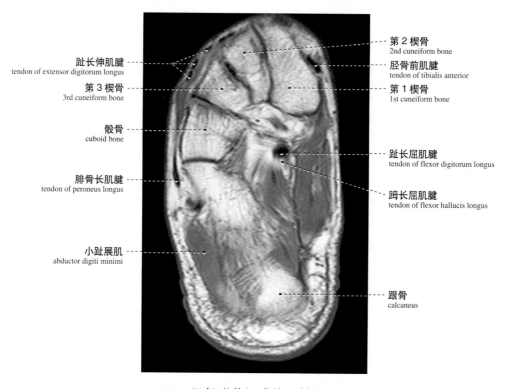

趾长伸肌腱
tendon of extensor digitorum longus

第 3 楔骨
3rd cuneiform bone

骰骨
cuboid bone

腓骨长肌腱
tendon of peroneus longus

小趾展肌
abductor digiti minimi

第 2 楔骨
2nd cuneiform bone

胫骨前肌腱
tendon of tibialis anterior

第 1 楔骨
1st cuneiform bone

趾长屈肌腱
tendon of flexor digitorum longus

𧿹长屈肌腱
tendon of flexor hallucis longus

跟骨
calcaneus

679. 踝部磁共振成像（轴位 2）
MRI of the ankle (axial view 2)

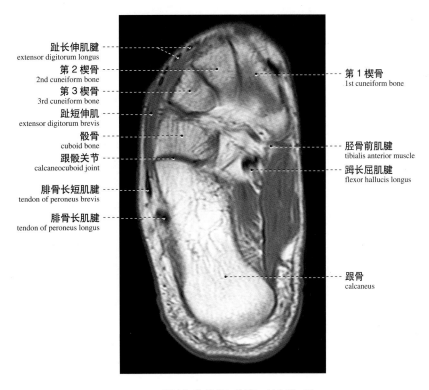

趾长伸肌腱
extensor digitorum longus

第2楔骨
2nd cuneiform bone

第3楔骨
3rd cuneiform bone

趾短伸肌
extensor digitorum brevis

骰骨
cuboid bone

跟骰关节
calcaneocuboid joint

腓骨长短肌腱
tendon of peroneus brevis

腓骨长肌腱
tendon of peroneus longus

第1楔骨
1st cuneiform bone

胫骨前肌腱
tibialis anterior muscle

𬌗长屈肌腱
flexor hallucis longus

跟骨
calcaneus

680. 踝部磁共振成像（轴位3）
MRI of the ankle (axial view 3)

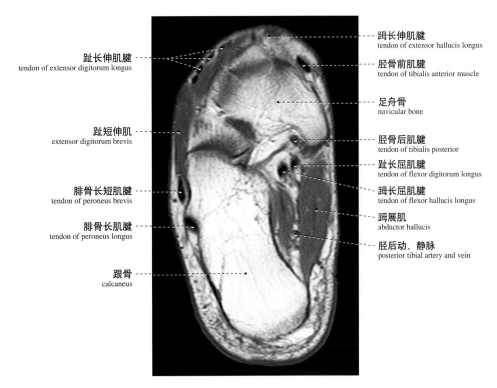

趾长伸肌腱
tendon of extensor digitorum longus

趾短伸肌
extensor digitorum brevis

腓骨长短肌腱
tendon of peroneus brevis

腓骨长肌腱
tendon of peroneus longus

跟骨
calcaneus

𬌗长伸肌腱
tendon of extensor hallucis longus

胫骨前肌腱
tendon of tibialis anterior muscle

足舟骨
navicular bone

胫骨后肌腱
tendon of tibialis posterior

趾长屈肌腱
tendon of flexor digitorum longus

𬌗长屈肌腱
tendon of flexor hallucis longus

𬌗展肌
abductor hallucis

胫后动、静脉
posterior tibial artery and vein

681. 踝部磁共振成像（轴位4）
MRI of the ankle (axial view 4)

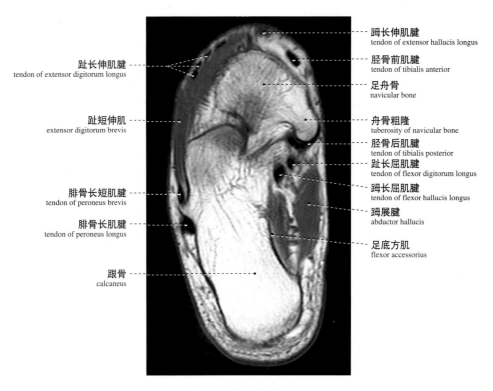

趾长伸肌腱
tendon of extensor digitorum longus

趾短伸肌
extensor digitorum brevis

腓骨长短肌腱
tendon of peroneus brevis

腓骨长肌腱
tendon of peroneus longus

跟骨
calcaneus

踇长伸肌腱
tendon of extensor hallucis longus

胫骨前肌腱
tendon of tibialis anterior

足舟骨
navicular bone

舟骨粗隆
tuberosity of navicular bone

胫骨后肌腱
tendon of tibialis posterior

趾长屈肌腱
tendon of flexor digitorum longus

踇长屈肌腱
tendon of flexor hallucis longus

踇展腱
abductor hallucis

足底方肌
flexor accessorius

682. 踝部磁共振成像（轴位 5）
MRI of the ankle (axial view 5)

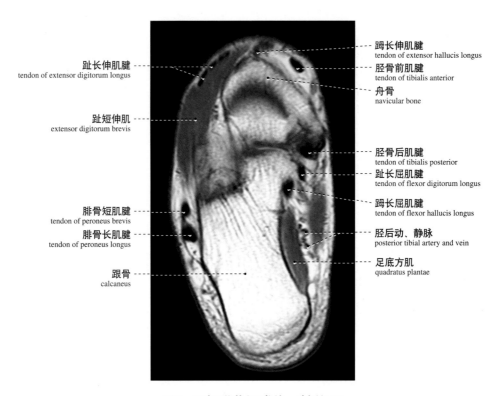

趾长伸肌腱
tendon of extensor digitorum longus

趾短伸肌
extensor digitorum brevis

腓骨短肌腱
tendon of peroneus brevis

腓骨长肌腱
tendon of peroneus longus

跟骨
calcaneus

踇长伸肌腱
tendon of extensor hallucis longus

胫骨前肌腱
tendon of tibialis anterior

舟骨
navicular bone

胫骨后肌腱
tendon of tibialis posterior

趾长屈肌腱
tendon of flexor digitorum longus

踇长屈肌腱
tendon of flexor hallucis longus

胫后动、静脉
posterior tibial artery and vein

足底方肌
quadratus plantae

683. 踝部磁共振成像（轴位 6）
MRI of the ankle (axial view 6)

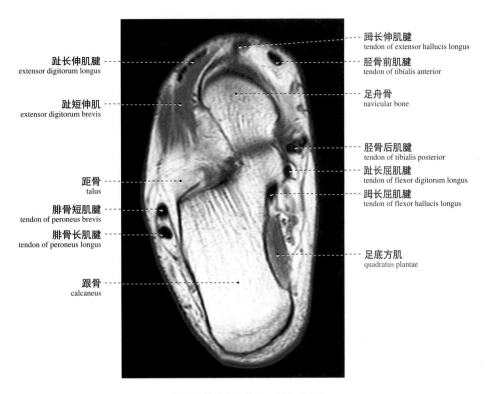

趾长伸肌腱
extensor digitorum longus

趾短伸肌
extensor digitorum brevis

距骨
talus

腓骨短肌腱
tendon of peroneus brevis

腓骨长肌腱
tendon of peroneus longus

跟骨
calcaneus

踇长伸肌腱
tendon of extensor hallucis longus

胫骨前肌腱
tendon of tibialis anterior

足舟骨
navicular bone

胫骨后肌腱
tendon of tibialis posterior

趾长屈肌腱
tendon of flexor digitorum longus

踇长屈肌腱
tendon of flexor hallucis longus

足底方肌
quadratus plantae

684. 踝部磁共振成像（轴位 7）
MRI of the ankle (axial view 7)

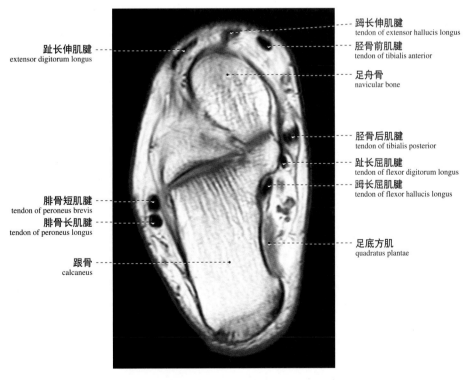

趾长伸肌腱
extensor digitorum longus

腓骨短肌腱
tendon of peroneus brevis

腓骨长肌腱
tendon of peroneus longus

跟骨
calcaneus

踇长伸肌腱
tendon of extensor hallucis longus

胫骨前肌腱
tendon of tibialis anterior

足舟骨
navicular bone

胫骨后肌腱
tendon of tibialis posterior

趾长屈肌腱
tendon of flexor digitorum longus

踇长屈肌腱
tendon of flexor hallucis longus

足底方肌
quadratus plantae

685. 踝部磁共振成像（轴位 8）
MRI of the ankle (axial view 8)

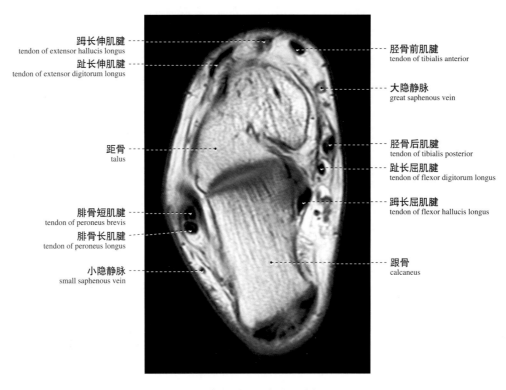

拇长伸肌腱
tendon of extensor hallucis longus

趾长伸肌腱
tendon of extensor digitorum longus

距骨
talus

腓骨短肌腱
tendon of peroneus brevis

腓骨长肌腱
tendon of peroneus longus

小隐静脉
small saphenous vein

胫骨前肌腱
tendon of tibialis anterior

大隐静脉
great saphenous vein

胫骨后肌腱
tendon of tibialis posterior

趾长屈肌腱
tendon of flexor digitorum longus

拇长屈肌腱
tendon of flexor hallucis longus

跟骨
calcaneus

686. 踝部磁共振成像（轴位 9）
MRI of the ankle (axial view 9)

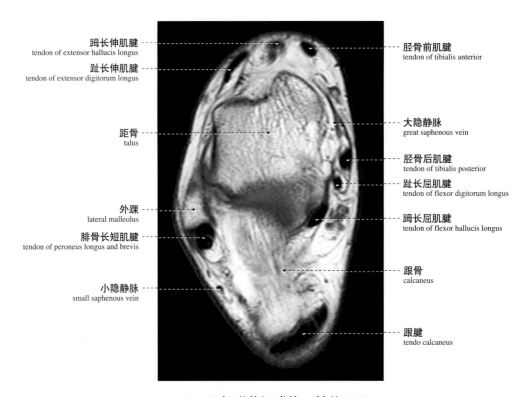

拇长伸肌腱
tendon of extensor hallucis longus

趾长伸肌腱
tendon of extensor digitorum longus

距骨
talus

外踝
lateral malleolus

腓骨长短肌腱
tendon of peroneus longus and brevis

小隐静脉
small saphenous vein

胫骨前肌腱
tendon of tibialis anterior

大隐静脉
great saphenous vein

胫骨后肌腱
tendon of tibialis posterior

趾长屈肌腱
tendon of flexor digitorum longus

拇长屈肌腱
tendon of flexor hallucis longus

跟骨
calcaneus

跟腱
tendo calcaneus

687. 踝部磁共振成像（轴位 10）
MRI of the ankle (axial view 10)

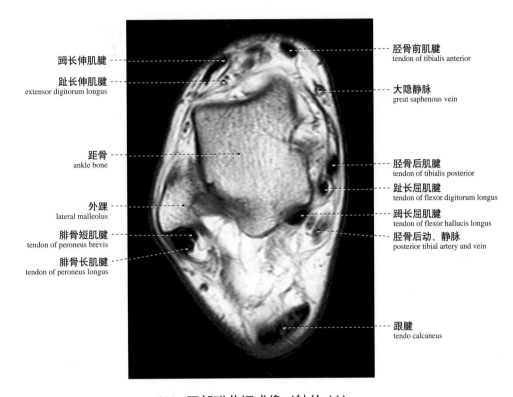

蹈长伸肌腱
tendon of extensor hallucis longus

趾长伸肌腱
extensor digitorum longus

距骨
ankle bone

外踝
lateral malleolus

腓骨短肌腱
tendon of peroneus brevis

腓骨长肌腱
tendon of peroneus longus

胫骨前肌腱
tendon of tibialis anterior

大隐静脉
great saphenous vein

胫骨后肌腱
tendon of tibialis posterior

趾长屈肌腱
tendon of flexor digitorum longus

蹈长屈肌腱
tendon of flexor hallucis longus

胫骨后动、静脉
posterior tibial artery and vein

跟腱
tendo calcaneus

688. 踝部磁共振成像（轴位 11）
MRI of the ankle (axial view 11)

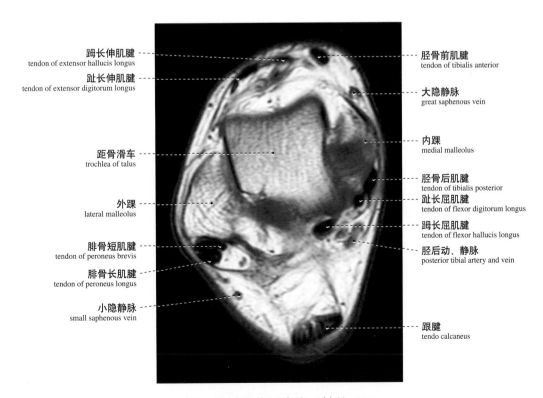

蹈长伸肌腱
tendon of extensor hallucis longus

趾长伸肌腱
tendon of extensor digitorum longus

距骨滑车
trochlea of talus

外踝
lateral malleolus

腓骨短肌腱
tendon of peroneus brevis

腓骨长肌腱
tendon of peroneus longus

小隐静脉
small saphenous vein

胫骨前肌腱
tendon of tibialis anterior

大隐静脉
great saphenous vein

内踝
medial malleolus

胫骨后肌腱
tendon of tibialis posterior

趾长屈肌腱
tendon of flexor digitorum longus

蹈长屈肌腱
tendon of flexor hallucis longus

胫后动、静脉
posterior tibial artery and vein

跟腱
tendo calcaneus

689. 踝部磁共振成像（轴位 12）
MRI of the ankle (axial view 12)

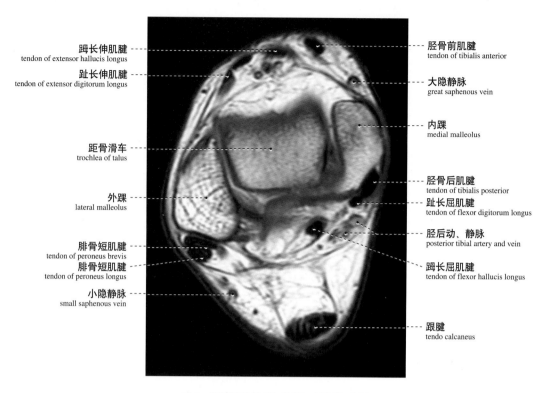

690. 踝部磁共振成像（轴位13）
MRI of the ankle (axial view 13)

踇长伸肌腱
tendon of extensor hallucis longus

趾长伸肌腱
tendon of extensor digitorum longus

距骨滑车
trochlea of talus

外踝
lateral malleolus

腓骨短肌腱
tendon of peroneus brevis

腓骨短肌腱
tendon of peroneus longus

小隐静脉
small saphenous vein

胫骨前肌腱
tendon of tibialis anterior

大隐静脉
great saphenous vein

内踝
medial malleolus

胫骨后肌腱
tendon of tibialis posterior

趾长屈肌腱
tendon of flexor digitorum longus

胫后动、静脉
posterior tibial artery and vein

踇长屈肌腱
tendon of flexor hallucis longus

跟腱
tendo calcaneus

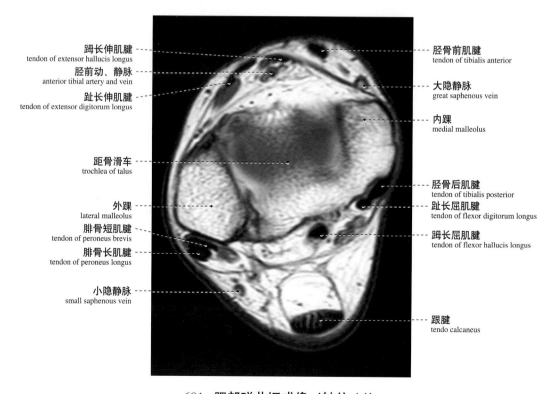

691. 踝部磁共振成像（轴位14）
MRI of the ankle (axial view 14)

踇长伸肌腱
tendon of extensor hallucis longus

胫前动、静脉
anterior tibial artery and vein

趾长伸肌腱
tendon of extensor digitorum longus

距骨滑车
trochlea of talus

外踝
lateral malleolus

腓骨短肌腱
tendon of peroneus brevis

腓骨长肌腱
tendon of peroneus longus

小隐静脉
small saphenous vein

胫骨前肌腱
tendon of tibialis anterior

大隐静脉
great saphenous vein

内踝
medial malleolus

胫骨后肌腱
tendon of tibialis posterior

趾长屈肌腱
tendon of flexor digitorum longus

踇长屈肌腱
tendon of flexor hallucis longus

跟腱
tendo calcaneus

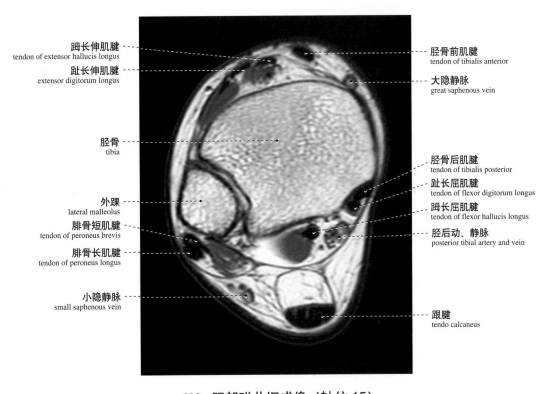

蹈长伸肌腱
tendon of extensor hallucis longus

趾长伸肌腱
extensor digitorum longus

胫骨
tibia

外踝
lateral malleolus

腓骨短肌腱
tendon of peroneus brevis

腓骨长肌腱
tendon of peroneus longus

小隐静脉
small saphenous vein

胫骨前肌腱
tendon of tibialis anterior

大隐静脉
great saphenous vein

胫骨后肌腱
tendon of tibialis posterior

趾长屈肌腱
tendon of flexor digitorum longus

蹈长屈肌腱
tendon of flexor hallucis longus

胫后动、静脉
posterior tibial artery and vein

跟腱
tendo calcaneus

692. 踝部磁共振成像（轴位 15）
MRI of the ankle (axial view 15)

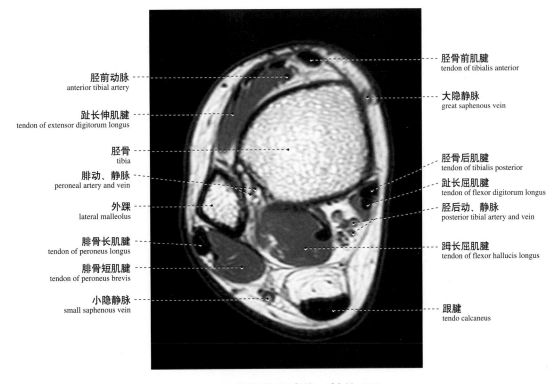

胫前动脉
anterior tibial artery

趾长伸肌腱
tendon of extensor digitorum longus

胫骨
tibia

腓动、静脉
peroneal artery and vein

外踝
lateral malleolus

腓骨长肌腱
tendon of peroneus longus

腓骨短肌腱
tendon of peroneus brevis

小隐静脉
small saphenous vein

胫骨前肌腱
tendon of tibialis anterior

大隐静脉
great saphenous vein

胫骨后肌腱
tendon of tibialis posterior

趾长屈肌腱
tendon of flexor digitorum longus

胫后动、静脉
posterior tibial artery and vein

蹈长屈肌腱
tendon of flexor hallucis longus

跟腱
tendo calcaneus

693. 踝部磁共振成像（轴位 16）
MRI of the ankle (axial view 16)

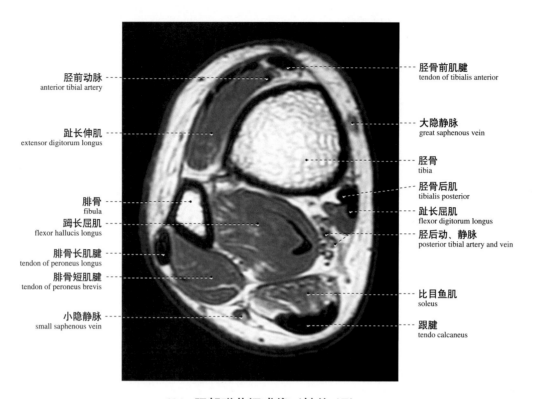

胫前动脉
anterior tibial artery

趾长伸肌
extensor digitorum longus

腓骨
fibula

跗长屈肌
flexor hallucis longus

腓骨长肌腱
tendon of peroneus longus

腓骨短肌腱
tendon of peroneus brevis

小隐静脉
small saphenous vein

胫骨前肌腱
tendon of tibialis anterior

大隐静脉
great saphenous vein

胫骨
tibia

胫骨后肌
tibialis posterior

趾长屈肌
flexor digitorum longus

胫后动、静脉
posterior tibial artery and vein

比目鱼肌
soleus

跟腱
tendo calcaneus

694. 踝部磁共振成像（轴位 17）
MRI of the ankle (axial view 17)

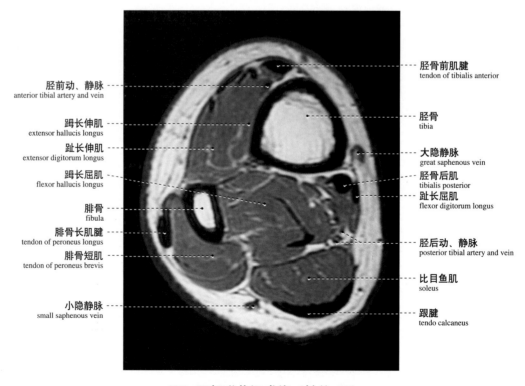

胫前动、静脉
anterior tibial artery and vein

跗长伸肌
extensor hallucis longus

趾长伸肌
extensor digitorum longus

跗长屈肌
flexor hallucis longus

腓骨
fibula

腓骨长肌腱
tendon of peroneus longus

腓骨短肌
tendon of peroneus brevis

小隐静脉
small saphenous vein

胫骨前肌腱
tendon of tibialis anterior

胫骨
tibia

大隐静脉
great saphenous vein

胫骨后肌
tibialis posterior

趾长屈肌
flexor digitorum longus

胫后动、静脉
posterior tibial artery and vein

比目鱼肌
soleus

跟腱
tendo calcaneus

695. 踝部磁共振成像（轴位 18）
MRI of the ankle (axial view 18)

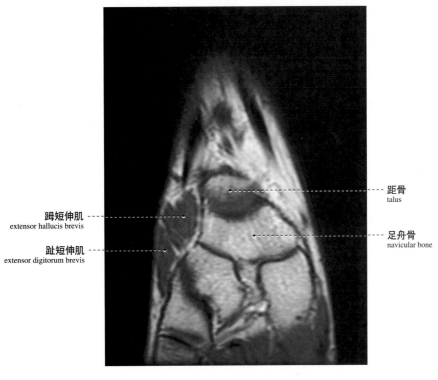

踇短伸肌
extensor hallucis brevis

趾短伸肌
extensor digitorum brevis

距骨
talus

足舟骨
navicular bone

696. 踝部磁共振成像（冠状位 1）
MRI of the ankle (coronal view 1)

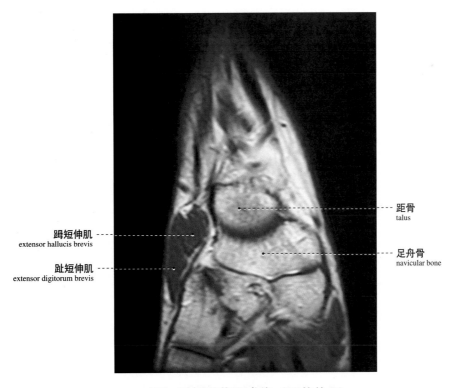

踇短伸肌
extensor hallucis brevis

趾短伸肌
extensor digitorum brevis

距骨
talus

足舟骨
navicular bone

697. 踝部磁共振成像（冠状位 2）
MRI of the ankle (coronal view 2)

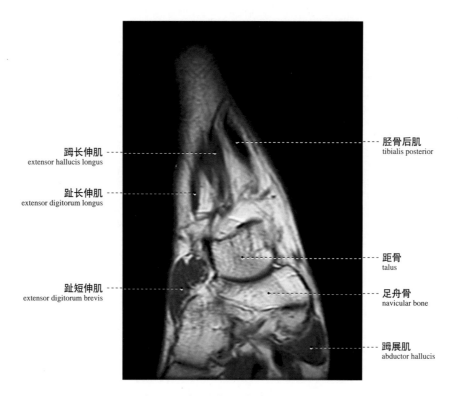

姆长伸肌
extensor hallucis longus

趾长伸肌
extensor digitorum longus

趾短伸肌
extensor digitorum brevis

胫骨后肌
tibialis posterior

距骨
talus

足舟骨
navicular bone

姆展肌
abductor hallucis

698. 踝部磁共振成像（冠状位 3）
MRI of the ankle (coronal view 3)

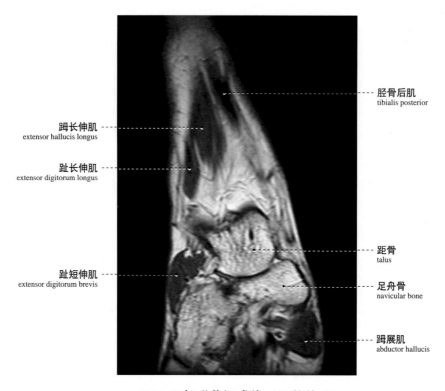

姆长伸肌
extensor hallucis longus

趾长伸肌
extensor digitorum longus

趾短伸肌
extensor digitorum brevis

胫骨后肌
tibialis posterior

距骨
talus

足舟骨
navicular bone

姆展肌
abductor hallucis

699. 踝部磁共振成像（冠状位 4）
MRI of the ankle (coronal view 4)

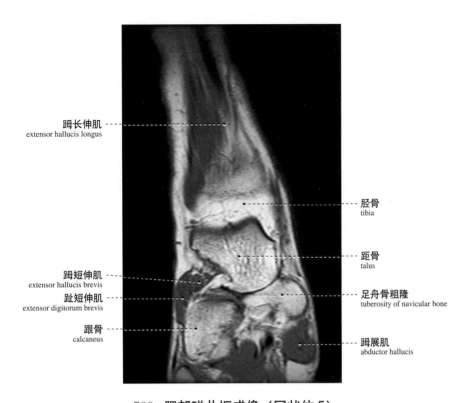

700. 踝部磁共振成像（冠状位 5）
MRI of the ankle (coronal view 5)

踇长伸肌
extensor hallucis longus

踇短伸肌
extensor hallucis brevis

趾短伸肌
extensor digitorum brevis

跟骨
calcaneus

胫骨
tibia

距骨
talus

足舟骨粗隆
tuberosity of navicular bone

踇展肌
abductor hallucis

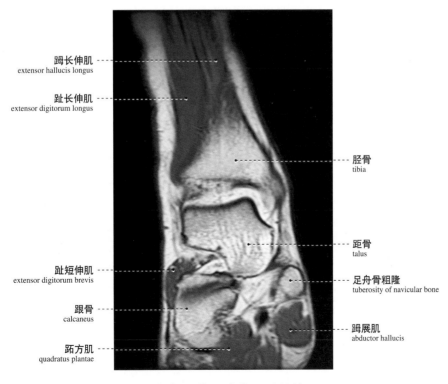

701. 踝部磁共振成像（冠状位 6）
MRI of the ankle (coronal view 6)

踇长伸肌
extensor hallucis longus

趾长伸肌
extensor digitorum longus

趾短伸肌
extensor digitorum brevis

跟骨
calcaneus

跖方肌
quadratus plantae

胫骨
tibia

距骨
talus

足舟骨粗隆
tuberosity of navicular bone

踇展肌
abductor hallucis

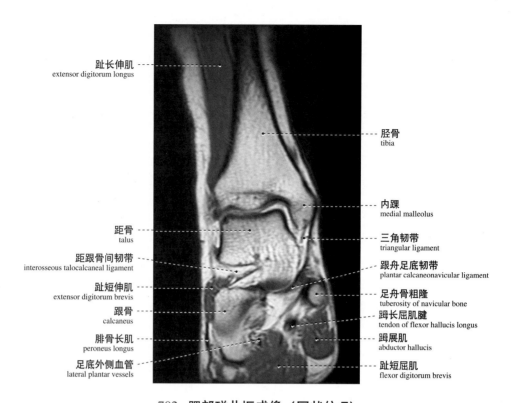

趾长伸肌
extensor digitorum longus

胫骨
tibia

内踝
medial malleolus

距骨
talus

三角韧带
triangular ligament

距跟骨间韧带
interosseous talocalcaneal ligament

跟舟足底韧带
plantar calcaneonavicular ligament

趾短伸肌
extensor digitorum brevis

足舟骨粗隆
tuberosity of navicular bone

跟骨
calcaneus

跟长屈肌腱
tendon of flexor hallucis longus

腓骨长肌
peroneus longus

跟展肌
abductor hallucis

足底外侧血管
lateral plantar vessels

趾短屈肌
flexor digitorum brevis

702. 踝部磁共振成像（冠状位 7）
MRI of the ankle (coronal view 7)

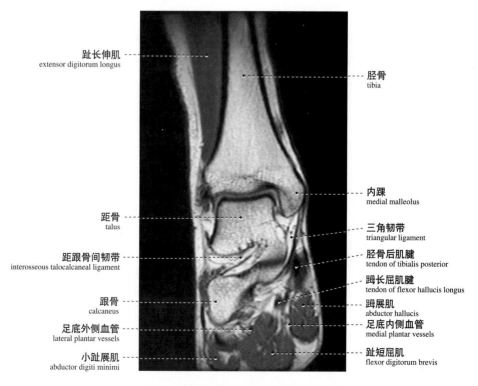

趾长伸肌
extensor digitorum longus

胫骨
tibia

内踝
medial malleolus

距骨
talus

三角韧带
triangular ligament

距跟骨间韧带
interosseous talocalcaneal ligament

胫骨后肌腱
tendon of tibialis posterior

跟长屈肌腱
tendon of flexor hallucis longus

跟骨
calcaneus

跟展肌
abductor hallucis

足底外侧血管
lateral plantar vessels

足底内侧血管
medial plantar vessels

小趾展肌
abductor digiti minimi

趾短屈肌
flexor digitorum brevis

703. 踝部磁共振成像（冠状位 8）
MRI of the ankle (coronal view 8)

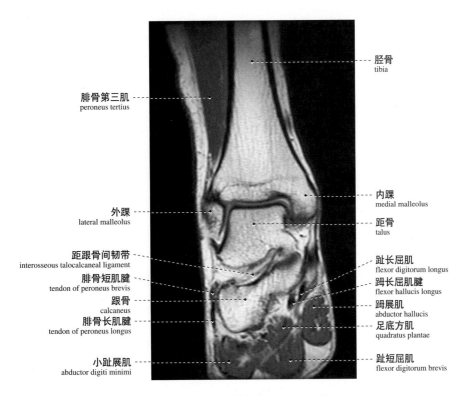

腓骨第三肌
peroneus tertius

外踝
lateral malleolus

距跟骨间韧带
interosseous talocalcaneal ligament

腓骨短肌腱
tendon of peroneus brevis

跟骨
calcaneus

腓骨长肌腱
tendon of peroneus longus

小趾展肌
abductor digiti minimi

胫骨
tibia

内踝
medial malleolus

距骨
talus

趾长屈肌
flexor digitorum longus

踇长屈肌腱
flexor hallucis longus

踇展肌
abductor hallucis

足底方肌
quadratus plantae

趾短屈肌
flexor digitorum brevis

704. 踝部磁共振成像（冠状位 9）
MRI of the ankle (coronal view 9)

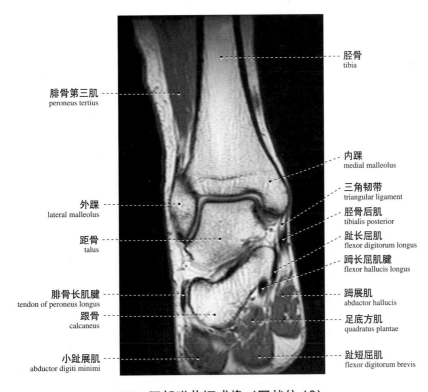

腓骨第三肌
peroneus tertius

外踝
lateral malleolus

距骨
talus

腓骨长肌腱
tendon of peroneus longus

跟骨
calcaneus

小趾展肌
abductor digiti minimi

胫骨
tibia

内踝
medial malleolus

三角韧带
triangular ligament

胫骨后肌
tibialis posterior

趾长屈肌
flexor digitorum longus

踇长屈肌腱
flexor hallucis longus

踇展肌
abductor hallucis

足底方肌
quadratus plantae

趾短屈肌
flexor digitorum brevis

705. 踝部磁共振成像（冠状位 10）
MRI of the ankle (coronal view 10)

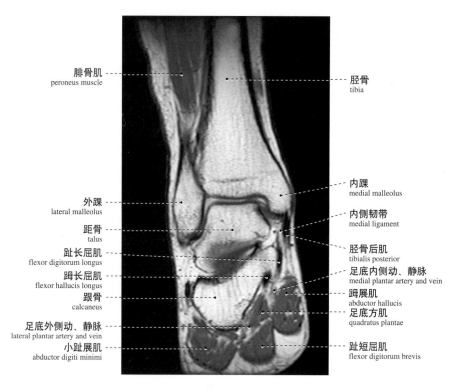

腓骨肌
peroneus muscle

胫骨
tibia

外踝
lateral malleolus

内踝
medial malleolus

距骨
talus

内侧韧带
medial ligament

趾长屈肌
flexor digitorum longus

胫骨后肌
tibialis posterior

踇长屈肌
flexor hallucis longus

足底内侧动、静脉
medial plantar artery and vein

跟骨
calcaneus

踇展肌
abductor hallucis

足底外侧动、静脉
lateral plantar artery and vein

足底方肌
quadratus plantae

小趾展肌
abductor digiti minimi

趾短屈肌
flexor digitorum brevis

706. 踝部磁共振成像（冠状位 11）
MRI of the ankle (coronal view 11)

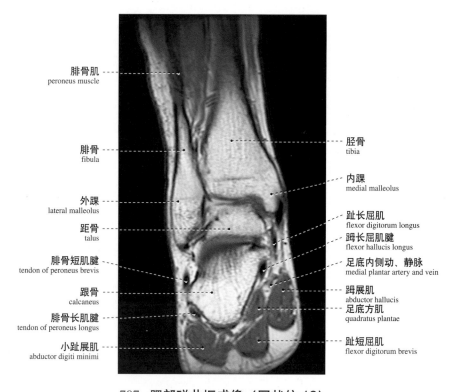

腓骨肌
peroneus muscle

腓骨
fibula

胫骨
tibia

内踝
medial malleolus

外踝
lateral malleolus

距骨
talus

趾长屈肌
flexor digitorum longus

踇长屈肌腱
flexor hallucis longus

腓骨短肌腱
tendon of peroneus brevis

足底内侧动、静脉
medial plantar artery and vein

跟骨
calcaneus

踇展肌
abductor hallucis

足底方肌
quadratus plantae

腓骨长肌腱
tendon of peroneus longus

小趾展肌
abductor digiti minimi

趾短屈肌
flexor digitorum brevis

707. 踝部磁共振成像（冠状位 12）
MRI of the ankle (coronal view 12)

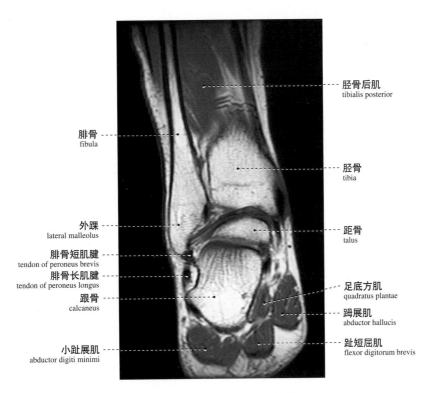

胫骨后肌
tibialis posterior

腓骨
fibula

胫骨
tibia

外踝
lateral malleolus

距骨
talus

腓骨短肌腱
tendon of peroneus brevis

腓骨长肌腱
tendon of peroneus longus

足底方肌
quadratus plantae

跟骨
calcaneus

踇展肌
abductor hallucis

趾短屈肌
flexor digitorum brevis

小趾展肌
abductor digiti minimi

708. 踝部磁共振成像（冠状位 13）
MRI of the ankle (coronal view 13)

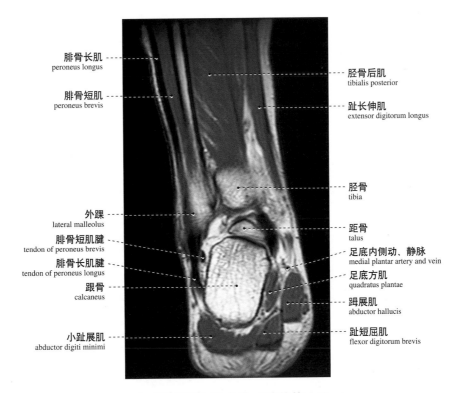

腓骨长肌
peroneus longus

腓骨短肌
peroneus brevis

胫骨后肌
tibialis posterior

趾长伸肌
extensor digitorum longus

胫骨
tibia

外踝
lateral malleolus

距骨
talus

腓骨短肌腱
tendon of peroneus brevis

足底内侧动、静脉
medial plantar artery and vein

腓骨长肌腱
tendon of peroneus longus

足底方肌
quadratus plantae

跟骨
calcaneus

踇展肌
abductor hallucis

小趾展肌
abductor digiti minimi

趾短屈肌
flexor digitorum brevis

709. 踝部磁共振成像（冠状位 14）
MRI of the ankle (coronal view 14)

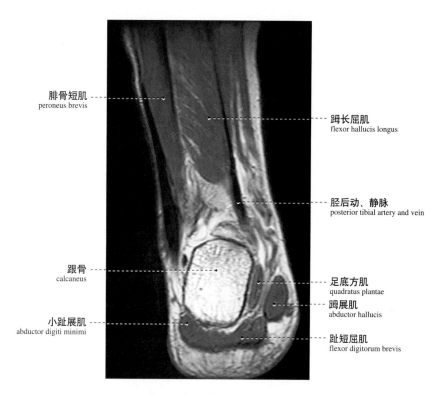

腓骨短肌
peroneus brevis

跟骨
calcaneus

小趾展肌
abductor digiti minimi

蹞长屈肌
flexor hallucis longus

胫后动、静脉
posterior tibial artery and vein

足底方肌
quadratus plantae

蹞展肌
abductor hallucis

趾短屈肌
flexor digitorum brevis

710. 踝部磁共振成像（冠状位 15）
MRI of the ankle (coronal view 15)

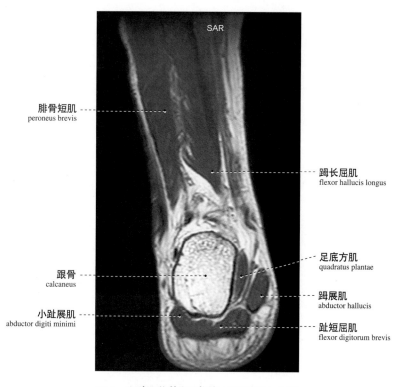

腓骨短肌
peroneus brevis

跟骨
calcaneus

小趾展肌
abductor digiti minimi

蹞长屈肌
flexor hallucis longus

足底方肌
quadratus plantae

蹞展肌
abductor hallucis

趾短屈肌
flexor digitorum brevis

711. 踝部磁共振成像（冠状位 16）
MRI of the ankle (coronal view 16)

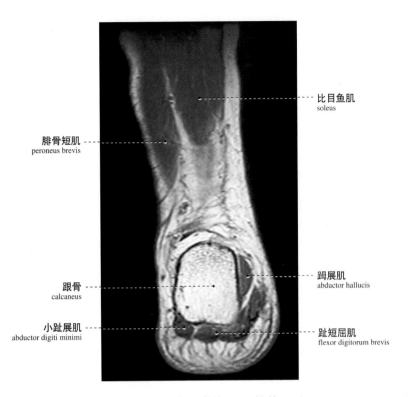

比目鱼肌
soleus

腓骨短肌
peroneus brevis

跟骨
calcaneus

小趾展肌
abductor digiti minimi

蹈展肌
abductor hallucis

趾短屈肌
flexor digitorum brevis

712. 踝部磁共振成像（冠状位 17）
MRI of the ankle (coronal view 17)

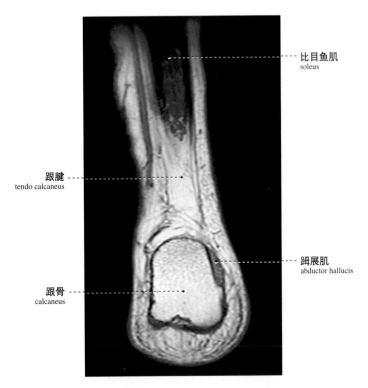

比目鱼肌
soleus

跟腱
tendo calcaneus

蹈展肌
abductor hallucis

跟骨
calcaneus

713. 踝部磁共振成像（冠状位 18）
MRI of the ankle (coronal view 18)

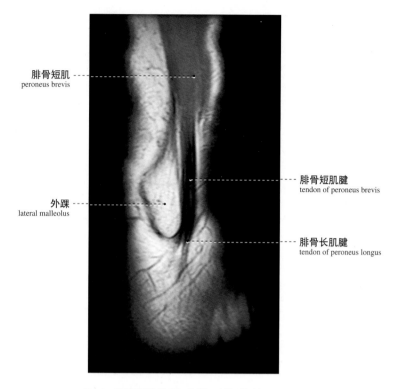

腓骨短肌
peroneus brevis

腓骨短肌腱
tendon of peroneus brevis

外踝
lateral malleolus

腓骨长肌腱
tendon of peroneus longus

714. 踝部磁共振成像（矢状位 1）
MRI of ankle (sagittal view 1)

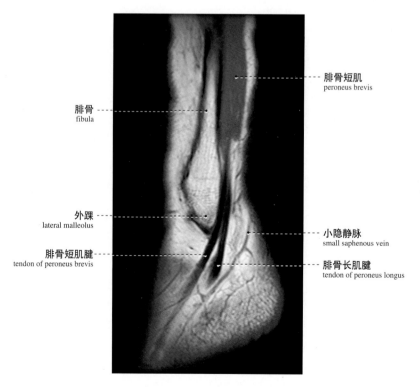

腓骨短肌
peroneus brevis

腓骨
fibula

外踝
lateral malleolus

腓骨短肌腱
tendon of peroneus brevis

小隐静脉
small saphenous vein

腓骨长肌腱
tendon of peroneus longus

715. 踝部磁共振成像（矢状位 2）
MRI of ankle (sagittal view 2)

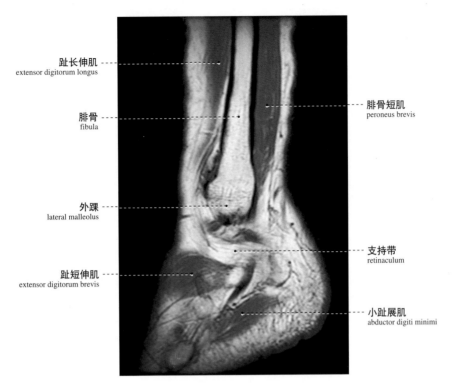

趾长伸肌
extensor digitorum longus

腓骨
fibula

外踝
lateral malleolus

趾短伸肌
extensor digitorum brevis

腓骨短肌
peroneus brevis

支持带
retinaculum

小趾展肌
abductor digiti minimi

716. 踝部磁共振成像（矢状位 3）
MRI of ankle (sagittal view 3)

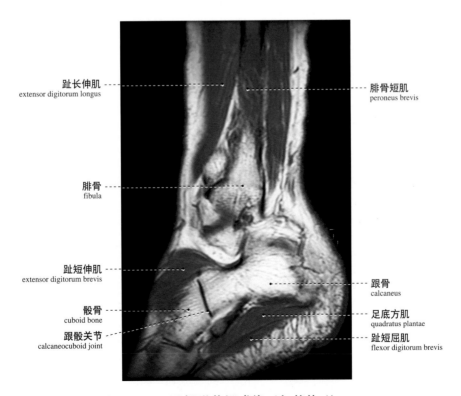

趾长伸肌
extensor digitorum longus

腓骨
fibula

趾短伸肌
extensor digitorum brevis

骰骨
cuboid bone

跟骰关节
calcaneocuboid joint

腓骨短肌
peroneus brevis

跟骨
calcaneus

足底方肌
quadratus plantae

趾短屈肌
flexor digitorum brevis

717. 踝部磁共振成像（矢状位 4）
MRI of ankle (sagittal view 4)

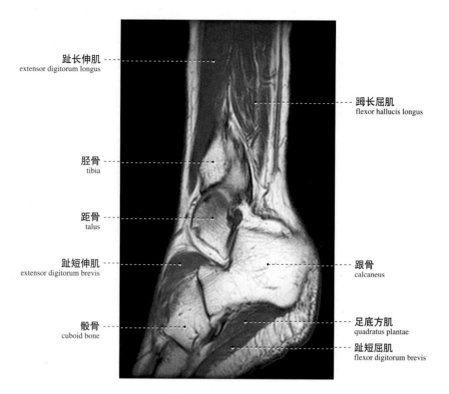

趾长伸肌
extensor digitorum longus

胫骨
tibia

距骨
talus

趾短伸肌
extensor digitorum brevis

骰骨
cuboid bone

跨长屈肌
flexor hallucis longus

跟骨
calcaneus

足底方肌
quadratus plantae

趾短屈肌
flexor digitorum brevis

718. 踝部磁共振成像（矢状位 5）
MRI of ankle (sagittal view 5)

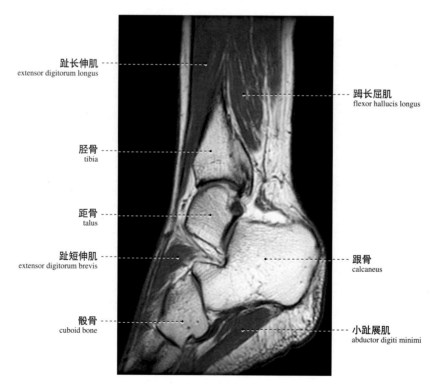

趾长伸肌
extensor digitorum longus

胫骨
tibia

距骨
talus

趾短伸肌
extensor digitorum brevis

骰骨
cuboid bone

跨长屈肌
flexor hallucis longus

跟骨
calcaneus

小趾展肌
abductor digiti minimi

719. 踝部磁共振成像（矢状位 6）
MRI of ankle (sagittal view 6)

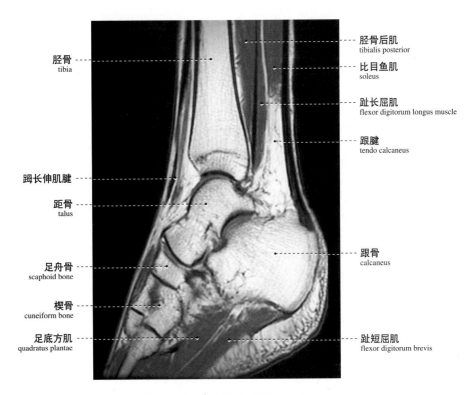

胫骨
tibia

胟长伸肌腱

距骨
talus

足舟骨
scaphoid bone

楔骨
cuneiform bone

足底方肌
quadratus plantae

胫骨后肌
tibialis posterior

比目鱼肌
soleus

趾长屈肌
flexor digitorum longus muscle

跟腱
tendo calcaneus

跟骨
calcaneus

趾短屈肌
flexor digitorum brevis

720. 踝部磁共振成像（矢状位 7）
MRI of ankle (sagittal view 7)

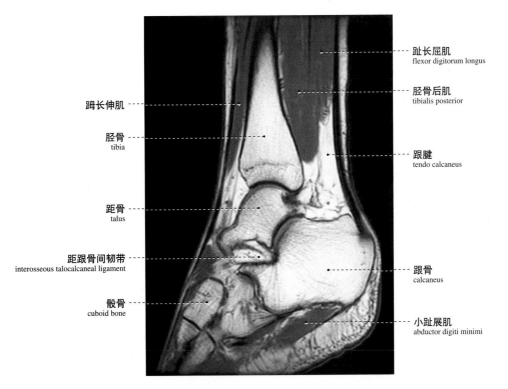

胟长伸肌

胫骨
tibia

距骨
talus

距跟骨间韧带
interosseous talocalcaneal ligament

骰骨
cuboid bone

趾长屈肌
flexor digitorum longus

胫骨后肌
tibialis posterior

跟腱
tendo calcaneus

跟骨
calcaneus

小趾展肌
abductor digiti minimi

721. 踝部磁共振成像（矢状位 8）
MRI of ankle (sagittal view 8)

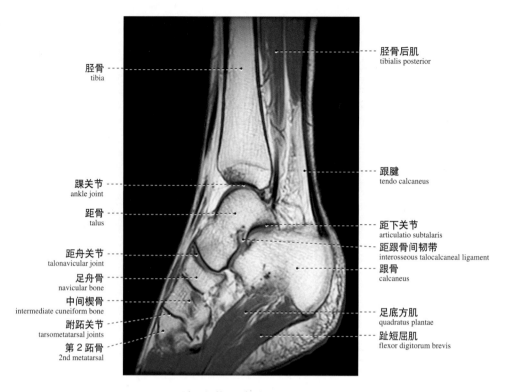

胫骨
tibia

踝关节
ankle joint

距骨
talus

距舟关节
talonavicular joint

足舟骨
navicular bone

中间楔骨
intermediate cuneiform bone

跗跖关节
tarsometatarsal joints

第 2 跖骨
2nd metatarsal

胫骨后肌
tibialis posterior

跟腱
tendo calcaneus

距下关节
articulatio subtalaris

距跟骨间韧带
interosseous talocalcaneal ligament

跟骨
calcaneus

足底方肌
quadratus plantae

趾短屈肌
flexor digitorum brevis

722. 踝部磁共振成像（矢状位 9）
MRI of ankle (sagittal view 9)

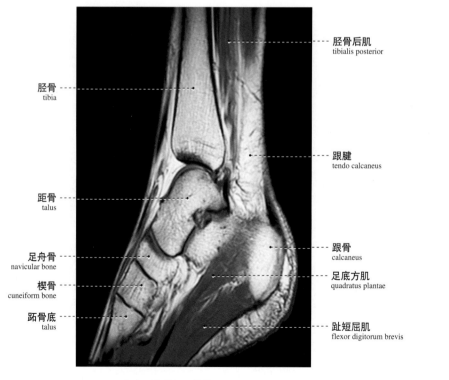

胫骨
tibia

距骨
talus

足舟骨
navicular bone

楔骨
cuneiform bone

跖骨底
talus

胫骨后肌
tibialis posterior

跟腱
tendo calcaneus

跟骨
calcaneus

足底方肌
quadratus plantae

趾短屈肌
flexor digitorum brevis

723. 踝部磁共振成像（矢状位 10）
MRI of ankle (sagittal view 10)

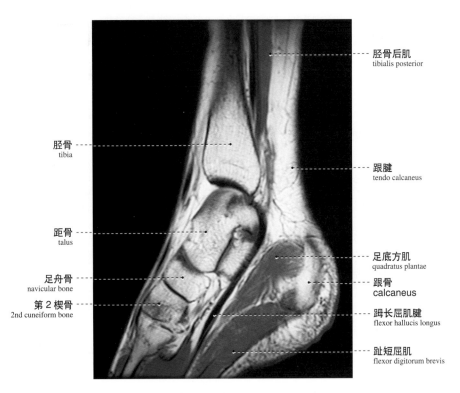

胫骨后肌
tibialis posterior

跟腱
tendo calcaneus

足底方肌
quadratus plantae

跟骨
calcaneus

踇长屈肌腱
flexor hallucis longus

趾短屈肌
flexor digitorum brevis

胫骨
tibia

距骨
talus

足舟骨
navicular bone

第2楔骨
2nd cuneiform bone

724. 踝部磁共振成像（矢状位11）
MRI of ankle (sagittal view 11)

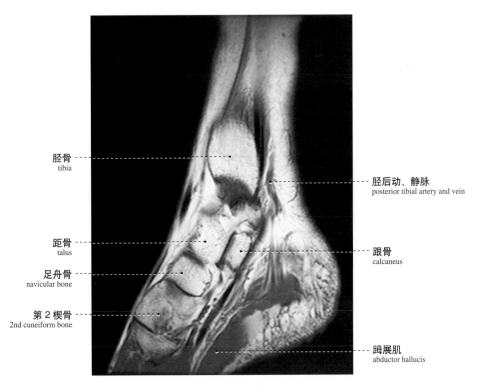

胫骨
tibia

距骨
talus

足舟骨
navicular bone

第2楔骨
2nd cuneiform bone

胫后动、静脉
posterior tibial artery and vein

跟骨
calcaneus

踇展肌
abductor hallucis

725. 踝部磁共振成像（矢状位12）
MRI of ankle (sagittal view 12)

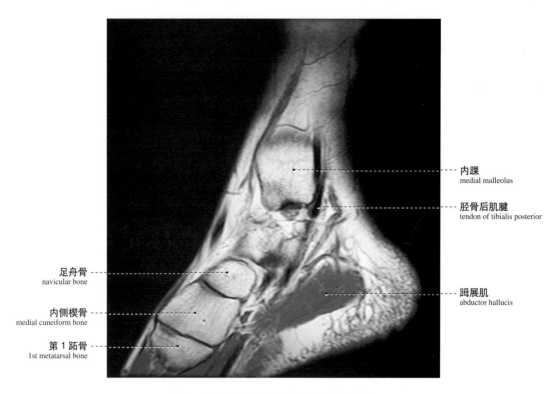

726. 踝部磁共振成像（矢状位 13）
MRI of ankle (sagittal view 13)

内踝
medial malleolus

胫骨后肌腱
tendon of tibialis posterior

拇展肌
abductor hallucis

足舟骨
navicular bone

内侧楔骨
medial cuneiform bone

第 1 跖骨
1st metatarsal bone

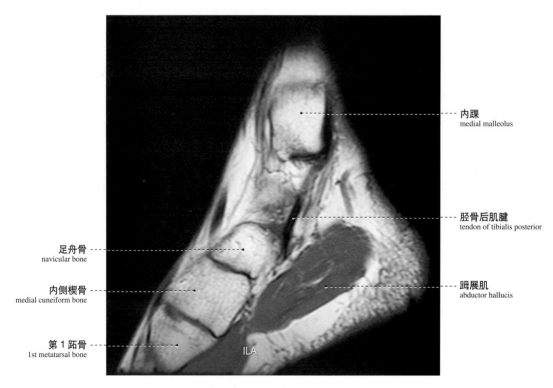

727. 踝部磁共振成像（矢状位 14）
MRI of ankle (sagittal view 14)

内踝
medial malleolus

胫骨后肌腱
tendon of tibialis posterior

拇展肌
abductor hallucis

足舟骨
navicular bone

内侧楔骨
medial cuneiform bone

第 1 跖骨
1st metatarsal bone

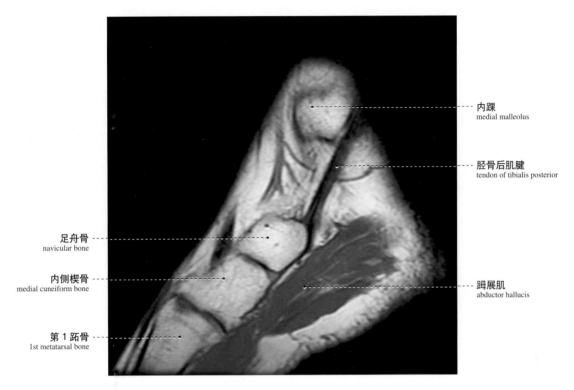

内踝
medial malleolus

胫骨后肌腱
tendon of tibialis posterior

足舟骨
navicular bone

内侧楔骨
medial cuneiform bone

踇展肌
abductor hallucis

第 1 跖骨
1st metatarsal bone

728. 踝部磁共振成像（矢状位 15）
MRI of ankle (sagittal view 15)

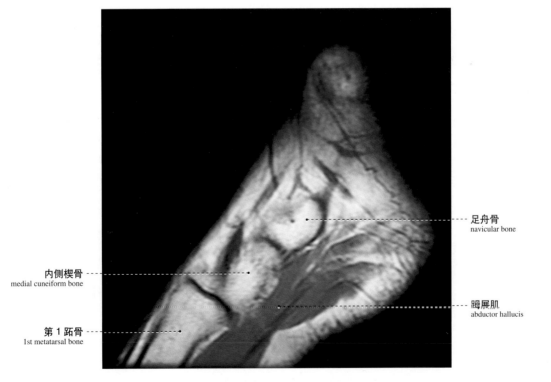

足舟骨
navicular bone

内侧楔骨
medial cuneiform bone

踇展肌
abductor hallucis

第 1 跖骨
1st metatarsal bone

729. 踝部磁共振成像（矢状位 16）
MRI of ankle (sagittal view 16)

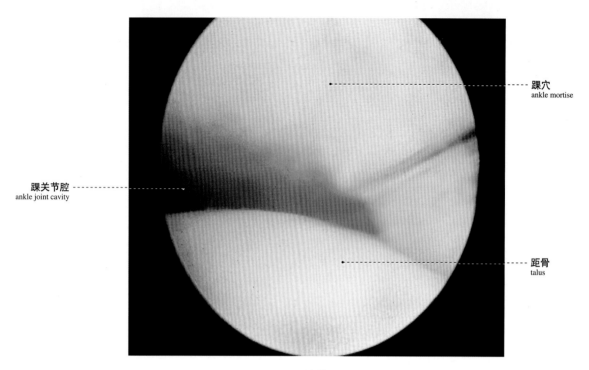

踝穴
ankle mortise

踝关节腔
ankle joint cavity

距骨
talus

730. 踝关节镜像 1
Arthroscopic image of the ankle joint 1

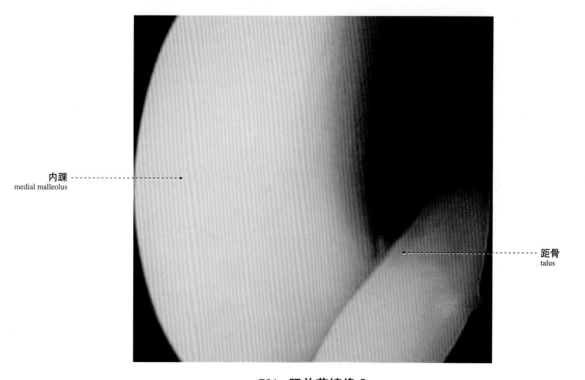

内踝
medial malleolus

距骨
talus

731. 踝关节镜像 2
Arthroscopic image of the ankle joint 2

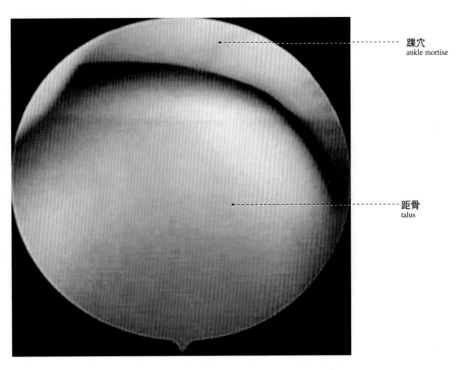

踝穴
ankle mortise

距骨
talus

732. 踝关节镜像 3

Arthroscopic image of the ankle joint 3

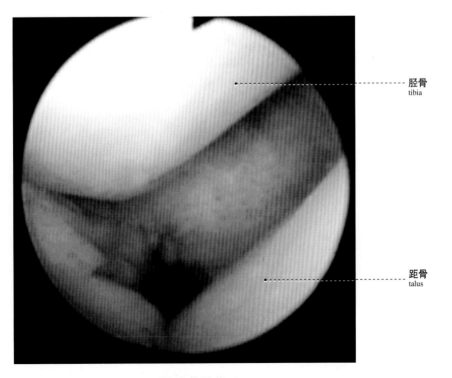

胫骨
tibia

距骨
talus

733. 踝关节镜像 4

Arthroscopic image of the ankle joint 4

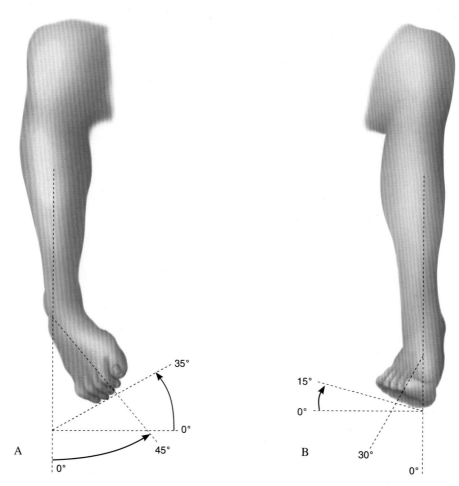

734. 足的内收和外展
Adduction and abduction of the foot

A. 内收；B. 外展

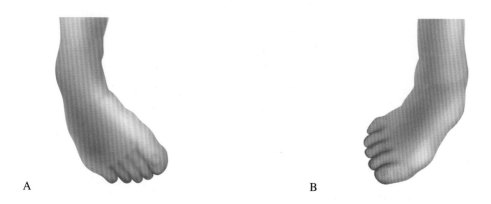

735. 足的内翻和外翻 1
Inversion and eversion of the foot 1

A. 内翻；B. 外翻

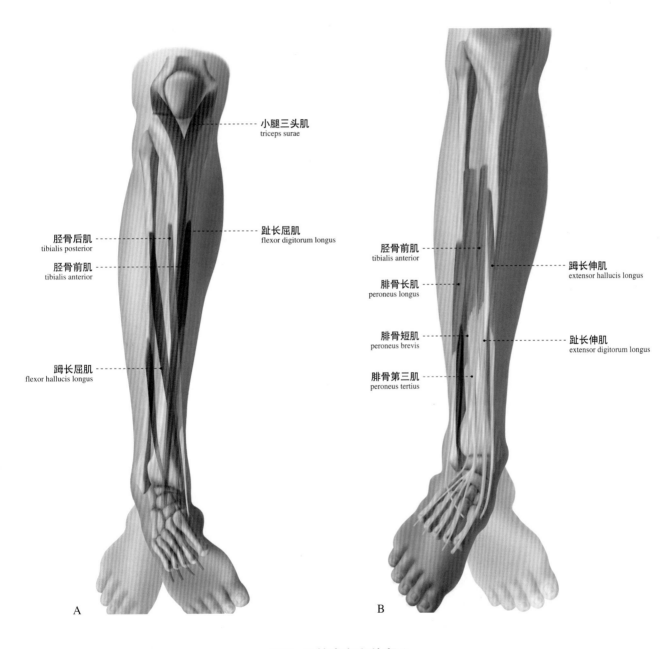

小腿三头肌
triceps surae

胫骨后肌
tibialis posterior

胫骨前肌
tibialis anterior

趾长屈肌
flexor digitorum longus

蹞长屈肌
flexor hallucis longus

胫骨前肌
tibialis anterior

腓骨长肌
peroneus longus

腓骨短肌
peroneus brevis

腓骨第三肌
peroneus tertius

蹞长伸肌
extensor hallucis longus

趾长伸肌
extensor digitorum longus

A

B

736. 足的内翻和外翻 2
Eversion ang inversion of the foot 2

A. 内翻；B.外翻

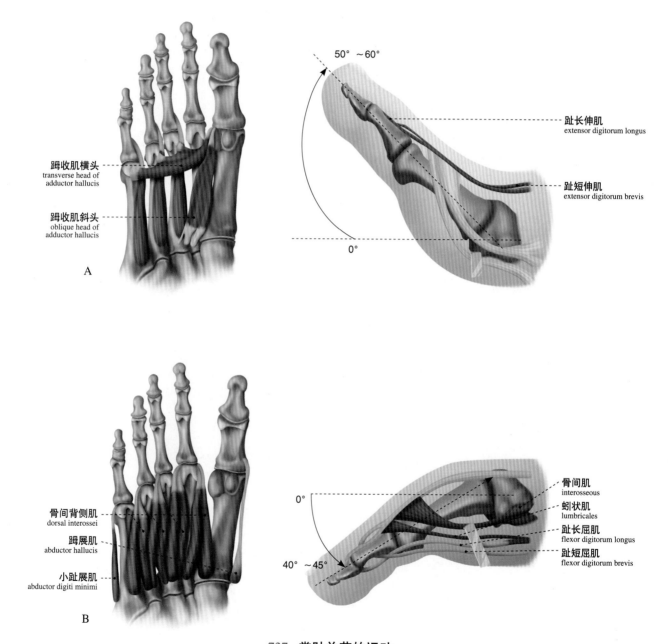

蹈收肌横头
transverse head of
adductor hallucis

蹈收肌斜头
oblique head of
adductor hallucis

A

趾长伸肌
extensor digitorum longus

趾短伸肌
extensor digitorum brevis

50° ～60°

0°

骨间背侧肌
dorsal interossei

蹈展肌
abductor hallucis

小趾展肌
abductor digiti minimi

B

骨间肌
interosseous

蚓状肌
lumbricales

趾长屈肌
flexor digitorum longus

趾短屈肌
flexor digitorum brevis

0°

40° ～45°

737. 掌趾关节的运动
Moverment of the metatarsophalangeal joints
A. 屈曲；B. 伸展

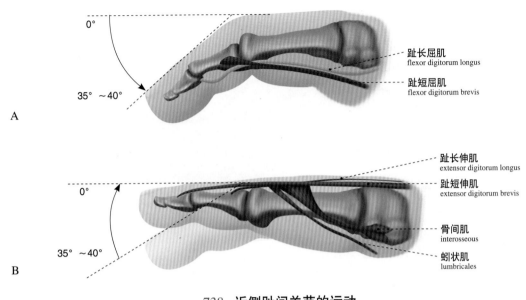

趾长屈肌
flexor digitorum longus

趾短屈肌
flexor digitorum brevis

趾长伸肌
extensor digitorum longus

趾短伸肌
extensor digitorum brevis

骨间肌
interosseous

蚓状肌
lumbricales

738. 近侧趾间关节的运动
Movements of the proximal interphalangeal joints
A. 屈曲；B. 伸展

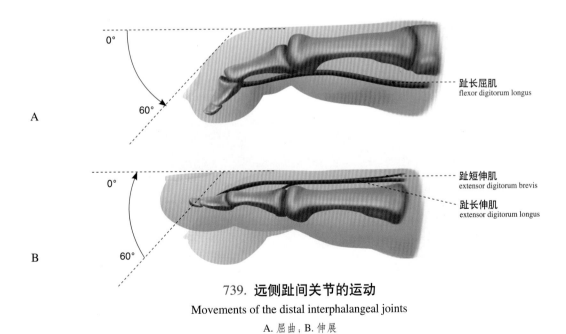

趾长屈肌
flexor digitorum longus

趾短伸肌
extensor digitorum brevis

趾长伸肌
extensor digitorum longus

739. 远侧趾间关节的运动
Movements of the distal interphalangeal joints
A. 屈曲；B. 伸展

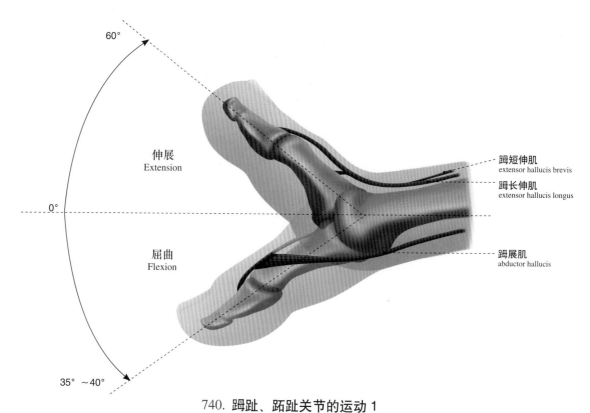

60°

伸展
Extension

0°

屈曲
Flexion

35° ~40°

蹞短伸肌
extensor hallucis brevis

蹞长伸肌
extensor hallucis longus

蹞展肌
abductor hallucis

740. 踇趾、跖趾关节的运动 1
Movements of the metatarsophalangeal joint of the hallux 1

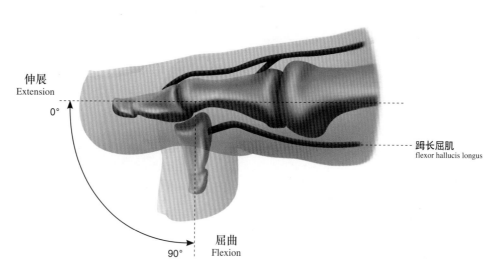

伸展
Extension

0°

屈曲
Flexion

90°

蹞长屈肌
flexor hallucis longus

741. 踇趾、趾间关节的运动 2
Movements of the interphalangeal joint of the hallux 2

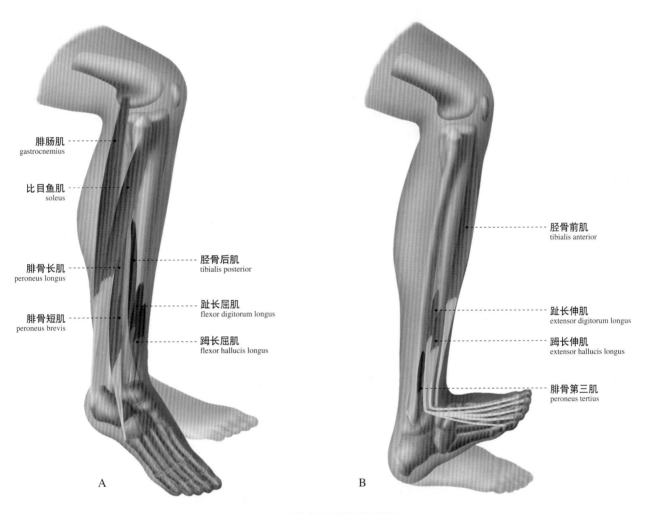

腓肠肌
gastrocnemius

比目鱼肌
soleus

腓骨长肌
peroneus longus

腓骨短肌
peroneus brevis

胫骨后肌
tibialis posterior

趾长屈肌
flexor digitorum longus

跗长屈肌
flexor hallucis longus

胫骨前肌
tibialis anterior

趾长伸肌
extensor digitorum longus

跗长伸肌
extensor hallucis longus

腓骨第三肌
peroneus tertius

A

B

742. 踝的背屈肌和跖屈肌

Dorsiflexors and plantaflexors of the ankle

A. 跖屈；B. 背屈

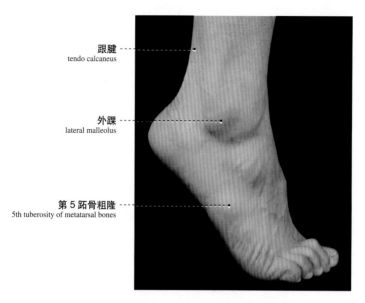

跟腱
tendo calcaneus

外踝
lateral malleolus

第 5 跖骨粗隆
5th tuberosity of metatarsal bones

743. 足部表面解剖 1
Surface anatomy of the foot 1

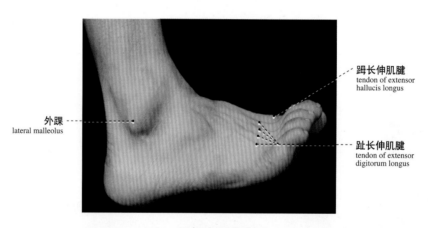

外踝
lateral malleolus

踇长伸肌腱
tendon of extensor hallucis longus

趾长伸肌腱
tendon of extensor digitorum longus

744. 足部表面解剖 2
Surface anatomy of the foot 2

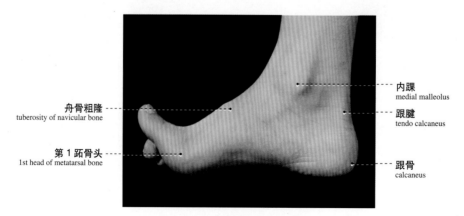

舟骨粗隆
tuberosity of navicular bone

第 1 跖骨头
1st head of metatarsal bone

内踝
medial malleolus

跟腱
tendo calcaneus

跟骨
calcaneus

745. 足部表面解剖 3
Surface anatomy of the foot 3

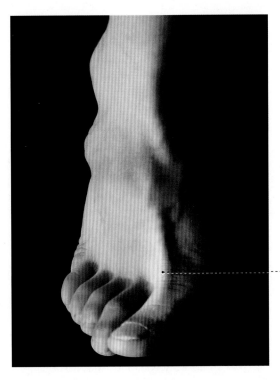

蹬长伸肌腱
tendon of extensor hallucis longus

746. 足部表面解剖 4

Surface anatomy of the foot 4

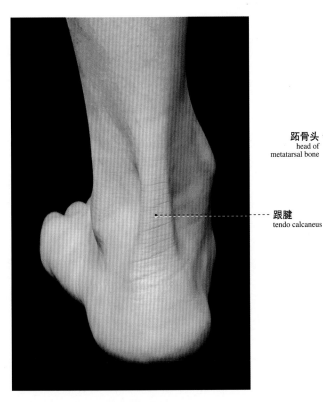

跟腱
tendo calcaneus

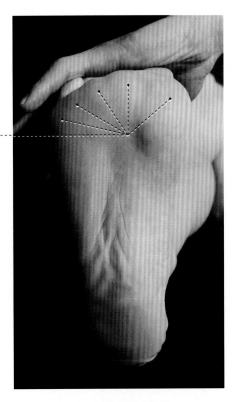

跖骨头
head of
metatarsal bone

747. 足部表面解剖 5

Surface anatomy of the foot 5

748. 足部表面解剖 6

Surface anatomy of the foot 6

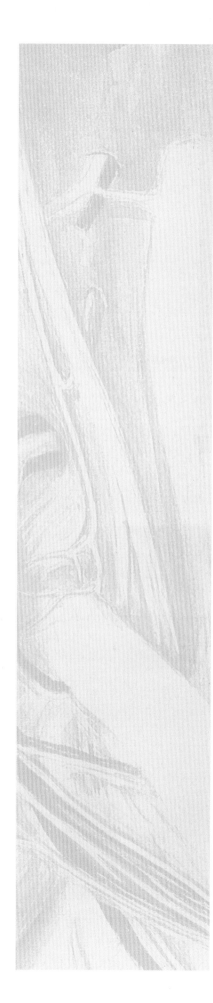

参考书目

[1] Schuenke M, Schulte E, Schumacher U. THIEME Atlas of Anatomy, Neck and Internal Organs. Thieme Stuttgart.

[2] Schuenke M, Schulte E, Schumacher U. THIEME Atlas of Anatomy, General Anatomy and Musculoskeletal System. Thieme Stuttgart.

[3] Schuenke M, Schulte E, Schumacher U. THIEME Atlas of Anatomy, Head and Neuroanatomy. Thieme Stuttgart.

[4] Putz R, Sobotta PR. Atlas der Anatomie des Menschen. Band 2, 21st edition. Elsevier, Pte Ltd.

[5] Standring S. GRAY'S Anatomy Susan Standring. Churchill Livingstone Elsevier.

[6] Netter FH. Atlas of Human Anatomy. SAUNDERS Elsevier.

[7] Bontrager KL, Lampignano JP. 王继琛译 . 放射技术与相关解剖 . 北京大学医学出版社 .

[8] Moore KL, Persaud TVN. The Developing Human. Saunders Elsevier.

[9] David W, Stoller MR. 廉宗澂译 . 关节镜和外科解剖图片集 . 天津科技翻译出版公司 .

[10] Agur AMR. Grant's Atlas of Anatomy. Lippincott Williams & Wilkins Inc.

[11] Stoller DW. MRI, Arthroscopy, and Surgical Anatomy of the Joints. Lippincott Williams & Wilkins Inc.

[12] 高士濂 . 实用解剖图谱 , 上肢分册 . 上海科学技术出版社 .

[13] 高士濂 . 实用解剖图谱 , 下肢分册 . 上海科学技术出版社 .

[14] 托尼 · 史密斯 . 左焕琛译 . 人体 . 上海科学技术出版社 .

[15] Agur AMR, Dalley AF. 左焕琛译 . Grant 解剖学图谱 . 上海科学技术出版社 .

[16] 金征宇 . 超高场 MR 全身应用图谱 . 中国协和医科大学出版社 .

[17] 张朝佑 . 人体解剖学 . 人民卫生出版社 .

[18] 郭光文 , 王序 . 人体解剖彩色图谱 . 人民卫生出版社 .

[19] 柏树令 , 段坤昌 , 陈金宝 . 人体解剖学彩色图谱 . 上海科学技术出版社 .

[20] 石玉秀 , 邓纯忠 , 孙桂媛 , 等 . 组织学与胚胎学彩色图谱 . 上海科学技术出版社 .

[21] 段坤昌 , 王振宇 , 李庆生 . 颅脑颈部应用解剖学彩色图谱 . 辽宁科学技术出版社 .

[22] 金连弘.人体断面解剖学彩色图谱.人民卫生出版社.

[23] 姜树学,马述盛.断面解剖与MRI、CT、ECT对照图谱.辽宁科学技术出版社.

[24] 梁长虹,赵振军.多层螺旋CT血管成像.人民军医出版社.

[25] 徐达传.骨科临床解剖学图谱.山东科学技术出版社.

[26] 姜宗来.胸心外科临床解剖学图谱.山东科学技术出版社.

[27] 张正治.口腔颌面外科临床解剖学图谱.山东科学技术出版社.

[28] 于春江,贾旺,张绍祥.神经外科临床解剖学图谱.山东科学技术出版社.

[29] 孔祥玉,韩德民.眼耳鼻咽喉科临床解剖学图谱.山东科学技术出版社.

[30] 刘树伟,柳澄,胡三元.腹部外科临床解剖学图谱.山东科学技术出版社.

[31] 原林,王兴海.妇产外科临床解剖学图谱.山东科学技术出版社.

[32] 丁自海,李忠华,苏泽轩.泌尿外科临床解剖学图谱.山东科学技术出版社.

[33] 汪忠镐,舒畅.血管外科临床解剖学图谱.山东科学技术出版社.

[34] 单鸿,姜在波,马壮.临床血管解剖学.世界图书出版公司.

[35] 梁常虹,赵振军.多层螺旋CT血管成像.人民军医出版社.

[36] 倪磊.膝关节镜彩色图谱.科学出版社.

对提供参考书目的作者和出版社,在此一并表示衷心的感谢。